D1698797

СБОРНИК

по народной медицине и нетрадиционным способам лечения

**Составитель
МИНЕДЖЯН Г.З.**

СЕРДА-ПРЕСС

Москва 2000

ББК 52.82
М62

Рецензенты:
Профессор, доктор медицинских наук, руководитель отдела теоретической и экспериментальной трансплантологии НИИ трансплантологии и искусственных органов МЗ СССР Цыпин А.Б.

Профессор доктор медицинских наук, руководитель отделения НИИ скорой помощи им. Склифосовского Шиманко И.И

————————

*ДАННЫЙ СБОРНИК НИ В КОЕМ СЛУЧАЕ
НЕЛЬЗЯ СЧИТАТЬ ИСТОЧНИКОМ ДЛЯ САМОЛЕЧЕНИЯ.
НЕОБХОДИМ СОВЕТ ВРАЧА!*

————————

М $\frac{4107030000-02}{48А (03)-999}$ Без объявл.

ISBN 5-89306-001-6

ВВЕДЕНИЕ

Народная медицина известна с древних времен. Тысячи лет накапливался практический опыт народных целителей. Веками древние люди наблюдали за жизнью животного и растительного мира. Так постепенно растениями вырос в современную фитотерапию. Появились грамотные дипломированные врачи, применяющие на практике богатый опыт народных целителей.

В определенный период нашего века к знаниям представителей народной медицины относились с недоверием.

Но в наши дни постепенно разрушается расхожий стереотип восприятия народной медицины как шарлатанство и бесполезное занятие невежественных людей. Это в корне неверное представление, особенно в наши дни, когда гласность, демократия, плюрализм вышли из "бутылки". Имеется множество примеров, когда официальная медицина была беспомощна в лечении некоторых болезней, а народные целители - травники успешно вылечивали годами страдавших людей.

Ни для кого не секрет, что в настоящее время наше официальное здравоохранение переживает кризис из-за дефицита лекарств, современной медицинской аппаратуры и оборудования, и пациенты сталкиваются с равнодушием к чужой боли. И тут больные обращаются к представителям народной медицины.

Русская народная медицина имеет глубокие корни и большой багаж опыта. Она основана на абсолютно чистой фармакологии и надежных лечебных средствах, доказавших свою способность эффективно излечивать многие болезни.

Настоящий сборник содержит различные методы лечения травами и другими веществами, применяемыми в народной медицине разных народов.

Материалы, помещенные в сборнике, взяты из старых русских и иностранных лечебников, а также из современных книг о лечении лекарственными травами.

Составитель настоящего сборника в течение многих лет собирал материалы из многих источников, как устных, так и письменных, и после их систематизации и обработки публикует их с целью помочь читателю, дать ему общее представление о народной медицине и надеется, что она поможет и принесет пользу больным, пожелавшим лечиться экологически чистыми народными средствами.

Необходимо отметить, что данный сборник ни в коем случае нельзя считать источником для самолечения. Во всех случаях следует обратиться к врачу, особенно при серьезных заболеваниях.

Данный сборник можно считать справочником фитотерапевта. В нем врач легко найдет рецепты и сборы по различным болезням, так как сборник систематизирован по принципу алфавитного порядка их наименований. Большое количество рецептов дано на многие болезни, например, ревматизм, сердечно-сосудистые заболевания, радикулит, гипертония, артрит, болезни печени, почек, мочевого пузыря и т.д. Это сделано потому, что болезни имеют различные формы, и к ним требуется соответствующий подход. Кроме того, необходимо было учесть и противопоказания, которым в сборнике отведено достаточное место.

Все рецепты, предназначенные для приема внутрь, рассчитаны на взрослого человека. Поэтому детям от 1 до 3 лет дозировку неоходимо уменьшить в 3-5 раз, детям от 3 до 7 лет - в 2-3 раза, детям 7 до 14 лет - в 1,5-2 раза. В сборнике имеются также список противопоказаний трав, список времен года для их сбора (календарь), важнейшие настойки, методы их приготовления и применения, а также ряд масел, необходимых для домашней аптечки. Способы приготовления отваров, настоев и настоек указаны в рецептах.

В первую неделю лечения народными средствами и травами при приеме внутрь дозировку уменьшают вдвое по сравнению с указанной. Это делается для того, чтобы организм привык к данному лекарству. Со второй недели, если организм хорошо переносит данный метод, переходят на полную дозировку. В первые дни при приеме внутрь соборов, настоев и настоек из лекарственных трав у некоторых больных происходит как бы небольшое легкое обострение болезни. Как пишут наши известные специалисты-травники, этого бояться не надо, так как происходит как бы перелом в организме в связи с доействием лечебных препаратов. Но если лекарство явно не помогает, следует прекратить курс и применять другие методы и рецепты лечения.

Помните, что каждое растение имеет не только хорошие показания при лечении, но и противопоказания, которые даны в данном сборнике. Человек - это сложная, высокоразвития биологическая система. Каждый индивидуум имеет свои, свойственные только ему, качества и течение болезни, и каждому человеку необходимы особый подход к лечению его болезни, свои рецепты и лекарства. Поэтому, что хорошо одному, то не подходит другому. Не торопитесь давать своим знакомым советы, оказывать помощь. Лучше всех знает ваши болезни врач. Приступать к излечению болезни надо только после консультации с врачом, хорошо знакомым с лекарственными растениями. Наконец, материалы данного сборника могут служить объектом исследования в классической народной медицине с целью разработки новых методов и рецептур для их использования в здравоохранении.

Составитель

ЧАСТЬ ПЕРВАЯ

ТРАВОЛЕЧЕНИЕ И НАРОДНАЯ МЕДИЦИНА

РЕЦЕПТЫ ДЛЯ ЛЕЧЕНИЯ РАЗЛИЧНЫХ БОЛЕЗНЕЙ ЛЕКАРСТВЕННЫМИ РАСТЕНИЯМИ И НАРОДНЫМИ СПОСОБАМИ

АБСЦЕССЫ

1. Алоэ древовидное (столетник, сабур). Наружно сок применяют при лечении ожогов, трофических язв, гнойных ран, остеомиелитов с открытым гнойным очагом, абсцессов, флегмон и других гнойных заболеваний (в виде примочек и орошений ран и поврежденных участков кожи). Язвы и гнойные раны быстро очищаются, поверхность раны заполняется свежими грануляциями и эпителизируется. Срезают нижние листья растения, тщательно промывают кипяченой водой, режут на мелкие пластинчатые кусочки размером 0,2-0,3 мм, завертывают в марлю и выжимают.

2. Подорожник большой. Свежие истолченные листья применяют наружно для остановки кровотечения из ран, при абсцессах, фурункулах, ожогах, длительно не заживающих ранах или язвах.

3. Репчатый лук. Для ускорения созревания абсцессов используют кашицу из лука с молоком или печеного лука, которую накладывают на абсцесс.

АВИТАМИНОЗ И ЦИНГА

1. Шиповник (плоды). 1 столовую ложку плодов на 1 стакан кипятка. Кипятить 10 минут в закрытой посуде. Настоять не менее 12 часов, процедить. Принимать по 1/2-1 стакану 2-3 раза в день до еды. Для улучшения вкуса добавить мед или сахар.

2. Лимон. Лимонный сок отжимают в воду и пьют при цинге, полощут рот при цинге. Во время цинги едят лимоны, нарезанные дольками, слегка пересыпанные сахаром. При цинге очень полезно применять цитрусовые плоды (апельсины, мандарины, грейпфруты).

3. Лук репчатый. Во время цинги очень полезно есть лук и зеленые перья лука. Очень полезно также потреблять в пищу лук победный (черемша), который содержит большое количество аскорбиновой кислоты (витамин С).

4. Капуста белокочанная и другие сорта капусты. При цинге употреблять в пищу любые сорта капусты, как в свежем виде, так

и квашеную. Особенно полезны салаты из свежей капусты, так как содержат большое количество витамина С.

5. Чеснок. Применять чеснок во всех видах с пищей и отдельно с хлебом при цинге.

6. Ель, сосна, пихта, кедр, лиственница. Водные отвары хвои применяются для приема внутрь и для полоскания рта при цинге. Из хвои с сахаром варят варенье и пьют чай с таким вареньем от цинги. 4 стакана зимней настриженной хвои залить 3 стаканами остуженной кипяченой воды, подкислить 2 чайными ложками разведенной лимонной кислоты. Настоять 3 дня в темном месте, процедить. Принимать по 1/2 стакана 2 раза в день, подсластив по вкусу, как витаминный настой.

7. Черная смородина. При цинге употреблять ягоды черной смородины. Весной нарезать молодых веточек черной смородины, мелко порезать их и отварить 7-10 минут в воде. Такой отвар пить как чай.

8. Рябина красная (плоды). Есть плоды рябины красной, когда они созрели. 1 столовую ложку, плодов рябины на 1 стакан кипятка. Кипятить 10 минут, настоять 4 часа. Принимать по 1/2 стакана 2-3 раза в день вместе с ягодами.

9. Первоцвет. Свежие листья и цветы в виде салата используют при авитаминозах (недостатке в организме витаминов С и А). 1 столовую ложку сухих листьев на 1 стакан кипятка. Настоять, укутав, 30 минут, процедить. Принимать по 1/3 стакана 3 раза в день.

10. Кипрей. Свежие листья добавляют в салат как витаминное средство, 1 столовую ложку сухих листьев на стакан кипятка. Настоять, укутав, 1-2 часа, процедить. Принимать по 1 столовой ложке 3-4 раза в день.

11. Осина (кора, почки). Щепотку (1 столовую ложку с верхом) почек или коры осины на 500 г кипятка. Кипятить 10-15 минут. Настоять 3 часа, укутав. Принимать как чай по 1 чашке 3 раза в день, подсластив медом. Настойка почек на водке или спирте. Принимать 20-40 капель 3 раза в день.

12. Брусника обыкновенная. Витаминный чай: плоды брусники - 2 части, листья крапивы - 3 части, плоды шиповника - 3 части. Измельченное сырье хорошо перемешать, 4 чайные ложки смеси заварить стаканом кипятка, настоять 3-4 часа, процедить и пить по стакану 2-3 раза в день.

13. Калина обыкновенная. Витаминный чай из плодов обладает общеукрепляющим и успокаивающим действием. Столовую ложку плодов заварить стаканом кипятка, настоять 1-2 часа, процедить. Пить по 1/2 стакана 2 раза в день.

14. Клубника полевая. Листья - как витаминное средство в

виде чая. Столовую ложку измельченных листьев заварить стаканом кипятка в фарфоровой или стеклянной посуде, настоять 10-15 минут, процедить. Пить как чай.

15. Смородина черная. В медицинской практике плоды черной смородины применяют как витаминное средство. Сушеные плоды черной смородины входят в состав витаминных сборов:

а) плоды черной смородины, плоды шиповника (поровну). 2 чайные ложки сбора заварить 2 стаканами кипятка, настоять 1 час, процедить через марлю, добавить сахар по вкусу. Пить по 1/2 стакана настоя 3-4 раза в день;

б) плоды черной смородины - 1 часть, лист крапивы - 2 части, плоды шиповника - 3 части. Столовую ложку смеси заварить 2 стаканами кипятка. Способ приготовления и применения, как в предыдущем рецепте;

в) большой популярностью пользуется черная смородина с сахаром. В ней длительное время хорошо сохраняются витамины (на 1 кг ягод 1,5 кг сахарного песка).

16. Шиповник. Плоды шиповника входят в состав различных сборов:

а) плоды шиповника, плоды черной смородины (поровну). Столовую ложку измельченной смеси заварить 2 стаканами кипятка, настоять 1 час, процедить, добавить сахар. Пить по 1/2 стакана витаминного чая 3-4 раза в день;

б) плоды шиповника, плоды рябины (поровну). 2 чайные ложки смеси заварить 2 стаканами кипятка. Способ приготовления и применения, как в предыдущем рецепте.

Витаминные сборы

17. Плоды шиповника - 1 часть   Сбор № 1
    Ягоды смородины черной - 1 часть
18. Плоды шиповника - 1 часть   Сбор № 2
19. Плоды шиповника - 1 часть   Сбор №3
    Ягоды брусники - 1 часть
20. Плоды шиповника - 3 части   Сбор № 4
    Листья крапивы - 3 части
21. Листья крапивы - 3 части   Сбор №5
    Плоды рябины - 7 частей
22. Плоды шиповника - 1 часть   Сбор № 6
    Плоды рябины - 1 часть

Сборы заваривать так: 1 столовую ложку смеси на 1 стакан

кипятка. Кипятить 10 минут. Настоять, укутав, 4 часа. Принимать по 1/2 стакана 2-3 раза в день.

АДЕНОМА ПРЕДСТАТЕЛЬНОЙ ЖЕЛЕЗЫ

1. Спаржа лекарственная. По 2-3 чайные ложки сырья на 20 мл кипятка, варить в течение 5 минут. Когда готовят вытяжку из корневища растения, варить следует в течение 10 минут, для этого берут столовую ложку измельченного корневища. Приготовленный таким образом экстракт принимать по рюмке каждые 4 часа.

2. Солодка голая, гладкая. Столовую ложку измельченных корней залить 500 мл воды и варить в течение 10 минут. Остудив, процедить и принимать по рюмке каждый раз перед едой.

3. Лещина древовидная, орешник. Столовую ложку измельченных высушенных листьев или коры залить стаканом кипятка. Пить по 1-2 столовой ложки несколько раз в день.

4. Лопух большой, репейник. Столовую ложку измельченного корня варить 10 минут в 500 мл воды, процедить и принимать по рюмке 4 раза в день перед едой.

АЛКОГОЛИЗМ

1. Золототысячник - 1 часть, полынь горькая (трава) - 1 часть, чабрец - 1 часть. Засыпать 15 г смеси на 200 г кипятка. Настоять, укутав, 2 часа, процедить. Принимать по 1 столовой ложке 4 раза в день.

2. Клоп лесной, зеленый (водится в малине). Клоп издает резкий, неприятный запах. Поймать несколько клопов, настоять на водке. Дают пить человеку, страдающему алкоголизмом. Это вызывает у него отвращение к алкоголю. Больному об этом не говорить.

3. Любисток (корень). В 250 г водки положить корень любистока и 2 листа лавра благородного. Настоять 2 недели. Алкоголику дать выпить стакан такой настойки, и этим можно вызвать отвращение к водке.

4. Копытень (корень). Столовую ложку измельченных корней копытня на стакан воды. Кипятить 10-15 минут на малом огне. Настоять, укутав, 30 минут, процедить. Столовую ложку отвара корня влить в 1 стакан водки. Такая смесь водки с копытнем вызывает рвоту и, якобы, сильное отвращение к алкоголю. На некоторых алкоголиков этот способ действует неплохо. Точно соблюдать дозировку, так как растение ядовитое. О том, что в водку что-то подмешано, пьяница не должен знать.

5. Копытень (листья). Чайную ложку измельченных листьев копытня и 2 чайные ложки зеленой коры плодов ореха. Чайную ложку этой смеси залить вином и принимать. Этот рецепт расчитан на 4 литра вина.

АЛЛЕРГИЯ

1. Золототысячник - 5 столовых ложек без верха, зверобой - 4 столовые ложки, одуванчик (корень) - 3 столовые ложки, хвощ полевой -2 столовые ложки , кукурузные рыльца- 1 столовая ложка, шиповник (плоды толченые) - 4 столовые ложки. Шиповник и корни одуванчика растолочь в ступе или провернуть через мясорубку. Весь сбор хорошо смешать. Столовую ложку сбора на 1,25 стакана воды. Можно сделать сразу на 2-3 дня. В эмалированной кастрюльке залить этот сбор холодной водой вечером и дать настояться ночь. Утром поставить на огонь, довести до кипения (не кипятить). Укутать на 4 часа, процедить. Принимать 1 стакан в течение дня в 3 приема до еды (т.е. по 1/3 стакана на прием). Хранить в холодильнике. Аллергия начнет проходить. Вначале будут затвердения в носу, потом на подбородке, на руках, ниже до ног с сильным зудом. Смазывать анастезирующей жидкостью "Меновазин". Через месяц начнется выздоровление. Лечиться 6 месяцев. Спиртного не принимать. Этот сбор хорош и для детей, когда у них аллергия как бы уходит внутрь и дети становятся сильно перевозбужденными. Эта аллергия бывает от нарушения обмена веществ из-за неправильного питания. Применяется при аллергии на пыль, в том числе на книжную.

2. Крапива глухая - яснотка (цветы). Столовую ложку цветов сухих или свежих на стакан кипятка. Настоять, укутав, 30 минут, процедить. Принимать по 1/2 стакана 4-5 раз в день или по 1 стакану 3 раза в день в теплом виде. Применяется при аллергической сыпи, при крапивнице, фурункулезе, экземе, золотухе как хорошее кровоочистительное средство.

3. Ряска маленькая (спиртовая настойка). Чайную ложку свежей хорошо вымытой травы на 50 мл водки. Настоять 7 дней, процедить, отжать. Принимать по 15-20 капель в 1/4 стакана воды 3 раза в день. Сухую ряску размолоть в порошок. Порошок смешать пополам с медом. Принимать по 1 пилюле массой 1-2 г 2-3 раза в день. Применяется при витилиго как десенсибилизирующее средство при аллергических заболеваниях, крапивнице, ангионевротическом отеке (отек нервного происхождения).

4. Сельдерей пахучий. Отжать сок из свежего корня. Принимать по 1-2 чайные ложки 3 раза в день за 30 минут до еды. Иногда

можно принимать настой: 2 столовые ложки измельченных корней настаивают 2 часа в стакане холодной воды, процеживают. Принимать по 1/3 стакана 3 раза в день до еды. Применяется при заболеваниях почек, подагре, аллергической крапивнице, дерматитах, как мочегонное, легкое слабительное.

АНГИНА

1. Ромашка - 1 часть, Эвкалипт - 1 часть, ноготки (цветы) - 1 часть. Все измельчить и хорошо смешать. Столовую ложку смеси на 1,5 стакана кипятка. Кипятить 2 минуты, настоять, укутав, 30 минут, процедить. Полоскать 2 раза в день, утром и вечером, разделить раствор пополам. Начинать полоскать раствором с 26°С, постепенно убавляя по 1° в день, до 16°С. Затем месяц полоскать при 15-16°С таким раствором. Такое полоскание позволяет снять воспаление горла и закалит его.

2. Свекла красная. Натереть на мелкой терке свеклу. Отжать стакан сока. В стакан сока свеклы красной влить 1 столовую ложку уксуса (но не уксусной кислоты). Этим раствором полоскать горло 5-6 раз в день. Можно по 1 глотку проглотить. Делать полоскания до полного выздоровления.

3. Столетник (листья). В бутылку из-под молока (0,5 л) нарезать до половины листьев столетника и засыпать сверху сахарным песком. Обвязать горлышко бутылки марлей. Настоять 3 дня, затем залить водкой до верха, завязать марлей, снова настоять 3 дня. Процедить, отжать. Получится сладко-горький ликер. Принимать по 1 столовой ложке 3 раза в день до еды. Ребенку принимать по 1 чайной ложке 3 раза в день до еды. Принимать до полного выздоровления. Применяется при ангине, гландах и болезнях легких.

4. Аир (корень). Ежедневно жевать корень аира 5-6 раз в день по маленькому кусочку. Причем держать во рту каждый кусочек 15-20 минут. Через полгода-год таких приемов человек избавляется от любых ангин.

5. Каланхоэ (домашнее растение). При заболевании горла простудного характера сок растения каланхоэ смешивать пополам с водой и полоскать горло несколько раз в день. Сок каланхоэ закапывают в нос при насморке. Сок каланхоэ с водой пополам принимать внутрь при гриппе.

6. Анис обыкновенный. Чайную ложку плодов заварить стаканом кипятка, настоять 20 минут, процедить. Пить по 1/4 стакана 3-4 раза в день за 30 минут до еды.

Сбор: плоды аниса - 1 часть, лист мать-и-мачехи - 1 часть, цветки коровяка - 1 часть, цветки просвирника - 2 части, цветки тимьяна - 2 части, корень алтея лекарственного - 2 части, корень солодки - 5 частей. Столовую ложку смеси настоять на стакане холодной воды, через 2 часа довести до кипения и кипятить 5-6 минут на слабом огне, после остывания процедить. Пить по 1/4 стакана теплого отвара 4 раза в день при кашле, трахеобронхите, бронхите.

7. Бузина сибирская. 3-4 столовые ложки цветков заварить стаканом кипятка, кипятить 5 минут на слабом огне, охладить, процедить. Отвар применяют для полоскания при воспалении полости рта, ангине.

8. Карагана гривастая (верблюжий хвост). Отвар надземной части пьют при заболеваниях желудочно-кишечного тракта, геморрое, простудных заболеваниях. Столовую ложку измельченного лекарственного сырья залить стаканом кипятка, настоять на водяной бане 30 минут, процедить. Принимать по 1 столовой ложке 3-4 раза в день. Наружно отвар применяют для полосканий при ангинах, воспалительных заболеваниях полости рта и десен.

9. Лук репчатый. Свежий сок употребляют при ангинах по 1 чайной ложке 3-4 раза в день.

10. Черника обыкновенная. Густой отвар плодов применяется для полоскания при ангинах, для смазывания обожженных участков, сыпи на коже и некротических язв (100 г сухих плодов залить 0,5 л воды, кипятить, пока количество воды не уменьшится до 0,3 л).

11. Шалфей лекарственный.

а) При воспалении миндалин, слизистой оболочки полости рта и десен настой листье используется в виде полосканий (4 чайные ложки измельченных листьев заварить 2 стаканами кипятка, настоять 30 минут, процедить).

б) При ларингите полоскать горло 5-6 раз в день следующим сбором: лист шалфея лекарственного - 3 части, цветки ромашки аптечной - 3 части, трава приворота - 4 части. Чайную ложку сбора заварить стаканом кипятка, настоять 30 минут, процедить.

12. Фиалка душистая. Это прекрасное средство при ангине, гриппе и других воспалениях слизистой оболочки верхних дыхательных путей. Применяется в виде спиртовой настойки. Настойка на спирту: 25 г цветов на 10 мл спирта. Принимать по 20-30 мл настойки 3 раза в день перед едой. Полоскание - 10 мл настойки на стакан теплой воды - после еды и на ночь.

13. Лимон. При начинающейся ангине хорошо помогает медленное жевание сырого лимона, особенно цедры. После этого в течение часа ничего не есть, что дает возможность эфирным маслам и лимонной кислоте воздействовать на воспаленные

слизистые оболочки горла. Эту процедуру нужно повторить через 3 часа.

14. Спирт - 100 мл, ментол - 2,5, новокаин - 1,5 г, анестезин - 1,5 г. Переднюю часть шеи смазывать данной смесью два раза в день. Желательно закутать шею платком или шарфом.

15. Смеси для полоскания горла.

1) Эвкалипт (лист) - 2 части, лен (семя) - 1 часть, ромашка (цветы) - 2 части, липа (цветы) - 2 части.

2) Душица (трава) - 1 часть, ромашка (цветы) - 2 части, шалфей (трава) - 1 часть, мальва (корень, лист, цветы) - 2 части.

3) Бузина черная (цветы) - 1 часть, шалфей (трава) - 1 часть, алтей (корень, лист, цветы), - 1 часть, донник (трава с цветами) - 0,5 части.

4) Зверобой (трава с цветами) - 2 части, лен (семя) - 1 часть, календула - 2 части, ромашка - 2 части.

Компоненты любой из этих смесей измельчить, столовую ложку смеси трав залить кипятком в фарфоровой посуде (200 мл). Затем, настояв под фарфоровым блюдцем 30 минут, отцедить и полоскать горло теплым настоем 4-5 раз в день. Последние порции медленно глотать.

ДИФТЕРИТ И СКАРЛАТИНА

30%-ный раствор лимонной кислоты. Этим расвором нужно полоскать горло. Для этого нужно держать голову закинутой назад и выдыхать воздух, чтобы раствор клокотал во рту. Полоскать каждый час в течение дня. Этот раствор прекрасно помогает при всяких заболеваниях горла, если эти заболевания захвачены в их начальной стадии. За неимением такого раствора можно взять на прием 2 или 3 ломтика лимона, предварительно очистив их от кожуры, и один за другим брать в рот и держать, стараясь, чтобы ломтики лимона были около самого горла. Следует посасывать эти ломтики, а потом их глотать. Так нужно поступать каждый раз, пока больной не почувствует облегчения. Это средство действенно в самом начале болезни, но если она не захвачена сразу, то лимон уже бесполезен и надо пользоваться лимонной кислотой.

АРТРИТЫ

1. Цветки бузины, лист крапивы двудомной, корень петрушки, кора ивы (всего поровну). Столовую ложку измельченного сбора заварить стаканом кипятка, кипятить 5 минут на слабом огне, охладить, процедить. Пить по 2 стакана отвара в день при артритах различной этиологии.

2. Вишня обыкновенная (плоды). В народной медицине плоды вишни с молоком употребляют при воспалениях суставов · артритах.

3. Звездчатка средняя, мокрица (трава). Столовую ложку травы на 1 стакан кипятка. Настоять, укутав, 4 часа, процедить. Принимать по 1/4 стакана 4 раза в день до еды при артритах, подагре.

4. Грыжник душистый (свежая трава). 3 чайные ложки свежей травы на 500 г кипятка. Настоять, укутав, 1 час, процедить. Принимать по 1/3 стакана 3-4 раза в день холодным или теплым при артритах, ревматизме, подагре.

5. Портулак огородный (трава). Столовую ложку свежей травы на 1 стакан холодной воды. Кипятить 10 минут после закипания. Настоять, укутав, 2 часа, процедить. Принимать по 1-2 столовые ложки 3-4 раза в день при артритах.

6. Каштан конский. 20 г цветков настаивать 2 недели в 0,5 л спирта или водки. Настойку применяют как растирание при артрических болях.

7. Коровняк, медвежье ухо (цветы). 50 г цветов настаивать 2 недели в 0,5 л водки или 70° спирта. Спиртовую или водочную настойку используют для втираний как обезболивающее средство при артрических и особенно нервных болях.

8. Горечавка желтая (корневища с корнями). 3 чайные ложки корневищ и корней отварить 20 минут в 3 стканах воды. Настоять, укутав, 2 часа, процедить. Принимать по 1/2 стакана 3-4 раза в день до еды при артритах различного происхождения. Такое же действие имеет горечавка перекрестолистная. Заварить так же. Принимать по 1/4 стакана 3 раза в день до еды.

9. Взять бутылку, вмещающую 0,5 л жидкости. Положить туда кусочек камфоры размером 1/4 кускового сахара. Влить в бутылку 150 мл скипидара, 150 мл прованского масла. Добавить 150 мл 70° спирта. Перед употреблением взбалтывать. Втирать досуха перед сном и завязывать чем-либо из шерсти на всю ночь.

АСТМА БРОНХИАЛЬНАЯ

1. Багульник - 25 г, крапива жгучая малая - 15 г. Все мелко порезать, смешать. Заварить эту смесь 1 л кипятка. Настоять, укутав, 3 часа, процедить. Принимать по половине стакана 5-6 раз в день. Применяется при бронхиальной астме, простуде, ревматизме, кашле. В народе считают, что после 2-недельного приема этого состава начинающаяся астма проходит. При коклюше детям принимать по чайной ложке 3-5 раз день.

2. Эфедра (трава) - 40 г, ромашка аптечная - 200 г, березовые

почки - 60 г, багульник (трава) - 200 г. Все измельчить, хорошо смешать, 2 столовые ложки смеси на 500 г кипятка настоять, укутав, 5-6 часов, процедить. Принимать по полстакана 3 раза в день до еды в теплом виде. Применяется при астматических бронхитах.

3. Почки сосновые - 1 часть, подорожник (листья) - 1 часть, мать-и-мачеха (листья) - 1 часть. Засыпать 4 чайные ложки смеси на стакан холодной воды. Настоять 2 часа. Затем кипятить 5 минут, настоять 15 минут, процедить. Выпить эту дозу в течение дня в три приема. Применяется при бронхиальной астме, коклюше, бронхоэктазии.

4. Чабрец (богородская трава) - 10 г, мать-и-мачеха (листья) - 10 г, фиалка трехцветная (трава) - 10 г, девясил (корни) - 10 г, анис (плоды) - 10 г. Способ приготовления и применения, как в сборе рецепта № 3.

5. Бедрец-камнеломка (корни). Это старинное народное средство от астмы. Так как корень труднорастворим в воде, взять 2 части корня на 5 частей спирта или водки. Настоять 8 дней в темном шкафу, процедить, отжать. Принимать по 30 капель на столовую ложку воды 4-5 раз в день.

Примечание: 2 части корня - по весу, а по размеру это почти половина посуды с водкой.

6. Бузина сибирская. При бронхиальной астме применяют цветки бузины в сборах:

а) цветки бузины, трава росянки, лист подорожника, трава фиалки трехцветной (все поровну). 4 чайные ложки измельченного сбора кипятить несколько минут и после остывания процедить. Отвар выпить за один день в три приема при бронхиальной астме, бронхите и бронхоэктазиях;

б) цветки бузины, трава лапчатки гусиной, трава шандры, трава чистотела, сосновые почки (все поровну). Способ приготовления и применения, как в предыдущем рецепте;

в) цветки бузины - 1 часть, кора молодой ивы - 1 часть, лист мать-и-мачехи - 1 часть, плоды аниса - 2 части, плоды шиповника - 2 части. Способ приготовления и применения как в предыдущем рецепте.

7. Мать-и-мачеха обыкновенная. 4 чайные ложки измельченных листьев заварить стаканом кипятка, настоять 30 минут, процедить. Пить по 1/4 стакана 4 раза в день.

8. Репа огородная. Овощное растение. С лечебной целью используют корнеплод репы, содержащий аскорбиновую кислоту, каротин, витамин В1, белки, жиры, минеральные соли и другие вещества.

а) Отвар корнепода пьют при бронхиальной астме, кашле,

воспалении слизистой оболочки гортани, бессонице, сердцебиении, простудной потере голоса. 2 столовые ложки измельченного корнеплода залить стаканом кипятка, варить 15 минут, процедить. Принимать по 1/4 стакана 4 раза в день или по стакану на ночь.

б) Реповый сок с медом (по вкусу) употреблять при кашле по 1-2 столовые ложки 3-4 раза в день.

9. Девясил (корень измельченный) - 20 г, фиалка, трехцветная (трава) - 20 г, тимьян (трава) - 20 г, анис (плоды раздробленные) - 20 г, мать-и-мачеха (листья, цветы) - 20 г. Смесь заварить из расчета 2 столовые ложки на 500 мл кипятка, томить 1 час, укутав. Пить по полстакана теплой. Ночную порцию налить в термос, добавив сахар, так как девясил после длительного настаивания приобретает очень терпкий вкус.

10. Анис (плоды) - 20 г, фенхель (плоды) - 20 г, тимьян - 20 г, солодка (корень) - 20 г. Измельчить все компоненты в мелкую крупу и заварить 500 мл крутого кипятка 2 ст. ложки смеси. Применять в виде теплого настоя по одной трети стакана 4 раза в день и в течение всей ночи.

АТЕРОСКЛЕРОЗ

1. Боярышник - настойка плодов на спирту. В 200 мл спирта положить стакан свежих плодов боярышника, предварительно немного их размяв. Настаивать 3 недели, после чего отцедить и принимать по чайной ложке с водой до еды на ночь.

2. Боярышник - настойка цветов на спирту. В 200 мл спирта положить 4 столовые ложки цветов и настаивать в темноте при комнатной температуре, периодически встряхивая бутылочку. Через 10 дней препарат готов к употреблению. Его нужно употреблять перед едой по 1 чайной ложке с водой.

3. Боярышник - отвар плодов. 20 г сушеных или свежих ягод на 200 мл кипятка. Настаивать полчаса или варить 5 минут на слабом огне, пить перед едой и на ночь по 200 мл отвара сразу.

4. Боярышник - экстракт плодов боярышника. Заварить стакан свежих или сушеных плодов боярышника в 500 мл кипятка, добавить 2 столовые ложки сахара и варить на очень медленном огне 40 минут (отвар должен увариться наполовину). Хранить отвар с ягодами, не процеживая, в холодильнике, принимать по 1 столовой ложке перед едой и 2 столовые ложки на ночь.

5. Боярышник кроваво-красный. 0,5 кг зрелых плодов моют и дробят деревянным пестиком (толкушкой), добавляют 100 мл воды, нагревают до 40° и прессуют соковыжималкой. Полученный сок пьют по 1 столовой ложке 3 раза в день перед едой. Оказывает

благотворное действие на сердце, особенно в пожилом возрасте: предотвращает перенапряжение и изнашиваемость сердечной мышцы.

6. Гречиха посевная. Настой цветков пьют при кашле, склерозе кровеносных сосудов (десертную ложку цветков заварить 0,5 л кипятка, настоять 2 часа в закрытом сосуде, процедить. Принимать по 1/2 стакана 3-4 раза в день).

7. Лук-чеснок (чеснок). Свежие луковицы чеснока употребляют при атеросклерозе (по 2-3 зубка ежедневно).

8. Подорожник большой. Настой и свежий сок из листьев рекомендуется при атеросклерозе. Столовую ложку сухих измельченных листьев заварить стаканом кипятка, настоять 10 минут. Выпить за 1 час глотками - суточная доза. Хорошо вымытые листья нарезать, намять, выжать сок, смешать с равным количеством меда, варить 20 минут. Применять по 2-3 столовые ложки в день. Хранить в хорошо закрытой посуде в прохладном темном месте.

9. Чабрец. 5 г на 500 мл кипятка настаивать 40 минут, плотно закрыв. Чабрец - сильное средство, и его можно употреблять не более 2-3 раз в неделю. Он обладает успокаивающим, бактерицидным действием, снимает спазм сосудов головного мозга.

10. Мелисса (трава) - 10 г, буквица (трава) - 10 г, боярышник (цветы или плоды) - 40 г, вероника (трава) - 10 г, земляника (трава) - 30 г. Столовую ложку заварить 250 мл кипятка и пить как чай с медом или сахаром. Смесь очень вкусная, ее можно добавлять в чай.

11. Сок лука и меда. Для лечения и профилактики атеросклероза взять смесь из равных частей свежего сока, принимать по чайной ложке 3-4 раза в день.

12. Шалфей* (рецепт Н.Г.Ковалевой). 90 г свежего шалфея, 800 мл водки и 400 мл воды настаивать на свету 40 дней в закрытой стеклянной посуде. Принимать по 1 столовой ложке пополам с водой утром перед едой. Эта настойка рекомендуется пожилым людям для стимулирования нервной системы.

АТОНИЯ КИШЕЧНИКА

1. Ревень волнистый. С медицинской целью используют корни ревеня, которые заготовляют осенью, промывают в воде, режут на куски, провяливают на солнце и сушат при температуре не выше 60°. Корни содержат дубильные и другие биологически активные вещества. Порошок корня ревеня применяют при

*Шалфей можно хранить год

различных заболеваниях. В малых дозах (0,05-0,2 г) ревень оказывает вяжущее действие и помогает при гастритах с пониженной кислотностью, поносах. Средние дозы (0,2 г) действуют как желчегонное средство, большие (0,2-2 г) - как нежное слабительное при атонии кишечника, спастических запорах, для размягчения стула при геморрое.

2. Душица обыкновенная. 10 г травы заливают 200 мл воды и пьют по 1 столовой ложке 3 раза в день. Используется для усиления перистальтики кишечника при атонии. В этих случаях принимают водный настой душицы.

БЕССОННИЦА

1. Укроп (семена). 50 г семян укропа варить 15-20 минут на малом огне в 0,5 л кагора или портвейна, настоять, укутав, 1 час. Процедить, отжать. Принимать 50-60 г перед сном. Народное средство. Безвредно, обеспечивает хороший сон.

2. Конопля (семена). 2 столовые ложки семян конопли мелко растолочь, просеять. Залить 1 стаканом горячей кипяченой воды. Настоять, укутав, 30-40 минут. Пить в 2 приема перед сном. Сначала выпить половину стакана за 2 часа до сна. Потом, через час, выпить остаток вместе с осадком. Пить обязательно теплым. Принимать 2 недели. Применяется от периодической бессоницы.

3. Хмель. 2 чайные ложки шишек хмеля на 1 стакан кипятка. Настоять, укутав, 4 часа, процедить. Выпить стакан на ночь от бессоницы. 1 часть измельченных шишек хмеля на 4 весовые части водки или 50° спирта. Настоять 2 недели в темном месте, процедить, отжать. Принимать по 5 капель настойки на 1 столовую ложку воды 2 раза в день до еды. Второй раз пить на ночь. Применяется при бессонице.

4. Лавандовое масло. Перед сном смазать маслом виски. 3-5 капель лаванды на кусок сахара, сосать перед сном. Обеспечивает хороший сон.

5. Мыть на ночь ноги горячей водой. Такая процедура снимает усталость, успокаивает нервную систему, улучшает сон.

6. Бузина. Столовую ложку измельченного корня заварить стаканом кипятка, кипятить 15 минут на слабом огне, настоять 30 минут, процедить. Отвар принимать по столовой ложке в день при бессонице, одышке.

7. Валериана лекарственная.

а) Настой валерианы: столовую ложку измельченного корня залить стаканом холодной кипяченой воды, настоять 6-8 часов, процедить. Принимать по 1 столовой ложке, детям - по 1 чайной ложке 3 раза в день.

б) Отвар валерианы: столовую ложку измельченного корня

залить стаканом кипятка, кипятить 15 минут на слабом огне, настоять 10 минут, процедить. Принимать по 1 столовой ложке, детям - по 1 чайной ложке 3 раза в день.

в) Спиртовую настойку валерианы (валериановые корни) можно купить в аптеке. Принимать по 15-20 капель 2-3 раза в день, детям дают столько капель, сколько лет ребенку.

8. Хмель. 25 г хмеля на 100 мл спирта настоять неделю в темноте, встряхивая, а затем принимать по чайной ложке 2-3 раза в день, особенно на ночь.

9. Хмель. Порошок из раздробленных шишек хмеля можно просто принимать на ночь в качестве успокаивающего и снотворного средства. Набить подушку свежими хмелевыми шишками, положить в плотную ткань и хранить в шкафу. При возникновении бессонницы спать на подушечке, предварительно встряхнув ее. Успех гарантирован даже при тяжелейшей бессонице.

БОЛЬ В ПОЯСНИЦЕ

Щавель кислый (корни). 1 столовую ложку свежих корней на полтора стакана воды. Кипятить 15 минут, настоять, укутав, 2 часа, процедить. Принимать по 2 столовые ложки 3 раза в день до еды при болях в пояснице, ревматизме.

БОРОДАВКИ

1. Чистотел. Мазать ежедневно 2 раза в день бородавки соком свежесорванного чистотела

2. Чеснок. Ежедневно натирать бородавки чесноком.

3. Магнезия (порошок). В течение месяца ежедневно 2 раза, утром и вечером, перед едой принимать порошок магнезии на кончике ножа.

4. Одуванчик. Небольшие молодые бородавки можно свести соком одуванчика.

5. Яблоко. Разрезать яблоко пополам ниткой. Обеими половинами натереть бородавки, затем соединить половинки и связать их той же ниткой. Закопать это яблоко в землю или в навоз. Когда яблоко сгниет - бородавки исчезнут. Народное средство.

6. На шелковой нитке завязывают в воздухе узлы над каждой бородавкой. Спрятать эту нитку в свежую разрезанную картофелину и зарыть ее в земле, чтобы никто не знал. Когда картошка сгниет - бородавки исчезнут. Народное средство.

7. Уксусная кислота. Ежедневно вечером перед сном капать из пипетки на бородавку 1 каплю уксусной кислоты, соблюдая

осторожность. Больше одной капли не употреблять. Бородавки скоро начнут сходить.

8. Взять остаток стебля с корнем от срезанного хлебного колоса. Острием соломины несколько раз наколоть бородавки и сейчас же эту соломину закопать в сырое место корнем вверх. Через несколько дней, когда соломина сгниет, бородавки исчезнут. Народное средство.

9. Чистотел. Бородавки смазывают выдавливаемым из чистотела соком. Самый лучший сок - оранжевый - около корня. После того как через несколько смазываний поверхность бородавки почернеет, ее нужно аккуратно срезать маникюрными ножницами и продолжать смазывать, пока бородавка не пропадет совсем.

10. Рябина. Массу из сырых ягод регулярно наносить на бородавку.

11. Сухой лед. Держите сухой лед сколько сможете. Заверните остаток льда в несколько слоев газеты и в целлофан и храните в морозильнике. Через 2-3 часа повторите, к вечеру еще раз. Иногда 3-4 процедур в день достаточно, чтобы бородавка сошла.

12. Молочай лозный. Смазывать соком растения бородавки. После того как через несколько смазываний поверхность бородавки почернее, ее необходимо осторожно срезать маленькими ножницами и продолжать смазывать, пока бородавки не исчезнут окончательно.

БРОНХИТЫ, ПЛЕВРИТЫ, ПНЕВМОНИЯ

1. Мать-и-мачеха (листья) - 5 г, черная бузина (цветы) - 5 г, спаржа (трава) - 5 г. Эту смесь заварить стаканом кипятка. Настоять, укутав, 1 час, процедить. Пить как чай 3 раза в день. Применяется при воспалении легких, сильных бронхитах и плевритах.

2. Почки сосновые - 1 часть, подорожник (листья) - 1 часть, мать-и-мачеха (листья) - 1 часть. 4 чайные ложки смеси настоять 2 часа в стакане холодной воды. Кипятить 5 минут процедить. Принимать 1 стакан в течение дня в 3 приема. Применяется при бронхиальной астме, коклюше, бронхоэктазии.

3. Мать-и-мачеха (листья) - 2 части, душица (трава) - 1 часть, ромашка аптечная - 2 части. 2 Столовые ложки измельченной смеси на 500 мл крутого кипятка. Настоять, укутав, 5-6 часов, процедить. Принимать по 0,5 стакана 3 раза в день перед едой в теплом виде. Применяется при сухом и хроническом бронхите.

4. Багульник (трава) - 4 части, березовые почки - 1 часть, душица (трава) - 2 части, крапива двудомная (листья) - 1 часть.

Все измельчить, хорошо смешать. 2 столовые ложки смеси на 500 г крутого кипятка. Кипятить 10 минут, настоять, укутав, 30 минут, процедить. Принимать по 1/3 стакана 3 раза в день после еды. Применяется при хронических бронхитах.

5. Мать-и-мачеха (листья) - 2 части, березовые листья - 1 часть, ромашка аптечная - 2 части, багульник (трава) - 2 части, душица (трава) - 1 часть. Способ приготовления и применения - как в рецепте № 4. Применяется при хронических пневмониях.

6. Эфедра (трава) - 40 г, ромашка аптечная - 200 г, березовые почки - 60 г, багульник (трава) - 200 г. Все измельчить и хорошо смешать. 2 столовые ложки смеси на 500 г кипятка. Настоять, укутав 5 часов, процедить. Принимать по 0,5 стакана 3 раза в день перед едой в теплом виде. Применяется при астматических бронхитах.

7. Столетник - 250 г, кагор марочный - 0,5 л, мед незасахаренный - 350 г. (бальзам). Столетник не поливать 2 недели до срезания листьев. Листья столетника вытереть от пыли (не мыть), мелко порезать, положить в стеклянную банку. Залить кагором и медом. Хорошо смешать. Настоять 9 дней в прохладном месте, можно 14 дней. Затем процедить, отжать. Принимать первые 2 дня по 1 столовой ложке 3 раза в день, а затем по 1 чайной ложке 3 раза в день. Применять при всевозможных легочных заболеваниях для укрепления легких.

8. Сок алоэ. Применяется при упорном бронхите в смеси с другими веществами: сок алоэ - 15 г, смалец свиной или гусиный - 100 г, масло сливочное (несоленое) - 100 г, мед чистый (пчелиный) - 100 г, какао (необязательно, для вкуса) - 50 г. Принимать по 1 столовой ложке на стакан горячего молока 2 раза в день. Сок алоэ противопоказан при беременности, кровоточащем геморрое, воспалении почек и мочевого пузыря.

9. Горец птичий (спорыш). При заболеваниях органов дыхания:

а) столовую ложку измельченной травы залить стаканом кипятка, кипятить 5-10 минут в водяной бане, настоять 1-2 часа, процедить. Принимать по 1 столовой ложке 3-4 раза в день при туберкулезе легких и коклюше;

б) трава спорыша, плоды аниса, плоды укропа, почки сосновые, трава чабреца, мелко измельченный корень солодки (всего поровну). 4 чайные ложки смеси залить 1,5 стакана холодной кипяченой воды, настоять 2 часа, поставить на плиту, довести до кипения, кипятить 2-3 минуты, остудить, процедить. пить по 1/2 стакана 3 раза в день за 30 минут до еды. Применяется с хорошим эффектом при бронхоэктатической болезни, зловонном бронхите, коклюше, бронхиальной астме, хронической пневмонии;

в) трава спорыша, лист мать-и-мачехи, цветки бузины черной

(по чайной ложке). Заварить стаканом кипятка, настоять 25-30 минут. Пить по 1/4 стакана 4 раза в день за 30 минут до еды при бронхите, пневмонии, плеврите.

10. Девясил высокий (девятисил). Настои корня применяются при бронхитах, кашле, коклюше, головокружении, головных болях, заболеваниях желудочно-кишечного тракта, печени, геморрое (чайную ложку измельченного корня залить стаканом, холодной кипяченой воды, настоять 10 минут, процедить. Пить по 1/4 стакана 4 раза в день за 30 минут до еды). При болезнях дыхательных путей в настой добавить мед по вкусу.

11. Душица обыкновенная.

а) Настой душицы применяют при простудных заболеваниях, брохите, коклюше, удушье, туберкулезе легких. Чайную ложку травы заварить стаканом кипятка, настоять 2 часа. Пить по 1/4 стакана 3 раза в день.

б) Трава душицы - 1 часть, корень алтея - 2 части, листья мать-и-мачехи - 2 части. Столовую ложку сбора заварить 2 стаканами кипятка, настоять 20 минут, процедить. Принимать по 1/2 стакана 3 раза в день после еды как отхаркивающее средство.

12. Крапива. При заболевании органов дыхания: щепотку цветов крапивы заварить 4 стаканами кипятка и пить как отхаркивающее средство.

13. Лук. При кашле, бронхитах, коклюше применяют с медом. 500 г измельченного лука, 400 г сахара, 50 г меда. 1 л воды, смешать, варить 3 часа на медленном огне, остудить, процедить и перелить в бутылку. Принимать по 1 столовой ложке 4-6 раз в день. Хранить в закупоренном виде в прохладном темном месте.

14. Редька посевная. Свежий сок редьки пьют при бронхитах, кашле, заболеваниях печени, атеросклерозе, мочекаменной болезни по 1 столовой ложке 3 раза в день.

15. Отруби. Вскипятить 1,8 л воды, положить туда 400 г любых отрубей и варить 10 минут. Подсластить жженым сахаром. Этот отвар пить в течение всего дня вместо кофе, чая и другой жидкости, но непременно очень горячим при бронхите.

БРОНХИТ ХРОНИЧЕСКИЙ

16. Мать-и-мачеха (листья, цветы) - 1 часть (1 столовая ложка), ромашка аптечная (цветы) - 1 часть, медуница или легочница - 2 части, душица (трава) - 1/2 части. Все смешать, измельчить, 2 столовые ложки залить кипятком (300 мл), накрыть фарфоровой тарелкой и укутать на полчаса. Процедить, теплое питье принимать по 150 мл. За сутки нужно принять не менее пяти порций до еды и на ночь с медом.

17. Кориандр посевной, или киндза (плоды) - 30 г, омела белая, или "ведьмины метлы" (ветки) - 4 г, хризантема желтая или златоцвет (цветы) - 200 г, астра татарская (корень) - 6 г. Сухую смесь тщательно размельчить, перемешать, залить 800 мл кипятка и добавить на кончике ножа имбирь. Настоять, укутав, и пить теплым по 100 мл каждый час, последнюю порцию - на ночь. Отвар принимать с медом, халвой или засахаренными фруктами.

18. Душица обыкновенная. 75 г душицы залить 1 стаканом крутого кипятка, настаивать 15-20 минут, процедить. Настой пить теплым по 1/2 стакана 3-4 раза в день за 15-20 минут до еды. Такое питье успокаивает кашель при остром и хроническом бронхите, эффективно оно и при коклюше.

19. Черная редька. Редьку натереть на терке и выжать сок через марлю. Смешать 1 л сока с 400 г жидкого меда и пить по 2 столовых ложки перед едой и перед сном вечером.

ВЕГЕТОНЕВРОЗЫ

1. Боярышник кроваво-красный

а) Столовую ложку сухих плодов заварить стаканом кипятка, настоять 2 часа в теплом месте (в духовке, на плите), процедить. Настой принимать по 1-2 столовые ложки 3-4 раза в день до еды при гипертонической болезни, вегетоневрозах, головокружениях, удушье, климаксе.

б) Взять поровну плодов и цветков, хорошо перемешать. 3 столовые ложки смеси заварить 3 стаканами кипятка, настоять 2 часа в теплом месте, процедить. Настой принимать по стакану 3 раза в день за 30 минут до еды или через час после еды при сердечных заболеваниях, удушье, головокружениях, в начале климактерического периода до исчезновения признаков заболевания и восстановления хорошего самочувствия.

в) 10 г высушенных плодов настоять 10 дней в 100 г водки или 40-градусного спирта, профильтровать. Настойку принимать по 30 капель с водой 3 раза в день до еды.

г) 10 г цветков настоять 10 дней в 100 мл водки или 40-градусного спирта, профильтровать. Настойку принимать по 20-25 капель 3 раза в день до еды.

ВЕН РАСШИРЕНИЕ, ТРОМБОФЛЕБИТЫ

1. Лесной орех (листья, кора). Столовая ложка измельченного сырья на стакан кипятка. Рекомендуется пить по 1/3-1/4 стакана

3-4 раза в день до еды при варикозных расширениях вен, флебитах и перифлебитах, трофических язвах голени и капиллярных геморрагиях. Отвар из листье принимать при гипертрофии (увеличении) предстательной железы.

2. Каштан конский (цветки или плоды). Настаивать 50 г сырья на 0,5 л водки (50-градусной) 2 недели в теплом темном месте, ежедневно взбалтывая. Принимать по 30-40 капель 3-4 раза в день в течение 3-4 недель. Для лечения расширения вен и геморроя в народной медицине иногда употребляют свежий сок из цветков каштана по 25 капель 2-3 раза в день.

Препараты из конского каштана понижают свертываемость крови, укрепляют стенки капилляров и вен, предупреждают образование тромбов в кровеносных сосудах и способствуют рассасыванию образовавшихся тромбов, тромбы постепенно размягчаются и рассасываются.

Препараты из каштана (плодов, цветов или коры) применяются внутрь и наружно при геморрое, спазмах сосудов, нарушении секреции желчи, хронических расстройствах пищеварения катарах бронхов, при подагре, ревматизме, ишиасе и для лечения тромбофлебита, при язвах голени и расширении вен. Экстракт рекомендуют применять и для ванн при миалгиях и невралгиях.

Горячий настой и экстракт из каштана конского является одним из самых хороших венотонических средств. Входит в состав отечественных и иностранных препаратов для лечения при расширении и воспалении вен, флебитов и геморроя.

3. Сушеница. Перед сном делать теплые ножные ванны из этой травы. Помогает при тромбофлебитах и других тромбозах. Столь же полезны и общие ванны из сушеницы.

4. Каланхоэ (листья). Женщина после удаления желчного пузыря не могла ходить. Стали отекать ноги и покрылись сеткой тонких синих вен. Сделала настойку из свежих листьев каланхоэ на водке. Стала натирать ноги. Опухоль прошла. Синева мелких вен исчезла, стала нормально ходить.

5. Тысячелистник (трава) - 50 г, бессмертник (цветы) - 200 г, брусника (листья) - 100 г, крушина (кора) - 100 г, береза (листья) - 100 г. Полную столовую ложку измельченной смеси заварить 300 г кипятка. Кипятить 5 минут. Настаивать в теплом месте 4 часа. Принимать в теплом виде по 0,5 стакана 3 раза в день за 15-20 минут перед едой. Применять при флебитах и тромбофлебитах.

6. Упражнение, предложенное Микулиным. Подняться на носках так, чтобы пятки оторвались от пола всего на 1 см, и резко опустить на пол. Повторить 20 раз - сделать перерыв на 10 секунд. При каждом упражнении делать не более 60 движений. В течение дня рекомендуется повторять упражнение 3-5 раз в течение 1

минуты. Делать спокойно, не спеша.

7. Болгарские рецепты при расширении вен.

а) Только что сорванные листья и цветочные головки полыни серебристой тщательно растереть в ступке. Столовую ложку полученного порошка соединить с таким же количеством кислого молока, размешать как следует и нанести ровным слоем на марлю, которую затем наложить на участки с расширенными венами. Лечение проводить в течение 3-4 дней. Через несколько дней можно лечение повторить.

б) Истолочь наземную часть только что сорванного мужского папоротника (Дриоптерис Филикс - мас). Смешать столовую ложку порошка с таким же количеством кислого молока. Дальше действовать, как с полынью.

в) Помимо лекарственных трав для лечения расширения вен можно использовать хорошо созревший помидор. Разрезать его на ломтики и приложить их к расширенным венам. Через 3-4 часа заменить ломтики свежими.

Эти 3 рецепта можно использовать последовательно один за другим, особенно в тяжелых случаях. (Журнал "Болгарская женщина" № 1 за 1978 г.).

8. При болях в ногах у людей, страдающих расширением вен, делать 30-минутные теплые ножные ванны (до колена) из отвара коры вербы (ивы) и коры дуба. После ванны надевают на ноги бандаж или резиновые эластичные чулки и отдыхают.

9. Хмель (шишки). При тромбофлебитах: собрать только зеленовато-желтые шишки хмеля, засушить их. Заварить 1-2 столовые ложки (в зависимости от веса больного) на стакан кипятка. Кипятить на малом огне 10-15 минут, процедить. Всю дозу выпивать в 2-3 приема в течение дня, лучше вечером, так как хмель может действовать, как снотворное.

ВОДЯНКА

1. Петрушка. Вымыть и нарезать 800 г петрушки, положить в эмалированную кастрюлю. Залить свежим, непастеризованным молоком. Поставить в печь или на плиту. Следует дать молоку вытопиться, но не выкипеть, до половины первоначального объема, процедить. Давать больному 1-2 столовые ложки отвара через каждый час. Все приготовленное выпить в 1 день. Считают, что помогает даже тогда, когда официальная медицина помочь не в состоянии.

2. Черный таракан.

а) Порошок из сушеных и толченых тараканов (черных) мешают с медом или какой-либо другой пищей и дают есть

26

больному несколько раз в день. Больному желательно о тараканах не говорить.

б) Отжать сок из живых тараканов, смешать с водкой. Давать больному начиная с 1 капли до 10 и обратно. Можно тараканов настоять на водке. Это средство действует наверняка.

3. Горицвет, весенний. 1 чайную ложку на стакан кипятка настоять, укутав, 1 час, процедить. Принимать по 1 столовой ложке 3 раза в день. Значительно увеличивает выделение мочи, исчезают отеки ног. Дозировку соблюдать точно. Детям 2-летнего возраста давать по 5-6 капель, 6-летнего - по 15 капель. Горицвет усиливает диурез, что предотвращает отеки и регулирует деятельность сердца.

4. Льняное семя. 4 чайные ложки семени на 1 л воды. Кипятить 15 минут, настоять, укутав, 1 час, можно не процеживать. Принимать по 1/2 стакана через 2 часа 6-9 раз в день горячим. Результат достигается через 2-3 недели.

5. Василек синий (цветки). 1-2 чайные ложки цветков заварить стаканом кипятка, настоять 1 час, процедить. Пить по 1/4 стакана 3 раза в день за 10-15 минут до еды.

6. Конопля мякина. Издревле считалось превосходным средством от водянки. Конопляную мякину заваривать и пить как обыкновенный чай. Однако следует заваривать этой мякины очень много и пить ее как можно больше и чаще в течение всего дня.

7. Кресс-салат (режуха) - первое средство. Его следует есть в очень большом количестве.

ВОЗБУЖДАЮЩИЕ АППЕТИТ

1. Аир болотный. Отвар корневищ употребляют как горечь для возбуждения аппетита при желудочно-кишечных заболеваниях. Чайную ложку измельченного корневища залить 2-3 стаканами горячей воды, кипятить 15 минут в закрытой посуде. Пить по 2 стакана 3 раза в день перед едой, слегка подсластив.

2. Одуванчик лекарственный. Настой корня одуванчика применяют как средство для улучшения пищеварения и для возбуждения аппетита. 2 чайные ложки измельченного корня залить стаканом холодной воды, настоять 8 часов. Пить по 1/4 стакана 4 раза в день перед едой.

ВОЛОС УКРЕПЛЕНИЕ

Средства от перхоти

1. Никогда не мыть голову горячей водой, только умеренно теплой.

2. Никогда не мыть голову водой из-под крана. Обязательно кипятить, смягчить ее, делать отвар из трав для мытья головы.

3. Беречь голову от холода, чтоб не застуживались корни волос, беречь от жары и солнца.

4. При выпадении волос, облысении полезно систематически употреблять в пищу ягоды облепихи или пить отвар молодых веток, этим отваром мыть голову. Хорошо после мытья втирать в голову облепиховое масло - 2 раза в неделю.

5. Трава (ветки можжевельника) смешать поровну с листьями березы. Горсть смеси вскипятить в 3 литрах воды 5 минут. Укутать на 1 час потеплее. Эти отваром мыть голову и споласкивать. Укрепляет волосы.

6. Взять небольшую головку лука, очистить ее, нетереть на терке, кашицу завернуть в марлю, сложенную в несколько раз. Втирать в кожу головы. Через несколько часов промыть и сполоснуть голову. Желательно при этом остричься покороче. После нескольких процедур исчезает перхоть, пропадает зуд, волосы укрепляются, цвет восстанавливается, волосы становятся эластичными, мягкими.

7. Втирать луковый сок с коньяком и крепким отваром корней лопуха. На одну часть коньяка следует брать 4 части лукового сока и 6 частей отвара корней лопуха. Считается в народе как хорошее средство.

8. 20 г лопуха на 200 г воды. Варить на слабом огне до половины первоначального объема, так чтобы отвар был сгущенным. Смешать его пополам со свиным нутряным жиром, подогревая, слить в горшок, закрыть крышкой, обмазать тестом и поставить в печь или духовку на несколько часов. После с остывшей загустевшей массы слить воду, если она есть. Мазь является хорошим средством для ращения волос. Еще лучше смазывать кожу головы свежим соком лопуха. Выкопать корни, промыть холодной водой. Очень быстро натереть на терке и отжать сок. Делают это быстро потому, что натертый корень очень быстро окисляется на воздухе и темнеет. Этот сок можно законсервировать спиртом 1:1. При втирании надо разбавлять его пополам с водой. Втирать 2-3 раза в неделю.

9. Касторовое масло смешать поровну с 96-градусным спиртом. Втирать тампоном в кожу головы. Через 3-4 часа промыть голову детским или ланолиновы мылом. Ополоснуть подкисленной водой: выжать сок 1/2 лимона или добавить 1-2 столовые ложки уксуса.

10. Сбор № 1. Чабрец - 20 г, кора ивы - 20 г, кора дуба - 20 г. 4 столовые ложки смеси кипятить 15 минут в 1 л воды. Остудить,

процедить. Втирать в кожу головы при выпадении волос, при перхоти и зуде кожи.

11. Сбор № 2. Кора ивы - 20 г, корень лопуха - 20 г. 4 столовые ложки смеси кипятить 15 минут в 1 л воды. Остудить, процедить. Втирать в кожу головы при выпадении волос, при перхоти и зуде кожи.

12. Сбор № 3. Листья крапивы - 30 г, листья мать-и-мачехи - 30 г, корневища аира - 20 г. 6 столовых ложек смеси кипятить 10 минут в 1 л воды. Укутать на 1 час потеплее. Когда остынет, процедить. Отваром мыть голову 3 раза в неделю при перхоти и выпадении волос.

13. В кипяченую воду, слегка теплую - не выше 40-50°С добавить мед: на 1 л воды 2 столовые ложки. Этой водой смачивать голову или втирать в кожу головы 2 раза в неделю. Укрепляет волосы и способствует их росту.

14. Отвар полыни чернобыля, если им мыть лицо дважды в день, способствует росту волос (бороды) на лице.

15. Споласкивать волосы несколько раз теплой водой: на 1 л воды 2 чайные ложки лимонного сока или 2 столовые ложки уксуса.

16. 3 столовые ложки травы черноголовки обыкновенной кипятить 10 минут в закрытом литровом сосуде. Настоять, укутав, 4 часа, процедить. Употреблять для мытья головы при перхоти и для ванн и обмываний при воспалительных процессах кожи. Отвар травы считается эффективным средством при перхоти головы.

17. Костяника, все растение с корнем. Отваром растения с корнем моют голову при перхоти и для ращения волос.

18. 100 г измельченных листьев крапивы залить 0,5 л воды и 0,5 л уксуса. Варить 30 минут. Когда остынет, отжать. Этим отваром мыть голосу перед сном без мыла. Болгарский рецепт.

19. Отваром из листьев березы моют голову при выпадении волос.

20. При усиленном салоотделении, перхоти, выпадении волос рекомендуется после мытья головы и подсушивания волос втереть в кожу головы настой листьев крапивы. Столовую ложку листьев заварить стаканом кипятка, настоять 1,5 часа, процедить. Применять 1 раз в неделю длительное время.

21. Облепиха крушиновидная. Настой плодов и листьев употребляют внутрь и наружно как средство, укрепляющее волосы при облысении. 2 столовые ложки плодов и листье заварить 2 стаканами кипятка, настоять 2-4 часа в плотно закрытой посуде, процедить. Пить по 150 мл 2 раза в день до еды утром и вечером. Втирать в кожу головы на ночь ежедневно.

22. Корневище аира - 20 г, корень лопуха - 20 г, цветки

ноготоков - 10 г, шишки хмеля - 15 г. Смесь заварить 1 л кипятка, настоять 2 часа, процедить. Смачивать голову на ночь при выпадении волос.

ВОСПАЛЕНИЕ ПРИДАТКОВ

1. **Ромашка аптечная.** Заварить 1,5 столовой ложки сухой ромашки в стеклянной чашке, накрыть, укутать. Настаивать 20 минут. За это время сделать очистительную клизму теплой водой. Отвар процеженнной ромашки температурой 37 °C набрать в спринцовку № 3 и ввести в заднепроходное отверстие. После этого лечь на бок и подождать, пока все всосется. Если не получится с первого раза, попробуйте еще. Отвар ромашки должен полностью всосаться. Боли сразу отступают. Эту процедуру надо проделывать каждый вечер, а при возможности - несколько раз в день. Таким способом можно заодно вылечить и геморрой.

2. **Чернобыльник, или полынь (трава)** - 5 ч, вероника (трава) - 5 ч, ромашка (цветы) - 5 ч, донник (трава) - 1 ч. Сбор применяется при воспалении придатков. 5 столовых ложек смеси заварить 1 л кипятка. Дать настояться 25 минут. За это время сделать очистительную клизму. Поллитра отвара выпить горячим на ночь, 300 мл использовать теплым (37,5°C) для сринцевания влагалища, 150 мл отвара ввести в заднепроходное отверстие и лечь на бок. Всего несколько дней тщательно выполнения этого рецепта принесут вам облегчение. Но для полного излечения нужно делать эту процедуру 2-3 раза в неделю в течение двух месяцев.

ВОСПАЛЕНИЕ СЛИЗИСТОЙ ОБОЛОЧКИ РТА И ДЕСЕН

1. **Аир болотный (ир, ирный корень).** Теплый настой применяют для полоскания рта при воспалении слизистой оболочки ротовой полости и десен. Чайную ложку нарезанного корневища на 1,5 стакана кипятка, настоять 2 часа, процедить).

2. **Бадан толстолистный.** 2 столовые ложки измельченных корневищ залить стаканом кипятка, кипятить 30 минут на водяной бане, процедить горячим, охладить и использовать для полосканий.

3. **Девясил высокий.** Чайную ложку измельченного корня залить стаканом кипятка, кипятить 10-15 минут на слабом огне, настоять 4 часа, использовать для полосканий.

4. **Дуб обыкновенный.** Отвар коры используют для полосканий. Столовую ложку измельченной коры залить стаканом кипятка, кипятить 15 минут на слабом огне, охладить, процедить.

ВОСПАЛЕНИЕ ТОНКИХ КИШОК

Ольха серая (шишки) - 20 г, ромашка (цветы) - 20 г, калган дикий (корень) - 10 г, солодка (корень) - 20 г. Столовую ложку смеси заварить стаканом кипятка, настаивать 40 минут. Принимать теплым с медом после еды или на ночь.

ГАЙМОРИТ

1. Ментол сухой в крупинках растворить в кастрюле с кипятком. Укутав голову, дышать носом над этой кастрюлей. Процедура длиться до тех пор, пока идет испарение из кастрюли.

2. Картофель в мундире. Отварить картофель в мундире, слить воду. Укутаться над кастрюлей и подышать паром картофеля.

3. Прополис, настойка на спирту. Вскипятить воду в кастрюле, влить туда 0,5 чайной ложки прополиса. Укутаться и подышать над этой кастрюлей.

4. Диск эбонитовый диаметром 110 мм, толщиной 10 мм с одной стороны отшлифовать. Этим диском, отшлифованной стороной, гладят по лицу (лбу, щекам, подбородку) по часовой стрелке. Делают 1 оборот по лицу в течение 1 секунды. Сеанс длится 10-15 минут. Делать дважды в день. Применяется при гайморите, фронтите, головной боли, зубной боли. При зубной боли гладить больное место и некоторое время (3-5 минут) подержать над этим местом.

ГАСТРИТ

1. Фенхель (плоды) - 1 часть, алтей (корень) - 1 часть, ромашка аптечная - 1 часть, пырей (корневище) - 1 часть, солодка (корень) - 1 часть. Все хорошо измельчить и смешать. 1 столовую ложку смеси на 1 стакан воды. Кипятить 10 минут, настаивать, укутав, 3 часа. Процедить. Принимать на ночь по 1 стакану настоя. Применяется при острых и хронических гастритах.

2. Цветы ромашки аптечной - 10 г, тысячелистник (трава) - 10 г, полынь горькая (трава) - 10 г, мята перечная (листья) - 10 г, шалфей (листья) - 10 г. 2 чайные ложки смеси на 1 стакан кипятка, настаивать, укутав, 30 минут, процедить. принимать настой горячим по 0,5 стакана 2 раза в день за 30 минут до еды. Применяется при гастритах и энтеритах.

3. Мята перечная (листья) - 20 г, золототысячник (трава) - 5 г. 2 чайные ложки смеси на стакан кипятка. Настаивать, укутав, 30 минут, процедить. Принимать по 1 стакану 3 раза в день за 30 минут до еды. Применяется при гастритах с жалобами на печень.

4. Валериана (корни) - 10 г, вахта трехлистная (листья) - 10 г, мята перечная (листья) - 10 г, апельсин (кожура) - 10 г. 2 чайные ложки смеси на стакан кипятка. Настаивать, укутав, 30 минут, процедить. Принимать по 1 стакану настоя 3 раза в день после еды. Применяется при гастритах с жалобами на печень.

5. Аир болотный. Настой корневищ рекомендуется принимать при гастритах, протекающих с пониженной кислотностью, колитах, желудочных и кишечных коликах. Чайную ложку измельченого корневища залить стаканом кипятка, настоять 20 минут, процедить. Пить по 1/2 стакана 4 раза в день за 30 минут до еды.

6. Сок алоэ. Принимают по 1-2 чайные ложки 2-3 раза в день за 30 минут до еды. Курс лечения - 1-2 месяца.

7. Горец птичий, или спорыш применяется в сборах:

а) трава спорыша - 4 части, трава золототысячника - 4 части, соцветия тысячелистника - 3 части, лист мяты перечной - 2 части, корень аира - 2 части, семя тмина - 1 часть, трава сушеницы болотной - 8 частей, лист подорожника - 8 частей. 2 столовые ложки смеси заварить 1 л кипятка в термосе, настоять всю ночь, утром процедить. Выпить натощак 1 стакан, а остальное разделить на 4 приема. Принимать при воспалениях желудочно-кишечного тракта, особенно при гастритах с пониженной кислотностью;

б) трава спорыша - 4 части, трава зверобоя продырявленного - 4 части, лист черники - 3 части, соцветия тысячеслистника - 2 части, цветки бессмертника песчаного - 2 части, трава золототысячника - 2 части, лист мяты перечной - 1 часть, цветки ромашки аптечной - 1 часть. 4 столовые ложки смеси залить на ночь 1 л холодной воды, утром поставить на плиту, довести до кипения, кипятить 5-7 минут, настоять 20 минут в тепле, процедить, отжать. Пить по стакану 4-5 раз в день за 30 минут до еды при гастрите с пониженной кислотностью.

8. Душица обыкновенная. Трава душицы, цветки ромашки (поровну). 2 чайные ложки смеси залить стаканом кипятка, кипятить 10 минут, процедить. Пить по стакану отвара утром и вечером при спазмах желудка и кишечника с метеоризмом. Душица противопоказана беременным.

9. Земляника лесная. Применяют смесь листьев и корней в виде настоя: столовую ложку смеси залить 2 стаканами холодной воды, настоять 6-8 часов, процедить. Принимать по 1/2 стакана ежедневно.

10. Трава зверобоя - 4 части, лист подорожника - 4 части, трава сушеницы - 4 части, трава золототысячника - 2 части, лист мяты - 1 часть, трава спорыша - 2 части, корневища аира - 1 часть, плода тмина - 1,5 части, трава тысячелистника - 0,6 части.

2 столовые ложки сбора заварить 1 л кипятка, настоять 12 часов, процедить. Принимать по 1/2 стакана 4 раза в день через час после еды при гастритах с повышенной кислотностью.

11. Капуста белокочанная. Сок из свежей капусты употребляют при хронических гастритах, особенно с пониженной кислотностью, язвенной болезни желудка и 12-перстной кишки, заболеваниях печени и селезенки, ожирении. В домашних условиях сок получают путем отжимания измельченных листьев поспевшего кочана, принимают по 1/2 стакана 2-3 раза в день за час до еды в теплом виде. Полученный сок можно хранить в холодильнике не более двух суток. При дальнейшем хранении противоязвенный витамин полностью разрушается.

12. Лопух большой.

а) Настой: чайную ложку измельченного корня залить 2 стаканами кипятка, настоять 12 часов, процедить. Пить по 1/2 стакана теплого настоя 4 раза в день;

б) Отвар: чайную ложку измельченного корня залить стаканом кипятка, кипятить 5-10 минут на слабом огне, остудить, процедить. Пить по 1 столовой ложке отвара 3-4 раза в день.

13. Подорожник большой. Настой и свежий сок из листьев рекомендуются при желудочно-кишечных заболеваниях (гастритах, язве желудка и 12-перстной кишки, энтеритах, энтероколитах, колитах, метеоризме, поносах, коликах). Столовую ложку сухих измельченных листьев заварить стаканом кипятка, настоять 10 минут, процедить. Выпить за 1 час глотками - суточная доза. Хорошо вымытые листья нарезать, намять, выжать сок, смешать его с равным количеством меда, варить 20 минут. Принимать по 2-3 столовые ложки в день. Хранить в хорошо закрытой посуде в прохладном темном месте.

14. Ревень волнистый. При гастритах с пониженной кислотностью ревень в малых дозах (0,05-0,2 г) оказывает вяжущее действие. Применяют порошок из высушенного корня ревеня, заготовленного осенью. Корни промывают в воде, режут на куски, провяливают на солнце и сушат при температуре не выше 60°С.

15. Салат посевной - однолетнее растение. Настой листьев употребляют при хроническом гастрите. Столовую ложку измельченных листьев заварить стаканом кипятка, настоять 1-2 часа, процедить. Принимать по 1/2 стакана 2 раза в день или по стакану на ночь.

16. Смородина черная. Свежий сок пьют при гастритах с пониженной кислотностью по 1/4 стакана 3 раза в день.

17. Тысячелистник обыкновенный.

а) Отвар травы употребляют при хронических гастритах и язвенной болезни. Чайную ложку залить 250 г кипятка, кипятить

5-10 минут на слабом огне, процедить. Принимать по 1/2 стакана 3 раза в день в течение 25-30 дней.

Тысячелистник применяют в сборе при гастритах с повышенной кислотностью.

б) Трава тысячелистника - 2 части, трава зверобоя - 2 части, цветки ромашки аптечной - 2 части, трава чистотела - 1 часть. Столовую ложку сбора заварить стаканом кипятка. Принимать по 1/3 стакана 4 раза в день.

18. Вещества, содержащиеся в площах аронии и в соке, получаемом из них, увеличивают кислотность желудочного сока, поэтому полезны больным анацидным гастритом.

ГАСТРИТ, ДИСПЕПСИЯ, ПЛОХОЕ ПИЩЕВАРЕНИЕ, ИЗЖОГА, ГАЗЫ В ЖЕЛУДКЕ

Лекарство самое простое - сок сырого картофеля. Пить по 1 стакану сока утром натощак. После приема сока надо лечь в постель на полчаса. Через час можно завтракать. Так делать 10 дней подряд. Затем 10 дней пропустить и снова повторить 10-дневное лечение. Этот способ лечения очень часто приносит хорошие результаты.

ГЕМОРРОЙ

1. Крапива (лист) - 1 часть, крушина (кора) - 1 часть. Противогеморройный сбор. 8 г смеси на 1 л кипятка. Кипятить 10 минут на слабом огне, настоять, укутав, 30 минут, процедить. Принимать по 1 стакану 4 раза в день при сильных болях без шишек.

2. Горец почечуйный (геморройная трава). 2 чайные ложки сухой травы на 0,5 л воды. Кипятить 15 минут на слабом огне, настоять, укутав, 2 часа, процедить. Принимать по 0,5 стакана 3-4 раза в день, за 30 минут до еды. Применяется как мочегонное, нежное слабительное, болеутоляющее и кровоостанавливающее средство.

3. Тысячелистник (трава с верхушками). 15 г травы с цветами на стакан кипятка. Настоять, укутав, 1 час, процедить. Принимать по 1 столовой ложке 3-4 раза в день до еды. Можно принимать и без дозировки, если 1 столовую ложку травы настоять в 0,5 л кипятка. Свежий сок тысячелистника пополам с медом принимать 3 раза в день по 1 чайной ложке. При длительном лечении это радикальное средство. Тысячелистник применяется как потогонное, мочегонное и кровоостанавливающее средство и очень

эффективен в борьбе с геморроем в начальной стадии и при кровотечениях. Настойку тысячелистника на водке или спирте принимать по 30 капель 3 раза в день.

4. Картофель сырой. Из картофеля вырезать свечку и при геморрое вставлять в задний проход. Если сильно сушит, то обмакнуть картофельную свечку в мед.

5. Мед засахаренный. Вставить в задний проход свечку из засахаренного меда.

6. Вода холодная. 1 л холодной воды налить в таз и сделать сидячую ванну на 1-5 минут. Делать 2 раза в день - утром и вечером. Хорошо в эту воду бросить несколько крупинок марганцовки, так чтобы вода была нежно-розового цвета. В холодной воде мочить тряпочки и прикладывать на шишки, когда они нагреваются - сменить. Применение холодной воды при геморрое очень хорошо облегчает состояние больного.

7. Рябина красная. Из зрелых ягод рябины красной отжать сок. Принимать по 75-100 г сока 3 раза в день, можно добавить в него мед или сахар. Запивать холодной водой. Прекрасное прослабляющее средство. Замечено, что от приема сока раскрывается закрытый геморрой и наступает облегчение.

8. Пиявки медицинские ставят на геморройные шишки от 3 до 10 штук. Больной быстро получает облегчение.

9. Зверобой продырявленный. Столовую ложку измельченной травы залить стаканом кипятка, кипятить 15 минут на слабом огне, процедить. Пить по 1/4 стакана 3 раза в день.

10. Земляника лесная. Отвар листьев применяют для клизм и обмываний. Столовую ложку листьев заварить стаканом кипятка, настоять 20 минут, процедить.

11. Калина обыкновенная. При геморроидальных кровотечениях употребляют отвар коры. 4 чайные ложки измельченной коры залить стаканом воды, кипятить 30 минут, процедить горячим, долить воды до первоначального объема и принимать по столовой ложке 3 раза в день до еды.

12. Капуста. Рассол квашеной капусты пьют от 1/2 до 2 стаканов в теплом виде.

13. Каргана гривастая. Применяют внутрь отвар надземной части. Столовую ложку измельченного лекарственного сырья залить стаканом кипятка, настоять на водяной бане 30 минут, процедить. Принимать по 1 столовой ложке 3-4 раза в день.

15. Крапива двудомная.

а) Столовую ложку сухих листьев крапивы залить стаканом кипятка, кипятить 10 минут на слабом огне, остудить, процедить. Пить по 1 столовой ложке 4-5 раз в день;

б) 2 столовые ложки сухих листьев крапивы заварить стаканом

кипятка, настоять 1 час, процедить. Пить по 1/2 стакана 2 раза в день.

16. Кровохлебка лекарственная. Отвар корней пьют при геморроидальных кровотечениях. Столовую ложку измельченных корней залить стаканом воды, кипятить 30 минут на слабом огне, настоять 2 часа, процедить. Принимать по 1 столовой ложке 5 раз в день до еды.

17. Лук репчатый. Применяют свежий сок лука по 1 столовой ложке 3-4 раза в день.

18. Одуванчик лекарственный. 2 чайные ложки измельченного корня залить стаканом холодной кипяченой воды, настоять 8 часов. Пить по 1/4 стакана 4 раза в день перед едой.

19. Ромашка аптечная. Наружно настой используют для промываний при геморрое. 2-3 столовые ложки заварить стаканом кипятка, настоять 1 час в хорошо закрытой посуде, процедить.

20. Ячмень. Настой ячменного солода употребляют при геморрое. Семена ячмена поместить в теплую, влажную среду и, когда они прорастут, высушить их. 2 столовые ложки измельченных сухих проростков ячменя залить 1 л кипятка, настоять 4 часа. Пить по 1/2 стакана 4-6 раз в день, добавив сахар.

21. Хвощ полевой. Настой травы применяют при геморроидальных кровотечениях. 2 чайные ложки измельченной травы заварить стаканом кипятка, настоять 1 час, процедить. Пить глотками в течение дня.

22. Ментол - 2,5 г, новокаин - 1,5 г, анестезин - 1,5, спирт 96° - 100 мл. Ватой, смоченной вышеуказанным составом, мазать больное место два раза в день. Если больной почувствовал кратковременное жжение, то бояться не надо, это пройдет быстро. Больная, страдающая геморроем 15 лет, излечилась от него за 3 дня.

23. Коровяк. Цветы коровяка заварить в чайнике и пить как чай. Кровотечение останавливается через 2-3 дня, а еще через несколько дней болезнь исчезает совершенно.

24. Картофель. Натереть сырую картофелину, выжать сок в столовую ложку и маленькой спринцовкой ввести на ночь. Срок лечения 10 дней.

Примечание. При геморрое:
- следить, чтобы не было запоров;
- не раздражать желудок спиртными напитками, пивом, не есть соленого, острого, пряного;
- остерегаться простуды, особенно нижней части тела;
- избегать продолжительной ходьбы и работы стоя;
- никогда не садиться на холодное место, особенно на металл;

- после каждого туалета подмываться холодной водой;
- ставить ежедневно вечером клизмы из ромашки или сушеницы.

ГЕПАТИТЫ

1. Аир болотный. При гепатитах применяют настой корневищ. Чайную ложку измельченного сырья залить стаканом кипятка, настоять 20 минут, процедить. Пить 4 раза в день по 1/2 стакана за 30 минут до еды.

ГИПЕРТОНИЧЕСКАЯ БОЛЕЗНЬ

1. Пустырник (трава) - 3 части, сушеница (трава) - 2 части, багульник (трава) - 2 части, почечный чай - 1 часть. Полную столовую ложку сбора заварить в 300 мл кипятка. Кипятить 5 минут, настоять, укутав, 4 часа, процедить. Принимать в теплом виде 3 раза в день, по 0,5 стакана за 20 минут до еды. Применяется при гипертонической болезни 1-й и 2-й стадии и при симптоматических гипертониях без сердечной недостаточности.

2. Адонис (трава) - 1 часть, боярышник (цветы) - 1 часть, березовые листья - 1 часть, пустырник (трава) - 2 части, сушеница (трава) - 2 части, хвощ полевой (трава) - 1 часть. 2 столовые ложки измельченной смеси на 500 мл кипятка настоять, укутав, 5-6 часов, процедить. Принимать по 0,5 стакана 3 раза в день перед едой в теплом виде. Применяется при гипертонической болезни 1-й и 2-й стадии при симптоматических гипертониях, осложненных сердечной недостаточностью 1-й и 2-й степени, в стадии компенсации и субкомпенсации.

3. Пустырник (трава) - 3 части, сушеница (трава) - 3 части, багульник (трава) - 2 части, хвощ полевой (трава) - 1 часть, крушина (кора) - 1 часть. 2 столовые ложки смеси (измельченной) на 500 мл крутого кипятка. Кипятить 10 минут, настоять, укутав, 30 минут, процедить. Применяется при гипертонической болезни и ожирении.

4. Адонис (трава) - 1 часть, боярышник (плоды) - 1 часть, мята перечная (трава) - 2 части, пустырник (трава) - 3 части, сушеница (трава) - 2 части, почечный чай - 1 часть. 2 столовые ложки измельченной смеси залить 500 мл крутого кипятка. Кипятить 10 минут, настоять, укутав, 30 минут, процедить. Принимать по 1/3 стакана 3 раза в день после еды. Применяется при гипертонической болезни 1-й и 2-й стадии и при симптоматических гипертониях со стенокардией.

5. Пустырник (трава) - 1 часть, сушеница (трава) - 1 часть,

боярышник (цветы) - 1 часть, листья омелы (трава) - 1 часть. 4 столовые ложки смеси настоять 8 часов в 1 л кипятка, процедить. Принимать по 0,5 стакана 3 раза в день через час после еды. Применяется при гипертонической болезни.

6. Боярышник кроваво-красный.

Применяют в виде сборов цветки и плоды:

а) цветки боярышника, трава пустырника, трава сушеницы, лист омелы (все поровну). 4 столовые ложки измельченной смеси заварить 1 л кипятка, настоять 8 часов, процедить. Настой применять по 1/2 стакана 3 раза в день через час после еды при гипертонии;

б) плоды и цветки боярышника, трава пустырника, трава сушеницы, трава василистника, плоды шиповника (все поровну). 4 столовые ложки смеси заварить 1 л кипятка, настоять 8 часов, процедить. Настой принимать по 1/2 стакана 3-4 раза в день при гипертонии;

в) плоды боярышника - 3 части, цветки боярышника - 3 части, трава хвоща полевого - 3 части, трава омелы - 3 части, измельченные луковицы чеснока - 3 части, цветки арники - 1 часть. Столовую ложку измельченной смеси заварить стаканом кипятка, настоять 6-8 часов, процедить. Настои принимать по 1/4 стакана 4 раза в день за 30 минут до еды при гипертонии.

7. Брусника обыкновенная. В народной медицине применяют сок из ягод при легкой гипертонической болезни.

8. Валериана лекарственная.

При гипертонической болезни 1-й стадии как проявлении общего невроза применяют в виде настоя, отвара и порошка:

а) настой валерианы: 10 г корней и корневища заливают 200 мл кипящей воды, кипятят 30 минут, затем настаивают 2 часа, принимают по 1 столовой ложке 3-4 раза в день;

б) отвар валерианы: 10 г корней и корневищ измельчают (длина частиц должна быть не более 3 мм), заливают 300 мл воды комнатной температуры, кипятят 15 минут и охлаждают. Принимают по полстакана 3 раза в день;

в) порошок валерианы: толкут корни в ступке. Принимают по 1-2 г порошка 2-4 раза в день.

Эффективность валерианы оказывается более высокой при систематическом и длительном ее применении ввиду медленного развития максимального лечебного эффекта.

9. Жимолость голубая. Является весьма эффективным средством против гипертонии. Используют с этой целью свежие ягоды.

10. Календула лекарственная. Для достижения гипотензивного эффекта необходимо длительно применять настойку календулы

(20:100 на 40-градусном спирте). Принимают по 20-30 капель 3 раза в день. При этом отмечается исчезновение головных болей, улучшение сна и повышение работоспособности.

11. Картофель. При гипертонии едят печеный картофель вместе с кожурой.

12. Клевер луговой. Настой цветков применяют при гипертонии. Столовую ложку цветков заварить стаканом кипятка, настоять 30 минут, процедить. Пить по 1/2 стакана 3 раза в день.

13. Лук репчатый. При гипертонии едят свежие луковицы.

14. Чеснок. При склеротической форме гипертонии применяют свежий чеснок, 2-3 зубка ежедневно.

15. Салат посевной. Употребляют настой листьев. Столовую ложку измельченных листьев заварить стаканом кипятка, настоять 1-2 часа, процедить. Пить по 1/2 стакана 2 раза в день или по 1 стакану на ночь.

16. Свекла красная. Сок свеклы с медом (поровну) рекомендуется принимать при гипертонии по 1 столовой ложке 4-5 раз в день.

17. Смородина черная. Варенье и отвар сушеных плодов применяют при гипертонии. Отвар: 2 столовые ложки сушеных плодов залить стаканом горячей воды, кипятить 10 минут на слабом огне, настоять 1 час, процедить. Пить по 1/4 стакана отвара 4 раза в день.

18. Плоды малины - 2 части, трава душицы обыкновенной - 2 части, цветки липы сердцевидной - 2 части, лист мать-и-мачехи - 2 части, лист подорожника большого - 2 части, корень солодки голой - 1 часть, плоды мордовника обыкновенного - 1 часть, трава буковицы лекарственной - 3 части, трава и семена укропа огородного - 3 части, плоды аниса - 3 части, трава мелиссы лекарственной - 3 части, трава пустырника пятилопастного - 3 части, плоды боярышника кроваво-красного - 4 части, плоды шиповника (истолочь) - 5 частей, трава бессмертника песчаного - 5 частей, трава сушеницы топяной - 6 частей. Принимать при гипертонической болезни. Столовую ложку измельченного сбора заварить 2,5 стакана кипятка, томить 30 минут, процедить. Принимать по 150 мл настоя 3 раза в день за 10-15 минут до еды. Вкус настоя приятный, запах ароматный.

19. Омела белая. Одноразовая доза - 4 г (1 столовая ложка с верхом). Омелу заварить кипятком, держать на водяной бане 12-20 минут. Отвар почти не имеет вкуса, без запаха. Можно заваривать вместе с чаем. Омела хорошо регулирует нарушенный обмен веществ, снижает артериальное давление, повышает диурез, обладает противоопухолевым эффектом. Само растение, порезанное и высушенное, - прекрасное средство для поднятия

тонуса у ослабевших людей пожилого возраста.

20. Спирт - 100 мл, ментол - 2,5, новокаин - 1,5 г, анестезин - 1,5 г. Этой смесью протереть на ночь шею, что дает неожиданные результаты, снижая артериальное давление.

21. Валериановые капли, т.е. настойка (большой концентрации) без примеси нюхать перед сном в течение 1-1,5 минут каждой ноздрей. Продолжительность 2-4 месяца. На людей с высоким артериальным давлением валериана не оказывает быстрого и заметного действия, но при длительном лечении оказывает благотворное воздействие.

22. Арония черноплодная. Сок, получаемый из плодов, способствует снижению кровяного давления, поэтому людям, страдающим гипертонией, рекомендуется 3 раза в день съедать по 100 г ягод или выпивать 50 мл сока.

23. Свекольный сок. Свекольный сок - 1 стакан, мед - 1 стакан, все хорошо смешать и пить по 1 столовой ложке 3-4 раза в день перед едой.

ГИПЕРТРОФИЯ ПРЕДСТАТЕЛЬНОЙ ЖЕЛЕЗЫ

Лук репчатый. Лук употребляют в свежем виде.

ГИПОТОНИЯ

1. Татарник колючий. 20 г сухих цветочных корзинок и листьев на стакан воды. Кипятить 10 минут на слабом огне, настоять, укутав, 30 минут, процедить. Принимать по 1 столовой ложке 3-4 раза в день для поднятия тонуса и повышения кровяного давления. Можно заварить одни листья.

2. Лимонник (настойка). Принимать по 20-30 капель на 1 столовую ложку воды 2 раза в день натощак, перед завтраком и обедом, за 30 минут до еды.

3. Левзея сафлоровидная - маралий корень (настойка, жидкий экстракт). Принимать: экстракт по 20-30 капель 2 раза в день натощак, перед завтраком и обедом, за 30 минут до еды, настойку - по 30-40 капель так же.

4. Цмин песчаный (бессмертник). 10 г бессмертника на стакан кипятка. Настоять, укутав, 30-40 минут, процедить. Принимать по 1/3-1/2 стакана 2-3 раза в день за 30 минут до еды в охлажденном виде.

5. Золотой корень - родиола розовая (настойка). Принимать по 20-40 капель 2 раза в день, утром и в обед, за 30 минут до еды в течение 10-20 дней.

6. Жень-шень (настойка). Принимать от 5 до 20 капель 2 раза в день, утром в обед, до еды, в течение 2-3 недель.

ГЛАЗ ЗАБОЛЕВАНИЯ

1. Василек синий. Примочки из настоя цветков применяют как противовоспалительное и дезинфицирущее средство при воспалении слизистой оболочки глаз. 1-2 чайные ложки цветков заварить стаканом кипятка, настоять 1 час, процедить.

2. Костяника каменистая. При воспалении конъюнктивы к глазам прикладывают листья растения.

3. Ромашка аптечная. Настой травы и цветков ромашки используют для промывания глаз при воспалении. 2-3 столовые ложки заварить стаканом кипятка, настоять 1 час в хорошо закрытой посуде, процедить.

ГОЛОВНЫЕ БОЛИ

1. Мята перечная - 1 часть, душица - 1 часть, кипрей - 1 часть. Столовую ложку смеси на 500 мл кипятка настоять, укутав, 30 минут, процедить. Принимать по 1/2-1 стакану при головных болях.

2. Мелисса. 15 г травы на стакан кипятка. Настоять, укутав, 30 минут, процедить. Принимать по 1-2 столовые ложки 5-6 раз в день. Применяется при болях в сердце, сердцебиениях, бессоннице, коликах в животе, вздутии кишечника, почечных коликах, головокружении, головной боли, шуме в ушах, малокровии, как средство успокаивающее нервную систему, болезненных месячных.

3. Душица (трава). Столовую ложку сухой травы на 0,5 л кипятка. Настоять, укутав, 30 минут, процедить. Принимать по 0,5-2 стакана 2-3 раза в день при головной боли. Беременным женщинам употреблять нельзя.

4. Ментоловое масло. Аптечный препарат. При простуде и насморке с головной болью помазать ментоловым маслом лоб, виски, за ушами, затылок. Хорошо снимает головные боли в начале заболевания.

5. Чай зеленый или корица. Сделать хорошую заварку из зеленого или черного чая, добавить туда щепотку мяты. Выпить бокал такого чая. Через 15-20 минут проходит головная боль.

6. Брусника обыкновенная. В народной медицине используют свежие ягоды.

7. Бузина сибирская (цветки). Столовую ложку сухих цветков заварить стаканом кипятка, настоять 20 минут, процедить.

Принимать по 1/4 стакана (лучше с медом) 3-4 раза в день за 15 минут до еды.

8. Валериана лекарственная.

Применяют в виде настоев и отваров. Эффективность валерианы более высока при систематическом и длительном применении.

а) Настой: столовую ложку измельченного корня залить стаканом холодной воды, настоять 6-8 часов, процедить. Принимать по столовой ложке 3 раза в день.

б) Отвар: столовую ложку измельченного корня залить стаканом кипятка, кипятить 15 минут на водяной бане, настоять 10 минут, процедить. Принимать по столовой ложке 3 раза в день.

9. Девясил высокий. Настой корня применяют 4 раза в день по 1/4 стакана за 30 минут до еды. Чайную ложку измельченного корня залить стаканом воды, настоять 10 часов, процедить.

10. Зверобой продырявленный. Столовую ложку травы залить стаканом кипятка, кипятить 15 минут, процедить. Пить по 1/4 стакана 3 раза в день.

11. Калина обыкновенная. При головных болях пьют свежий сок.

12. Капуста белокочанная. Помогает прикладывание свежих листьев к голове.

13. Картофель. Сок свежего картофеля пьют по 1/4 стакана при систематических головных болях.

14. Клевер луговой. Столовую ложку цветков заварить стаканом кипятка, настоять 30 минут, процедить. Пить по 1/2 стакана 3 раза в день.

15. Клубника полевая. В народной медицине свежие ягоды применяют при головной боли.

16. Сирень обыкновенная. Свежие листья прикладывают к больному участку при головной боли.

17. Смородина черная. Применяют по 1/4 стакана свежего сока при сильных головных болях 3 раза в день.

ГОРЕЧЬ ВО РТУ

Льняное семя растереть, чтобы получить 1 ст. ложку муки, заварить как жидкий кисель и пить утром и вечером до еды.

ГРИПП, ПРОСТУДА

1. Буковица (трава) - 1 часть, ромашка аптечная - 1 часть, шалфей - 1 часть (рецепт русского агронома Болотова). Все измельчить на 0,5 литра кипятка. Настоять, укутав, 30-40 минут,

процедить. На ночь выпить 2-3 чашки горячего настоя с медом. Днем пить как чай в течение дня. Если простуда с головной болью, то добавить мяты - 1 часть к основному сбору. Если простуда с промерзанием, то добавить цветов черной бузины - 1 часть к основному сбору. Приготовление и прием так же, как указано выше.

2. Шиповник. Сухие ягоды растолочь. 5 столовых ложек ягод на 1 литр холодной воды. Поставить на огонь, прокипятить 10 минут. Настоять, укутав, 8-10 часов, процедить. Пить с утра по 1 стакану через каждые 2-3 в течение суток. Пить с медом, вареньем, сахаром. Можно заварить погуще. Желательно в этот день ничего не есть. После каждого приема полоскать рот теплой водой, иначе кислота разъедает зубы. Желательно при гриппе пить шиповник в течение недели, постепенно снижая количество приемов.

3. Полынь (настойка на водке). В четвертинку водки насыпать травы полыни горькой. Настоять 21 день в темном месте, процедить. Принимать при простуде и промерзании по 20 г. 1 раз в день. Принимать 2-3 дня, не более.

4. Цветы липы - 1 часть, плоды калины - 1 часть. 2 столовые ложки смеси на 2 стакана кипятка. Кипятить 5-10 минут, процедить. Пить горячим на ночь по 1-2 чашки. Применяется при ревматизме, гриппе и простудных заболеваниях.

5. Плоды малины - 40 г, листья мать-и-мачехи - 40 г, душица (трава) - 20 г. Способ приготовления и применения - как в рецепте № 4.

6. Мята перечная (листья) - 1 часть, бузина черная (цветки) - 1 часть, липа (цветы) - 1 часть. Способ приготовления и применения - как в рецепте № 4 (только брать 1 столовую ложку смеси на 3 стакана кипятка).

7. Липа (цветы) - 1 часть, черная бузина (цветы) - 1 часть. 2 столовые ложки смеси на стакана кипятка, кипятить 5-10 минут, процедить. Пить горячим в один прием при гриппе, простудных заболеваниях.

8. Брусника обыкновенная.

а) В народной медицине при гриппе применяют ягоды брусники в виде морсов. При простудных заболеваниях пьют также настой лиственных веточек. Столовую ложку травы залить стаканом кипятка, настоять 30 минут, процедить. Принимать по 2 столовые ложки 4-5 раз в день.

б) Сбор: все растение брусники, все растение земляники (поровну). Столовую ложку смеси залить стаканом воды, довести до кипения. В отвар добавить мед (по вкусу) и пить горячим по стакану 3-4 раза в день при простудных заболеваниях.

9. Чеснок. При гриппе принимают свежий чеснок по 2-3 зубка

ежедневно (также и для профилактики в период эпидемии).

10. Малина обыкновенная:

а) настой сухих плодов принимают при простудных заболеваниях, гриппе. Столовую ложку плодов заварить стаканом кипятка, настоять 20 минут. Пить по стакану горячего настоя 2 раза в день.

Плоды малины входят в состав потогонных и других сборов:

б) плоды малины, цветки липы (поровну). Столовую ложку смеси заварить стаканом кипятка, настоять 20 минут, процедить. Пить по стакану горячего настоя на ночь как потогонное;

в) плоды малины, цветки липы, лист мать-и-мачехи, плоды аниса, кора ивы (все поровну). Столовую ложку измельченной смеси заварить стаканом кипятка, настоять 20 минут, процедить. Пить по стакану горячего настоя на ночь при гриппозном состоянии как потогонное;

г) плоды малины - 2 части, лист мать-и-мачехи - 2 части, трава душицы - 1 часть. Столовую ложку смеси заварить стаканом кипятка, настоять 20 минут, процедить. Пить по 1/2 стакана горячего настоя 3-4 раза в день как потогонное;

д) плоды малины - 1 часть, лист малины - 2 части, трава душицы - 2 части, лист мать-и-мачехи - 2 части. Столовую ложку измельченной смеси заварить 2 стаканами кипятка, кипятить 5-10 минут на слабом огне, процедить. Пить по 1/2 стакана горячего отвара 3-4 раза в день перед едой при простудных заболеваниях как потогонное и отхаркивающее средство.

ДЕРМАТИТ

1. Хмель. Хорошо смешать шишки хмеля с чередой - по 1 чайной ложке той и другой травы. Залить смесь 150 мл кипятка, настоять, укутав, процедить и выпить в один прием горячим перед едой и особенно на ночь. Места экземы обложить смоченной в этом растворе марлей.

2. Хмель. Растертые шишки светло-зеленого цвета заварить кипятком: на 1/4 стакана шишек стакан кипятка. Настоять, укутав, полчаса и пить по 50 мл перед едой.

ДИАБЕТ

1. Крапива двудомная. 50 г листьев крапивы заливают 500 мл кипятка, при этом лучше использовать эмалированную посуду. Спустя 2 часа настой процедить и пить по 1 чайной ложке 3 раза в день до еды. Лучше заваривать свежие листья. Из молодой крапивы можно приготовить щи и разные витаминные салаты.

2. Стручки фасоли. Собирают в августе и используют в виде отвара. 15-20 г стручков варят в течение 3-4 часов в 1 л воды до половины объема. Полученный отвар остудить, процедить и принимать по 1/2 стакана за 30 минут до еды 3-4 раза в день в течение 3-4 месяцев.

3. Корень одуванчика. Чайную ложку мелко нарезанного корня заваривают как чай в стакане кипятка, настаивают 20 минут, охлаждают, процеживают. Принимают по 1/4 стакана 3-4 раза в день.

4. Листья ореха грецкого. Столовую ложку измельченных листьев залить стаканом кипятка, кипятить 20-30 секунд, настоять, процедить и принимать в течение дня. Можно также использовать перегородки грецкого ореха. Перегородки от 40 грецких орехова залить стаканом кипятка и томить на водяной бане в течение 1 часа. Внутренняя кастрюля должна быть стеклянной или эмалированной. Затем остудить, процедить и принимать по 1 чайной ложке 3 раза в день до еды.

5. Козлятник лекарственный (галега). Столовую ложку сухой травы прокипятить 10-15 секунд в 250 г кипятка, процедить, отжать и пить по 0,5 стакана 3-4 раза в день до еды. Использовать козлятник лекарственный необходимо под контролем врача. Необходимо отметить, что растение способствует повышению артериального давления.

6. Осина (кора). Начальная стадия диабета. Столовую ложку сухой измельченной коры осины кипятить 30 минут на малом огне в 2 стаканах воды. Настоять, укутав, 2-3 часа, процедить. Принимать по 1/5-1/4 стакана 3 раза в день до еды. Пить 3 месяца и более. Хорошо помогает в начальной стадии диабета.

7. Черника (лист). Столовую ложку сухих листьев черники на стакан кипятка. Настоять, укутав, 30-40 минут, процедить. Принимать по стакану настоя 3 раза в день в охлажденном виде небольшими глотками. Применяется при начальной стадии диабета.

8. Свекла красная. Свежий сок свеклы пьют при диабете по 1/4 стакана 4 раза в день.

9. Черника. Настой пьют при нетяжелых формах сахарного диабета. Находящийся в листьях неомертиллин значительно понижает содержание сахара в крови. Чайную ложку измельченных листьев заварить стаканом кипятка, настоять 30 минут на горячей плите, процедить. Пить по 1/3 стакана 3 раза в день.

10. Лопух (корни) - 1 часть, фасоль стручковая (сухие створки) - 1 часть, черника (лист) - 1 часть. 60 г сбора настаивать в литре холодной воды 12 часов. Затем кипятить 5 минут, настоять, укутав, 1 час, процедить. Принимать по 3/4 стакана 5 раз в день через час после еды.

11. Брусника обыкновенная. При диабете благотворное действие оказывают свежие ягоды брусники.

12. Голубика болотная. В народной медицине применяют отвар молодых побегов и листьев. Столовую ложку травы заварить стаканом кипятка, кипятить 10 минут на слабом огне, охладить, процедить. Принимать по столовой ложке 3 раза в день.

13. Черника (лист) - 1 часть, фасоль стручковая (сухие отворки) - 1 часть, лен (семена) - 1 часть, овсяная солома - 1 часть. 3 столовые ложки сбора на 3 стакана воды. кипятить 10 минут, настоять, укутав, 30-40 минут, процедить. Принимать по 1/4 стакана 6-8 раз в день.

14. Трава хвоща полевого - 20 г, трава горца птичьего - 20 г, трава земляники - 20 г. Столовую ложку сбора залить стаканом кипятка, кипятить 3-5 минут, настаивать 10-15 минут. Процедить. Принимать по столовой ложке за 20-30 минут до еды 3-4 раза в день.

15. Листья черники - 25 г, листья одуванчика - 25 г, трава галеги лекарственной - 20 г. Столовую ложку сбора залить 300 мл кипятка, прокипятить 5 минут, настоять, процедить. Принимать по 1/2 стакана 2-3 раза в день перед едой за 20 минут.

16. Лук. При диабете 2-3 измельченных луквицы залить 2 чайными чашками теплой воды, выдержать 7-8 часов, процедить и пить настой по кофейной чашке 3 раза в день перед едой.

17. Листья черники - 25 г, трава галеги лекарственной - 25 г, листья крапивы двудомной - 25 г. Столовую ложку сбора залить 300 мл кипятка. Прокипятить 15 минут, настоять 5 минут, процедить. Принимать по 2-3 столовых ложки 3-4 раза в день перед едой за 20 минут.

18. Хвощ полевой. 30 г хвоща залить 1 стаканом кипятка, кипятить 5-7 минут, настоять 2-3 часа, процедить. Принимать по 2-3 столовых ложки 3-4 раза в день перед едой.

Хвощ полевой можно использовать в свежем виде (салаты, начинка для пирогов), а также в виде настоя. Салат из хвоща полевого: 2 стакана мелко порезанных листьев полевого хвоща смешать с 50 г зеленого лука, 20 г щавеля, можно добавить 40-50 г листьев одуванчика. Заправить растительным маслом или сметаной, солить по вкусу. Пестики полевого хвоща можно добавлять в окрошку.

19. Шиповник. 10 измельченных плодов шиповника залить стаканом кипятка, кипятить 3-5 минут, настоять 4-5 часов, процедить. Принимать по 1/2 стакана 3-4 раза в день.

20. Листья пустырника - г, листья земляники - 15 г, листья шелковицы - 20 г. Столовую ложку сбора залить стаканом кипятка, кипятить 3-5 минут, настоять 1 час, процедить. Принимать по 2

столовых ложки 3 раза в день после еды.

21. Листья черники - 50 г, стручки фасоли - 50 г, трава галеги - 50 г, листья мяты - 50 г. 2 столовых ложки сбора залить 0,5 л крутого кипятка, настоять 30 минут, процедить. Принимать по 1/3 стакана 3 раза в день до еды.

ДИЗЕНТЕРИЯ

1. Куриный желудок (пленка). При обработке кур обмыть желудок внутри, обдать горячей водоы, аккуратно отделить его от мяса, промыть и положить сушить на чистую бумагу. На следующий день он высохнет. При поносах пленку желудка растолочь в порошок и принять, запив водой. Принимать 2-3 раза в день. Прекрасное средство при любых поносах, даже кровавых и дизентерии. Хранить пленки желудочков в коробке.

2. Чай. Сухую заварку черного или зеленого чая (половина чайной ложки) пожевать и слегка запить водой. Через 1-2 приема останавливает понос.

3. Кровохлебка лекарственная (корень). Столовую ложку измельченного корня на стакан кипятка. Кипятить 30 минут, процедить. Принимать 4-6 раз в день по 1 столовой ложке отвара на 1/4 стакана воды. Применяется при лечении острой дизентерии, геморрое, при желудочно-кишечных заболеваниях как вяжущее, противопоносное и сильное бактерицидное средство. Останавливает различные внутренние кровотечения.

4. Крахмал картофельный. Чайную ложку крахмала развести в 0,5 стакана холодной кипяченой воды. Хорошо размешать и выпить за один прием. Хорошо и скоро помогает.

5. Рис. Рисовый отвар или рисовая каша, сваренная на воде вкрутую без соли, прекрасно помогает взрослым и детям при поносах.

6. Ежевика (листья). Столовую ложку листьев или веточек ежевики на стакан кипятка. Прокипятить 3-5 минут, укутать на 30-40 минут, процедить. Принимать по 0,5-1 стакану 2-3 раза в день. Результаты неплохие.

7. Горец змеиный (корень) - раковая шейка, змеевик, завязный корень. 5 г измельченного корня на 200 г кипятка. Кипятить 20 минут на малом огне, настоять, укутав, 30 минут, процедить. Принимать по 0,5 стакана 2-3 раза в день. При кровавых поносах порошок, замешивают на меде и делают из него пилюли весом 0,5-1 г, которые принимают 3 раза в день.

8. Алоэ древовидное. Сок алоэ применяют внутрь по 1-2 чайных ложки 2-3 раза в день за 30 минут до еды.

9. Голубика. Ценится в народной медицине как

противодизентерийное средство в виде отвара сухих ягод.

10. Горец птичий - спорыш. Применяют в виде отваров и в сборах. Столовую ложку измельченной травы спорыша залить 0,5 л горячей воды, кипятить 10 минут, остудить и процедить. Пить по 1/2 стакана 3-4 раза в день при воспалении желудочно-кишечного тракта и дизентерии.

11. Трава спорыша - 1 часть, трава лапчатки гусиной - 1 часть, лист подорожника - 2 части. 2 столовые ложки смеси заварить 2 стаканами кипятка, настоять 30-40 минут, процедить. Пить по 1/2 стакана 4 раза в день до еды при поносе.

12. Дуб обыкновенный. Настой коры применяют при воспалениях желудочно-кишечного тракта, поносах, дизентерии. Чайную ложку измельченной коры залить 2 стаканами холодной кипяченой воды, настоять 8 часов, процедить. Выпить глотками в течение дня. Детям не назначать.

13. Рябина сибирская. Свежие плоды и сок рябины применяют при дизентерии. По 100 г плодов принимать 3 раза в день за 20-30 минут до еды; рябиновый сок из отжатых ягод принимать по 1/4 стакана 2-3 раза в день за 30 минут до еды.

14. Корневища аира, кора дуба, трава тимьяна, лист ореха грецкого (поровну). Чайную ложку смеси настоять 6 часов в стакане холодной воды, затем кипятить 10-15 минут на слабом огне, процедить. Выпить глотками в течение дня при поносе.

15. Овсяные хлопья. Употребляют при воспалениях желудочно-кишечного тракта, поносе, заболеваниях печени и сердца. 100 г овсяных хлопьев залить 1 л холодной воды, настоять 4 часа, затем варить до густоты.

16. Свежие плоды черники.

а) При желудочно-кишечных расстройствах принимают по 50-100 г свежих плодов черники или настой из сухих плодов. 4 чайные ложки сухих плодов настоять 8 часов на стакане воды комнатной температуры. Выпить в течение дня глотками.

Плоды черники входят в состав вяжущих сборов.

б) Плоды черники - 2 части, корневища лапчатки - 1 часть, цветки бессмертника - 1 часть, плоды тмина - 1 часть, лист шалфея - 3 части. Столовую ложку смеси заварить стаканом кипятка, кипятить 10 минут, по охлаждении процедить. Принимать по 1/3 стакана 3 раза в день за 15-20 минут до еды.

в) Плоды черники - 2 части, плоды черемухи - 3 части. Столовую ложку смеси заварить стаканом кипятка, кипятить 20 минут на слабом огне, процедить. Принимать по 1/4-1/2 стакана 3 раза в день.

17. Плоды рябины - 4 части, трава зверобоя - 3 части, корень алтея - 2 части. Столовую ложку смеси заварить 0,5 л кипятка,

настоять 40-60 минут, процедить. Пить по 1/2 стакана 4 раза в день при поносах.

18. Черемуха обыкновенная.

а) Отвар плодов черемухи употребляют при гастритах, колитах, дизентериях, поносе. Столовую ложку плодов черемухи заварить стаканом кипящей воды, кипятить 5 минут на слабом огне, настоять 2 часа, процедить. Пить по 1/4 стакана 2-3 раза в день.

б) Плоды входят в состав желудочного (вяжущего) чая. Плоды черемухи - 3 части, плоды черники - 2 части, корневище лапчатки - 1 часть. 2 столовые ложки измельченной смеси залить 2 стаканами кипятка, кипятить 10 минут, процедить. Пить 1/4 стакана 3-4 раза в день до еды.

ДИФТЕРИЯ

1. Алоэ древовидное. Применяют сок растения по 1-2 чаных ложки 2-3 раза в день.

ЖЕЛТУХА

1. Кора ивы. 60 г сушеной и измельченной коры ивы кипятить в 1 л воды 15-20 минут, настоять, укутав, сутки, процедить. Принимать по 1/2 стакана 3 раза в день до еды.

2. Бессмертник. 25 г бессмертника кипятить в 1 л воды до половины объема, когда остынет, процедить. Принимать до полного воздоровления.

3. Сок квашеной капусты. Ежедневно с утра пить сок по 1 стакану через каждые 2-3 часа. Принимать до полного выздоровления. Обычно 1-2 недели.

4. Лесной орех (листья). Листья высушить в духовке без газа. Чайную ложку измельченных в порошок листьев настоять с вечера до утра в стакане белого вина. Принимать эту настойку в течение дня натощак в 3 приема. По истечении 12-15 дней желтуха проходит.

5. Овсяная соломка (полова). Горсть измельченной овсяной соломы кипятить в 1 л воды до половины объема, процедить. Принимать по 1 стакану 3 раза в день до еды.

6. Копытень (листья) - 1 часть, бессмертник (цветы) - 1 часть. 15 г смеси на стакан кипятка. Настоять, укутав, 3 часа, процедить. Принимать по стакану в течение дня за 3-4 приема.

7. Толокнянка (листья) - 1 часть, спорыш (трава) - 1 часть, кукурузные рыльца - 1 часть, стручки фасоли - 1 часть, грыжник голый (трава) - 1 часть. 15 г смеси на стакан кипятка. Настаивать, укутав, 3 часа, процедить. Принимать теплым по 1/2 стакана 3 раза в день.

8. Шалфей - 25 г, полынь горькая (серебристая) - 25 г. Чайную ложку смеси на стакан кипятка. Настаивать, укутав, 1 час, процедить. Принимать по 3-4 столовых ложки 3 раза в день. Ежедневно с пищей принимать 5-6 перечных зерен.

9. Бессмертник (цветы) - 40 г, вахта трехлистная (лист) - 30 г, мята (лист) - 20 г, кориандр (плоды) - 20 г. 2 столовые ложки сбора на 2 стакана воды. Кипятить 10 минут, настаивать, укутав, 1 час, процедить. Принимать по 1/2 стакана 2-3 раза в день за 15-20 минут до еды. Применять при желтухе и воспалении желчных путей.

ЖЕЛЧЕГОННЫЕ

Сбор № 1. Одуванчики (корни) - 10 г, стальник (корень) 10 г, крушина (кора) - 10 г, мята перечная (листья) - 10 г. Столовую ложку смеси заварить в 1 стакане кипятка, оставить на 1 час, процедить. Принимать по 1-2 стакана в день перед едой.

Сбор № 2. Вахта (трифоль), (листья) - 10 г, полынь горькая (трава) - 10 г, мята перечная (листья) - 10 г. 2 столовые ложки смеси заварить в стакане кипятка, настоять 30 минут, процедить. Принимать по 3 столовых ложки настоя за полчаса до еды 3 раза в день.

Сбор № 3. Зверобой (трава) - 10 г, бессмертник (цветки) - 15 г. 2 столовые ложки смеси настаивать 12 часов в 0,5 литра воды, кипятить 5 минут, процедить. Принимать по 0,5 стакана 4 раза в день через 1 час после еды.

Сбор № 4. Бессмертник (цветы) - 15 г, льнянка (трава) - 10 г. 20 г смеси настаивать 2 часа в 0,5 л кипятка, процедить. Принимать по 0,5 стакана 4 раза в день через 1 час после еды.

Сбор № 5. Бессмертник (цветы) - 200 г, брусника (листья) - 100 г, спорыш (трава) - 200 г, ромашка (цветы) - 100 г. 2 столовые ложки сбора заварить в 100 г кипятка, анстоять, укутав, не менее 5-6 часов. Принимать по 1/2 стакана 3 раза в день перед едой в теплом виде.

Сбор №6. Березовые листья - 150 г, зверобой (трава) - 150 г, мята перечная (листья) - 200 г, шиповник (плоды толченые) - 200 г, чай почечный - 100 г. Столовую ложку смеси заварить в 300 г кипятка, кипятить 5 минут, настаивать 4 часа в теплом месте. Принимать в теплом виде по 1/2 стакана 3 раза в день за 15-20 минут до еды.

Сбор № 7. (Швеченской фармацевтической фабрики лекарственных растений). Желчегонное. Бессмертник (цветы) - 40 г, вахта трехлистная (лист) - 30 г, мята (лист) - 20 г, кориандр (плоды) - 20 г. 2 столовые ложки сбора залить 2 стаканами воды, кипятить 10 минут, процедить. Принимать по 1/2 стакана 2-3 раза в день за 15 минут до еды при желтухе и воспалении желчных путей.

ЖЕЛУДОЧНО-КИШЕЧНОГО ТРАКТА ЗАБОЛЕВАНИЯ

1. Аир болотный. Применяется в сборе. Корневища аира - 1 часть, кора корицы - 1 часть, лист вахты трехлистной - 1 часть, кожура апельсина - 2 части, трава золототысячника - 2 части, трава полыни горькой - 2 части. Чайную ложку сбора заварить стаканом кипятка, остудить, процедить. Пить по 1/4 стакана настоя 4 раза в день перед едой при отсутствии выделения желудочного сока - ахилии.

2. Анис обыкновенный:

а) плоды аниса - 1 часть, плоды фенхеля - 1 часть, плоды тмина - 1 часть, лист мяты перечной - 2 части. 2 чайные ложки смеси заварить стаканом кипятка, настоять 30 минут, процедить. Пить глотками в течение дня при спазмах желудка и метеоризме;

б) плоды аниса - 1 часть, плоды фенхеля - 1 часть, корень солодки - 2 части, кора крушины - 6 частей. Столовую ложку смеси заварить стаканом кипятка, настоять 30 минут, процедить. Пить утром и вечером по 1 стакану настоя при атонии кишечника.

3. Бадан толстолистный. Отвар корней и корневищ бадана принимают при колитах, энтероколитах и других желудочно-кишечных расстройствах неинфекционной этиологии. Столовую ложку измельченных корневищ залить стаканом кипятка, кипятить 30 минут на водяной бане, процедить. Пить по 2 столовых ложки 3-4 раза в день.

4. Валериана лекарственная.

Употребляют в виде настоев, отваров, настоек.

а) Настой валерианы: столовую ложку измельченного корня залить стаканом холодной кипяченой воды, настоять 6-8 часов, процедить. Принимать по 1 столовой ложке 3 раза в день.

б) Отвар: столовую ложку сырья залить стаканом кипятка, кипятить 15 минут на слабом огне, настоять 10 минут, процедить. Пить по 1 столовой ложке 3 раза в день.

Настойка продается в аптеке, принимать по 15-20 капель 2-3 раза в день.

5. Горец птичий. Столовую ложку травы залить 0,5 л горячей воды, кипятить 10 минут, остудить, процедить. Пить по 1/2 стакана 3-4 раза в день при воспалении желудочно-кишечного тракта.

6. Девясил высокий. Настой корня применяют при заболеваниях желудочно-кишечного тракта. Чайную ложку

измельченного корня залить стаканом холодной кипяченой воды, настоять 10 часов, процедить. Пить по 1/4 стакана 4 раза в день за 30 минут до еды.

7. Дуб обыкновенный. Кора дуба оказывает противовоспалительное и вяжущее действие. Настой коры применяют при воспалениях желудочно-кишечного тракта, при склонностях к поносам. Чайную ложку измельченной коры залить 2 стаканами холодной кипяченой воды, настоять 8 часов, процедить. Пить глотками в течение дня. Детям не назначать.

8. Зверобой продырявленный. Отвар травы применяют при заболеваниях желудочно-кишечного тракта. Столовую ложку измельченной травы залить стаканом кипятка, кипятить 15 минут на слабом огне, процедить. пить по 1/4 стакана 3 раза в день.

9. Земляника лесная. Настой листьев и корневища принимают при желудочно-кишечных заболеваниях (гастритах, воспалениях толстых и тонких кишок, поносах). Столовую ложку листьев залить 2 стаканами холодной кипяченой воды, настоять 6-8 часов, процедить. Принимать по 1/2 стакана 3 раза в день.

10. Календула лекарственная (ноготки). Настой и настойку из цветков применяют при заболеваниях желудочно-кишечного тракта, печени и желчного пузыря. 2 чайные ложки цветков заварить 1/2 стакана настоя 4 раза в день. Настойку календулы (продается в аптеке) принимать начиная от 30 капель и до 1 чайной ложки 2-3 раза в день.

11. Карагана гривастая (надземная часть). Столовую ложку измельченного сырья залить 1 стаканом кипятка, настоять на водяной бане 30 минут, процедить. Принимать по 1 столовой ложке 3-4 раза в день.

12. Клюква болотная. Отвар всего растения пьют при болезнях желудка, в частности, при поносе. 2 столовые ложки смеси листьев и ягод заварить 2 стаканами горячей воды, кипятить 10 минут на слабом огне, охладить, процедить. Пить по 1/2 стакана 4 раза в день.

13. Костяника каменистая. Столовую ложку листьев залить стаканом горячей воды, кипятить 10 минут на слабом огне, охладить, процедить. Применять по 1 столовой ложке 3-4 раза в день.

14. Крапива двудомная. Растение применяется как в чистом виде, так и в смеси с другими травами.

При желудочно-кишечных заболеваниях его применяют в сборах:

а) лист крапивы - 2 части, трава зверобоя продырявленной - 2 части, трава володушки золотистой - 1 часть, лист какалии копьевидной - 1 часть. 3 столовые ложки измельченной смеси заварить 0,75 л кипятка в термосе, настоять 2 часа, процедить. Пить по 1 стакану 3 раза в день за 20 минут до еды при хроническом гастрите с пониженной кислотностью. Лечение длительное, прерывистыми курсами (через каждые 8 недель лечения 10 дней перерыв);

б) лист крапивы - 2 части, лист подорожника - 2 части, трава зверобоя продырявленного - 3 части, цветки бессмертника (или кукурузные рыльца) - 1 часть. 3 столовые ложки измельченной смеси заварить 0,75 л кипятка в термосе, настоять 3 часа, процедить. Пить по 1 стакану 3 раза в день за 25 минут до еды при хроническом гастрите с пониженной кислотностью. Лечение длительное (1,5-2 года), прерывистыми курсами (через каждые 8 недель лечения 10 дней перерыв);

в) лист крапивы, лист подорожника, трава зверобоя продырявленного, цветки ромашки аптечной (поровну). 4 столовые ложки смеси заварить 1 л кипятка, настоять 2 часа в теплом месте. Пить по стакану, до 1,5 л в день, в течение 7-10 дней при остром гастрите;

г) лист крапивы, трава зверобоя продырявленного, трава спорыша, лист мяты перечной (поровну). 4 столовые ложки смеси заварить 1 л кипятка, настоять 2 часа в теплом месте. Пить по 1 стакану, до 1,5 л в день, в течение 7-10 дней при остром гастрите;

д) лист крапивы - 1 часть, цветки тысячелистника - 1 часть, кора крушины - 3 части. Столовую ложку смеси заварить 1 стаканом кипятка, кипятить 10 минут, настоять 30 минут, процедить. Пить по 1/2-1 стакану на ночь при привычных запорах. Курс лечения 2 недели, при необходимости его повторяют;

е) лист крапивы - 1 часть, трава душицы - 2 части, кора крушины - 2 части. Столовую ложку смеси залить 300 мл горячей воды, кипятить 5 минут, настоять 4 часа в теплом месте. Пить в теплом виде по 1/2 стакана 3 раза в день за 15 минут до еды при геморрое.

15. кровохлебка лекарственная. Отвар корней пьют при различных заболеваниях желудочно-кишечного тракта. Столовую ложку измельченных корней залить стаканом воды, кипятить 30 минут на слабом огне, настоять 2 часа, процедить. Принимать по столовой ложке 5 раз в день до еды.

16. Крыжовник обыкновенный. В народной медицине отвар плодов принимают при заболеваниях желудочно-кишечного тракта как болеутоляющее и слабительное средство. Столовую ложку плодов залить стаканом горячей воды, кипятить 10 минут на слабом огне, охладить, процедить, добавить по вкусу сахар. Пить по 1/4 стакана 4 раза в день.

17. Лук репчатый. Применяют свежий сок по 1 чайной ложке 3-4 раза в день.

18. Чеснок. Свежий чеснок употребляют при инфекционных заболеваниях желудка и кишечника, желудочных и кишечных коликах по 2-3 зубка ежедневно.

19. Мать-и-мачеха обыкновенная. 4 чайные ложки листьев заварить стаканом кипятка, настоять 30 минут, процедить. Пить по 1/4 стакана 4 раза в день.

20. Мята перечная.

а) 2 чайные ложки измельченных листьев заварить стаканом кипятка, настоять 30 минут, процедить. Пить глотками в течение дня. Применяют при желудочно-кишечных расстройствах (поносах, тошноте, рвоте, метеоризме).

б) Лист мяты перечной - 15 г, лист вахты трехлистной - 2 г, цветки тысячелистника - 15 г, семена укропа - 15 г, трава зверобоя - 30 г. Две столовые ложки смеси залить 2 стаканами кипятка, парить 2 часа, процедить. Применять в течение дня всю порцию по 1-2 столовых ложки на прием. Применяют при повышенной кислотности желудочного сока, сопровождающейся запором и кислой отрыжкой.

в) Лист мяты перечной - 20 г, трава сушеницы болотной - 15 г, трава спорыша - 15 г, цветки тысячелистника - 15 г, цветки ромашки аптечной - 10 г, семена укропа - 10 г, семена тмина - 10 г, корень валерианы - 10г, шишки хмеля - 5 г. 4 столовые ложки смеси заварить 1 л кипятка, настоять в духовке 10-12 часов, процедить. Утром натощак выпить 1 стакан, а далее по 1 стакану через каждые 2 часа в течение дня. Применяют при пониженной кислотности.

21. Облепиха крушиновидная.

а) 3 столовые ложки плодов залить 0,5 л горячей воды, кипятить 10 минут на слабом огне, процедить. Добавить мед по вкусу и пить как чай по 2-3 стакана в день, лучше натощак. Применяют при заболеваниях желудка.

б) Столовую ложку мелко изрубленных листьев и ветвей залить холодной водой, довести до кипения, кипятить 5 минут на медленном огне, настоять 30 минут, процедить и выпить за один прием. При необходимости повторить. Применяют при расстройстве желудочно-кишечного тракта.

ЖЕЛЧНЫХ ПУТЕЙ, ЖЕЛЧНОГО ПУЗЫРЯ ЗАБОЛЕВАНИЯ

1. Аир болотный. Применяют настой по 1/2 стакана 4 раза в день. Чайную ложку измельченного корневища залить стаканом кипятка, настоять 20 минут, процедить.

2. Горец птичий. Столовую ложку измельченного корня

спорыша залить стаканом воды комнатной температуры, поставить на 30 минут на кипящую водяную баню, настоять 15 минут, процедить. Принимать по столовой ложке 3-4 раза в день при холециститах, воспалительных заболеваниях желудочно-кишечного тракта.

3. Душица обыкновенная. Чайную ложку травы заварить стаканом кипятка, настоять 2 часа. Пить по 1/4 стакана 3 раза в день.

4. Зверобой продырявленный. Обладает противовоспалительным и желчегонным действием. Пьют отвар травы 3 раза в день по 1/4 стакана. Столовую ложку травы залить стаканом кипятка, кипятить 15 минут, процедить.

Применяется трава зверобоя в сборах:

а) трава зверобоя - 2 части, трава бессмертника - 3 части, 4 столовые ложки смеси залить 1 л холодной воды, настоять 12 часов, затем кипятить 5-10 минут, процедить. Принимать по 1/2 стакана 4 раза в день через 1 час после еды при заболеваниях печени;

б) трава зверобоя - 8 частей, корень одуванчика - 8 частей, цветки бессмертника - 3 части, трава спорыша - 3 части, лист вахты - 3 части, цветки ромашки - 3 части, трава золототысячника - 3 части. 3 чайные ложки смеси заварить стаканом кипятка, настоять 20 минут, процедить. Применять по 1 стакану настоя утром и вечером при холециститах.

5. Календула лекарственная. Применяют настой и настойку цветов.

а) Настой: 2 чайные ложки цветков заварить 2 стаканами кипятка, настоять 1 час, процедить. Пить по 1/2 стакана 4 раза в день.

б) Настойка продается в аптеке, принимают, начиная от 30 капель до 1 чайной ложки 2-3 раза в день.

6. Крапива двудомная. Лист крапивы - 2 части, плоды шиповника - 2 части, трава спорыша - 1 часть, корень синюхи голубой - 1 часть, трава веродушки золотистой - 1 часть. 3 столовые ложки смеси заварить в термосе 0,75 л кипятка, настоять 2-3 часа, процедить. Выпить за день в 3-4 приема за 20 минут до еды при хронических ангиогепатохолециститах. Лечение длительное (1,5-2 года), прерывистыми курсами (через каждые 8 недель лечения 10 дней перерыв).

7. Кукуруза. Настой из кукурузных рылец применяют как желчегонное при холециститах, холангитах, гепатитах: столовую ложку рылец заварить стаканом кипятка, настоять 1 час, процедить. Пить по 1 столовой ложке через каждые 3 часа.

8. Одуванчик лекарственный. 2 чайные ложки измельченного

корня залить стаканом холодной кипяченой воды, настоять 8 часов. Принимать по 1/4 стакана 4 раза в день перед едой.

9. Подорожник большой. Столовую ложку сырья заварить стаканом кипятка, настоять 10 минут, процедить. Пить в течение 1 часа глотками (суточная доза). Принимать при холецистите.

10. Рябина. Принимают как желчегонное сок плодов и свежие ягоды. По 100 г плодов 3 раза в день за 20-30 минут до еды или сок по 1/4 стакана 2-3 раза в день за 30 минут до еды.

11. Тысячелистник обыкновенный. 2 чайные ложки сырья заварить стаканом кипятка, настоять 1 час, процедить. Пить по 1/4 стакана 4 раза в день до еды.

12. Шалфей лекарственный. 2 чайные ложки измельченных листьев заварить 2 стаканами кипятка, настоять 30 минут, процедить. Пить по столовой ложке через каждые 2 часа. Применяют при воспалениях желудочно-кишечного тракта, желчного пузыря, печени.

13. Плоды шиповника. Сбор: толченые плоды шиповника - 3 части, корень одуванчика лекарственного - 3 части, кукурузные рыльца - 3 части, побеги хвоща полевого - 3 части, цветки бессмертника песчаного - 4 части, лепестки розы белой - 2 части, плоды земляники лесной - 2 части, цветки ромашки аптечной - 2 части, плоды можжевельника обыкновенного - 1 часть, трава сушеницы лесной - 1 часть, лист березы белой - 1 часть, семена укропа огородного - 1 часть, надземная часть календулы лекарственной - 1 часть. Столовую ложку, измельченной смеси заварить 0,5 л кипятка, томить 30 минут, процедить. Принимать по 150 мл 3 раза в день за 10-15 минут до еды при заболеваниях печени и желчного пузыря. Вкус настоя горьковатый.

ЖЕНСКИХ ПОЛОВЫХ ОРГАНОВ ЗАБОЛЕВАНИЯ

1. Зверобой продырявленный. Столовую ложку травы залить стаканом кипятка, кипятить 15 минут, процедить. Пить по 1/4 стакана 3 раза в день. Применяют при воспалениях половых органов.

2. Калина обыкновенная. Столовую ложку цветков заварить стаканом кипятка, кипятить 10 минут, пить по столовой ложке 3 раза в день. Применяют как противовоспалительное средство и средство, повышающее тонус мускулатуры матки.

3. Карагана лекарственная. Для спринцеваний при воспалительных процессах: столовую ложку травы залить стаканом кипятка, кипятить 15 минут, процедить.

4. Тысячелистник обыкновенный. Входит в состав сборов:

а) трава тысячелистника - 20 г, лист шалфея - 20 г, лист розмарина - 20 г, кора дуба - 40 г. Сбор залить 3 л воды, кипятить 30 минут, процедить. Ежедневно проводить по 2 вагинальных спринцевания при белях;

б) трава тысячелистника - 5 частей, трава пастушьей сумки - 5 частей, корневище лапчатки прямостоячей - 5 частей, кора дуба - 2 части. Столовую ложку сбора залить стаканом кипятка, кипятить 5 минут на слабом огне, настоять 15 минут, процедить. Утром и вечером принимать по стакану отвара при обильных менструациях;

в) трава тысячелистника, трава лапчатки гусиной, корень валерианы (поровну). 2 чайные ложки сбора заварить стаканом кипятка, настоять 20 минут, процедить. Пить по 1/2 стакана 4 раза в день при обильных месячных.

5. Горец птичий. При гинекологических заболеваниях и в акушерской практике применяют траву в сборах:

а) трава спорыша - 1 часть, трава хвоща полевого - 1 часть, трава золототысячника - 3 части, трава лапчатки гусиной - 5 частей. Столовую ложку смеси заварить стаканом кипятка, настоять 1 час, процедить. Выпить глотками в течение дня при болезненных месячных;

б) трава спорыша, трава пастушьей сумки, трава омелы белой (поровну). 2 столовые ложки смеси заварить 2 стаканами кипятка, настоять 1 час, процедить. При обильной менструации принимать утром и вечером по 1 стакану за 3-5 дней до менструации и во время ее;

в) трава спорыша - 5 частей, лист крапивы - 3 части, кора дуба - 1 часть, цветки ромашки аптечной - 1 часть. 2 столовые ложки смеси залить 1 л горячей воды, довести до кипения, кипятить 5 минут на слабом огне, дать остыть, процедить. Применять для спринцеваний и вагинальных тампонов при белях.

6. Бадан. Для лечения эрозии шейки матки отвар употребляют в виде спринцевания. 2 столовые ложки измельченных корневищ залить стаканом кипятка, кипятить 30 минут на водяной бане, процедить горячим, охладить.

7. Девясил. Отвар употребляют при болезненных и нерегулярных менструациях, а также для профилактики преждевременных родов. Чайную ложу измельченного корня залить стаканом кипятка, кипятить 10-15 минт на слабом огне, настоять 4 часа. Принимать по столовой ложке 3-4 раза в день.

8. Земляника лесная. Столовую ложку листьев залить 2 стаканами холодной кипяченой воды, настоять 6-8 часов, процедить. Принимать по 1/2 стакана настоя ежедневно при обильных менструациях. Другой рецепт: столовую ложку измельченных листьев заварить 1 стаканом кипятка, настоять 30

минут, процедить. Принимать по столовой ложке 3-4 раза в день.

9. **Календула лекарственная.** 2%-ный раствор настойки календулы (чайная ложка настойки календулы на 1/4 стакана воды) используют в виде спринцеваний для лечения эрозии шейки матки и трихомонадных кольпитов.

10. **Костяника.** Отвар листьев применяют при остановке менструаций, белях и других гинекологических заболеваниях, при геморрое и заболеваниях желудочно-кишечного тракта.

11. **Крапива двудомная.**

а) Сок из свежих листьев крапивы принимать внутрь по 1 чайной ложке 3 раза в день в 1/4 стакана воды за 20 минут до еды при чрезмерных менструациях и различных кровотечениях.

б) Жидкий экстракт крапивы (аптечный препарат). Принимать по 30-40 капель за 30 минут до еды в 1/4 стакана воды для профилактики маточных кровотечений.

в) Ватный тампон, смоченый соком из свежих листьев крапивы, или кашицу из листьев на тампоне ввести во влагалище при эрозии шейки матки.

12. **Облепиха крушиновидная.** При гинекологических заболеваниях (эрозии шейки матки, эндоцервицитах, кольпитах) облепиховым маслом смачивают тампоны. Лечение продолжительное, эпителизация наступает через 8-12 дней, иногда и раньше. Результаты стойкие. Облепиховое масло не обладает токсическими и раздражающими слизистые оболочки свойствами, поэтому может быть использовано при лечении эрозии у беременных женщин.

ЗАПОРЫ

1. **Рябина красная (ягоды).** Созревшие (до мороза) ягоды перебрать, промыть. Насыпать в большую бутыль слой ягод, слой сахарного песка до верха. Обвязать тряпочкой и поставить на солнце или в другое теплое место. Через некоторое время сахар растворится и образуется сироп. Настаивать 3-4 недели. Пока сироп не начал бродить, его процедить и отжать ягоды. В полученный сироп по 0,5-1 рюмке утром натощак, можно запить холодной водой. Прослабляет скоро и мягко. Как только наладится стул, сделать перерыв. Затем курс можно снова повторить. Одно из лучших слабительных средств.

2. **Пшеничные отруби.** 2 столовые ложки отрубей залить стаканом горячего молока. Настоять, укутав, 30-40 минут. Есть утром натощак полстакана отрубей. Можно отруби с молоком минут 15 поварить. Принимать отруби 2 раза в день в течение месяца. При этом раз в неделю желательно делать очистительную клизму.

3. Льняное семя. При хронических запорах ежедневно пьют настой из 1 чайной ложки льняного семени на 1 стакан кипятка. Настоять, укутав, 4-5 часов. Выпить всю норму вечером перед сном вместе с семенами.

4. Мед - 300 г, столетник (сок) - 150 г. Столетник перед срезанием не поливать 2 недели. Отжать сок из листьев столетника, слегка растопить мед, если он засахаренный, и смешать с соком столетника. Хранить в холодильнике. Принимать по 1 столовой ложке 2 раза в день утром натощак и на ночь, запивая водой.

5. Алоэ древовидное. Сок растения применяют при хроническом запоре. Пить по 1-2 чайных ложки 2-3 раза в день за 30 минут до еды. Курс лечения 1-2 месяца.

6. Рассол квашеной капусты. Оказывает послабляющее действие. Пить по 1/2 стакана теплого рассола.

7. Сок свежего картофеля. Применяют при спастическом запоре по 1/4-1/2 стакана.

8. Одуванчик лекарственный. При запоре: 2 чайные ложки корня залить стаканом кипяченой холодной воды, настоять 8 часов. Пить по 1/4 стакана 4 раза в день перед едой.

9. Корень ревеня (порошок). Доза 0,2-2 г оказывает слабительное действие при атонии кишечника, спастическом запоре.

10. СБОРЫ:

а) цветки бузины, плоды жостера (поровну). Столовую ложку измельченной смеси заварить стаканом кипятка, кипятить 10 минут на слабом огне, охладить, процедить. Пить утром и вечером по 1 стакану отвара при запорах;

б) цветки бузины - 2 части, плоды фенхеля - 2 части, кора крушины - 2 части, плоды аниса - 1 часть. Столовую ложку измельченной смеси заварить стаканом кипятка, настоять 1-2 часа. Пить после обеда и ужина по 1 стакану настоя при запорах;

в) цветки бузины, плоды фенхеля, корень солодки, трава фиалки трехцветной, лист березы белой, кора крушины (поровну). Столовую ложку измельченного сбора заварить стаканом кипятка, кипятить 10 минут на слабом огне, охладить, процедить. Пить глотками в течение дня при кожных сыпях, вызванных хроническими запорами.

ИСПУГ

1. Пустырник - 3 части, вереск - 4 части, сушеница - 3 части, валериана - 1 часть. 4 столовые ожки смеси залить 1 л кипятка, настоять. Принимать по 4-5 глотков через каждый час в течение дня. Помимо испуга помогает и при мнительности.

КАМНИ В ЖЕЛЧНЫХ ПРОТОКАХ И ПЕЧЕНИ

1. **Свекольный сироп.** Свеклу (несколько штук) очистить, вымыть, порезать и сварить. Варить длительное время, пока отвар не загустеет, как сироп. Принимать по 1/5 стакана 3 раза в день до еды. Считается, что от такого сиропа камни в желчном пузыре растворяются постепенно и относительно безболезненно.

2. **Рябина красная.** От камней в печени и протоках надо есть в течение 1,5 месяца лесную, но не садовую, рябину. Есть можно с чем угодно: с хлебом, чаем, сахаром, медом и т.д., в течение дня (2 стакана свежей рябины в день).

3. **Березовый лист (1-й вариант).** Весенний лист березы, размером с копейку, собрать и высушить. 2 столовые ложки листа на стакан кипятка. Кипятить на малом огне до половины объема, когда остынет, процедить. Принимать по 1 десертной ложке 3 раза в день за 1 час до еды. Курс лечения 3 месяца. Хорошо применять при мелких камнях. Будут боли, схватки, колики, тошнота. Нужно потерпеть. Все камни выйдут.

4. **Березовый лист (2-й вариант).** Столовую ложку (с верхом) сухих березовых листьев на стакан кипятка. Кипятить 20 минут, настоять, укутав, 1 час, процедить. Принимать утром и вечером по 1 стакану настоя за полчаса до еды продолжительное время при желчнокаменной болезни.

5. **Лапчатка гусиная.** сок свежего растения смешать с соком зеленого растения ржи. Принимать по 3 столовых ложки в день до еды как средство от желчных и печеночных камней.

6. **Сок квашеной капусты.** Принимать ежедневно по 0,5-1 стакану 3 раза в день до еды. Курс лечения - 1,5-2 месяца.

7. **Живучка мохнатая** - 10 г, жостер (плоды) - 10 г, цикорий (прикорневые листья) - 10 г, вероника - 10 г, подорожник (семя) - 20 г. Залить 2 столовые ложки смеси 500 мл кипятка, настоять 15 минут. Принимать теплым с сахаром по 150 мл 3 раза в день перед едой.

8. **Кукурузные рыльца** - 30 г, подсолнечник (цветы) - 20 г, фиалка трехцветная (трава) - 10 г, земляника (листья) - 10 г. Заварить 2 столовые ложки смеси 600 мл кипятка. Настаивать в течение 20 минут. Принимать за 30 минут перед едой.

9. **Ястребинка волосистая (трава)** - 20 г, зверобой (трава) - 20 г, репяшок (трава) - 20 г, тмин (раздробленное семя) - 10 г, крушина (раздробленная кора) - 10 г. Заварить 1 столовую ложку смеси 500 мл кипятка, настаивать полчаса с медом (2 столовые ложки меда на 500 мл воды). Эта смесь применяется при запорах, часто сопровождающих дискинезию желчных путей.

10. Земляника. Принимать 3-5 стаканов ягод ежедневно в течение всего сезона, т.е. 3 недели. Это поможет при этой мучительной болезни на долгое время.

11. Конопляное семя. Пропустить через мясорубку 1 стакан семян. Смешать с 3 стаканами сырого непастеризованного молока, уварить до 1 стакана. Горячим процедить и пить натощак по 1 стакану в день в течение 5 дней. Через 10 дней курс повторить. Не есть ничего острого. Возможны приступы боли в печени, нужно потерпеть. Через год курс повторить. Считается, что помогает хорошо. Применяется при камнях в печени и почках.

12. Мелисса лимонная (трава) - 5 г, крушина (кора) - 10 г, мята (трава) - 10 г, шиповник (плоды мелкотолченые) - 30 г, чистотел (трава) - 25 г, бессмертник (цветы) - 10 г. Заварить 1 чайную ложку 300 мл кипятка, настоять 15 минут. Пить за один прием с медом. Данную смесь принимать при сильных болях в области печени и желчного пузыря.

13. Одуванчик (корень мелко раздробленный) - 10 г, крапива (корень) - 10 г, календула (цветы) - 40 г, донник - 3 г, василек (цветы) - 20 г. Заварить 1 столовую ложку сбора 1 л кипятка, положить 4-5 кусков сахара, размешать и накрыть салфеткой, упаривать 1 час. Пить по 200 мл 4-5 раз в день перед едой.

14. Прованское (оливковое) масло. Принимать за полчаса до еды начиная с половины чайной ложки до 0,5 чайного стакана, постепенно увеличивая дозу. Лечение обыкновенно длится 2-3 недели. По народным наблюдениям, при таком лечении уменьшается выделение желудочного сока, а это будто бы предохраняет от язв и нарывов в желудке. Это средство изгоняет камни из желчного пузыря и без операции выталкивает их.

15. Редька, мед. Применяют при камнях в желчных протоках и почках. Редьку натереть, сок отжать, хорошо смешать пополам с медом. Принимать по 1/3-1/2 стакана и до 1 стакана в день, дозу увеличивая постепенно. Предупреждает образование камней в желчных протоках и почках, а также препятствует развитию атеросклероза, болезни печени и водянки.

16. Брусника обыкновенная. Листья обладают камнерастворяющим действием при желчекаменной болезни. Столовую ложку истьев заварить 1 стаканом кипятка, настоять 30 минут, процедить. Настой принимать по 2 столовых ложки 4-5 раз в день.

17. Горец птичий. Как желчегонное трава спорыша полезна при заболеваниях печени, желтухи и желчнокаменной болезни.

18. Конопляное семя. Пропустить через мясорубку 1 стакан конопляного семени. Смешать с 3 стаканами сырого, непастеризованного молока, уварить до 1 стакана, горячим

процедить и пить натощак по 1 стакану в день в течение 5 дней. Через 10 дней повторить. Не есть ничего острого. Возможны приступы боли в печени, но надо выдержать. Через год повторить курс лечения.

ОТ КАМНЕЙ В ЖЕЛЧНОМ ПУЗЫРЕ

1. Оливковое масло. Принимать за полчаса до еды. Начинать с 1/2 чайной ложки до 1 чайного стакана, дозу увеличивая постепенно. Лечение обыкновенно длится от 2 до 3 недель. Это средство также изгоняет камни из желчного пузыря и выталкивает их.

2. Свекла. Несколько штук очистить, вымыть, порезать и варить до тех пор, пока она станет почти как сироп. Пить по 3/4 стакана несколько раз в день, и камни в желчном пузыре скоро растворятся.

3. При заболеваниях печени и желчных протоков применяют траву в сборах:

а) трава спорыша - 3 части, цветки ромашки аптечной - 1 часть, кора крушины - 2 части, трава зверобоя продырявленного - 4 части, цветки бессмертника песчаного - 4 части. 4 столовые ложки смеси залить на ночь 1 л холодной воды, утром поставить на плиту, довести до кипения, кипятить 5-10 минут, остудить, процедить. Первый стакан выпить натощак утром, а остальное разделить на 4 приема, пить через час после еды. Применяется при заболеваниях печени и желчнокаменной болезни. Исключить из пищевого рациона острое, соленое, копченое, жареное, жирное;

б) трава спорыша, трава чистотела, корень одуванчика, кукурузные рыльца, трава зверобоя продырявленного, трава фиалки трехцветной, семена аниса, семена кориандра (поровну). 3 столовые ложки смеси залить 3 стаканами кипятка, настоять 30 минут, процедить. Пить по 1 стакану 3 раза в день при желчнокаменной болезни;

в) столовую ложку травы спорыша заварить стаканом кипятка, настоять 1 час, процедить. Пить по 1 столовой ложке 2-3 раза в день за 30 минут до еды при камнях желчного пузыря.

4. Земляника лесная. Столовую ложку смеси (ягод и листьев) заварить стаканом кипятка, настоять 20 минут, процедить. Принимать по 1/2-1 стакану настоя 3 раза в день при склонности к.камнеобразованию.

5. Кукурузные рыльца. Настой и жидкий экстракт применяют как желчегонное при холециститах, холангитах, гепатитах. Столовую ложку кукурузных рылец заварить 1 стаканом кипятка, настоять 1 час, процедить. Пить по 1 столовой ложке через каждые 3 часа.

6. Кукурузные рыльца (жидкий экстракт). Продается в аптеке. Принимают по 30-40 капель 2-3 раза в день перед едой. В народе кукурузные рыльца считают средством, "сокрушающим" мочевые и желчные камни в песок.

7. Мята перечная. 2 чайные ложки травы заварить 1 стаканом кипятка, настоять 30 минут, процедить. Пить глотками в течение дня.

8. Пырей ползучий. Настой корневищ применяют при желче- и мочекаменной болезни. 4 чайные ложки измельченных корневищ залить стаканом холодной воды, настоять 12 часов в прохладном месте, процедить. Сырье повторно залить стаканом кипятка, настоять 10 минут, процедить. Оба настоя смешать и принимать по 1/2 стакана 4 раза в день.

9. Укроп огородный. Отвар плодов применяют при желчнокаменной болезни. 2 столовые ложки плодов залить 2 стаканами кипятка, кипятить на слабом огне 15 минут, охладить, процедить. Пить по 1/2 стакана теплого отвара 4 раза в день. Курс лечения 2-3 недели.

Сборы при желчнокаменной болезни

Сбор № 1. Чистотел (трава) - 1 часть, ромашка аптечная (цветы) - 1 часть, вахта трехлистная (листья) - 1 часть. Все хорошо измельчить и смешать. Столовую ложку сбора на стакан кипятка настоять, укутав, 1 час, процедить. Принимать по 1/2 стакана 2 раза в день - утром и вечером через час после еды.

Сбор № 2. Хвощ полевой (трава) - 10 г, спорыш (трава) - 20 г, крапива двудомная - 10 г. 2 столовые ложки сбора заварить 500 мл кипятка. Настоять, укутав, не менее 5-6 часов. Принимать по 0,5 стакана 3 раза в день перед едой в теплом виде.

Сбор № 3. Чистотел (трава) - 10 г, мята перечная (листья) - 10 г, володушка золотистая (трава) - 10 г. Столовая ложка сбора на стакан кипятка. Настоять, укутав, 1 час, процедить. Принимать по 1 стакану настоя утром и вечером за полчаса до еды.

Сбор № 4. Спорыш (трава) - 1 часть, кукуруза (рыльча) - 1 часть; фасоль карликовых форм (стручки) - 1 часть, грыжник гладкий (трава) - 1 часть, медвежьи ушки (трава) - 1 часть. 15 г смеси на стакан кипятка. Настоять, укутав, 1 час, процедить. Пить теплым в течение дня.

КАМНИ В ПОЧКАХ И МОЧЕВОМ ПУЗЫРЕ

1. Морковь (семена):
а) размолоть семена моркови в порошок. Принимать по 1 г 3

раза в день за 30 минут до еды. Гонит камни в песок;

б) столовую ложку семян моркови на стакан кипятка. Настоять, укутав, 12 часов, процедить. Принимать теплым по 0,5 стакана 5-6 раз в день до еды при почечно-каменной болезни и как ветрогонное.

2. Петрушка (корни, листья). Чайную ложку мелкопорезанных корней петрушки и чайную ложку порезанных листьев петрушки залить стаканом кипятка. Настоять, укутав, 2-3 часа. Принимать 1 стакан в 3 приема до еды небольшими глотками. Зимой можно пить сушеную петрушку. Заваривать так же.

3. Донник (трава с цветами) - 6 г, можжевельник (плоды) - 20 г, пастушья сумка (трава) - 20 г, толокнянка (листья) - 20 г, шиповник (толченые плоды) - 120 г, шиповник (цветы) - 20 г, крапива (трава) - 40 г. Заварить 1 чайную ложку смеси 300 мл кипятка. Принимать горячим 2 раза в день с медом.

4. Барбарис (измельченный корень) - 30 г, земляника (листья) - 40 г, алтей (измельченный корень) - 50 г, кукурузные рыльца - 30 г, береза (листья) - 20 г. Заварить 0,5 стакана смеси в 1 л кипятка, настаивать, укутав, в течение 10-12 часов. Пить теплым с медом по 200 мл.

5. Шиповник (корни). 2 столовые ложки измельченных корней на 1 стакан воды. Кипятить 15-20 минут, настоять, укутав, пока не остынет, процедить. Принимать отвар 4 раза в день по 0,5 стакана в течение недели и более. Этот отвар растворяет всякие камни в желчном пузыре и почечной лоханке на мелкие песчинки. Губительно действует на малярийных паразитов.

6. Вереск (трава). Столовую ложку вереска настоять ночь в 0,5 л кипятка, утром процедить. Принимать по 100 г 3 раза в день до еды. Применяется при воспалении мочевого пузыря и мочевых путей, болезнях почек, почечно-каменной болезни, ревматизме, подагре.

7. Лимон. Выпивая сок 1 лимона в смеси с 0,5 стакана горячей воды несколько раз в день и 0,5 стакана смеси морковного, свекольного и огуречного сока 3-4 раза в день, можно добиться исчезновения песка и камней в течение нескольких дней или недель в зависимости от размера камней.

8. Березовый сок. Весной обязательно пить натощак 3 раза в день до еды по 1 стакану березового сока. Березовый сок гонит камни и песок из почек и мочевого пузыря.

9. Уродан (аптечный препарат). Чайная ложка на 0,5 стакана воды 3-4 раза в день до еды. Применяется при подагре, почечных и мочевых камнях, сомилартритах, полиартритах.

10. Спорыш. 3 чайные ложки свежей травы спорыша настаивать 4 часа в 2 стаканах кипятка, укутав потеплее, процедить.

Принимать по 0,5 стакана 4 раза в день до еды.

11. Василек синий (цветки) - 30 г, брусника (листья) - 20 г, вероника (трава) - 30 г, буквица - 20 г. Заварить 1 чайную ложку смеси 300 мл кипятка и настаивать 20-30 минут. Пить за один прием в горячем виде до еды.

12. Ромашка - 30 г, хмель (шишки) - 20 г, татарник колючий (трава) - 50 г, смородина (листья) - 20 г, кукурузные рыльца - 30 г, подмаренник (трава) - 10 г. Заварить 1 столовую ложку смеси в 300 мл кипятка, настаивать 20-30 минут. Пить в два приема с медом вечером.

13. Хвощ полевой - 30 г, укроп (семя в порошке) - 30 г, ромашка - 20 г, петрушка (семя в порошке) - 30 г, белая акация (бутоны) - 50 г. Заварить 1 стакан смеси 1 л кипятка, настаивать 1 час. Пить теплым по 1 стакану.

14. Кукурузные рыльца - 10 г, грыжник голый - 5 г, фасоль (стручки) - 10 г, спорыш - 10 г, толокнянка - 10 г. Заварить 3 столовые ложки смеси 0,5 л кипятка, настоять 30 минут. Пить по 150 мл теплым. Этой смесью выводят камни из почек в виде песка ежедневно.

15. Чеснок. Перед каждом новолунием взять небольшую горсть очищенного, порезанного чеснока, залить литром водки, настоять 9 дней на солнце, но не у огня. Как только начнется новолуние, принимать по 1 рюмке чесночной настойки 1 раз в день натощак. Перед употреблением взбалтывать. Обычно к новолунию обостряются мочекаменные болезни. Принимать во время всего новолуния. При мочеиспускании всю мочу до конца не выпускать, а немного оставлять, чтобы камень непосредственно не прикасался к мочевому пузырю.

СБОРЫ

Сбор № 1. При почечно-каменной болезни. Полынь обыкновенная - чернобыль (трава) - 10 г, толокнянка (листья) - 15 г, хвощ полевой (трава) - 10 г, морковь (семена) - 15 г, укроп (плоды) - 10 г. 12 г смеси настаивать в протопленной духовке 12 часов в 2 стаканах воды. Кипятить 5 минут, процедить. Принимать по 0,5 стакана 4 раза в день через час после еды.

Сбор № 2. При почечно-каменной болезни. Бессмертник (цветы) - 15 г, ревень (корни) - 10 г, тысячелистник (трава) - 25 г. Столовую ложку смеси на 1 стакан кипятка. Настоять, укутав, 1 час, процедить. Принимать по 0,5 стакана 2 раза в день за 30 минут до еды.

Сбор № 3. Камни в почках, мочеточниках и мочевом пузыре. Пижма (цветы) - 10 г, хвощ полевой (трава) - 10 г, репешок (трава) - 20 г, брусника (лист) - 20 г, аир (корневище) - 20 г, пырей (корневище) - 20 г. Столовую ложку смеси на 1 стакан кипятка.

Настаивать, укутав, 1-1,5 часа, процедить. Принимать по 1 стакану утром во время завтрака и вечером.

Сбор № 4. Камни в почках, мочеточниках и мочевом пузыре. Шиповник (плоды) - 25 г, стальник (корень) - 25 г, адоник (трава) - 25 г, можжевельник (плоды) - 25 г. Столовую ложку смеси на 1 стакан кипятка. Настаивать, укутав, 1 час, процедить. Принимать 2 стакана в течение дня.

Сбор № 5. Камни в почках, мочеточниках и мочевом пузыре. Дрок (трава) - 15 г, можжевельник (плоды) - 15 г, брусника (лист) - 15 г, спорыш (трава) - 15 г, хвощ полевой (трава) - 30 г. Столовая ложка смеси на 1 стакан кипятка. Настаивать, укутав, 1 час, процедить. Принимать по 1 стакану утром во время завтрака и вечером.

СРЕДСТВО ДЛЯ РАСТВОРЕНИЯ КАМНЕЙ В ПЕЧЕНИ, ПОЧКАХ И ЖЕЛЧНОМ ПУЗЫРЕ

24 часа голодать. В течение этого времени можно пить воду. По истечении 24 часов необходимо поставить клизму. Через 1 час после клизмы выпить 1 стакан прованского масла и 1 стакан сока грейпфрута. Обычно после этого бывает сильная тошнота. Чтобы избежать рвоты, надо лежать и сосать лимон. Воду пить нельзя. В случае острой жажды можно выпить 1 глоток соленой воды, но лучше преодолеть жажду и не пить воды вовсе. Через 15 минут после принятия прованского масла с соком грейпфрута выпить слабительного - английскую соль. Минут через 15 принятия этого слабительного (или когда захочется) можно пить воду. Необходимо продолжать голодать, а через сутки снова пить прованское масло с соком грейпфрута, т.е. повторить описанную выше процедуру. Когда очистится желудок, надо следить, выходят ли камни. Они плавают в моче и имеют зеленоватый, коричневый, а иногда и кремовый цвет. Когда моча остынет, камни осядут на дно. Следует продолжать принимать прованское масло с соком грейпфрута (и, конечно, продолжать голодать) до тех пор, пока все камни не растворятся. Нередки случаи, когда для растворения всех камней приходится пить это лекарство 5, 6, а иногда и 7 дней подряд. Надо помнить, что бывают очень сильные боли при этом. Перед началом лечения необходимо сделать рентгеновский снимок, для того чтобы знать, какого размера камни, сколько их и их местонахождение. По окончании лечения следует еще раз сделать рентгеновский снимок, чтобы убедиться в полном исчезновении камней.

КАШЕЛЬ ПРОСТУДНЫЙ И ХРОНИЧЕСКИЙ

1. Девясил (корень). 20 г измельченных корней варить на слабом огне 10 минут в 1 стакане воды. Настоять, укутав, 4 часа, процедить. Принимать по 1 столовой ложке 3-4 раза в день за 20 минут до еды. Применяется как отхаркивающее средство.

2. Подорожник (лист).

а) Столовую ложку сухих листьев подорожника на 1 стакан кипятка. Настоять, укутав, 2 часа, процедить. Принимать по 1 столовой ложке 4 раза в день за 20 минут до еды и при приступах кашля;

б) 3 столовые ложки свежих листьев подорожника смешать с 3 столовыми ложками сахарного порошка или меда. В закрытом сосуде поставить на теплую плиту на 4 часа. Сироп принимать по 1 чайной ложке 4 раза в день за 30 минут до еды.

3. Сахарный песок. 2 столовые ложки сахарного песку расплавить на сковородке. Как только песок расплавиться, выключить газ и налить в песок 0,5 стакана кипящей воды. Наливать осторожно, издалека, так как смесь сильно кипит и разбрызгивается. Сразу снять с плиты. Детям давать по 1 чайной ложке во время приступа кашля и перед сном на ночь. Дневная доза 4-5 ложек. Хорошо помогает и взрослым.

4. Сосновые почки. Столовую ложку почек на 1 стакан крутого кипятка. Настоять, укутав, 30-40 минут, процедить. Принимать по 1-2 глотка при позывах на кашель, помогает сразу.

5. Бузина черная (цветы). Столовую ложку сухих цветов на 0,5 литра кипятка. Настоять, укутав, 30-40 минут, процедить. Делать вечером. Пить на ночь по 1-2 чашки теплым, но не горячим, с сахаром или медом, с добавлением молока. Помогает хорошо.

6. 2 столовые ложки сливочного масла, 2 желтка свежих диетических яиц, 1 чайная ложка пшеничной муки, 2 чайные ложки меда. Все хорошо смешать. Принимать при кашле по 1 чайной ложке многократно в день. Очень хорошо к этому составу прибавить 1 чайную ложку порошка корня солодки. Эффект будет еще лучше.

7. Бедренец-камнеломка (корни). См.раздел "Астма", рецепт № 5.

8. Картофель. Отварить в мундире 4-5 крупных картофелин так, чтобы они не разварились. Положить на грудь или спину несколько листов бумаги, а на них разрезанных пополам картофель. Сверху укутать. По мере остывания картофеля листы бумаги вытаскивать. Делать это вечером. Уже на другой день человек почувствует облегчение.

9. Анис обыкновенный. Применяется в сборе с другими растениями. Плоды аниса - 1 часть, лист мать-и-мачехи - 1 часть, цветки коровяка - 1 часть, цветки просвирняка - 2 части, цветки самосейки - 2 части, трава тимьяна - 2 части, корень алтея лекарственного - 2 части, корень солодки - 5 частей. Столовую ложку смеси настоять на 1 стакане холодной воды, через 2 часа довести до кипения и кипятить 5-6 минут на слабом огне, после остывания процедить. Пить по 1/4 стакана теплого отвара 4 раза в день при кашле, трахеобронхите, бронхите.

10. Бузина. Употребляется в смеси с другими лекарственными растениями:

а) цветки бузины - 1 часть, семена пажитника сенного - 1 часть, плоды фенхеля - 1 часть, липовый цвет - 2 части, трава фиалки трехцветной - 2 части. Столовую ложку измельченного сбора залить 1 стаканом холодной воды и настаивать в течение 2 часов, варить несколько минут и после остывания процедить. Отвар пить теплым в несколько приемов в течение дня при трахеобронхите, хроническом бронхите, кашле;

б цветки бузины, трава росянки, лист подорожника, трава фиалки трехцветной (поровну). 4 чайные ложки измельченного сбора залить 1 стаканом холодной воды и настаивать в течение 2 часов, кипятить несколько минут и после остывания процедить. Отвар пить в течение дня в три приема при бронхиальной астме, бронхите и бронхоэктазиях, кашле;

в) цветки бузины, трава лапчатки гусиной, трава шандры, трава чистотела, сосновые почки (поровну). Способ приготовления и применения, как в предыдущем рецепте;

г) цветки бузины - 1 часть, кора молодой ивы - 1 часть, лист мать-и-мачехи - 1 часть, плоды аниса - 2 части, плоды шиповника - 2 части. Способ приготовления и применения, как в предыдущем рецепте.

11. Горец птичий:

а) столовую ложку измельченной травы залить 1 стаканом кипятка, кипятить 5-10 минут на водяной бане, настоять 1-2 часа, процедить. Принимать по столовой ложке 3-4 раза в день при туберкулезе легких и коклюше;

б) трава спорыша, плоды аниса, плоды укропа, почки сосновые, трава чабреца, мелко измельченный корень солодки (поровну). 4 чайные ложки смеси залить 1,5 стакана холодной кипяченой воды, настоять 2 часа, довести до кипения и кипятить 2-3 минуты, остудить, процедить. Пить по 1/2 стакана 3 раза в день за 10 минут до еды. применяется с хорошим эффектом при бронхоэктатической болезни, зловонном бронхите, коклюше, бронхиальной астме, хронической пневмонии, долго не проходящем кашле.

12. Девясил высокий. Настой корня эффективен при кашле. Чайную ложку сырья залить 1 стаканом кипяченой холодной воды, настоять 10 часов. Пить по 1/4 стакана 4 раза в день за 30 минут до еды.

13. Душица обыкновенная. Готовят настой травы в чистом виде и сборе. Трава душицы - 1 часть, корень алтея - 2 части, лист мать-и-мачехи - 2 части. Столовую ложку сбора заварить 2 стаканами кипятка, настоять 20 минут, процедить. Принимать по 1/2 стакана 3 раза в день после еды как отхаркивающее средство.

14. Калина обыкновенная. Применяют отвар цветков как отхаркивающее средство. Готовят также отвар плодов с медом: стакан плодов залить 1 л горячей воды, кипятить 10 минут, процедить, добавить 3 столовые ложки меда. Пить по 1/2 стакана 3-4 раза в день.

15. Редька посевная. Употребляют сок с медом. Вырезать в редьке углубление, заполнить медом, накрыть кусочком редьки, настоять 4 часа, сок слить. Принимают по столовой ложке 3 раза в день.

16. Редька. Нарезать сырую редьку очень тонкими ломтиками (6-8 штук). Посыпать каждый ломтик сахарным песком. Появившийся сладкий сок принимать по столовой ложке каждый час. Это средство излечивает самый тяжелый кашель за короткое время.

КЛИМАКС

1. Ромашка аптечная (цветы) - 10 г, тысячелистник (трава) - 10 г, лапчатка гусиная - 10 г, чистотел (трава) - 5 г. Столовую ложку сбора на 1 стакан кипятка. Настаивать 30-40 минут, процедить. Принимать по 2 стакана настоя в день небольшими глотками.

2. Календула, ноготки (цветы) - 10 г, просвирняк (цветы) - 10 г, грыжник (трава) - 15 г, анис (плоды) - 15 г, фиалка трехцветная - 15 г, стальник колючий (корень) - 15 г, бузина черная (цветы) - 15 г, крушина (кора) - 15 г, солодка (корень) - 15 г. Все хорошо перемешать. Столовую ложку сбора на 1 стакан кипятка. Настаивать, укутав, 30 минут. Принимать 2 стакана настоя в течение дня небольшими глотками.

3. Орех грецкий (листья) - 10 г, стальник колючий (корень) - 20 г, пырей (корневище) - 20 г, можжевельник (плоды) - 20 г, золотарник (трава) - 20 г. Настаивать, как в предыдущем рецепте № 2. Принимать утром и вечером по 1 стакану.

4. Ясменник пахучий - 20 г, ежевика (листья) - 25 г, боярышник (цветы) - 10 г, пустырник (трава) - 20 г, сушеница болотная - 15 г.

Столовую ложку смеси на 1 стакан кипятка. Укутать на 1 час, процедить. Принимать как чай 3 раза в день по 1 стакану. Этот состав применяется при "женском увядании" (прекращении месячных). После 10-дневного приема такого чая значительно уменьшается прилив крови к голове, прекращаются головные боли, зуд тела, особенно шеи, возвращается аппетит, появляется крепкий здоровый сон, и женщина, до того, казалось бы, безнадежно больная, как бы заново рождается. Так по крайней мере женщина определяет и характеризует улучшение своего состояния после приема чая из указанной выше смеси (М.А.Носаль, И.М.Носаль).

5. Боярышник (цветы). 3 столовые ложки цветов на 3 стакана сырой воды. Настаивать ночь. Утром кипятить 5-7 минут. Снять с огня, укутать на 30 минут. Процедить, отжать. Принимать 1 стакан утром натощак, а остальное после еды по 1 стакану.

6. Боярышник кроваво-красный:

а) столовую ложку сухих плодов залить 1 стаканом кипятка, настоять 2 часа в теплом месте (в духовке, на плите), процедить. Настой принимать по 1-2 столовых ложки 3-4 раза в день до еды при гипертонической болезни, вегетоневрозах, головокружениях, удушье, климаксе;

б) взять поровну плодов и цветков, хорошо перемешать. 3 столовые ложки смеси заварить 3 стаканами кипятка, настоять 2 часа в теплом месте, процедить. Настой принимать по 1 стакану 3 раза в день за 30 минут до еды или через 1 час после еды при сердечных заболеваниях, удушье, головокружениях, в начале климактерического периода до исчезновения признаков заболевания и восстановления хорошего самочувствия.

7. Пастушья сумка. 40 г на 1 л кипятка. Принимать по 0,5 стакана 3 раза в день пожилым женщинам в предклимактерическом периоде при изнурительных маточных кровотечениях.

8. Вероника колосовидная или дубравная. Столовую ложку сухой травы заварить 300 мл кипятка. Выпить половину за 10 минут до еды, а остальное - в перерывах между едой. За день надо выпить 600 мл настоя. Хорошо помогает при головокружении, головной боли, в климактерический период.

9. Каштан конский. При маточных кровотечениях, возникших в климактерический период или от других причин, не связанных со злокачественными новообразованиями, пользуются отваром из корки зрелых семян каштана. Делают промывание. 15 г корки на 250-300 г воды. Кипятить 10 минут на слабом огне, настоять, укутав, 1 час, процедить. Промывание делать 2 раза в день - утром и вечером слегка теплым составом.

10. Цветки бузины - 3 части, трава грыжника - 3 части, плоды

аниса - 3 части, трава фиалки трехцветной - 3 части, корень стальника колючего - 3 части, кора крушины - 3 части, корень солодки - 3 части, цветки календулы - 2 части, цветки просвирника - 2 части. Столовую ложку измельченного сбора заварить 1 стаканом кипятка, настоять 30 минут. Пить по 2 стакана в день глотками в климактерический период.

КОЖИ ЗАБОЛЕВАНИЯ

1. Брусника обыкновенная. Сок ягод применяют наружно при лишае и чесотке.

2. Спорыш. Сок свежей травы применяют для лечения кровоточащих или старых ран, язв. Соком смочить салфетку и, предварительно обмыв тем же соком рану, положить ее на поврежденные участки тканей. Помогает трава также при ожогах, нарывах.

3. Дуб обыкновенный. Отвар коры используют для обмываний и компрессов при кожных заболеваниях, ранах, ожогах, обморожении.

4. Зверобой продырявленный. Для лечения ожогов, различных кожных заболеваний и ускорения заживления ран используют масло зверобоя. Столовую ложку цветков зверобоя залить 1 стаканом растительного масла, настоять 14 дней, временами взбалтывая.

5. Калина обыкновенная. Соком плодов смазывают лицо при угрях и лишаях. Настой плодов лечит экзему. Плоды растереть в ступке, залить кипятком из расчета 1-2 столовые ложки плодов на 1 стакан воды, настоять 4 часа. Пить по 1/2 стакана 4 раза в день.

6. Клюква болотная. Компрессы из клюквенного сока применяют при лишаях, сухой экземе и других экссудативных кожных процессах.

7. Лопух большой (репейник):

а) настой и отвар корней применяют при нарушении обмена веществ, экземе. Чайную ложку измельченного корня залить 2 стаканами кипятка, настоять 12 часов, процедить. Пить по 1/2 стакана теплого настоя 4 раза в день. Чайную ложку измельченного корня залить 1 стаканом кипятка, кипятить 5-10 минут на слабом огне, остудить, процедить. Пить по 1 столовой ложке отвара 3-4 раза в день;

б) отвар в виде компресса используют при экземе, дерматитах, кожных сыпях, сопровождающихся зудом. Столовую ложку измельченного корня залить 2 стаканами кипятка, кипятить 30 минут, остудить, процедить.

8. **Морковь посевная.** Тертую морковь прикладывают к воспаленным участкам кожи, ожогам, гнойным ранам.

9. **Облепиха крушиновидная.** Такие кожные заболевания, как хейлит, экзема, чешуйчатый лишай, язвенная волчанка, болезнь Дарье, довольно успешно излечиваются в результате приема внутрь облепихового масла по 2 мл в день и применения наружно 5-процентной мази из масла облепихи. Облепиховое масло способствует быстрому рассасыванию инфильтратов, снижает эритему, отек, боль и жжение, прекращает шелушение, способствует эпителизации и исчезновению зуда.

10. **Тысячелистник обыкновенный.** Примочки из настоя рекомендуется применять при гнойничковых поражениях кожи. 2 столовые ложки травы заварить 0,5 л кипятка, настоять 1 час, процедить.

11. **Черника обыкновенная.** Настой листьев используют как вяжущее, антисептическое и противовоспалительное средство. Его применяют для наружной обработки ран, язв, а также в виде спринцевания. Чайную ложку сырья заварить 1 стаканом кипятка, через 30 мин процедить.

12. Шиповник:

а) каротолин - масляный экстракт из мякоти плодов шиповника - рекомендуется для лечения различных кожных заболеваний (трофические язвы, экземы, дерматиты, псориаз). На пораженные участки 1-2 раза в день накладывают салфетки, пропитанные препаратом;

б) масло шиповника, полученное из семян и содержащее ненасыщенные жирные кислоты, каротиноиды и токоферолы, применяют наружно и внутрь. Им смазывают трещины сосков, трофические язвы и пролежни, ожоги, лучевые поражения кожи. При язвенном колите полезны клизмы маслом ежедневно или через день по 50 мл в течение 2-4 недель.

КОЛИТ

Колитом страдают многие. Как известно, при колите жировая оболочка кишок исчезает, поэтому кислоты в желудке действуют непосредственно на стенки кишок. Следующее народное средство зачастую излечивает эту жестокую болезнь. Заварить в 1 стакане кипятка по 1 чайной ложке золототысячника, шалфея и ромашки. Пить по 1 столовой ложке каждые 2 часа примерно 7-8 раз в день. По истечении некоторого времени (обычно от 1 до 3 месяцев) дозу сокращают, а промежутки между приемами лекарства удлиняют. Средство это считается безвредным, поэтому им можно лечиться долгое время. К тому же болезнь эта весьма серьезная и требует продолжительного лечения. Во время курса необходимо соблюдать диету.

КРАПИВНИЦА

Ряска.

а) Ряску сушеную в виде порошка принимать по 1 столовой ложке 4 раза в день перед едой, можно с вареньем или медом.

б) Можно делать отвар из ряски: 1 столовую ложку истолченной водоросли на 100 мл кипятка, настоять 10 мин и сразу выпить.

в) При сильной крапивнице: в сухом виде дневная доза 16 г водоросли, в мокром - 30 г.

КРОВООСТАНАВЛИВАЮЩИЕ

1. Калина обыкновенная. В научной медицине кору калины применяют в виде отвара и жидкого экстракта как кровоостанавливающее средство, главным образом, в послеродовой период, при маточных кровотечениях на почве гинекологических заболеваний, при болезненных и обильных менструациях. Такое действие коры калины обусловлено гликозидом вибурнина, который усиливает тонус мускулатуры матки и оказывает сосудосуживающее действие. Отвар коры рекомендуют при маточных, носовых, зубных и геморроидальных кровотечениях. 4 чайные ложки измельченной коры залить 1 стаканом воды, кипятить 30 минут, процедить горячим, долить воду до первоначального объема и принимать по столовой ложке 3 раза в день до еды.

2. Крапива двудомная. При кровотечениях:

а) столовую ложку сухих листьев крапивы залить 1 стаканом кипятка, кипятить 10 мин на слабом огне, остудить, процедить. Пить по 1 столовой ложке 4-5 раз в день;

б) 2 столовые ложки сухих листьев заварить стаканом кипятка, настоять 1 час, процедить. Пить по 1/2 стакана 2 раза в день.

3. Пастушья сумка. 1 г пастушьей сумки на 200 мл кипятка. Отвар принимать по 1 столовой ложке 4-5 раз в день.

4. Калина. 4 столовые ложки калины залить 200 мл 70-градусного спирта и настоять в темном месте 10 дней. Принимать по 1 столовой ложке 2 раза в день. Можно также принимать отвар: 2 столовые ложки коры калины варить в 300 мл воды в течение 10 минут. Принимать отвар по 1 столовой ложке перед едой, можно с сахаром.

5. Кровохлебка лекарственная. Отвар корней пьют при различных кровотечениях. Столовую ложку измельченных корней

залить 1 стаканом воды, кипятить 30 минут на слабом огне, настоять 2 часа, процедить. Принимать по 1 столовой ложке 5 раз в день до еды.

6. Кровохлебка (корни). 2 столовые ложки дробленых корней залить 1 стаканом кипятка, варить 5 минут и принимать по 2 столовые ложки каждый час. Кровохлебка очень вяжущая на вкус, поэтому лучше принимать ее с вареньем. Используется при желудочных, кишечных, почечных и маточных кровотечениях.

7. Ива козья. 2 столовые ложки коры ивы залить 1 стаканом кипятка и варить 5 минут на водяной бане. принимать по 50 мл 3 раза в день с вареньем. Доступное средство, обладающее сильными бактерицидными свойствами.

8. Горец. 2 столовые ложки любого горца залить 200 мл кипятка. Принимать по 1 столовой ложке отвара 4 раза в день.

9. Тысячелистник. Настой травы применяют при желудочных, кишечных, маточных, легочных, геморроидальных, носовых и раневых кровотечениях. 2 чайные ложки сухой травы заварить 1 стаканом кипятка, настоять 1 час, процедить. Пить по 1/4 стакана 4 раза в день до еды.

10. Подорожник большой. Свежие истолченные листья применяют для остановки кровотечения из ран.

Примечание. Прежде чем применять кровоостанавливающие препараты, нужно обязательно обратиться к лечащему врачу и сделать анализ на протромбин. Пользоваться препаратами нужно осторожно, так как их использование при повышенном протромбиновом индексе может привести к инсульту.

КРОВОТЕЧЕНИЯ НОСОВЫЕ

1. На 1 стакан холодной воды сок 1/4 лимона, или 1 чайная ложка уксуса (не эссенции), или 1/3 чайной ложки квасцов. Втянуть полученную жидкость в нос и задержать там на 3-5 минут, зажав ноздри пальцами. Спокойно посидеть или постоять, но не ложиться. На лоб и нос положить мокрое полотенце или лед.

2. Верное средство остановки кровотечения из носа. Если кровь идет из правой ноздри, то правую руку поднять вверх над головой, а левой зажать ноздрю, и наоборот.

3. Одеть железный ключ на шерстяную нитку и повесить его так, чтобы он был на спине между лопаток. Кровь скоро остановится. Народное средство.

4. При кровотечении из носа больной поднимает обе руки на голову, а второй человек зажимает ему обе ноздри или одну на 3-5 минут. Кровь скоро остановится.

5. Растереть свежие листья тысячелистника, чтобы они стали

влажными, и вставить в нос. Можно отжать сок и капать в нос. Сок действует лучше.

КРОВОТЕЧЕНИЯ МАТОЧНЫЕ

1. Тысячелистник (лист, цвет) - 25 г, крапива (лист) - 25 г. Все мелко порезать, хорошо смешать. Столовую ложку на 1 стакан кипятка. Настоять, укутав, 1,5-2 часа. Принимать по 100 г 3 раза в день за час до еды. Применяется при маточных, легочных, почечных кровотечениях.

2. Пастушья сумка.

а) Столовая ложка сухой травы на 1 стакан кипятка, настоять, укутав, 1 час, процедить. Принимать по 1 столовой ложке 3-4 раза в день до еды.

б) Экстракт самодельный: отвар, сгущенный до половины первоначального объема принимать по 1 чайной ложке 3 раза в день.

в) Сок свежий, наполовину разведенный водой, принимать по 1 столовой ложке или по 40-50 капель на ложку воды 3 раза в день. Применяется как вяжущий и кровоостанавливающий препарат при маточных, легочных и почечных кровотечениях.

3. Огуречные плети, огудины. Огуречные плети после сбора огурцов сушат. 50 г измельченных сухих плетей на 0,5 л воды. Довести до кипения, кипятить 5 минут, настоять, укутав, 1 час, процедить. Принимать по полстакана 3 раза в день. В первые же дни кровотечение останавливается, наступает общее улучшение. Желателен постельный режим 2-3 дня.

4. Крапива глухая, яснотка. Столовую ложку цветущих макушек или цветов на 1 стакан кипятка. Настоять, укутав, 30 минут, процедить. Принимать по 1/2 стакана 4-5 раз в день при маточных, легочных, почечных и носовых кровотечениях.

5. Горец перечный, перец водяной.

а) 12 г сухой травы на стакан кипятка. Настоять, укутав, 30-40 минут, процедить. Принимать по 1 столовой ложке 3-4 раза в день.

б) Экстракт: отвар, сгущенный до половины первоначального объема. Принимать по 1 чайной ложке 3 раза в день. применяется внутрь как сильное кровоостанавливающее и обезболивающее средство при маточных и геморроидальных кровотечениях.

ЛАКТОГОННЫЕ

1. Крапива двудомная, укроп огородный. 2 столовые ложки смеси залить 2 стаканами воды, довести до кипения, остудить,

процедить. Пить по 1/2 стакана 2 раза в день через час после еды:
СБОРЫ:

а) плоды укропа - 1 часть, трава донника - 1 часть, лист крапивы - 1 часть, плоды аниса - 1 часть;

б) корень одуванчика - 1 часть, лист крапивы - 1 часть;

в) лист крапивы - 2 части, семя укропа - 1 часть, семя аниса - 1 часть. 2 столовые ложки смеси заварить 0,5 л кипятка, настоять 2 часа. Пить глотками в течение дня для повышения лактации.

2. Плоды аниса, плоды укропа, плоды фенхеля, трава душицы (поровну). Чайную ложку измельченной смеси залить 1 стаканом кипятка, настоять 30 минут, процедить. Пить по 1 стакану настоя 2-3 раза в день для повышения секреции молока у кормящих женщин.

ЛАРИНГИТ

Полоскание из свеклы. Натереть на мелкой терке свеклу. Отжать стакан сока. В него влить столовую ложку столового уксуса. Этим раствором полоскать горло 5-6 раз в день. При этом делать один глоток. Процедуру продолжать до выздоровления. Этот раствор можно употреблять также при фарингите и ангине.

ОТ БОЛЕЗНИ ГОРЛА ДЛЯ ПРОФЕССИОНАЛЬНЫХ ПЕВЦОВ И ДИКТОРОВ

Влить в кастрюлю 1 стакан воды. Насыпать туда 1/2 стакана анисовых семян. Кипятить 15 минут. Затем семена выбросить, а отвар кипятить с 1/4 стакана меда и влить туда 1 столовую ложку коньяка. Мед лучше брать липовый. Принимать по 1 столовой ложке через каждые полчаса.

Иногда случается, что певец или диктор должен выступать, а горло разболелось как раз перед концертом или передачей. Описываемое здесь средство восстановит голос певца или диктора.

ЛИШАЙ КРАСНЫЙ ПЛОСКИЙ

Отвар девясила высокого. 10 г девясила на 100 мл воды принимают по 1 столовой ложке 3 раза в день при лечении красного плоского лишая.

ЛИШАИ ОТ КОШЕК И СОБАК

Натирать лишаи разрезанным пополам кишмишем или изюмом. Подобного рода лишай сразу проходит после первого натирания.

ЛУЧЕВАЯ БОЛЕЗНЬ

Арония черноплодная. Сок из плодов применяют для профилактики и лечения лучевой болезни.

ЛЮМБАГО

Лимон (плоды, сок). Лимоны применяют в народной медицине многих стран при самых различных заболеваниях, в частности, при люмбаго, остром ревматизме, подагре.

МАЛОКРОВИЕ (АНЕМИЯ)

1. Натереть на терке отдельно морковь, свеклу, редьку. Отжать сок этих корнеплодов, слить в темную бутыль в равных количествах. Бутыль обмазать тестом, но так, чтобы она не была плотно закупорена и жидкость могла испаряться из нее. Принимать по 1 столовой ложке 3 раза в день до еды. Курс лечения 3 месяца. Это радикальное средство от малокровия.

2. Взять 400 г свиного нутряного несоленого жира, 6 больших антоновских яблок. Яблоки мелко порезать и положить в сало. Хорошо перемешать и поставить в духовку для томления на небольшой огонь. Пока сало топится, сделать следующее. Взять 12 яичных желтков и растереть их добела со стаканом сахарного песка. Туда же натереть на мелкой терке 400 г шоколада высшего сорта (4 плитки). Когда сало с яблоками перетопится хорошо, вытащить из духовки, процедить через сито или марлю и добавить туда состав из желтков с сахаром и шоколадом и все хорошо перемешать, дать смеси остыть. Полученный продукт намазывать на хлеб. Принимать 3-4 раза в день с каждой едой и обязательно запивать теплым, почти горячим молоком. Действие хорошее. Человек избавляется от малокровия, заметно прибавляет в весе, улучшается самочувствие, укрепляются легкие, проходит истощение.

3. Зверобой - 3 столовые ложки, крапива глухая (яснотка) (цветы) - 2 столовые ложки, ежевика (листья) - 2 столовые ложки. Все измельчить, хорошо смешать, залить 3 стаканами кипятка. Настоять, укутав, 3 часа, процедить. Принимать по 1 стакану 3 раза в день горячим. Применяется при малокровии.

4. Шиповник (плоды). 5 столовых ложек измельченных плодов на 1 л воды. Кипятить 10 минут. Укутать на ночь. Пить чай в любое время суток с чем угодно. Прекрасно очищает кровеносную систему, улучшает обмен веществ. Настой богат витаминами и применяется при малокровии, цинге, при болезнях почек и

мочевого пузыря, при больной печени как тонизирующее средство.

5. **Морковь.** Ежедневно утром натощак съедать 100 г моркови со сметаной или растительным маслом.

6. **Рябина сибирская.** Настой плодов употребляют как поливитаминное средство при истощении и малокровии. 2 чайные ложки плодов залить 2 стаканами кипятка, настоять 1 час, добавить сахар по вкусу. Пить в 3-4 приема в течение дня.

7. **СБОРЫ:**

а) лист крапивы, цветки тысячелистника, корень одуванчика (поровну). Столовую ложку смеси залить 1,5 стаканами кипятка, настоять 3 часа, процедить. Выпить в течение дня в 3-4 приема за 20 минут до еды. Курс лечения 8 недель;

б) лист крапивы, цветущие верхушки гречихи, лист кипрея (поровну). 3 столовые ложки смеси залить 2 стаканами кипятка, настоять 3 часа, процедить. Выпить в течение дня в 3-4 приема за 20 минут до еды. Курс лечения 6-8 недель;

в) лист крапивы, лист березы (поровну). 2 столовые ложки смеси залить 2 стаканами кипятка, настоять 1 час, процедить, добавить 1/2 стакана свекольного сока. Пить в течение дня в 3-4 приема за 20 минут до еды. Курс лечения 8 недель.

8. **Чеснок.** Очистить и вымыть 300 г чеснока. Положить в 2-литровую бутыль, залить 1л 70-градусного спирта и настаивать 3 недели. Доза: 20 капель настойки в 1/2 стакана молока 3 раза в день. Однако настойка чеснока считается более слабым средством, чем сам чеснок. Можно взять капсулы, заполнить чесноком и глотать их по 2 или 3 шт. утром натощак и перед сном. При глотании капсул, наполненных соком чеснока, от потребляющего совершенно не пахнет чесноком. При лечении малокровия следует принимать от 4 до 5 капсул на прием 2 раза в день, как указано выше.

9. **Полынь.** Набить 4-литровую бутыль полынью майского сбора, залить водкой. Настаивать 21 день в сухом, полутемном, темном месте (температура должна быть выше комнатной). Доза: 1 капля настойки на 1 столовую ложку воды. Пить по утрам, раз в день натощак. Принимать лекарство 3 недели. Если малокровие острой формы, то после 3 недель сделать перерыв на 2 недели, а затем возобновить прием лекарства в течение 3 недель.

МАЛЯРИЯ, ЛИХОРАДКА

1. **Хина.** Принимать только один раз утром при восходе солнца 5 дней подряд. Затем 2 дня отдохнуть, после чего 2 дня опять принимать на восходе солнца. Приняв хину, продолжить сон. Это главное условие. Через 10 дней человек здоров.

2. Рыба линь. Раз в день принимать желчный пузырь от рыбы линь. Запить водой. Можно пользоваться сухой желчью. Через 3 дня болезнь пройдет.

3. Петрушка (зелень). 2,5 кг зелени петрушки (без корней) пропустить через мясорубку, отжать сок. В отжатый сок влить 150 г водки, смешать. Принимать: 100 г утром натощак, 100 г вечером перед сном, 100 г на следующее утро. Все пройдет.

4. Ива (кора). Чайную ложку измельченной коры на 1,5 стакана воды. Кипятить на слабом огне, пока не останется 1 стакан. Принимать утром натощак как чай с медом, так как отвар горький, до полного выздоровления.

5. Чеснок. Головку средних размеров очистить от верхней чешуи, а розовую пленочку, прилегающую к зубчикам, оставить. Растолочь чеснок. Залить 1 стаканом холодной кипяченой воды. Настоять 12 часов. 4 горький, до полного выздоровления.

5. Чеснок. Головку средних размеров очистить от верхней чешуи, а розовую пленочку, прилегающую к зубчикам, оставить. Растолочь чеснок. Залить 1 стаканом холодной кипяченой воды. Настоять 12 часов. Принимать при начинающемся приступе 3-4 глотка в постели, хорошо укрыться. За день выпить весь стакан. Принимать в течение 4-5 дней.

6. Трифоль. Вахта трехлистная:

а) 100 г трифоли свежей с цветками и корнями растения измельчить, положить в литровую бутыль, залить водкой. Настоять 14 дней в темном шкафу. Принимать 100 г во время приступа и укрыться в постели. Считается, что после 3 приемов приступы прекратятся;

б) чайную ложку сухих листьев трифоли на 1 стакан кипятка. Настоять, укутав, 1,5 часа, процедить. Принимать по 1/3-1/2 стакана 3 раза в день за 20 минут до еды.

7. Хмель (шишки). 25 г шишек хмеля на 2 стакана кипятка. Настоять, укутав, 1,5 часа, процедить. Принимать во время приступа 50 г, вечером еще 50 г, на следующий день также принять утром и вечером по 50 г, даже если не было приступа. Принимать 3 дня, лежа в постели, и после приема хорошо укрыться. В народе считают, что приступы проходят быстро. В течение 2-3 дней будет некоторая тяжесть в голове, которая скоро проходит.

8. Сирень:

а) 20 свежих липких листьев залить 1 стаканом кипятка. Настоять, укутав, 1,5 часа, процедить. Принимать по 100 г 2 раза в день, утром натощак за час до еды и вечером на ночь после еды в постели. Считается, что самая застарелая малярия и лихорадка пройдут. Можно принимать и 3 раза в день по 100 г до еды.

б) 100 г свежих молодых листьев сирени засыпать в бутыль,

залить 1 л водки. Настоять в темном шкафу 14 дней. 4 и 3 раза в день по 100 г до еды.

б) 100 г свежих молодых листьев сирени засыпать в бутыль, залить 1 л водки. Настоять в темном шкафу 14 дней. Принимать 1 чайную ложку до приступа, на другой день 1 чайную ложку во время приступа, на третий день 1 чайную ложку после приступа. Малярия и лихорадка пройдут бесповоротно. Лекарство горькое. Сохраняется долго. Можно принимать по 5 капель 3 раза в день.

в) 20 свежих зеленых листьев сирени промыть и заложить в литровую бутыль. Туда же 2 г свежей горькой полыни и 1 г эвкалиптового масла. Залить 1 л водки. Настоять 14 дней в темном шкафу. Принимать по 1 маленькой рюмке перед приступом малярии раз в день. Если болезнь не поддается, то принимать по рюмке 2-3 раза в день до еды.

МЕТЕОРИЗМ

Укроп (мелкораздробленное семя) - 50 г, ромашка (цветы) - 50 г, душица (трава) - 30 г, тмин (мелкораздробленное семя) - 30 г. Столовые ложку смеси залить 200 мл кипятка. Пить по полстакана два раза в день.

МОЗОЛИ

1. Лук.
а) Очистить луковицу, разрезать пополам, положить в стакан, залить уксусом. Поставить на сутки в теплое место. Потом вытащить лук. Прикладывать к мозолям по листочку 2 раза в день - утром и вечером, завязывая тряпкой.

б) Луковую шелуху вымочить в уксусе в течение 2 недель. Наложить на мозоль слой шелухи в 1-2 мм, завязать. Делать на ночь. Повторить несколько раз, пока мозоли не сойдут.

2. Инжир. Распарить ногу, вытереть досуха, на мозоль приложить внутренней стороной разрезанную ягоду инжира. Делать ежедневно на ночь. Можно ягоду инжира натощак разжевать и привязывать на мозоль. Менять ежедневно.

3. Мозоль, потертость, сбитые места с болями. В теплой воде развести марганцовку так, чтобы вода была розовая, добавить чуть-чуть соли. Опустить ноги в воду на 15-20 минут, вытереть. Быстро проходят боли, и человек получает облегчение.

4. В старину простые люди от мозолей делали следующую мазь. Надо накапать на медные пятаки свечного сала (берутся

старые медные пятаки). Оставляют так 3 дня, отчего образуется зеленая мазь. Эту мазь прикладывают на мозоли и перевязывают.

5. Чернослив. Разварить чернослив в молоке, вынуть из него косточки. Горячим прикладывать к мозолям, когда ягода остынет, заменить горячей. Продолжать так делать столько, сколько можно. Мозоли быстро пройдут.

МОЧЕВОГО ПУЗЫРЯ, ПОЧЕК И МОЧЕВЫВОДЯЩИХ ПУТЕЙ ЗАБОЛЕВАНИЯ

1. Аир болотный. Чайную ложку измельченного сырья залить 1 стаканом кипятка, настоять 20 минут, процедить. Принимать настой аира 4 раза в день за 30 минут до еды.

2. Анис обыкновенный. Применяют в мочегонном сборе: плоды аниса - 5 частей, плоды петрушки - 5 частей, трава пастушьей сумки - 1,5 части, плоды одуванчика - 1,5 части. Столовую ложку смеси залить стаканом кипятка, кипятить 10-15 минут на слабом огне, процедить. Принимать утром во время завтрака и вечером по 1 стакану отвара при мочекаменной болезни.

3. Береза белая: 2 столовые ложки измельченных листьев или 1 столовую ложку почек залить 0,5 л кипятка , добавить немного питьевой соды, чтобы растворились смолистые вещества, настоять 1 час, процедить. Пить по 1/2 стакана 4 раза в день до еды. Применяют как мочегонное средство при заболеваниях почек, отеках.

Листья и почки березы входят в различные сборы:

а) лист березы, трава хвоща полевого (поровну). Столовую ложку смеси заварить 1 стаканом кипятка, настоять 15 минут, процедить. Принимать по 1 столовой ложке 3-4 раза в день. Это мочегонный сбор. Противопоказан при остром воспалении почек и мочевыводящих путей, при беременности;

б) лист березы - 1 часть, плоды можжевельника - 1 часть, плоды шиповника - 1 часть, корни марены красильной - 2 части. Чайную ложку смеси залить 1 стаканом холодной воды, настоять 10 часов, кипятить 5 минут, процедить. Принимать по 1/3-1/4 стакана 3-4 раза в день при камнях в почках. Противопоказания, как в предыдущем рецепте;

в) лист березы, лист толокнянки, кукурузные рыльца, корень солодки, корневища пырея (поровну). Столовую ложку смеси залить 1 стаканом холодной воды, настоять 6 часов, кипятить 15 минут, процедить. Принимать по 1/3-1/4 стакана 3-4 раза в день при циститах. Противопоказания, как в предыдущем рецепте.

4. Брусника обыкновенная. Листья брусники в виде настоев и отваров используются в качестве мочегонного, антисептического и вяжущего средства при мочекаменной болезни, воспалениях почек и мочевого пузыря. Лист брусники - 2 части, трава лаванды колосовой - 1 часть, лист черной смородины -1 часть, лист березы белой - 1 часть, трава бурды плющевидной - 1 часть, плоды можжевельника обыкновенного - 1 часть, шишки хмеля обыкновенного - 1 часть, лепестки розы крымской - 1 часть, лист толокнянки обыкновенной - 2 части, трава буковицы лекарственной - 2 части, лист подорожника большого - 2 части, трава крапивы двудомной - 3 части, плоды земляники лесной - 6 частей, побеги хвоща полевого - 6 частей. 2 чайные ложки измельченной смеси заварить 2,5 стакана кипятка, настоять 30 минут, процедить. Принимать теплым по 150 мл 3 раза в день до еды при цистите.

5. Цветки василька. Цветки василька. лист толокнянки, корень солодки (поровну). Столовую ложку смеси заварить стаканом кипятка, настоять 15 минут, процедить. Принимать по 1 столовой ложке 3-4 раза в день. Противопоказания при остром воспалении почек и мочевого пузыря, беременности.

6. Спорыш. При заболеваниях почек и мочевыводящих путей применяют траву спорыша в сборах:

а) трава спорыша - 1 часть, плоды можжевельника - 1 часть, лист брусники - 1 часть, трава золотарника - 2 части, трава хвоща полевого - 2 части. 2 столовые ложки смеси залить 2 стаканами кипятка, настоять 1 час, процедить. Утром и вечером за 30 минут до еды выпить по 1 стакану. Курс лечения длительный, через каждые 8 недель двухнедельный перерыв. Применяется при почечно-каменной болезни;

б) трава спорыша - 3 части, почки березы - 3 части, цветки бессмертника песчаного - 3 части, побеги туи - 3 части, лист толокнянки - 4 части, трава грыжника - 4 части, лист подорожника - 4 части. 2 столовые ложки смеси залить на ночь 1 л холодной воды, утром поставить на плиту, довести до кипения и кипятить 10 минут, охладить, процедить. Пить по 1 стакану теплого отвара 5 раз в день при мочекаменной болезни;

в) трава спорыша, кукурузные рыльца, створки фасоли (предпочтительно карликовых форм), трава грыжника, лист толокнянки (поровну). 3 столовые ложки смеси залить в термосе 2 стаканами кипятка, настоять 1-1,5 часа, процедить. Пить в течение суток. Применяется при моче- и желчнокаменной болезни;

г) трава спорыша - 1 часть, лист брусники - 1 часть, лист крапивы - 2 части, трава зверобоя продырявленного - 3 части. 4 столовые ложки смеси залить 0,75 л кипятка, настоять 1,5-2 часа в теплом месте, процедить. Пить по 1 стакану 3 раза в день за 30 минут до еды при почечно-каменной болезни. Курс лечения длительный, через каждые 8 недель двухнедельный перерыв.

7. Зверобой продырявленный. Трава обладает мочегонным, противовоспалительным, антибактериальным свойством. Столовую ложку сырья залить 1 стаканом кипятка, кипятить 15 минут процедить. Пить по 1/4 стакана 3 раза в день.

8. Клюква болотная. Свежий сок используют для предупреждения камнеобразования в почках и при лечении инфекций мочевыводящих путей.

9. Лист крапивы. При заболеваниях почек и мочевыводящих путей лист крапивы применяется в сборах:

а) лист крапивы - 1 часть, трава хвоща полевого - 1 часть, почечный чай - 1 часть, трава спорыша - 2 части. Столовую ложку смеси залить 300 мл горячей воды, кипятить 5 минут, настоять 4 часа в теплом месте. Пить по 1/2 стакана 3 раза в день за 15 минут до еды (мочегонный чай);

б) лист крапивы, трава зверобоя продырявленного, лист толокнянки, лист подорожника, плоды шиповника (поровну). 3 столовые ложки смеси залить 0,75 л воды, кипятить 5 минут , настоять 15-20 минут, процедить. Выпить за день в 3-4 приема за 20 минут до еды при заболеваниях почек и мочевыводящих путей. Лечение длительное, (6 месяцев), прерывистыми курсами (через каждые 8 недель недель лечения 10 дней перерыв);

в) лист крапивы - 1 часть, лист брусники - 1 часть, лист толокнянки - 1 часть, плоды жостера - 1,5 части. 2 столовые ложки смеси заварить 0,5 л кипятка, настоять 5-6 часов, процедить. Пить теплым по 1/2 стакана 3 раза в день перед едой (мочегонный чай).

10. Можжевельник обыкновенный.

МОЧЕГОННЫЕ СБОРЫ:

а) столовую ложку плодов залить 1 стаканом кипятка , настоять 30 минут, процедить. Принимать по 1 столовой ложке 3-4 раза в день как мочегонное средство;

б) плоды можжевельника, корень солодки, корень стальника, корень любистока (поровну). Столовую ложку измельченной смеси залить 1 стаканом холодной воды, настоять в течение 6 часов, затем кипятить 15 минут, процедить. Пить по 1/4 стакана 4 раза в день. Противопоказано при беременности и острых воспалительных заболеваниях почек и мочевыводящих путей;

в) плоды можжевельника - 6 частей, плоды фенхеля - 2 части,

корень солодки - 2 части. Способ приготовления и применения, как в предыдущем рецепте;

д) плоды можжевельника - 4 части, корень любистока - 4 части, корень стальника - 4 части, трава фиалки - 2 части, плоды петрушки - 1 часть, плоды аниса - 1 часть. Способ приготовления и применения, как в предыдущем рецепте;

е) плоды можжевельника - 3 части, плоды петрушки - 3 части, трава адониса - 1 часть, плоды тмина - 1 часть, цветки бузины черной - 1 часть, плоды фенхеля - 1 часть. Способ приготовления и применения, как в предыдущем рецепте.

При воспалении мочевого пузыря:

ж) плоды можжевельника - 5 частей, лист березы - 5 частей, плоды петрушки - 2 части, корень любистока - 2 части. Столовую ложку измельченной смеси залить 1 стаканом холодной воды, настоять в течение 6 часов, затем кипятить 15 минут, процедить. Принимать по 1/4 стакана 4 раза в день. Оказывает действие при щелочной моче;

з) плоды можжевельника - 3 части, лист березы - 2 части, лист толокнянки - 2 части, трава хвоща полевого - 1 часть, корень бедренца - 1 часть. Способ приготовления и применения, как в предыдущем рецепте;

и) плоды можжевельника - 3 части, корневище аира - 3 части, цветки терновника - 3 части, стручки фасоли - 3 части, лист толокнянки - 5 частей. 4 столовые ложки измельченной смеси залить 1 л кипятка, после остывания процедить и сразу выпить. Стараться как можно дольше задержать мочу, а при мочевыделении принимать сидячую горячую ванну.

При камнях в почках мочеточника и мочевом пузыре:

к) плоды можжевельника, плоды тмина, корень солодки, трава хвоща полевого, лист толокнянки, лист розмарина, лист плюща (поровну). Столовую ложку измельченной смеси заварить 1 стаканом кипятка, настоять 1 час, процедить. Пить по 1-2 стакана настоя в день;

л) плоды можжевельника - 3 части, лист толокнянки - 3 части, трава пастушьей сумки - 3 части, корень стальника - 3 части, корень любистока - 3 части, плоды аниса - 10 частей. Столовую ложку измельченной смеси залить 1 стаканом холодной воды, настоять в течение 6 часов, затем кипятить 15 минут, процедить. Пить утром во время завтрака и вечером по 1 стакану отвара;

м) плоды можжевельника, лист розмарина, трава хвоща полевого (поровну). Способ приготовления и применения, как в предыдущем рецепте;

н) плоды можжевельника - 1 часть, корень стальника - 1 часть, корень любистока - 1 часть, трава грыжника - 5 частей. Способ приготовления, как в предыдущем рецепте. Принимать по 2-3 стакана в день;

о) плоды можжевельника - 1 часть, трава дрока - 1 часть, лист брусники - 1 часть, трава спорыша - 1 часть, трава хвоща полевого 2 части. Способ приготовления, как в предыдущем рецепте. Принимать утром во время завтрака и вечером по 1 стакану отвара;

п) плоды можжевельника - 1 часть, плоды шиповника - 1 часть, лист березы - 1 часть, корни марены красильной - 2 части. Столовую ложку измельченной смеси залить 1 стаканом холодной воды, настоять в течение 6 часов, затем кипятить 15 минут, процедить. Чайную ложку измельченной смеси залить 1 стаканом холодной воды, настоять 10 часов, затем кипятить 5 минут, процедить. Пить в течение дня глотками;

р) плоды можжевельника, плоды тмина, корень солодки, трава хвоща полевого, лист ромашки, лист брусники, лист земляники (поровну). Столовую ложку измельченного сырья заварить одним стаканом кипятка, настоять 1 час, процедить. Пить по 1/4 стакана 4 раза в день;

с) плоды можжевельника, корневища пырея, корень стальника, трава адониса (поровну). Способ приготовления и применения, как в предыдущем рецепте;

т) плоды можжевельника, корневища пырея, корень стальника, лист березы, трава чистотела, трава руты, трава лапчатки гусиной (поровну). 4 столовые ложки измельченной смеси залить 1 л кипятка, после остывания процедить и сразу выпить. Стараться как можно дольше задержать мочу, а при мочевыделении принимать сидячую горячую ванну.

11. Морошка. В народной медицине используют все части растения. Свежие ягоды обладают мочегонным действием. Настой листьев применяют как мочегонное при болезнях мочевого пузыря. Столовую ложку листьев заварить 1 стаканом кипятка, настоять 30 минут, процедить. Принимать по 1/4 стакана 4 раза в день ежедневно до наступления лечебного эффекта.

12. Пырей болотный. Настой корневищ применяют при ревматизме, подагре, желчекаменной болезни, заболеваниях мочевого пузыря, воспалении мочеиспускательного канала, задержке и недержании мочи, заболеваниях дыхательных путей, нарушении обмена веществ. 4 чайные ложки измельченных корневищ залить 1 стаканом холодной воды, настоять 12 часов в прохладном месте, процедить. Принимать по 1/2 стакана 4 раза в день.

13. Рябина. Применяют в сборе: плоды рябины - 3 части, трава

брусники - 1 часть. Столовую ложку смеси залить 1 стаканом кипятка, настоять 3-4 часа на плите, процедить. Пить по 1/2 стакана 3-4 раза в день за 30 минут до еды, добавляя 1 чайную ложку меда. Применяют при воспалительных заболеваниях мочевого пузыря.

14. Тысячелистник обыкновенный. 2 чайные ложки сырья залить 1 стаканом кипятка, настоять 1 час, процедить. Пить по 1/4 стакана 4 раза в день до еды. Применяют при воспалении мочевого пузыря.

15. Хвощ полевой. 2 чайные ложки сырья залить 1 стаканом кипятка, настоять 1 час, процедить. Пить глотками в течение дня. Применяют при заболеваниях почек и мочевого пузыря, мочекаменной болезни.

СБОР: трава хвоща полевого - 2 части, лист толокнянки - 1 часть, лист шалфея - 1 часть, трава вероники - 1 часть, корень алтея лекарственного - 1 часть. Столовую ложку сбора залить 1 стаканом холодной воды, настоять 6 часов, затем кипятить 15 минут на медленном огне, процедить. Пить по 1/4 стакана 4 раза в день при заболеваниях мочевого пузыря. Противопоказано при беременности и острых воспалительных заболеваниях почек и мочевыводящих путей.

16. Шалфей лекарственный. Применяют в сборе: лист шалфея, лист мелиссы, трава вероники, лист плюша, лист мать-и-мачехи (поровну). Столовую ложку сбора залить 1 стаканом кипятка, настоять 30 минут, процедить. Пить по 1/2 стакана 4 раза в день для улучшения обмена веществ при мочекаменной болезни. При острых воспалениях почек и сильном кашле. Шалфей противопоказан.

17. Шиповник. Входит в состав мочегонных сборов.

а) Плоды шиповника - 2 части, корень аниса дикого - 2 части, корень любистока - 2 части, плоды петрушки - 1 часть, цветки просвирняка - 1 часть, лист толокнянки - 3 части, лист березы - 3 части, корень стальника - 3 части, корневища пырея - 3 части. Столовую ложку сбора залить 1 стаканом холодной воды, настоять 6 часов, затем кипятить 15 минут, процедить. Принимать 1-2 стакана отвара в течение дня в несколько приемов при подостром нефрите;

б) Плоды шиповника, плоды можжевельника обыкновенного, семя айвы (поровну). Способ приготовления и применения, как в предыдущем рецепте. Употреблять при хроническом нефрите;

в) Плоды шиповника - 1 часть, плоды можжевельника обыкновенного - 1 часть, лист березы белой - 1 часть, корень марены красильной - 2 части. Чайную ложку смеси залить 1 стаканом холодной воды, настоять 10 часов, затем кипятить 10 минут, процедить. Пить в течение дня глотками при почечно-каменной болезни;

г) Отвар семян шиповника принимают при камнях в почках и мочевом пузыре. Чайную ложку измельченных семян залить 1 стаканом кипятка, кипятить 15 минут на слабом огне, настоять 2 часа, процедить. Пить по 1/4 стакана 3-4 раза в день перед едой;

д) отвар корней употребляют при воспалениях мочевого пузыря, а также как возбуждающее аппетит и вяжущее средство при желудочно-кишечных заболеваниях. 2 столовые ложки измельченных корней залить 1 стаканом кипятка, кипятить 15 минут, настоять 2 часа, процедить. Пить по 1/2 стакана 4 раза в день перед едой.

ОТ РАЗДРАЖЕНИЯ МОЧЕВОГО ПУЗЫРЯ

При раздражении мочевого пузыря и частых позывах к мочеиспусканию выпить чашку чая кукурузных рылец или стебельков черешни или вишни. Можно прибавить мед по вкусу. По мере надобности можно повторять несколько раз ежедневно. И кукурузные рыльца и стебельки можно сохранить сушеными.

МОЧЕГОННЫЕ

1. Бузина сибирская:

а) столовую ложку листьев залить 1 стаканом кипятка, кипятить 3-7 минут на слабом огне, охладить, процедить. Применять по 1 столовой ложке 3 раза в день как мочегонное средство;

б) цветки бузины, цветки терновника, лист березы, трава крапивы двудомной (поровну). Столовую ложку измельченного сбора залить одним стаканом кипятка, кипятить 10 минут на слабом огне, охладить, процедить. Утром во время завтрака выпить 1 стакан отвара для повышения диуреза.

2. Можжевельник обыкновенный:

а) столовую ложку плодов залить 1 стаканом кипятка, настоять 30 минут, процедить. Принимать по 1 столовой ложке настоя 3-4 раза в день как мочегонное средство;

б) плоды можжевельника, корень солодки, корень стальника, корень любистока (поровну). Столовую ложку измельченной смеси залить одним стаканом холодной воды, настоять в течение 6 часов, затем кипятить 15 минут, процедить. Пить по 1/4 стакана 4 раза в день. Противопоказано при беременности и острых воспалительных заболеваниях почек и мочевыделяющих путей;

в) плоды можжевельника - 6 частей, плоды фенхеля - 2 части, корень солодки - 2 части. Способ приготовления и применения, как в предыдущем рецепте;

г) плоды можжевельника, корень солодки, корень петрушки, корень стальника (поровну). Способ приготовления и применения, как в предыдущем рецепте;

д) плоды можжевельника - 4 части, корень любистока - 4 части, корень стальника - 4 части, трава фиалки - 2 части, плоды петрушки - 1 часть, плоды аниса - 1 часть. Способ приготовления и применения, как в предыдущем рецепте;

е) плоды можжевельника - 3 части, плоды петрушки - 3 части, трава адониса - 1 часть, плоды тмина - 1 часть, цветки бузины черной - 1 часть, плоды фенхеля - 1 часть. Способ приготовления и применения, как в предыдущем рецепте.

МОЧЕГОННЫЕ СБОРЫ

1. Лист толокнянки - 2 части, трава череды - 1 часть, трава тысячелистника - 2 части, трава спорыша - 2 части. Столовую ложку сбора залить 1 стаканом кипятка, настоять 20-30 минут, процедить. Принимать по 1/2 стакана 3 раза в день.

2. Лист брусники - 1 часть, кукурузные рыльца - 1 часть, лист березы - 1 часть. Способ приготовления и применения, как в предыдущем рецепте.

3. Плоды можжевельника - 2 части, трава хвоща полевого - 2 части, почки березовые - 2 части. Способ приготовления и применения, как в предыдущем рецепте.

4. Корень девясила - 1 часть, лист вахты трехлистной - 1 часть, плоды петрушки - 1 часть, почки березы - 1 часть, цветки василька - 1 часть, лист толокнянки - 5 частей. Столовую ложку смеси залить 1 стаканом кипятка, настоять 20 минут, процедить. Принимать по 1 столовой ложке 3-4 раза в день как мочегонное средство при заболевания почек.

МОЧЕКАМЕННАЯ БОЛЕЗНЬ

1. Знаменитая в нашей стране фитотерапевт Н.Г.Ковалева разработала и многократно проверила в клинических условиях нижеупомянутый сбор трав. Это замечательное средство при длительном употреблении в течении года не только способствует снятию изнурительных болей и выходу камней, но и предупреждает возможность осложняющей инфекции.

Лаванда колосовая (трава) - 10 г, смородина черная (лист) - 10 г, береза (лист) -10 г, будра плющевидная (трава) - 10 г, можжевельник (плоды) - 10 г, хмель (шишки) - 10 г, роза (лепестки) - 10 г, толокнянка (лист) - 20 г, подорожник (лист) - 20 г, крапива (лист) - 30 г, земляника (плоды) - 60 г, хвощ полевой (побеги) - 60 г, спорыш трава - 30 г, белая акация (бутоны) - 60 г, донник - 50 г, пастушья сумка - 15 г, василек синий - 30 г, лен (семя) - 40 г.

Если нет всех компонентов смеси, можно смешать имеющиеся, но не нарушать пропорции и заваривать по 10 г смеси на 750 мл кипятка. Принимать по 150 мл теплым. При отхождении камня дозу можно уменьшить до 5-6 г смеси на 500 мл кипятка.

хорошо на время вывода камней запастись овсяной соломкой и во время почечных колик, связанных с выходом камня, делать горячие компрессы из ее крепкого отвара на область почек. Во время почечных колик хорошо помогают ванны из лекарственных трав:

а) ромашка (цветы) - 20 г, липа (цветы) - 20 г, овсяная солома - 200 г, мальва (лист) - 50 г;

б) береза (ветки) - 100 г, малина (лист) - 20 г, манжета (лист) - 10 г, сушеница (трава) - 10 г.

Заварить смесь для ванн в том количестве, которое приведено выше. 5 л кипятка в эмалированном ведре укутать на 1 час, процедить и вылить в ванну, уровень воды в которой должен быть немного выше пояса.

Камни в мочевом пузыре имеют различный состав и происхождение, что зависит в основном от привычек больного, употребляемой им пищи и наличия инфекции в мочевых путях.

Общие положения для всех приведенных ниже рецептов народной медицины:

- обильное питье - до 2-3 л в день для облегчения отхождения песка и камней;

- после каждого мочеиспускания нужно выпить 150-200 г теплого отвара;

- употребление отваров обычно должно вызывать боли, могут появиться острые приступы, во время которых отходят песок и камни;

- прием отваров трав лучше всего начинать в период обострения болезни, так как уже в первые дни после начала приема травяных отваров улучшается общее состояние;

- нельзя принимать не в смесях сильные мочегонные травы, вызывающие ослабление почечной функции;

- полный покой, никаких резких движений, подъема тяжестей.

МОЧИ НЕДЕРЖАНИЕ

1. Зверобой (цветы и трава). 40 г сушеной травы с цветами залить 1 л кипятка, настоять, укутав, 2-3 часа. Принимать без

нормы вместо чая и воды при недержании мочи. Стакан чая с травой зверобоя, принятый перед сном, сохранит ребенка и взрослого от мочеиспускания в постели (непроизвольного) во сне.

2. Шалфей лекарственный. 40 г. травы залить 1 л кипятка, настоять, укутав, 1-2 часа. Принимать от 100 мл до 200 мл 3 раза в день.

3. Тысячелистник. 10 г травы с цветками на 1 стакан воды. Кипятить 10 минут на слабом огне, настаивать, укутав, 1 час, процедить. Принимать по 0,5 стакана 3 раза в день.

4. Укроп огородный (семена). Столовую ложку семян укропа залить 1 стаканом кипятка, настоять, укутав, 2-3 часа, процедить. Выпить весь стакан за 1 прием 1 раз в день. В народе считают, что настоем семян укропа можно на короткое время вылечить недержание мочи у людей любого возраста. Были случаи и полного излечения.

5. Брусника обыкновенная:

а) 2 столовые ложки смеси листьев и ягод залить 2 стаканами кипятка, кипятить 10 минут на слабом огне, охладить, процедить. Половину полученного отвара дают выпить ребенку в течение дня в несколько приемов, вторую - перед сном;

б) 2 столовые ложки смеси (листья и ягоды) и 2 столовые ложки травы зверобоя продырявленного залить 3 стаканами кипятка, кипятить 10 минут на слабом огне, охладить процедить. Пить глотками с 16 часов и до отхода ко сну.

6. Тысячелистник обыкновенный. 2 чайные ложки травы залить 1 стаканом кипятка, настоять 1 час, процедить. Пить по 1/4 стакана 4 раза в день.

7. Черника обыкновенная. Едят свежие ягоды.

8. Репяшок обыкновенный. 20 г травы на 1 стакан кипятка. Настоять, укутав, 1 час. Принимать по 1/4-1/3 стакана 3-4 раза в день за 15 минут до еды. Можно добавлять мед. Применяется при недержании мочи, особенно ночном.

9. Брусника (листья, ягоды). Отваром из листьев брусники лечат ночное недержание мочи, которое довольно часто, иногда в обременительной форме, бывает у детей и у пожилых. Несмотря на мочегонное действие отвара наблюдается известный эффект. В таких случаях употребляют смесь из ягод и листьев брусники (по 1 столовой ложке того и другого) с добавлением 2 ложек зверобоя. Эту смесь кипятят 10 минут в 3 стаканах воды. Принимают 3 стакана в день, начиная с 16 часов и кончая отходом ко сну.

10. Шиповник. Плоды толченые - 4 столовые ложки, ягоды костяники - 1 столовая ложка, кипятить в 1 л воды 30 минут на слабом огне. Перед снятием с огня добавить 2 полных столовых

ложки цветов шиповника. Дать слегка вскипеть. Снять с огня, процедить. Принимать холодным по стакану 2 раза в день.

11. Столовую ложку ягод ежевики (свежей или сухой) и столовую ложку ягод черники кипятить на малом огне 15-20 минут в 0,5 л воды. Принимать по 1 стакану 4 раза в день при недержании мочи.

12. Настоять хорошей глины в воде несколько часов, 2 раза меняя воду. Когда настоится, воду слить и принимать по рюмке этой воды, насыпав в нее 1 г порошка из чистого корня калгана.

13. Самым надежным средством от недержания мочи русские народные лекари испокон веков считали смесь двух трав: зверобоя и золототысячника. Их надо брать в одинаковом количестве (половину на половину), заваривать и пить как чай, 1 чайную ложку на прием.

Примечание. При частых позывах к моче следует исключить из диеты: сельдерей, арбузы, очень спелый виноград и спаржу до тех пор, пока осложнение с мочевым пузырем не пройдет совершенно.

НАРЫВЫ, ФУРУНКУЛЫ, ЧИРИИ

1. Нарезать мелко мыло, чтобы оно покрывало дно кружки. Налить туда молока в 2 раза больше. Кипятить смесь на малом огне 1-1,5 часа, помешивая, пока не будет густая масса в виде смазки. Наложить на больное место и перевязать. Менять ежедневно.

2. 2 части печеного лука и 1 часть натертого мыла. Растереть и хорошо смешать. Прикладывать пластырь на больное место несколько раз в сутки. Очень хорошо очищает, помогает быстрому созреванию фурункулов, очищает нарывы и фурункулы.

3. Лук. Испечь лук, разрезать пополам, разрезанной стороной приложить к чирию и перевязать. Менять через 4-5 часов. Способствует быстрому созреванию нарывов.

4. Картофель. Накладывать несколько раз в день на фурункулы и нарывы сырой тертый картофель, перевязать. Менять через 3 часа.

5. Крупа гречневая. нажевать сырую гречневую крупу, положить в марлю и привязать к нарыву или чирию. Быстро и безболезненно проходит. Менять через 4 часа.

6. Столетник, агава.

а) Сорвать лист, обмыть, срезать конец, разрезать вдоль или растолочь. Наложить на больное место и перевязать, менять ежедневно. Хорошо вытягивает гной и способствует созреванию.

б) Взять льняное, миндальное, персиковое или оливковое

масло, смешать пополам с соком алоэ. Намочить марлю в этом составе, наложить на больное место и перевязать. Менять раз в сутки. Хорошее бактерицидное и заживляющее средство.

7. Одуванчик. 10 г травы и корней на один стакан кипятка, настоять, укутав, 3 часа, процедить. Принимать по столовой ложке 1 раз в день как кровоочистительное и улучшающее обмен веществ средство.

8. Крапива глухая (яснотка). Столовая ложка цветов на 1 стакан кипятка. Настоять, укутав, 30-40 минут, процедить. Принимать по 0,5 стакана 3-4 раза в день при фурункулах, экземах как кровоочистительное средство.

НАСМОРК

1. Ментоловое масло (аптечный препарат). Закапать в каждую ноздрю по 3-5 капель ментолового масла. Делать вдохи-выдохи и одновременно смазать маслом: лоб, виски, за ушами, лицо, нос. Можно ментоловое масло мешать пополам с камфорным. Процедуры те же. Хорошо помогает при начинающемся насморке.

2. Каланхоэ (домашнее растение). При начинающемся насморке достаточно 2-3 раза в день смазать в носу. соком из свежего листа каланхоэ, и насморк быстро прекратиться. Можно закапывать по 3-5 капель.

3. На 100 г подсолнечного или оливкового масла 1 столовая ложка с верхом измельченного багульника. Настаивать 21 день в темном месте, ежедневно взбалтывая. Процедить, отжать. Закапывать по 2-3 капли в каждую ноздрю в первый раз. Потом закапывать по 1 капле 3-4 раза в день. Делать не более недели. Насморк проходит через несколько дней.

4. Керосин. На ночь намазать подошвы ног керосином, замочить тонкую тряпочку в керосине, отжать положить на подошвы. Одеть ноги в теплые носки или чулки и тепло укутать. Утром будет облегчение или насморк пройдет совсем.

5. При хроническом насморке: в 0,5 л слегка теплой, чуть подсоленной воды добавить 1 чайную ложку любых из перечисленных настоек (календула, софора, эвкалипт). Этой водой промывать нос. Процедура выполняется так: наклониться под углом 45°, носом втянуть раствор и выпустить изо рта. Так пропустить весь раствор, не поднимая головы, высморкаться попеременно через каждую ноздрю. Делать при хроническом насморке дважды в день - утром и вечером.

6. Буковица лекарственная - 10 г в порошке, рута (трава) - 10 г в порошке, копытень (трава) - 10 г в порошке. Все хорошо

перемешать. При хроническом насморке нюхать этот порошок 3 раза в день.

7. Свекла красная. Закапывать в каждую ноздрю по 5-6 капель свежеотжатого сока свеклы (свежей, не вареной). Можно ватный тампон намочить в свежем соке и закладывать в нос.

8. Горчица сарептская, свекла красная:

а) при хроническом насморке порошок горчицы насыпать в носки. Настоявшимся и забродившим отваром свеклы промывают нос при хроническом насморке;

б) хорошие результаты дает закапывание в нос свежего сока свеклы с добавлением 30% меда.

НЕВРАЛГИЯ

1. Безвременник осенний (корни, семена). Ядовитое растение. Настойка клубней на уксусе: 1 часть сухих клубней (измельченных) на 12 частей уксуса. Настоять 2 недели. Применять для растирания. Спиртовая настойка: 1 часть мелко нарезанных корней на 5 частей 50-60%-го спирта. Настоять 2-4 недели в темном месте, изредка взбалтывая. Применять для растираний. Препараты из безвременника содержат в клубнях и семенах кальцихин и другие препараты, которые в виде настоек применяются как наружное болеутоляющее средство при невралгиях, суставном ревматизме, подагре. Обращаться осторожно, так как растение ядовито.

2. Клопогон даурский (корневища с корнями). 1 часть корневища с корнями настаивают 7 дней на 5 частях 70-градусного спирта. Принимать по 20 капель 3 раза в день на воде при невралгии, ревматизме.

3. Тополь черный, осокорь (листовые почки). 3 столовые ложки почек кипятить 5 минут в 4 стаканах воды, настоять 4 часа. Употреблять для сидячих ванн и примочек на 4 части коровьего масла или свиного жира. Применять наружно для растирания в тех же случаях.

4. Тысячелистник обыкновенный (трава). Столовую ложку сухой трав на 1 стакан кипятка. Настоять, укутав, 1 час, процедить. Принимать по 1 столовой ложке 3-4 раза в день до еды при невралгии, ревматизме.

5. горец земноводный (корневища). Чайную ложку свежих корневищ варить 10 минут в полутора стаканах воды, настоять, 2 часа, процедить. Принимать по 1/2 стакана 3 раза в день до еды. Применяется при невралгиях, подагре, ревматизме.

6. Во время невралгического приступа сварить хорошо вкрутую яйцо, разрезать его пополам и обе половины немедленно

приложить к месту, где боль ощущается сильнее всего. Когда яйцо остынет, то и боль исчезнет, и сравнительно долгое время невралгия не будет беспокоить больного. Это средство испытанное.

НЕВРАСТЕНИЯ

Пион уклоняющийся. Чайную ложку сухих корней на 3 стакана кипятка. Настоять, укутав, 1 час, процедить. Принимать по 1 столовой ложке 3 раза в день за 15 минут до еды. Настойка из корневищ, корней и травы пиона уклоняющегося применяется при неврастенических состояниях, бессоннице, вегето-сосудистых нарушениях различной этиологии. У больных улучшается сон, уменьшается головная боль, повышается работоспособность.

НЕВРОЗ СЕРДЕЧНО-СОСУДИСТОЙ СИСТЕМЫ

Валериана лекарственная. 6-10 г сухого корня настаивать на 180-200 мл воды. По назначению лечащего врача взрослые принимают настой по 1-2 столовых ложки, дети старшего возраста — по 1 десертной ложке, маленькие дети - по 1 чайной ложке 3-4 раза в день. Настой валерианы применяют по назначению врача для уменьшения возбудимости центральной нервной системы, усиления действия снотворных средств, при бессоннице, нервном возбуждении, неврозах сердечно-сосудистой системы, истерии, хронических нарушениях коронарного кровообращения, при гипертонической болезни I степени, сердцебиениях, пароксизмальной тахикардии, связанной с невротическим состоянием.

НЕРВНОЕ ИСТОЩЕНИЕ

Полевой шалфей. Прекрасное средство при нервном истощении, утомляемости, гипертонии. 6 г буквицы (3 столовые ложки) залить 500 мл кипятка с сахаром. Настоять как чай перед едой. Это дневная доза.

НЕРВНОЕ ВОЗБУЖДЕНИЕ

Боярышник.
а) Цветки боярышника - 3 части, трава пустырника - 3 части, трава сушеницы - 3 части, цветы ромашки - 1 часть. Столовую ложку измельченной смеси заварить 1 стаканом кипятка, настоять

8 часов, процедить. Настой принимать по полстакана 3 раза в день через 1 час после еды при заболеваниях сердца и как успокаивающее при нервном возбуждении.

б) Плоды боярышника - 3 части, цветки боярышника - 2 части, корень валерианы - 3 части, трава зверобоя - 3 части, трава тысячелистника - 3 части. Столовую ложку измельченной смеси заварить 1 стаканом кипятка, настоять 5-6 часов, процедить. Настой принимать по 1/4 стакана 4 раза в день за 20-30 минут до еды.

НОГ ПОТЕНИЕ

1. Растолочь кристаллы борной кислоты в порошок или взять мелкий порошок борной кислоты. Каждое утро обильно посыпать этим порошком между пальцами и подошвы ног. Вечером ежедневно смывать водой 35-40 °C. В течение первой недели лечения следует надевать чистые чулки или носки ежедневно. Дурной запах ног исчезает после 2-недельного лечения.

2. Взять немного дубовой коры и измельчить ее в порошок, обильно посыпать чулки или носки с внутренней стороны этим порошком ежедневно до тех пор, пока потение сократиться наполовину. Полное исчезновение потения нежелательно, так как человек может ощущать сильные головные боли.

3. Мыть ноги каждый день холодной водой. Мыть днем, но не вечером.

4. Порошок квасцов насыпать внутрь чулок и носков. Делать продолжительное время. Мытье ног квасцами жжеными: 1/5 часть чайной ложки или на кончике ножа жженых квасцов на 1 стакан горячей воды, размешать и обмывать потливые места.

5. Крепким отваром из овсяной соломы делают 15-20 минутные ножные ванны, можно с добавлением дубовой коры.

6. При сильном потении ног делают ванны из отваров дубовой коры (50-100 г на 1 л воды). Кипятить 20-30 минут на небольшом огне. В народе такие ежедневные ванны считаются вернейшим средством против потения ног.

7. 1/4 чайной ложки хлорной извести на 3 л кипяченой воды. Сделать пену из детского мыла. Промыть ноги в этом составе. Не смывая, вытереть насухо.

8. Скрывшийся ножной пот вернее всего вызвать снова, если под голыми ногами носить подошвы из бересты.

9. Чайная ложка соли на 1 стакан горячей воды. Обмывать ноги на ночь и утром прохладной соленой водой.

10. Обмывание ног содовой водой утром и вечером: чайная ложка соды на 1 стакан теплой воды. Промыть и обтереть ноги,

положить намоченную в соде ватку между пальцами на ночь. Будет чесаться и саднить, надо потерпеть. Утром обмыть ноги содовой водой, обтереть и обуться. Очень скоро исчезнут пот и запах.

11. При потливости ног с запахом и нагноением хорошо промыть ноги теплой водой с мылом, ополоснуть холодной водой. Солому ячменя, или овса, или пшеницы, или траву пырея ползучего на ночь переплести между пальцами, как плетут корзины, надеть чистые носки. Утром солому выбросить, ноги вымыть, одеть чистые носки. Повторять ежедневно на ночь. В народе считается одним из лучших средств. Достаточно проделать это в течение недели, и болезнь проходит на долгие годы. Исчезают запах, потливость ног, нагноение.

12. Два раза в день перекладывать ноги и пальцы свежими березовыми листьями.

ОТ ОТЕКОВ НА НОГАХ

Пить отвар из льняного семени. 4 чайные ложки семян на 1 л воды. Кипятить 10-15 минут. Кастрюлю закрыть и поставить в теплое место. Дать настояться 1 час. Можно не процеживать. Для вкуса можно добавить лимонного сока или какого-либо другого фруктового сока. Пить по 1/2 стакана через 2 часа 6-8 раз в день. Результат достигается через 2 или 3 недели. Лучше пить горячим.

ОБМЕН ВЕЩЕСТВ

Для улучшения обмена веществ предлагается следующая смесь: череда (трава) - 10 г, бузина черная (цветы) - 10 г, орех грецкий (листья) - 10 г, лопух (листья, корень) - 10 г, хмель (шишки) - 10 г, береза (листья) - 10 г, вербена (трава) - 5 г, земляника (листья) - 10 г, дурнишник (трава) - 10 г, яснотка (трава) - 10 г, солодка (корень) - 10 г, подмаренник (трава) - 10 г. Столовую ложку этой смеси залить 1 стаканом кипятка, настоять как чай и пить в промежутках между едой и на ночь. За день нужно использовать стакан сушеной смеси.

ОТ ОДЫШКИ И ГРУДНОЙ ЖАБЫ

1. 1 л меда, 10 лимонов выжать, 10 головок чеснока почистить и смолоть чеснок в кашицу. Все это смешать вместе и оставить на неделю в закрытой банке. Пить ежедневно по 4 чайные ложечки 1 раз в день. Глотать не торопясь, не сразу, медленно одну ложечку за другой. Дня не пропускать. Этого количества должно быть достаточно на 2 месяца. Этот рецепт помогает даже таким дряхлым

старикам, которые не могут пройти 50 шагов, не останавливаясь для отдыха.

2. 350 г чеснока размолоть. Выжать сок из 24 лимонов. Размолотый чеснок и сок лимонов поместить в банку с широким горлом, завязать легкой прозрачной тряпочкой, оставить на 24 часа. При приеме взбалтывать. Принимать 1 раз в день пред сном 1 чайную ложку этой смеси на полстакана воды, размешав. По истечении 10-14 дней человек почувствует в этом средстве эликсир молодости и отсутствие усталости, и пользующийся этим чудесным средством будет награжден хорошим сном. Это средство от одышки для омоложения крови, особенно у тучных людей с вялым, дряхлым организмом, и почти эликсир молодости.

ОЖОГИ

1. Свежевыпущенная моча человека - прекрасное средство от ожогов. Смочить ожог мочой. Перебинтовать ожоги и все время смачивать бинты мочой не давая высохнуть. При сильных ожогах делать такую процедуру в течение нескольких дней.

2. Картофель. Очистить свежий картофель, натереть на терке, наложить на тряпку и привязать на больное место. Как только компресс нагреется, сменить его.

3. Чай. Заварить черный или зеленый чай. Остудить заварку до 13-15°. Поливать этой заваркой обожженные места. Постоянно смачивать бинты заваркой не давая им высыхать. Делать так 10-12 дней. Помогает хорошо.

4. Ожог без ран с волдырями. Постное масло - 1 столовая ложка, сметана - 2 столовые ложки, яйцо свежее (желток) - 1 штука. Все хорошо смешать. Смазать густо ожог и перебинтовать. Менять повязку раз в сутки.

5. Зверобойное масло. 1 часть свежих цветков зверобоя настоять в 2 частях масла (подсолнечного, или льняного, или оливкового, или персикового). Настоять 21 день в закрытом шкафу. Потом процедить, отжать. Полученное масло с успехом применяется для лечения ожогов, даже если поражено 2/3 поверхности тела. На пораженные больные места делают масляные компрессы. Это масло применяется также при лечении ран, язв, высыпаний на губах или простуде.

6. Коровье масло, яйца. 100 г несоленого коровьего масла хорошо смешать с 2 свежими диетическими яйцами. Положить эту смесь на обожженное место и перевязать. Когда мазь засохнет, заменить свежей. Эта мазь лечит даже большие ожоги.

7. Алоэ древовидное. Применяют свежий сок, пропитывая марлевую повязку и орошая раны.

8. Горец птичий. Применяют свежую траву в виде кашицы или сок в виде примочек.

9. Дуб обыкновенный. Отвар коры используют для обмывания ран и примочек.

10. Мазь календулы. Настойка календулы - 1 часть, вазелин - 2 части.

11. Капуста. Используют свежие листья капусты в виде повязки.

12. Клевер луговой. Делают примочки из цветков. 2-3 столовые ложки сухих цветков обварить кипятком, завернуть в марлю, приложить к больному месту.

13. Лопух большой. К ожогам прикладывают кашицу из свежих листьев.

14. Морковь посевная. Прикладывают тертую морковь к больному месту. 15. Подорожник большой. Свежие истолченные листья прикладывают к ожогу.

16. Тыква. компрессы из сока помогают при ожогах.

ОПРЕЛОСТИ

Гречиха посевная. Муку из листьев применяют как присыпку при опрелости у детей.

ОПЬЯНЕНИЕ

1. Мята (настойка). 20 капель настойки мяты на 1 стакан холодной воды выпить все сразу. Быстро проходит опьянение и снижаются головные боли и тяжесть в голове.

2. Нашатырный спирт. 5-6 капель нашатырного спирта на 1 стакан холодной воды. Выпить за 1 прием. Применятся для отрезвления выпившего человека.

3. Чай. Перед тем как идти в гости и для того, чтобы не захмелеть, надо выпить бокал хорошо заваренного с мятой зеленого или черного чая. После приезда домой или в гостях снова повторить чаепитие. Опьянение вскоре проходит.

4. Кофе черный. Перед ожидающимся застольем выпить чашечку хорошо заваренного кофе с лимонным соком или с ломтиком лимона. После повторить такую же процедуру. Опьянение быстро проходит.

ОСТЕОМИЕЛИТЫ

1. Алоэ древовидное. Применяют сок алоэ в виде примочек.

2. Крапива двудомная. В период рубцевания свищевые ходы промывают соком из свежих листьев.

ОТЕКИ

1. Береза белая. Настой листьев или почек пьют по 1/2 стакана 4 раза в день до еды: 2 столовые ложки листьев или 1 столовую ложку почек залить 0,5 л кипятка, настоять 1 час, процедить.

2. Брусника обыкновенная. 2 чайные ложки листьев залить 1 стаканом воды, кипятить 15 минут. Охладить, процедить и пить глотками в течение дня.

3. Тыква обыкновенная. Сок тыквы пьют по 0,5 стакана в сутки.

ПАРАЛИЧ

1. Пион уклоняющийся (корни). Чайную ложку сухих корней на 3 стакана кипятка. Настоять, укутав, 1 час, процедить. Принимать по 1 столовой ложке 3 раза в день за 15 минут до еды. Спиртовую настойку принимать по 30-40 капель 3 раза в день до еды. Применяется при параличах, ревматизме, подагре.

2. Сумах дубильный, сумах красильный (свежие листья). Чайную ложку свежих листьев на 1 стакан кипятка. Настоять, укутав, 1 час, процедить. Принимать по 1 столовой ложке 3-4 раза в день при параличе, ревматизме, подагре.

3. Шиповник (корни, плоды). Наружно отвар корней употребляют для ванн при параличах и "слабости ног". Отвар сухих плодов используют для ванн при ревматизме.

ПАРАЛИЧ ДРОЖАТЕЛЬНЫЙ

100 г шалфея залить 200 мл кипятка, настаивать, укутав, 8 часов. Принимать по 1 чайной ложке через час после еды, обязательно запивая молоком или киселем.

При лечении этой болезни необходимо сочетать прием шалфея с ваннами из шалфея. Для этого заварить 300 г шалфея на 8-10 л воды. Настаивать, закрыв посуду крышкой, 30 минут. Налить в ванну сначала холодной воды, потом горячей, добавить процеженный отвар.

ПЕРЕЛОМЫ

1. Медь. В русской народной медицине переломы лечили так: мелким напильником (надфилем) от старой медной монеты настругивали медный порошок. Примерно 0,1 г этого порошка размешивали в молоке или сметане или растирали с яичным желтком и давали больному внутрь 3 раза в неделю. Это

способствовало быстрому сращиванию переломов.

2. **Мазь.** Еловая живица - 20 г, луковица растертая (растолченная) - 1 штука, масло растительное, лучше оливковое - 50 г, медный купорос в порошке - 15 г. Все тщательно растирают и топят на огне, не доводя до кипения. Мазь обладает жгучим действием, активно лечит нарывы, ушибы и переломы костей.

3. **Василек.** Мелко растолочь цветы и траву василька, смешать с соком терна. Принимать натощак ежедневно 8 дней по 1-2 столовых ложки. Применяется при переломах ребер и других суставов.

4. **Мумие.** Суточная доза 0,15-0,2 г. Принимать утром натощак, разведя в теплой воде. После 10-дневного приема сделать перерыв 5 дней. Затем провести второй курс лечения. При переломах крупных костей (таз, позвоночник, бедра, голени) рекомендуется провести третий курс лечения - еще 10 дней.

5. **Окопник, чернокорень.** При переломах костей, а также при туберкулезе делают обклады из свежих или сушеных корней окопника или чернокорня. Для этих целей готовят мазь из этих корней: истолченный свежий корень (можно пропустить через мясорубку) смешать поровну со свиным несоленым топленым салом. Делают компрессы и наложения при переломах.

ПЕЧЕНИ ЗАБОЛЕВАНИЯ

1. **Береза белая.** Настой листьев или почек применяют при заболевании печени для улучшения желчеотделения. 2 столовые ложки листьев или 1 столовую ложку почек залить 0,5 л кипятка, добавить немного питьевой соды, чтобы растворились смолистые вещества, настоять 1 час, процедить. Пить по 1/2 стакана 4 раза в день до еды.

При заболевании печени и желчных протоков применяют сборы.

2. **Трава спорыша:**

а) трава спорыша - 3 части, цветки ромашки аптечной - 1 часть, кора крушины - 2 части, трава зверобоя продырявленного - 4 части, цветки бессмертника песчаного - 4 части. 4 столовые ложки смеси залить на ночь 1 л холодной воды, утром поставить на плиту, довести до кипения, кипятить 5-10 минут, остудить, процедить. Первый стакан выпить натощак утром, остальные разделить на 4 приема, каждый раз через час после еды. Исключить из пищевого рациона острое, соленое, копченое, жареное, жирное;

б) столовую ложку измельченного корня спорыша залить 1 стаканом воды комнатной температуры, поставить на 30 минут на кипящую баню, настоять 15 минут, процедить. Принимать по

1 столовой ложке 3-4 раза в день при холециститах, воспалительных заболеваниях желудочно-кишечного тракта;

в) трава спорыша, трава чистотела, корень одуванчика, кукурузные рыльца, трава зверобоя продырявленного, трава фиалки трехцветной, плоды аниса, плоды кориандра (поровну). 3 столовые ложки смеси залить 3 стаканами кипятка, настоять 30 минут, процедить. Пить по 1 стакану 3 раза в день при желчно-каменной болезни;

г) столовую ложку травы спорыша заварить 1 стаканом кипятка, настоять 1 час, процедить. Пить по 1 столовой ложке 2-3 раза в день за 30 минут до еды при камнях желчного пузыря.

3. Девясил высокий. Настой корня обладает желчегонным действием. Чайную ложку травы залить 1 стаканом кипяченой холодной воды, настоять 10 часов, процедить. Пить по 1/4 стакана 4 раза в день за 30 минут до еды.

4. Зверобой продырявленный. Отвар пьют как желчегонное и противовоспалительное средство: столовую ложку травы залить 1 стаканом кипятка, кипятить 15 минут, процедить. Пить по 1/4 стакана 3 раза в день.

5. Календула лекарственная. Обладает желчегонным действием, применяется в виде настоя. 2 чайные ложки цветков заварить 2 стаканами кипятка, настоять 1 час, процедить. Пить по 1/2 стакана 4 раза в день.

6. Кукуруза. Применяют желчегонный настой кукурузных рылец: столовую ложку сырья заварить 1 стаканом кипятка, настоять 1 час, процедить. Пить по 1 столовой ложке через каждые 3 часа.

7. Тыква обыкновенная. Мякоть плодов и сок употребляют при нарушении обмена веществ, заболеваниях печени. 0,5 кг тертой мякоти сырой тыквы или 0,5 стакана сока мякоти в сутки.

ПНЕВМОНИЯ

Овес. Стакан промытого овса с шелухой залить 1 л молока и варить в течение часа на медленном огне. Процедив, пить горячим, можно с маслом и медом. Особенно полезно принимать его на ночь, но в термосе отвар хранить нельзя, так как он быстро скисает. Овес применяется при тяжелых пневмониях, особенно для ослабленных больных.

ПОВЫШЕННАЯ КИСЛОТНОСТЬ ЖЕЛУДКА

Хорошим средством является морковный сок. Чем больше кислотности в желудке, тем больше следует потреблять морковного сока. Это средство очень старинное, повсеместно применяемое в России.

ПОДАГРА, ОТЛОЖЕНИЕ СОЛЕЙ

1. Шалфей. 2 коробки по 50 г на 6 литров воды. Кипятить 10 минут. Когда остынет, насколько терпит рука, можно парить больные руки или ноги в этом отваре. Парить от 30 минут до 1 часа. Перед этим 1 л отвара отлить и держать горячим, подливая его в таз или ведро время от времени. Делать раз в сутки перед сном в течение 1-2 месяцев. Рассасываются шишки рук и ног, снимаются боли. После процедуры одеть теплые шерстяные носки или перчатки на руки и лечь в кровать. Следить, чтобы не было холодного воздуха. Делать лучше перед сном.

2. Растопить свежее коровье несоленое масло в посуде над огнем. Когда масло начнет закипать, надо снять с него пленку. Добавить в масло столько же очищенного винного (медицинского) спирта, размешать. Затем зажечь эту смесь и дать спирту выгореть. Оставшаяся масса - лучшее лечебное средство от подагры. Втирать в больные места обязательно вблизи жаркого огня: печи, камина, костра, плиты.

3. Пчелоужаливание. При подагре приносит хорошие результаты. Но применять надо осторожно, помня, что пчелиный яд токсичен и некоторые люди плохо переносят его. наши врачи успешно лечат пчелоужаливанием невралгии, ревматизм, подагру, артриты и другие болезни.

4. Ромашка аптечная (цветы). Ванна: на 10 л воды 100 г ромашки и 200 г соли. При подагрических опухолях рук и ног.

5. Ромашка аптечная, цветы черной бузины. Смесь залить кипятком, подогреть на огне в кастрюле. Процедить, наполнить подушечки из материи и прикладывать на больное место. Применяются также прогревания при подагре, флюсе, зубной боли с опухолью щеки, боли в щеках после простуды на сквозняках, когда болит голова, при болях и прострелах в пояснице.

6. Сирень майская (цветы) (не мичуринская). Цветы сирени насыпать рыхло в поллитровую бутыль до верха, залить водкой или спиртом. настоять 21 день в темном месте, процедить. Принимать по 30 капель 3 раза в день до еды. Курс лечения 3 месяца. Этой же настойкой делать растирания и компрессы. Применяется при подагре, отложениях солей.

7. Земляника (ягода). Принимать свежую землянику в течение всего сезона в больших количествах при подагре, ревматизме, при нарушениях обмена веществ.

8. См. раздел "Ревматизм, полиартрит", рецепты № 1-5.

9. Сирень обыкновенная. 2 столовые ложки цветов залить 200 мл водки или 70-градусного спирта. Настоять в течение 7 дней в темном месте, периодически встряхивая. Принимать по 20-30 капель спиртовой настойки или по 50 капель водочной настойки 3 раза в день перед едой.

10. Череда. заваривать череду нужно свежим кипятком (не подогревая кипяченую воду) и настаивать 15 минут без укутывания под фарфоровым блюдцем. Процедить и пить только горячим. Если настой имеет цвет не золотистый, а зеленовато-мутный, то принимать его не имеет смысла. Лечить можно длительным питьем череды, заваренной как чай, без дозировки. Череда должна быть не перезрелой, ее нужно собирать на стадии бутонизации цветков, сушить обязательно в тени небольшими пучками.

11. Буквица или полевой шалфей. 5 г травы с цветами буквицы на 200 мл кипятка с 2 столовыми ложками портвейна или другого десертного вина. Укутать на 15 минут. Принимать по 1/3 стакана 3 раза в день перед едой.

12. Вахта трехлистная (листья).

а) 50 г листьев на 1 стакан кипятка. Настоять, укутав, 1 час, процедить. Принимать по 1/4 стакана 4 раза в день до еды.

б) 1/2 чайной ложки листьев на 2 стакана холодной кипяченой воды. Настоять 8 часов, процедить. Принимать по 1/3-1/2 стакана 2-4 раза в день до еды. Применяется при подагре.

13. Плющ обыкновенный (листья). 1/2 чайной ложки листьев на 1 стакан холодной кипяченой воды. Настоять 1 час, процедить. Принимать по 1/4 стакана 4 раза в день при подагре.

14. Пырей ползучий (корневища).

а) 2 чайные ложки корневищ на 1 стакан воды. Кипятить 10 минут. Настоять, укутав, 1 час, процедить. Принимать по 1-2 столовых ложки 3-4 раза в день.

б) 4 чайные ложки сухих корневищ на 1 стакан холодной кипяченой воды. Настоять 12 часов, процедить. Остаток корневищ залить стаканом кипятка, настоять, укутав, 1 час, процедить. Смешать оба настоя. Принимать при подагре.

15. Ряска маленькая (растение целиком). Столовую ложку чисто вымытой и измельченной ряски настаивать 3-4 суток в 250 г водки, процедить, отжать. Принимать по 15-20 капель с 2-3 ложками воды 2-3 раза в день. Вымытую измельченную ряску смешать с медом. Принимать по 1 г 2 раза в день. Применяется при подагре, ревматизме.

16. Агава американская. Настойка: 10 г свежих листьев агавы американской в 100 мл 70-градусного спирта настаивать 10 дней в темном месте. Принимать по 20 капель 3 раза в день перед едой.

17 Хмель (шишки). Для лечения подагры и ревматизма из порошка сухих шишек приготавливают мазь: 1 столовую ложку порошка растереть с 1 столовой ложкой несоленого свиного сала или свежего сливочного масла. Употреблять как болеутоляющую мазь при подагре и ревматизме.

18 Сабельник болотный. Приготовить спиртовую настойку из корня или стебля сабельника: 150 г сухого корня в 500 мл водки настаивать в темном месте 3 недели. Принимать по 25 г 3 раза в день перед едой. Курс лечения - 2-3 месяца при регулярном приеме.

19 Хвощ полевой (трава). 4 чайные ложки сухой травы на 2 стакана кипятка. Настоять, укутав, 2 часа, процедить. Принимать по 1 столовой ложке 5-6 раз в день при подагре, ревматизме. При остром нефрите и неврозонефрите не принимать из-за раздражения почек.

20. Лапчатка прямостоячая 20 г лапчатки в 100 мл 70-градусного спирта настаивать 6 недель в светлом месте. Принимать по 40 капель 2-3 раза в день перед едой. При склонности к запорам это средство не рекомендуется.

21. Яблоки (плоды, сок). Плоды препятствуют образованию мочевой кислоты, поэтому употребляются при всех заболеваниях, связанных с накоплением в организме солей мочевой кислоты. Яблоки употребляются при подагре, хроническом ревматизме. Хорошо и полезно пить отвары и настои из яблок. Нарезать 3-5 неочищенных яблок, кипятить в закрытой посуде 10 минут, настоять 4 часа. Принимать в теплом виде как чай несколько раз в день. Или просто порезать яблоки в чай, дать им настояться и пить этот чай

22. Будра плющевидная (трава). Чайную ложку свежей травы на 1 стакан кипятка Настоять, укутав, 1 час, процедить. Принимать по 1/4 стакана 2-3 раза в день теплым. В немецкой народной медицине настой будры употребляют для компрессов при подагре

23. Барбарис. 25 г коры барбариса в 100 мл 70-градусного спирта настаивать 7-10 дней в темноте. Принимать по 30 капель 3 раза в день. Настойка способствует растворению отложенных солей в организме, постепенному уменьшению подагрических узлов и снижению мышечных болей.

24 Осина (кора внутренняя молодых ветвей, лист). Спиртовая настойка. 1 часть сырья на 10 частей 70-градусного спирта. Принимать по 25-30 капель на воде 3 раза в день при подагре и ревматизме

25 При запущенной подагре помогает отвар: василек синий (цветы) - 5 частей, пион (цветы) - 5 частей, можжевельник (плоды)

- 5 частей, крушина (кора) - 5 частей, бузина черная (цветы) - 10 частей, крапива двудомная (лист) - 10 частей, ива (кора) - 20 частей. Столовую ложку с верхом смеси залить 300 мл кипятка в фарфоровой посуде, укутать. Через полчаса выпить весь горячий отвар. Повторять каждые два часа. Рецепт профессора С.Я. Соколова.

26. Лен посевной (семена). 2 чайные ложки семян отварить 15 минут в полутора стаканах воды, настоять 10 минут, взбалтывать 5 минут в бутылке, процедить через марлю. Принимать по 1 столовой ложке 4-5 раз в день при подагре и ревматизме.

27. Любисток лекарственный (корни). 5 г сухих корней варить после закипания 10-15 минут на малом огне. Настоять, укутав, 2-3 часа, процедить. Принимать по 1 столовой ложке 3-4 раза в день за 30 минут до еды при подагре и ревматизме.

28. Латук дикий, лук компасный (трава). Ядовитое растение. Чайную ложку травы на 3 стакана кипятка. Настоять, укутав, 4 часа, процедить. Принимать по 1 столовой ложке 3 раза в день до еды при подагре. Точно соблюдать дозировку.

29. Лапчатка прямостоячая (корневища). Столовую ложку корневища на 1 стакан воды. Кипятить 15-20 минут, настоять, укутав, 2 часа, процедить. Принимать по 1 столовой ложке 3-4 раза в день за 30 минут до еды при подагре и ревматизме.

30. Козелец приземистый (корни). Столовую ложку сухих корней залить 1 стаканом кипятка, варить 10 минут, настоять, укутав, 2 часа, процедить. Принимать по 1 столовой ложке 3-4 раза в день при подагре.

31. Золотая розга, золотарник (трава). 2 чайные ложки травы на 1 стакан остуженной кипяченой воды. Настоять 4 часа, процедить. Принимать по 1/4 стакана 4 раза в день до еды при подагре, ревматизме.

32. Капуста огородная. Капусту употребляют при подагре в виде салатов. Сырые листья, приложенные к больным местам, "унимают подагрическую боль и колотье в боку".

33. Прострел луговой (листья). Применяется в виде холодного настоя. 2 чайные ложки измельченного сырья на 1 стакан холодной кипяченой воды. Настоять 24 часа, процедить. Принимать по 1 столовой ложке через каждые 2-3 часа при подагре и суставном ревматизме. Так как прострел сильно раздражает пищеварительный тракт, он противопоказан при гастрите и нефрите.

34. Лабазник вязолистный, таволга вязолистная (цветы). 15 г цветов на 1 л кипятка. Настоять, укутав, 3 часа, процедить. Принимать по 1/4 стакана 4 раза в день при подагре и ревматизме.

35. Череда трехраздельная (трава). 2 столовые ложки травы на

500 мл кипятка. Настоять, укутав, 12 часов, процедить. Принимать по 1/2 стакана 3 раза в день при подагре и артритах.

36. Смородина черная (лист). Столовую ложку листьев на 500 мл кипятка настоять, укутав, 2 часа, процедить. Принимать по 1/2 стакана 4-5 раз в день при ревматизме и подагре. Листья обладают сильным потогонным и мочегонным действием, освобождают организм от пуриновых веществ и избытка мочевой кислоты и поэтому служат хорошим средством при подагре и ревматизме.

37. Горичник русский (корни). Чайную ложку сухих корней на 2 стакана холодной воды. Настоять 8 часов, процедить. Принимать по 1/4 стакана 3-4 раза в день за 30 минут до еды при подагре, ревматизме.

38. Береза белая повислая (почки, листья, сок).

а) Спиртовая настойка: принимать по 15-20 капель 3 раза в день с водой. Отвар: 5 г березовых почек на 1 стакан воды. кипятить 15 минут на малом огне. Настоять, укутав, 1 час, процедить. Принимать по 1/4 стакана 4 раза в день через час после еды.

б) Столовая ложка сухих листьев на 1 стакан кипятка. Настоять, укутав, 6 часов, процедить. Принимать по 1/2 стакана 2-3 раза в день. Препараты из березы применяются при ревматизме, подагре и при различных поражениях суставов. При острых воспалениях почек не применять. Наружно: спиртовой настойкой из почек березы делают растирания и компрессы на больные суставы.

в) Весной березовый сок принимать по 1/2-1 стакану 3 раза в день как хорошее кровоочистительное средство, а также при подагре, ревматизме, артритах.

39. Орех грецкий (листья). 1/4 кг листьев отварить в 1 л воды. Употреблять для ванн и обмываний при подагре, ревматизме.

40. Дягиль лекарственный (корневище и корни). Спиртовую настойку (1:5) корневищ употребляют для натираний при подагре, мышечных болях, ревматизме.

41. Вероника лекарственная (трава). 2 чайные ложки травы на 2 стакана кипятка, настоять, укутав, 2 часа, процедить. Принимать по 1/2 стакана 4 раза в день через 1 час после еды при подагре, ревматизме.

42. Буквица лекарственная (трава). Столовую ложку травы на 2 стакана кипятка. Настоять, укутав, 2 часа. Принимать по 1-2 столовых ложки 3-4 раза в день до еды при плохой циркуляции крови, болях в суставах, при подагре.

43. Герань луговая, кроваво-красная, лесная, болотная (трава). 2 чайные ложки сухой травы на 2 стакана холодной кипяченой воды. Настоять 8 часов, процедить. Пить глотками в течение дня весь настой при подагре.

44. Бедренец-камнеломка (корни и корневища). 15 г корневищ

с корнями на 500 мл воды кипятить 15 минут, после закипания настоять, укутав, 4 часа, процедить. Принимать по 1/4-1/3 стакана 3-4 раза в день до еды. Водочную настойку (1:5) принимать по 30 капель 4-5 раз в день с водой до еды. Применяется при подагре, ревматизме.

45. Пижма обыкновенная (цветы). Столовую ложку цветочных корзинок на 1 стакан кипятка. Настоять, укутав, 2 часа, процедить. Принимать по 1 столовой ложке 3-4 раза в день за 20 минут до еды при ревматизме. наружно настой цветочных корзинок и настой листьев в виде теплых ванн и компрессов применяют как обезболивающее средство при подагре, болях в суставах, ревматизме.

46. Эвкомия вязколистная (стебли, кора). Спиртовую настойку стеблей и коры принимать по 15-20 капель с водой 2 раза в день при подагре. Настой: 10 г коры на 1 стакан воды. Кипятить 10-15 минут, настоять, укутав, 4 часа, процедить. Принимать по 1 столовой ложке 3 раза в день при подагре.

47. Чеснок посевной (луковицы). 40 г измельченного чеснока настоять в закрытом сосуде в 100 мл спирта или водки (можно прибавить для улучшения вкуса мятных капель - 3-5 капель). Принимать по 10 капель 2 раза в день за 30 минут до еды при подагре. Полнокровным, эпилептикам и беременным женщинам не принимать.

48. Черника обыкновенная (плоды). 1-2 чайные ложки ягод на 1 стакан кипятка, настоять, укутав, 3-4 часа, подсластить. Принимать по 1/4 стакана 5-6 раз в день при подагре, ревматизме и других заболеваниях, связанных с нарушением обмена веществ.

49. Вареный растертый корень репы прикладывают к больным местам при подагре.

50. Ментол - 2,5 г, анастезин - 1,5 г, новокаин - 1,5 г, спирт 90-градусный - 100 мл. Больные места смазывать жидкостью два раза в день.

51. Лопух тестообразный накладывать на больное место.

52. Сирень обыкновенная, рай-дерево (цветы, почки). Весьма интересно применение цветков сирени в народной медицине Восточной Сибири при отложении солей в суставах и особенно при шпоре пяточной. В этом случае рекомендуют высушенные цветки насыпать рыхло в поллитровую бутыль и залить водкой, настоять 8-10 суток, после чего принимать внутрь по 30-40 капель 2-3 раза в день. Одновременно делать компрессы из той же настойки или натирать болезненные участки. А.П. Попов рекомендует при ревматизме делать настойку на водке из цветов и почек сирени. Принимать, как указано выше.

ПОЛИАРТРИТ

Чистотел большой (трава). Чайную ложку сухой травы на 1 стакан кипятка. Настоять, укутав, 1 час, процедить. Принимать по 1 столовой ложке 3 раза в день при хроническом полиартрите. Точно соблюдать дозировку, растение ядовитое.

ПОЛОВАЯ СЛАБОСТЬ, ИМПОТЕНЦИЯ

1. Левзея сафлоровидная (маралий корень). Настойка: принимать по 20-30 капель 2 раза в день, утром и в обед, за 30 минут до еды. Применяется как тонизирующее при переутомлении, половой слабости.

2. Заманиха высокая. Настойка: принимать по 30-40 капель 2 раза в день, утром и в обед, за 30 минут до еды. Применяется в качестве тонизирующего и стимулирующего средства при половом бессилии.

3. Аралия маньчжурская. Настойка: принимать по 30-40 капель 2 раза в день, утром и в обед, за 30 минут до еды. Применяется как средство, стимулирующее центральную нервную систему, при половой слабости.

.4. Родиола розовая (золотой корень). Настойка: принимать по 20-40 капель 2 раза в день, утром и в обед, за 30 минут до еды. Действует, главным образом, на нервную систему при импотенции. Противопоказано при резко выраженных симптомах повышенной нервной возбудимости, гипертонических кризах, истощении корковых клеток, лихорадочных состояниях.

5. Пантокрин. Настойка: принимать по 15-20 капель 2 раза в день, утром и в обед, за 30 минут до еды. Применяется как сильное тонизирующее средство, при импотенции, как общеукрепляющее.

6. Элеутерококк. Настойка: принимать по 15-20 капель 2 раза в день, утром и в обед, за 30 минут до еды. Применяется как средство, стимулирующее центральную нервную систему и весь организм, при импотенции.

Примечание: Все перечисленные препараты принимать 2-3 недели, затем сделать перерыв 1 месяц, потом курс повторить. Длительное время принимать нежелательно. Людям с повышенным давлением не принимать. Не принимать также весной и летом.

7. Барвинок. настойка: 20 г травы барвинка малого с цветами варят на малом огне в 250 мл водки. Принимают по 8 капель 2 раза в день, утром и вечером, на протяжении 4 дней. Затем делают 2-дневный перерыв и лечение повторяют.

ПОНОС КРОВАВЫЙ

1. Калган дикий - 20 г, подорожник (листья) - 20 г, яснотка (листья) - 20 г, спорыш - 20 г. Столовую ложку смеси залить 200 мл кипятка. Пить до и после еды.

2. Грецкие орехи. Примерно 100 г орехов, колют, достают перегородки, которыми отделяются части зерна. Перегородки кладут в бутылку, заливают 200 мл 70-градусного спирта и настаивают 6-8 дней. Принимают 3-4 раза в день от 6 до 10 капель на небольшую дозу теплой воды. Как только понос начнет проходить, прием капель надо немедленно прекратить, так как средство это очень сильное и может привести к запорам.

3. Окопник. 10 г окопника заварить 200 мл молока. Принимать по 1-2 столовых ложки 3-4 раза в день.

ПОНОС

1. В жаркое летнее время у маленьких детей нередко бывает расстройство желудка. Если упустить время, понос становится уже опасным. Нужно взять 1 чайную ложку риса, залить его водой (6-7 чашек), поставить на медленный огонь и кипятить. Полученный отвар остудить и в теплом виде давать больному ребенку по 1/3 чашки каждые 2 часа. Отвар пропустить через марлю или сито.

2. При очень сильном поносе у взрослых принять в пищу 1/2 чайной ложки толченой кожицы куриного желудка. Для этого нужно тщательно отделить твердую кожицу куриного желудка, вымыть ее и высушить на солнце, а потом спрятать. При необходимости ее надо мелко натолочь, просеять и принять в пищу 1 или 2 раза.

ПОХУДЕНИЕ

В день необходимо пить 2 л яблочного сока. При этом можно есть все, а жидкость исключить, заменить яблочным соком. Курс продолжать 10 дней. Желательно пить свежий яблочный сок, приготовленный дома на соковыжималке, без хранения в холодильнике.

ПОЧЕЧНЫЕ КОЛИКИ

1 Малина (листья) - 20 г, береза (ветки) - 100 г, сушеница (трава) - 10 г, манжетка (листья) - 10 г. Залить всю смесь 5 л кипятка в эмалированной посуде. Укутать на 1 час, процедить и

вылить в ванну. Уровень воды в ванне должен быть чуть выше пояса.

2. При болях в печени и ее опухолях надо 1/4 стакана хорошего прованского масла смешать с 1/4 стакана сока грейпфрута. Пить это надо на ночь, не раньше, чем через 2 часа после еды, предварительно сделав клизму. Потом лечь в постель на правый бок. Утром повторить клизму. Это можно делать через 4-5 дней снова, по мере надобности.

ПРОКТИТЫ И ПАРАПРОКТИТЫ

Календула лекарственная. Для клизм используют 2-процентный раствор настойки календулы. Чайная ложка настойки на 1/4 стакана воды.

ПРОСТУДНЫЕ ЗАБОЛЕВАНИЯ

1. Бузина сибирская. Столовую ложку сухих цветков залить 1 стаканом кипятка, настоять 20 минут, процедить. Настой принимать по 1/4 стакана (лучше с медом) 3-4 раза в день за 15 минут до еды при простудных заболеваниях.

При простудных заболеваниях для усиления потоотделения используют сборы:

а) цветки бузины, липовый цвет, цветки ромашки аптечной, цветки коровяка, цветки терновника, кора ивы (поровну). Столовую ложку измельченного сырья залить 1 стаканом кипятка. Настоять 15 минут, процедить. Пить горячим по 2-3 стакана ежедневно;

б) цветки бузины, цветки ромашки аптечной, липовый цвет, лист мяты перечной (поровну). Способ приготовления, как в предыдущем рецепте;

в) цветки бузины - 2 части, липовый цвет - 2 части, кора ивы - 3 части, цветки пиона - 1 часть, корень солодки - 1 часть, цветки ромашки аптечной - 1 часть, 2 столовые ложки измельченного сбора залить 0,5 л кипятка, настоять 15 минут, процедить. Настой пить теплым в течение дня;

г) Цветки бузины - 1 часть, семена пажитника сенного - 1 часть, плоды фенхеля - 1 часть, липовый цвет - 2 части, трава фиалки трехцветной - 2 части. Столовую ложку измельченного сбора залить 1 стаканом холодной воды, настоять в течение 2 часов, варить несколько минут, после остывания процедить. Отвар пить теплым в несколько приемов за один день при трахеобронхите, хроническом бронхите, кашле.

2. Горчица сарептская. Ножные ванны с порошком горчицы в

течение 10 минут. Эффективно в первые два часа заболевания.

3. Калина обыкновенная. Отвар плодов с медом дает хороший эффект при простудных заболеваниях с сильными головными болями, кашлем и потерей голоса, полезен при гипертонии, заболеваниях сердца, поносах. Стакан плодов залить 1 л горячей воды, кипятить 10 минут, процедить, добавить 3 столовые ложки меда. Пить по 1/3 стакана 3-4 раза в день.

Отвар цветков применяют в качестве отхаркивающего и потогонного средства. Столовую ложку цветков залить 1 стаканом кипятка, кипятить 10 минут на слабом огне. Пить по 1 столовой ложке 3 раза в день.

4. Картофель. Делают ингаляции. В кастрюлю с водой кладут картофельную кожуру, варят и дышат парами в течение 10 минут.

5. Редька посевная. При простудных заболеваниях употребляют сок с медом. Вырезать в редьке углубление, заполнить медом и накрыть кусочком редьки, настоять 4 часа в теплом месте, полученный сок слить. Принимать по 1 столовой ложке, детям - по 1 чайной ложке 3 раза в день.

6. Керосин. При простудных заболеваниях полезно и эффективно протереть туловище керосином и обернуть газетой (в два слоя). Тепло одеться и лечь спать. не снимать газеты раньше 2-3 суток.

7. Череда трехраздельная. 7,5 г залить 1 стаканом кипятка, настоять 10 минут, процедить и вылить в ванну. Этот же раствор принимают внутрь по 1 столовой ложке утром и вечером для оказания потогонного и мочегонного действия при простудных заболеваниях.

ПРОТИВ ОБРАЗОВАНИЯ КАМНЕЙ В ПЕЧЕНИ И ПОЧКАХ

Принимать по 1 столовой ложке сок редьки 3 раза в день в течение двух недель. Можно повторить курс несколько раз в году для профилактики.

ПРОТИВОГЛИСТНЫЕ

1. Лук-чеснок. Клизма из чеснока оказывает хорошее действие при острицах. 5-8 зубчиков размять в 1 стакане воды комнатной температуры, процедить.

2. Тыква обыкновенная. Семена тыквы используют для борьбы с ленточными глистами. 300 г сырых или высушенных семян освободить от твердой оболочки, обязательно сохраняя зеленую

тонкую оболочку, тщательно растереть пестиком в ступке, добавляя семена небольшими порциями. Затем медленно добавить 50-60 мл воды при непрерывном помешивании порциями по 10-15 капель. К полученной массе для придания вкуса добавить 10-15 г меда, варенья или сахара и дать больному натощак по 1 чайной ложке в течение часа всю дозу. Через 3 часа выпить серно-кислую магнезию: взрослым 10-30 г в полстакане теплой воды, детям - из расчета 1 г на один год жизни, затем через 30 минут поставить клизму. Для детей доза семян: 150 г (10-12 лет), до 100 г (5-7 лет), до 75 г (3-4 года), до 30-50 г (2-3 года).

ОТ ПРЫЩЕЙ И УГРЕЙ

Принимать внутрь от 2 до 4 чайных ложек пивных дрожжей каждое утро перед едой.

РАДИКУЛИТ

1. **Ржаная мука.** Замесить тесто из ржаной муки (без дрожжей). Когда тесто станет кислым, взять тряпочку или марлю, сложенную вчетверо, наложить на поясницу, а сверху положить тесто 1-2 см толщиной. Делать ежедневно на ночь. Достаточно до 10 процедур, и радикулит проходит. Некоторые добавляют в тесто 30 капель скипидара.

2. Из холстины сшить пояс с карманами. Положить в карманы плоды каштана конского и носить при радикулите. Считается, что это средство помогает при радикулите.

3. **Каштан конский.** Плоды каштана вместе с коричневой коркой размолоть в муку. Нарезать черный хлеб тонкими ломтиками, сверху намазать камфорным или сливочным несоленым маслом. На масло насыпать муку плодов каштана. Наложить на больное место и завязать теплой тканью. Помогает при радикулите.

4. **Редька черная.** Очистить, натереть на терке. На хлопчатобумажную или льняную тряпку нанести небольшой слой редьки и покрыть другой тряпкой. Наложить на больное место. Сверху положить кальку и завязать теплой тканью. Держать такой компресс до тех пор, пока хватит терпения. При этом создается ощущение медленного и глубокого разогревания. Иногда достаточно сделать несколько раз, и болезнь отступает. Наружно тертую редьку употребляют для растирания при радикулите, ревматизме, подагре, при простудных заболеваниях.

5. **Валериана.** Налить в блюдце валерианы (настойки), намочить в ней марлю или тряпочку, наложить на больное место и сделать

компресс. Держать, пока хватит терпения.

6. **Шалфей.** Экстракт шалфея развести водой 1:5 или сделать крепкий навар из травы шалфея. Поставить в морозилку. Потом этим льдом натирать больное место.

7. **Лопух.** Свежий лист лопуха смочить в холодной воде, обратной стороной наложить на больное место и перевязать. Хорошее обезболивающее средство. Летом нарвать листьев лопуха с длинными черенками, высушить их. Зимой достаточно размочить в теплой воде и применять, как указано.

8. **Горчица.**

а) Горчичники применяется как местное раздражающее и отвлекающее средство при простудных заболеваниях, плевритах, ревматизме, радикулите, неврите.

б) Вместо горчичников можно использовать горчичные ванны: 250-400 г горчичного порошка размешать, подливая теплую (не горячую) воду до консистенции жидкой кашицы, и растереть до появления резкого едкого горчичного запаха. Кашицу вылить в ванну (на 180-200 л воды) и хорошо перемешать. Ванну принимают при температуре 35-36 °C 5-6 минут. После ванны обмыться 1-2 минуты под теплым душем и закутаться в теплое одеяло. Применяется также при бронхитах пневмонии.

9. Для лечения радикулитов к болезненным участкам прикладывают толстым слоем свежие листья лопуха, сверху покрывают компрессной бумагой и повязывают теплым платком.

10. Компрессы из сока и кашицы редьки используют при ревматизме, радикулитах и невритах.

11. Спирт 90-градусный - 100 г, ментол - 2,5 г, анастезин - 1,5 г, новокаин - 1,5 г. Больные места смазывают этой смесью два раза в день.

РАК

Жостер, волчьи ягоды. Растение не ядовито, вопреки бытующему мнению. Часто продается в аптеках. Жостер считается противораковым средством. Одной порции (1 стакана) достаточно, чтобы кишечник нормально функционировал несколько дней.

Смесь: жостер - 2 столовые ложки, ромашка - 1 столовая ложка. Столовую ложку смеси залить 200 мл кипятка, варить на водяной бане 5 минут, настоять 40 минут. Пить сразу, желательно на ночь.

РАК МАТКИ

Мед майский - 625 г, алоэ - 375 г (алоэ должно быть 5-летнего возраста, и до срезания алоэ не поливать 9 дней), вино крепкое красное. Алоэ измельчить в мясорубке, смешать хорошо с медом и вином. Поставить в темное прохладное место на 5 дней. Принимать первые 5 дней 3 раза в день по 1 чайной ложке, в последующие дни по 3 раза в день по 1 столовой ложке за час до еды. Срок лечения от 3 недель до 1,5 месяца.

РАНЫ, ПОРЕЗЫ, ЦАРАПИНЫ, ЯЗВЫ

1. Тысячелистник. Отжать сок из свежего растения, помазать рану. останавливает кровотечение и заживляет рану. Хорошо лечит старые раны, гноящиеся язвы. Зимой такое же действие оказывает напар из сухих цветов с примесью 1/3 веса цветов ромашки аптечной. Летом в поле или в лесу сорвать тысячелистник, размять его или разжевать и наложить на рану. Менять траву несколько раз в день. Рана заживает за 3-5 дней.

2. Крапива жгучая. Отжать сок из крапивы, смочить в нем тряпку и перевязать рану. Можно размять листья до сока и прикладывать. Хорошо смешать сок крапивы пополам с соком подмаренника, обмывать этой смесью раны и прикладывать тряпочки.

3. Смола-живица хвойных пород (кедр, пихта, сосна, ель). В лесу в походе одно из прекрасных средств при ранах и порезах. Свежей живицей смазать раны, язвы, трещины, расколы. Смазывать ежедневно. Заживление наступает быстро.

4. Разрезать кусочек листа алоэ и приложить одну половину к ране или порезу.

5. Приложить компресс из настойки листьев крапивы, предварительно промыв рану. Набить 200 мл бутылку почти доверху листьями свежей крапивы, затем долить доверху 70-градусным спиртом, заткнуть пробкой и настаивать на солнце 2 недели.

6. Смешать в равной пропорции спирт с шеллаком и этой смесью залить свежий порез или рану. Боль прекратится моментально. Затем перевязать рану и залить повязку той же жидкостью. Держать повязку 4 дня. Даже очень большие порезы заживают за 4 дня.

7. Гриб дождевик (дедушкин табак). Белое тело гриба обладает сильным ранозаживляющим и кровоостанавливающим средством. Разрезать гриб, мякотью приложить к ране. Прекращается кровотечение, и рана заживает быстро, без нагноения. Припудривание ран созревшими спорами действует так же, как и мякоть гриба. Споры хорошо хранятся, не теряя лечебных свойств.

8. Подорожник. Свежие измельченные листья различных видов подорожника применяют при ранениях, ушибах, ожогах как

кровоостанавливающее и противовоспалительное средство. Применяют и при укусах насекомых. Измельченные до сока листья прикладывают на пораженные места, меняя повязку через 2-3 часа. Измельчить и смешать равные части листьев подорожника и тысячелистника. Применять как наружное средство. Менять повязку 2-3 раза в день.

9. Медуница. Свежие листья растереть до сока, наложить на рану, порез, язву, ссадину, перевязать. Менять дважды в день. В народе медуница считается одним из лучших ранозаживляющих средств.

10. Жидкость Новикова. Аптечный препарат. Смазывать раны раз в день. Заживление наступает быстро.

РАНЫ, ЯЗВЫ, ПОРЕЗЫ, ДОЛГО НЕ ЗАЖИВАЮЩИЕ

11. Смола-живица хвойных пород - 100 г, сало свиное нутряное несоленое - 100 г, воск пчелиный натуральный - 100 г. Все положить в кастрюлю. Если смола сухая, растереть в порошок. Кипятить на малом огне 10 минут, все время помешивая состав и снимая пену с поверхности. Остудить, сложить в стеклянную банку. Хранить в холодильнике. Рану промыть известковой водой: 1 столовая ложка негашеной извести на 1 л воды. Настоять 5-6 часов, воду слить. Этой водой промывать рану. Тонким слоем намазать тряпочку приготовленной смесью, наложить на больное место и перевязать. Через 1-2 дня повязку менять. раны быстро заживают.

12. Мед пчелиный натуральный - 80 г, рыбий жир - 20 г, ксероформ - 20 г. Все тщательно смешать. Мазь накладывать на очищенную рану или язву в виде повязки. Менять 1 раз в сутки. Применяется для лечения долго не заживающих ран, язв, свищей. Хранить в прохладном месте.

13. Полстакана негашеной извести залить холодной кипяченой водой. Настоять несколько часов. Слить верхний настой в другую посуду. Взять растительного масла столько по объему, сколько получилось настоя. Кипятить масло на малом огне 10 минут, снять с огня. Когда станет теплым, как парное молоко, влить известковый настой и хорошо перемешать. Смазать этим составом раны и наложить тряпочки, смоченные этим же составом, перевязать. Менять ежедневно. раны заживают быстро.

14. Рану, язву промыть спиртом. Срезать спелый пшеничный колосок с небольшим концом соломины. Перевернуть его концом колоса вниз на рану и осторожно провести по ране крест-накрест 3 раза. Делать так 3 раза в день: утром, в середине дня и вечером,

каждый раз срезая новый колосок. Повторить 3 дня, истратив 9 свежих спелых колосков. Средство покажется смешным, но проходят кровотечения, гноетечения и через несколько дней рана заживает. Народное средство.

РАНЫ ГНОЙНЫЕ

1. Аир болотный. Порошком из корневищ присыпают гноящиеся раны и язвы. Корневища аира применяют и в смеси с другими лекарственными растениями.

2. Алоэ древовидное. Применяют наружно сок алоэ в виде примочек и орошения ран.

3. Гречиха посевная. Свежие размятые листья накладывают на нарывы и гнойные раны толстым слоем.

4. Какалия копьевидная (гусиная лапка). Свежие и высушенные листья используют наружно в качестве заживляющего средства при гнойных ранах, долго не заживающих язвах, нарывах. В этом случае листья какалии накладывают толстым слоем на больное место (высушенные листья предварительно запаривают кипятком) и перебинтовывают.

5. Клюква болотная. Для очищения и заживления гнойных ран применяют свежий сок ягод в виде примочек.

6. Морковь посевная. Тертую морковь прикладывают к воспаленным участкам кожи, гнойным ранам.

7. Сирень обыкновенная. Свежие листья прикладывают к больному участку.

8. Хвощ полевой. Отвар травы используют для компрессов при гноящихся ранах. Столовую ложку измельченной травы залить 1 стаканом кипятка, кипятить 30 минут на медленном огне, процедить.

9. Черника обыкновенная. Настой листьев применяют для наружной обработки ран. Чайную ложку измельченных листьев залить 1 стаканом кипятка, настоять 30 минут на горячей плите, процедить.

РАССТРОЙСТВА ЖЕЛУДКА

1. Калган и кровохлебка. Смесь измельчить, залить 2 столовые ложки кипятком, настоять 20 минут и, добавив сахар, пить по полстакана каждый час. За несколько часов проходит даже сильное расстройство. Смесь является очень сильным средством, обладающим не только вяжущим, но и бактерицидным свойством.

2. Орех грецкий. Один лист грецкого ореха, размельчить и

залить 1 стаканом кипятка, настоять 2-3 минуты и пить как чай, желательно, без сахара.

3. **Куриный желудок.** Желтую пленку, выстилающую желудок, осторожно снять, промыть, высушить и хранить впрок. Половину желудка измельчить в порошок и принимать, запивая теплой водой, в два приема. Питье без вкуса и запаха, действует очень эффективно.

4. **Гранат.** Залить 1 столовую ложку кожуры 1 стаканом кипятка, настоять до появления цвета. Пить все сразу как чай.

5. **Ива козья (кора)** - 1 часть, ромашка (цветы) - 1 часть. Смесь залить 1 стаканом кипятка, настоять 15 минут. Пить в два приема с сахаром. Эта смесь обладает сильным дезинфицирующим свойством.

РЕВМАТИЗМ, ПОЛИАРТРИТ

1. **Сабельник (декоп).** Сухие стебли сабельника нарезать длинной 1-2 см. Насыпать в бутыль на 1/3-1/2 объема, залить водкой или спиртом, настоять 21 день в темном месте. Принимать от 1 чайной до 1 столовой ложки 3 раза в день до еды на воде. В особо тяжелых случаях принимать по 1 небольшой рюмке 3 раза в день. Пить желательно в холодное время года. Этой же настойкой растирают больные суставы и делают компрессы. Считается, что для получения результата надо выпить 2 поллитровые бутылки этой настойки.

2. **Вереск. Делать на ночь.** 2 столовые ложки сухой измельченной травы на 1 л воды. Кипятить 10-15 минут на слабом огне, настоять, укутав на ночь. На следующее утро процедить и пить как чай в любое время суток с чем угодно. Курс лечения 3 месяца, перерыв 2-3 недели, затем повторить курс. Применяется при ревматизме, подагре, кашле, атеросклерозе, нервных расстройствах, бессоннице, головокружении, нарушениях сосудов головного мозга, болезнях мочевых органов.

3. **Сабельник (сухие стебли)** - 10 г, девясил (корни) - 25 г. Измельченные корни и стебли засыпать в поллитровую бутыль, залить водкой, настоять 21 день в темном месте, процедить. Принимать по 1 столовой ложке 1 раз в день утром натощак, запивая водой. Первое время боли могут обостриться, надо терпеть. При приеме настоек от ревматизма нельзя есть соленого, кислого, острого, не пить спиртного.

4. **Спирт 90-96-градусный** - 1 часть, крапива жгучая (сок) - 1 часть, мед натуральный - 1 часть. Свежеотжатый сок крапивы смешать со спиртом, добавить мед (поровну). Хорошо размешать, поставить в холодильник. Настоять 2 недели. После этого

принимать по 30 г 3 раза в день за 30 минут до еды.

5. Брусничный лист. 100 г брусничного листа залить 2,5 л крутого кипятка, настоять 2 часа, процедить, добавить в отвар 250 мл водки. Поставить на огонь и томить 15 минут, не доводя до кипения. Принимать по 100 г 3 раза в день за 30 минут до еды 6 месяцев, а при полиартрите пить пока не будет осадков в моче и движения не будут более свободными и раскованными. Хранить в прохладном месте. Этот настой применяется при ревматизме, полиартритах, камнях и песке в почках и мочевом пузыре.

6. Багульник (трава) - 2 части, брусника (лист) - 2 части, ромашка аптечная - 2 части, череда (трава) - 2 части. Все измельчить и хорошо смешать. 2 столовые ложки сбора на 500 мл кипятка. Кипятить 10 минут, настоять, укутав, 30-40 минут, процедить. Принимать по 1/3 стакана 3 раза в день после еды. Применяется при инфекционных полиартритах.

7. Багульник (трава) - 2 части, жостер - 1 часть, зверобой (трава, цветы) - 2 части, чай почечный - 1 часть, тысячелистник (трава, цветы) - 1 часть, хвощ полевой (трава) - 2 части. Все измельчить и хорошо смешать. 2 столовые ложки сбора на 500 мл кипятка. Настоять, укутав, 5-6 часов, процедить. Принимать по 0,5 стакана 3 раза в день перед едой теплым. Применяется при обменных полиартритах.

8. Лопух (лист). Снимает боли. Свежий лист лопуха смочить в холодной воде, приложить к больному месту обратной пушистой стороной и перевязать. Когда боль утихнет, снять. Можно нарвать летом листьев лопуха с длинными черенками, насушить их в тени. Зимой достаточно лист размочить в теплой воде и прикладывать на больное место. Действие такое же.

9. Бузина сибирская.

а) цветки бузины - 2 части, лист крапивы двудомной - 2 части, кора ивы - 4 части, трава хвоща полевого - 4 части, лист березы - 4 части, цветки василька синего - 1 часть, цветки календулы - 1 часть, цветки пиона - 1 часть, плоды можжевельника - 1 часть, побеги паслена сладко-горького - 1 часть, кора крушины - 1 часть. 3 столовые ложки измельченного сбора залить 0,5 л кипятка, через 10 минут довести до кипения и процедить. Пить по 1 стакану горячего отвара каждые 2 часа при ревматических артритах;

б) цветы бузины, липовый цвет, трава золотарника, трава зверобоя (поровну). Столовую ложку измельченного сбора залить 1 стаканом кипятка, настоять 30 минут. Пить по 2 стакана настоя в день при ревматизме, подагре.

10. Редька. Сок редьки - 1,5 стакана, пчелиный мед - 1 стакан, водка - 1/2 стакана, соль - 1 столовая ложка. Смесь хорошо перемешивают и используют для втирания в больное место. При

язвенной болезни желудка и 12-перстной кишки, воспалениях желудочно-кишечного тракта, тяжелых заболеваниях печени прием препаратов редьки внутрь противопоказан.

11. Живучка женевская (трава). 2 чайные ложки травы на 1 стакан кипятка. Настоять, укутав, 2 часа, процедить. Принимать по 1 столовой ложке 3-4 раза в день при ревматизме.

12. Зверобой продырявленный (трава). 10 г сухой травы на 1 стакан кипятка. Настоять, укутав, 1 час, процедить. Принимать по 1 столовой ложке 2-4 раза в день после еды. Спиртовую или водочную настойку принимать по 30 капель с водой 3 раза в день после еды при ревматических заболеваниях.

13. Сабельник болотный (корни, стебли). 1 столовая ложка корней (стеблей) на 1 стакан кипятка. Настоять, укутав, 2-3 часа, процедить. Принимать по 1/4 стакана 3-4 раза в день теплым. Настойку стеблей (корней) на водке принимают по 30-40 капель на воде 3-4 раза в день до еды. Применяется при ревматизме, при простудной ломоте тела.

14. Сельдерей пахучий (корни). Сок свежих растений пить по 1-2 чайных ложки 2-3 раза в день. Столовую ложку свежих корней залить 2 стаканами кипятка, настоять, укутав, 4 часа, процедить. Принимать по 2 столовые ложки 3-4 раза в день за 30 минут до еды. Можно в такой же пропорции настаивать в холодной воде 4 часа и принимать по 1/4-1/3 стакана 3 раза в день до еды. Применяется при ревматизме и подагре.

15. Корень дягеля. Корень настоять на 70-градусном спирте в течение 7 дней в соотношении 1 весовая часть спирта и 1/2 весовой части дягеля. Растирать больные места 2-3 раза в день.

16. Грушанка круглолистная (листья). 2 чайные ложки сухих листьев залить 1 стаканом кипятка, настоять, укутав, 2 часа, процедить. Принимать по 1-2 столовых ложки 3 раза в день при ревматизме.

17. Грудница мохнатая (трава, цветы). 3-4 столовые ложки свежей травы залить кипятком, завернуть в марлю. Подушечки прикладывать к больным местам как обезболивающее средство при ревматических болях.

18. Барбарис обыкновенный (корни). Чайную ложку сухих измельченных корней залить 2 стаканами кипятка. Настоять, укутав, 4 часа, процедить. Принимать по 1/2 стакана 3 раза в день при ревматизме. Водочную настойку принимать по 30 капель 3 раза в день на воде. Беременным не принимать!

19. Подбел дубровиннолистный (листья). 2 чайные ложки сухих истьев залить 1 стаканом кипятка, настоять, укутав, 1 час, процедить. Принимать по 2 столовые ложки 3-4 раза в день при ревматизме.

20. Девясил высокий (корневища с корнями). 10 г корневищ с корнями девясила и 10 г корней лопуха варить 20 минут на малом огне в 1 стакане воды. Настоять, укутав, 4 часа, процедить. Принимать по 1 столовой ложке 3-4 раза в день до еды при ревматизме. Припарки из свежих корней девясила употребляют на больные места при ревматизме.

21. Дурнишник обыкновенный (растение целиком). Столовую ложку травы залить 1 стаканом кипятка, кипятить 10 минут, процедить. Или не кипятить, а настоять 1 час и процедить. Принимать по 1 столовой ложке 4-5 раз в день при ревматизме.

22. Душица обыкновенная (трава). Наружно душицу применяют для ванн, сухих и влажных компрессов при ревматизме и других болях.

23. Тамариск, гребенщик (ветви, листья). 2 чайные ложки сухих листьев и ветвей залить 1 стаканом кипятка, настоять, укутав, 2 часа, процедить. Принимать по 1 столовой ложке 3-4 раза в день при ревматизме.

24. Синеголовик плосколистный (трава). 10 г травы залить 1 стаканом воды, кипятить 5 минут, настоять, укутав, 1 час, процедить. Принимать по 1 столовой ложке 3-4 раза в день до еды при ревматизме.

25. Репей обыкновенный (трава). Чайную ложку травы залить 1 стаканом воды, кипятить 2-3 минуты, настоять 2-3 часа, укутав, процедить.Принимать по 1/3 стакана 3 раза в день за 15 минут до еды, подсластив, при ревматизме. Чайную ложку корней залить 1 стаканом кипятка, настоять, укутав, 3 часа, процедить. Принимать по 1 столовой ложке 3-4 раза в день до еды при запущенном ревматизме.

26. Редька черная (корнеплод). Рекомендована для втирания при ревматизме. Полтора стакана сока редьки смешать с 1 стаканом чистого меда, 1/2 стакана водки и 1 столовой ложкой соли. Втирать в больные места, особенно желательно после бани перед сном, принимать внутрь по 1 рюмке этой смеси.

27. Корень лопуха, корень девясила (поровну). Рекомендуется (А.П. Попов) для лечения ревматизма. 20 г корней залить 1 стаканом кипятка, настоять 2 часа, процедить. Принимать по 1 столовой ложке 3 раза в день. наружно рекомендуется отвар из корней лопуха как согревающий компресс не только на ревматические больные места, но и на все туловище, особенно при упорном хроническом ревматизме.

28. Лавр благородный (лист). Измельченную в порошок смесь лаврового листа (6 частей) и игл можжевельника (1 часть) растереть со свежим сливочным маслом (12 частей). Полученную лавроможжевеловую мазь употреблять для втирания как

обезболивающее успокаивающее средство при ревматических и простудных заболеваниях.

29. Краснодев желтый или красный (растение целиком). Столовую ложку залить 1 стаканом кипятка, настоять, укутав, 1 час, процедить. Принимать по 1 столовой ложке 3-4 раза в день при ревматизме.

30. Кизил (корни). Чайную ложку корней варить 15 минут в 1 стакане воды, настоять, укутав, 2 часа, процедить. Принимать по 2 столовых ложки 3 раза в день при ревматизме.

31. Лопух большой (корень). Столовую ложку сухих корней залить 2 стаканами кипятка, настоять, укутав, 2 часа, процедить. Принимать по 1/2 стакана горячим 3-4 раза в день при ревматизме.

32. Фасоль обыкновенная (шелуха стручков). 15-20 г измельченной шелухи кипятить 2-3 часа на малом огне в 1 л воды. Когда остынет, процедить. Принимать по 1/2 стакана 4-5 раз в день В немецкой народной медицине применяется настой или отвар при хроническом ревматизме, подагре.

33. клевер луговой лилово-красный (цветы, цветочные головки и листья). 3 чайные ложки залить 1 стаканом кипятка, настоять, укутав, 1 час, процедить. Принимать по 1/4 стакана 4 раза в день за 20 минут до еды при ревматических болях. То же самое действие оказывают остальные виды клевера при приеме внутрь.

34. Мелисса лекарственная (трава). Культивируется как лекарственное и эфирномасличное растение. Наружно применяется в виде подушек-компрессов при ревматизме.

35. Брусника (ягода, лист). Чайную ложку листьев залить 1/2 стакана кипятка, настоять, укутав, 1 час, процедить. Принимать по 1/2 стакана 3-4 раза в день до еды при подагре и затяжном суставном ревматизме. Свежую, моченую и вареную ягоду употребляют при ревматизме, подагре и как мочегонное.

36. Лук репчатый. Кашицу свежего тертого лука употребляют наружно при ревматизме (В.П. Махалюк).

37. Одуванчик лекарственный (корни). Чайную ложку корней и травы залить 1 стаканом кипятка, настоять, укутав, 1 час, процедить. Принимать по 1/4 стакана 4 раза в день за 30 минут до еды при ревматических и подагрических заболеваниях.

38. Эфедра двухколосковая - хвойник двухколосковый (зеленые ветви, трава). Чайную ложку травы залить 2 стаканами воды, кипятить, пока не останется 1 стакан, настоять, укутав, 1 час, процедить. Принимать по 1 столовой ложке 3-4 раза в день при ревматизме. Припарки из травы употребляют наружно при ревматизме.

39. Татарник колючий (листья, цветочные корзинки). столовую ложку листьев залить 1 стаканом кипятка, настоять, укутав, 4 часа,

процедить. Принимать по 1/4 стакана 2-3 раза в день при ревматизме, простуде. Порошок из листьев (без колючек) принимать по 1 чайной ложке 3 раза в день, запивая водой.

40. Щавель конский (корни). Настойку корневищ на водке принимают по 15-20 капель 2-3 раза в день до еды при ревматизме.

41. Вяз гладкий, вяз равнинный (кора). 2 чайные ложки залить 1 стаканом кипятка, настоять, укутав, 2 часа, процедить. Принимать по 1 столовой ложке 3-4 раза в день при хроническом ревматизме, подагре.

42. Волчье лыко (кора, ягоды). Спиртовую настойку коры и спиртовую настойку ягод применяют как наружное раздражающее средство при хроническом ревматизме, подагре, параличах, невралгии.

43. Адонис весенний (трава). 7 г сухой травы залить 1 стаканом кипятка, настоять, укутав, 1 час, процедить. Принимать по 1 столовой ложке 3 раза в день. Применяется при ревматических болях в суставах и мышечной системе.

44. Багульник болотный (трава). Чайную ложку травы залить 2 стаканами остуженной кипяченой воды, настоять в закрытом сосуде 8 часов, процедить. Принимать по 1/3-1/2 стакана 4 раза в день при ревматизме (мышечном и суставном), подагре, болях в ногах.

45. Бадан толстолистный (корни). Столовую ложку измельченных корней залить 1 стаканом кипятка, кипятить 20 минут на малом огне, настоять, укутав, 30 минут, процедить. Принимать по 1 столовой ложке 3 раза в день при суставном ревматизме, ревматических артритах.

46. Огуречная трава, бурачник лекарственный (трава). 3 г сухих цветков или 10 г листьев залить 1 стаканом кипятка, настоять в закрытой посуде 5 часов, процедить, добавить сахара по вкусу. Принимать по 1 столовой ложке 5-6 раз в день при ревматических, подагрических и других болях в суставах и мышцах.

47. Вербейник монетчатый, вербейник обыкновенный (трава). Наружно траву употребляют для припарок при суставном и мышечном ревматизме, при воспалительных процессах суставов.

48. Донник лекарственный желтый (трава с цветущими верхушками). Распаренная трава или настой из травы применяется наружно в виде ванн, компрессов, припарок, при ревматических опухолях, подагрических поражениях.

49. Ольха серая, черная (шишки). Столовую ложку шишек залить 1 стаканом кипятка, настоять, укутав, 2 часа, процедить. Принимать по 1 столовой ложке 3-4 раза в день при суставном ревматизме.

50. Крапива двудомная (листья). Столовую ложку сухих листьев

залить 1 стаканом кипятка, настоять, укутав, 1 час, процедить. Принимать по 1 столовой ложке 3-4 раза в день за 30 минут до еды. Применяется при остром суставном ревматизме, мышечном ревматизме, подагре.

51. Ива белая, русская (кора). Чайную ложку сухой коры залить 2 стаканами остуженной кипяченой воды, настоять 4 часа, процедить. Принимать по 1/2 стакана 2-4 раза в день до еды Порошок коры ивы принимать по 1 г 3 раза в день до еды Применяется при суставном ревматизме, подагре.

52. Фиалка душистая, фиалка трехцветная (трава). Столовую ложку сухой травы залить 1 стаканом кипятка, настоять, укутав, 2 часа, процедить. Принимать по 1 столовой ложке 3 раза в день при суставном ревматизме, подагре, артрите.

53. Костяника каменистая. Припарки из травы используют как болеутоляющее средство при подагре и ревматизме.

54. Черная смородина. Настой листьев черной смородины пьют при заболеваниях мочевого пузыря, ревматизме, подагре, мочекаменной болезни, простуде, общем недомогании, кожных заболеваниях. Столовую ложку измельченных листьев залить 2 стаканами кипятка, настоять 6 часов, процедить. Принимать по 1/2 стакана 4 раза в день.

55. Черника. Свежие плоды черники в большом количестве употребляют при подагре, ревматизме и других заболеваниях, связанных с нарушением обмена веществ.

56. Трава душицы - 1 часть, лист мать-и-мачехи - 2 части, плоды малины - 2 части. 2 столовые ложки смеси залить 2 стаканами кипятка, кипятить 5-10 минут, процедить. Пить по 1/2 стакана горячего отвара 3-4 раза в день при ревматизме и простудных заболеваниях.

57. 50 г камфоры, 50 г горчицы в порошке, 100 мл спирта, 100 г яичного белка. Спирт налить в чашку, растворить в спирте камфору, высыпать в этот раствор горчицу и растворить ее. 100 г белка размешать и превратить в помаду. Смешать оба состава вместе. Получится жидкая мазь. Вечером перед сном втирать, но не досуха, так чтобы пленка осталась на руке. Сухой тряпкой вытереть.

58. В бутылку из-под шампанского с хорошей пробкой налить 170 мл прованского масла, добавить от 10 до 20 стручков красного перца (в зависимости от желаемой крепости), 200 г хорошо очищенного керосина, взболтать и оставить на 9 дней. Ежедневно взбалтывать. Эту смесь втирать на ночь. Утром следует надевать теплое шерстяное нижнее белье и шерстяные чулки.

59. Мягкую тряпку достаточно большого размера (чтобы покрыть больное место) намочить в керосине хорошего качества

и приложить к больной части тела, обмотать толстым полотенцем и закрепить полотенце английскими булавками. Через некоторое время больной почувствует жжение. Если это ощущение стане почти нестерпимым, то полотенце следует немного ослабить, но совсем его не снимать. Держать полотенце от 30 минут до 2 часов, снять всю повязку, смазать вазелином те места, где была наложена тряпка с керосином, чтобы кожа не слезла и не шелушилась.

60. Накопать свежих земляных красных червей, положить их в стеклянную банку и залить водкой, не прикрывая верхний слой червей. Банку закрыть герметически, держать ее на солнце в течение нескольких дней. Втирать эту настойку в больные места, по крайней мере, 1 раз в день, вечером перед сном.

61. Муравьиный спирт. Муравьиный спирт, который продается в аптеках, можно употреблять вместо самодельной муравьиной настойки, описанной ниже. Пить 20, 40, 60 капель несколько раз в день.

62. Муравьиная настойка. Литровую бутылку набить до половины муравьями и залить доверху водкой. Настоять в течение 5-7 дней в теплом месте. Это средство очень полезно при острых ревматических болях, простуде с насморком и для того, чтобы вызвать потение. следует пить эту настойку утром и вечером от половины до 1 чайной ложки.

РЕВМАТИЗМ ХРОНИЧЕСКИЙ С ОПУХОЛЯМИ И БОЛЯМИ В СУСТАВАХ

Если ревматизм в ногах, то следует сшить мешки, имеющие форму ног и части туловища до поясницы. Затем сорвать с дерева березовых листьев и набить ими мешки. Вечером, перед сном, поставить ноги больного в эти мешки с таким расчетом, чтобы довольно толстый слой листьев облегал поверхность ног со всех сторон. Ноги будут очень сильно потеть, как в паровой бане. Иногда в полночь листья следует сменить, если они стали слишком мокрыми. Несколько подобных сеансов, и... наступает полное излечение.

РЕВМАТИЗМ СУСТАВНО-МЫШЕЧНЫЙ

Физалис обыкновенный (плоды). Плоды применяют при суставном ревматизме и подагре. В лечебных целях летом можно употреблять ежедневно 15-20 свежих плодов или 20-25 г плодового сока. Чаще используют отвар из сушеных плодов. 20 г сухих ягод варить 10-15 минут в 0,5 л воды, настоять до охлаждения. Принимать по 1/4 стакана 4-5 раз в день.

РОЖА

1. Мел, красное сукно. Утром, до восхода солнца, пораженное рожей место посыпать чистым, мелко просеянным мелом. Сверху наложить чистое шерстяное красное сукно и все это перебинтовать. На следующее утро повторить эту процедуру, сменив мел. Через несколько дней рожа проходит. Повторять раз в сутки и обязательно до восхода солнца.

2. Мед пчелиный натуральный, лоскут натурального шелка красного цвета величиной с ладошку. Растереть лоскут на мелкие кусочки, смешать с медом пчелиным натуральным, разделить эту смесь на 3 части. Утром за час до восхода солнца наложить смесь на пораженное рожей место и перевязать. На следующее утро процедуру повторить. Делать так ежесуточно до выздоровления.

3. Мел (порошок) - 1 часть, шалфей (порошок листьев) - 1 часть. Все хорошо смешать. Насыпать смесь в хлопчатобумажную тряпочку и привязать на пораженное место. Менять 4 раза в сутки в полутемном месте, чтобы не попадали прямые солнечные лучи.

4. Ржаная мука. Мелко просеянную ржаную муку присыпать на больное место. Наложить синюю оберточную бумагу из-под сахара и перебинтовать. Делать рано утром за час до восхода солнца. Менять повязку раз в сутки до восхода солнца.

5. Икра лягушачья. Весной набрать лягушечьей икры, расстелить ее тонким слоем на чистую тряпочку, высушить в тени. При воспалении рожи икру слегка размочить в кипяченой воде комнатной температуры, намазать на чистую тряпочку и наложить на больное место на ночь. От 3 таких процедур рожа проходит. Считается радикальным средством при роже. Хранить икру в сухом прохладном месте не более 6 месяцев.

ВОСПАЛЕНИЕ ГЛАЗ ПРИ РОЖЕ

Дурман (листья и семена).

а) 20 г семян или листьев дурмана залить 1 стаканом кипятка, настоять, укутав, 30 минут, процедить. Разбавить пополам водой. Делать примочки при воспалении глаз.

б) Настойка на водке семян или листьев: чайную ложку настойки развести в 0,5 стакана кипяченой воды. Применять для примочек.

СЕЛЕЗЕНКИ БОЛЕЗНЬ

1. Цикорий (корень).

а) 20 г корня залить 1 стаканом кипятка, настаивать, укутав, 30-40 минут, процедить. Принимать по 1-2 столовых ложки 3 раза в день. Можно принимать экстракт цикория, который продается в магазинах: 1/4-1/3 чайной ложки на 1 стакан кипятка, размешать и пить как чай с медом или сахаром.

б) Настойка. Принимать по 20-25 капель 3 раза в день. Употребляется и для растирания больного опухшего, но не покрасневшего места. Цикорий применяется при увеличении селезенки как укрепляющее, успокаивающее, обезболивающее и ликвидирующее опухоль средство. Листы, заваренные кипятком, прикладываются наружно как припарка на опухшее место.

2. Хмель обыкновенный (шишки). 10 г шишек хмеля залить 1 стаканом кипятка, настаивать, укутав, 30 минут, процедить. Принимать по 1-2 столовых ложки 3 раза в день. Применяется при болезнях селезенки как средство, успокаивающее, обезболивающее, уменьшающее опухоль. Оставшиеся шишки хмеля теплыми кладут на опухшую селезенку как припарку.

3. Полынь горькая, серебристая. Чайную ложку травы залить 2 стаканами кипятка, настоять, укутав, 3-40 минут, процедить. Принимать как чай с медом или сахаром по 1/4 стакана 3 раза в день за 30 минут до еды при болезни селезенки.

4. Репяшок. 20 г травы залить 1 стаканом кипятка, настоять, укутав, 30-40 минут, процедить. Принимать по 1/4-1/2 стакана с медом 3-4 раза в день при болезни селезенки.

5. Тысячелистник (трава, цветы), календула (цветы). Смешать поровну. 20 г смеси залить 500 г кипятка, настоять, укутав, 40 минут, процедить. Принимать по 1/3 стакана 2 раза в день. Применяется для лечения увеличенной селезенки.

6. Мыльнянка (корень), верба (кора). 20 г корня мыльнянки и 20 г коры вербы хорошо измельчить, залить 1 л холодной воды, кипятить 15 минут, настоять, укутав, 1 час, процедить. Принимать по 1 стакану 3 раза в день при болезнях селезенки.

7. Шалфей (листья) - 1 часть, крапива жгучая (листья) - 1 часть. Травы измельчить в порошок, хорошо смешать, принимать 3 раза в день порошок на кончике ножа при опухоли селезенки.

8. Крапива глухая, яснотка (все растение) - 1 часть, фиалка трехцветная - 1 часть, череда - 1 часть, земляника (листья) - 1 часть. Растения измельчить, хорошо смешать. 20 г смеси залить 500 мл кипятка, настоять, укутав, 1 час, процедить. Принимать как чай, в течение дня 3 стакана, при болезнях селезенки.

9. Капуста белокочанная. Сок свежей капусты пьют по 1/2

стакана 2-3 раза в день за час до еды теплым.

10. Гранат. Ежедневно пить натуральный гранатовый сок по 1/2-1 стакану 2-3 раза в день. Принимать долго.

СЕРДЕЧНО-СОСУДИСТЫЕ ЗАБОЛЕВАНИЯ

1. Боярышник кроваво-красный. Понижает возбудимость центральной нервной системы, тонизирует сердечную мышцу, усиливает коронарное кровообращение, устраняет аритмию и тахикардию, снижает кровяное давление.

а) 0,5 кг зрелых плодов растолочь деревянным пестиком, добавить 100 мл воды, нагреть до 40 °C и отжать сок. Пить по 1 столовой ложке 3 раза в день перед едой. Особенно показано в пожилом возрасте.

б) Столовую ложку сухих плодов заварить 1 стаканом кипятка, настоять 2 часа в теплом месте (можно в термосе), процедить. Принимать по 1-2 столовых ложки 3-4 раза в день до еды.

в) 10 г сухих плодов настоять 10 дней в 100 г водки или 40-градусном спирте, профильтровать. Настойку принимать по 30 капель с водой 3 раза в день до еды.

г) Цветки боярышника - 5 частей, трава горца птичьего - 3 части, трава хвоща полевого - 2 части. 2 чайные ложки измельченной смеси залить 1 стаканом кипятка, настоять 1-2 часа, процедить. Пить в течение дня глотками при сердечной слабости.

2. Бузина сибирская. Отвар коры и корней пьют при склерозе и болях в области сердца, сердцебиении, одышке, неврозах сердца, бессоннице. Столовую ложку измельченного корня залить 1 стаканом кипятка, кипятить 15 минут, настоять 30 минут, процедить. Принимать по 1 столовой ложке 3 раза в день.

3. Василек синий. Настой цветков используют при сердцебиениях. 1-2 чайные ложки цветков залить 1 стаканом кипятка, настоять час, процедить. Пить по 1/4 стакана 3 раза в день за 10-15 минут до еды.

4. Голубика болотная. Отвар молодых побегов и листьев применяют при болезнях сердца. Столовую ложку измельченных веток и листьев залить 1 стаканом кипятка, кипятить 10 минут на слабом огне, охладить, процедить. Пить по 1 столовой ложке 3 раза в день.

5. Календула лекарственная. Применяют при нарушениях сердечного ритма. 2 чайные ложки цветков залить 2 стаканами кипятка, настоять 1 час, процедить. Пить по 1/2 стакана настоя 4 раза в день.

6. Мята перечная. 2 чайные ложки измельченных листьев залить 1 стаканом кипятка, настоять 30 минут. Пить глотками в течение дня.

7. Трава тысячелистника.

а) Трава тысячелистника - 2 части, шишки хмеля - 2 части, корень валерианы - 3 части, лист мелиссы - 3 части. Столовую ложку сбора залить 1 стаканом кипятка, настоять 30 минут, процедить. Принимать по 1/4 стакана 4 раза в день. Успокаивающее средство, принимают при сердечном неврозе.

б) Трава тысячелистника - 5 частей, трава зверобоя - 4 части, цветки арники - 1 часть. Столовую ложку сбора залить 1 стаканом холодной воды, настоять 3 часа, варить 5 минут, выдержать 15 минут, процедить. Пить глотками в течение дня.

8. Настойку валерианы на спирту большой концентрации без примеси нюхать на ночь перед сном по 1,5 минуты в каждую ноздрю. У некоторых на следующий день болит голова. Это значит, что валериана действует, но доза была слишком велика, поэтому следует в первые дни лечения делать вдох неглубокий, затем постепенно увеличивать. Ни в коем случае нельзя нюхать валериану, когда необходимо бодрствовать. В это случае борьба со сном после вдыхания валерианы ведет к нервному расстройству. Опыт показал, что уже первый месяц вдыхания валерианы укрепляет организм. В течение 2-4 месяцев человек буквально перерождается и самочувствие значительно улучшается.

9. 50 г ромашки залить 1 стаканом воды, вскипятить, снять с огня, остудить, процедить, добавить 30 капель спиртовой настойки боярышника (желательно цветков), смешать и пить два раза в день (1 порция).

СКЛЕРОЗ

1. Чесночное масло. Головку чеснока средних размеров очистить, растолочь в кашицу. Сложить в стеклянную банку и залить стаканом нерафинированного подсолнечного масла. Поставить в холодильник вниз. На следующий день взять лимон, помять, срезать шишку (от места, откуда лимон растет), выдавить чайную ложку сока и слить в столовую ложку. Туда же добавить чайную ложку чесночного масла, размешать. Принимать 3 раза в день за 30 минут до еды. Курс от 1 до 3 месяцев, затем 1 месяц перерыв, и курс повторить. Снимает спазмы сосудов головного мозга, сердечные спазмы, одышки. Прекрасное сосудорасширяющее средство.

2. Вереск. Столовую ложку измельченного вереска с верхом залить 0,5 л кипятка, кипятить 10 минут, настоять, укутав, 3 часа,

процедить. Пить как чай в любое время дня с чем угодно. Первую неделю принимать о 1/2 стакана, а затем по 1 стакану. Применяется при атеросклерозе, нервных расстройствах, бессоннице, сердечно-сосудистых заболеваниях, нарушениях кровообращения головного мозга, болезнях печени, камнях и песке в почках и мочевом пузыре.

3. Чеснок. 1/3 бутылки наполнить порезанным чесноком, залить водкой или 50-60-градусным спиртом, настоять 14 дней в темном месте, ежедневно взбалтывая. Принимать по 5 капель 3 раза в день до еды на 1 чайную ложку холодной воды. Очищает кровеносную систему от всевозможных отложений, снимает повышенное давление, очищает желудок, благотворно действует при спазмах сосудов головного мозга.

4. Мед, лук. Натереть на мелкой терке лук репчатый, отжать. Стакан лукового сока смешать со стаканом меда. Хорошо размешать. Если мед засахарился, слегка подогреть на водяной бане. Принимать по 1 столовой ложке 3 раза в день за час до еды или через 2-3 часа после еды. Применяется при атеросклерозе, особенно при склерозе мозга.

5. Активный образ жизни, борьба с избыточным весом, диета. Ограничить потребление сахара, сладостей, животных жиров. Избегать продуктов, богатых холестерином: мозги, яичный желток, икра, жирные сорта мяса и рыбы, витамин Д, поваренная соль и экстракты иных веществ (мясные бульоны, уха). Рекомендуются: творог, хорошо вымоченная сельдь, треска, овсянка, растительные масла (оливковое, кукурузное, подсолнечное, льняное), больше овощей, фруктов, богатых растительной клетчаткой. При избыточном весе рекомендуются разгрузочные дни: яблочные, кефирные, творожные, компотные и т.д. Гулять больше на чистом воздухе, пить родниковую, колодезную или пропущенную через фильтры водопроводную воду. Осадок хлора, солей, извести способствует склерозу кровеносных сосудов. Хорошо очищают сосуды, удаляют отложения: яблоки, хрен, чеснок, шиповник, цветы гречихи вереск, сабельник, витамин Р-рутин, морская капуста, петрушка (зелень, корни), красная рябина. Пить зеленый чай.

6. Клевер красный (цветущие облиственные верхушки, собранные в начале цветения). 40 г цветков настоять в 500 г водки в течение 2 недель, процедить, отжать. Принимать по 20 г перед обедом или перед сном. Курс лечения 3 месяца с перерывом 10 дней. Через 6 месяцев курс можно повторить. Применяется при атеросклерозе с нормальным артериальным давлением, сопровождающимся головными болями и шумом в ушах.

7. Горячая вода. Ежедневно утром натощак выпивать 200-300 г

горячей (насколько терпимо) воды. Это очищает кровеносные сосуды и выводит из организма всевозможные отложения.

8. При склерозе, сопровождающемся шумом в голове. Смесь клевера со стеблем в равных порциях заваривать как чай и пить в течение дня. Используется также при лечении язвенной болезни желудка, гастритах и колитах.

СКЛЕРОЗ СТАРЧЕСКИЙ

1. Девясил. Настойка девясила на водке - старинное средство при старческом склерозе. 30 г сухого корня настоять в 500 мл водки 40 дней. Принимать по 25 капель перед едой.

2. Кора рябины. 200 г коры залить 500 мл кипятка, варить на слабом огне 2 часа. Принимать по 25 капель перед едой. При старческом склерозе принимают густой отвар рябины.

СЛАБИТЕЛЬНЫЕ СРЕДСТВА

1. Солодка голая (корень) - 20 г, укроп (раздробленное семя) - 5 г. Столовую ложку смеси залить кипятком и долго настаивать,, укутав. Принимать по полстакана через час после еды.

2. Крушина (кора) - 4 части, укроп (раздробленное семя) - 1 часть, лен (семя) - 1 часть. Заваривать, как предыдущую смесь.

3. Крушина (кора) - 4 части, кориандр, или киндза (плоды) - 1 часть, алтей (корень) - 1 часть. Столовую ложку смеси залить холодной водой, настоять в течение часа, довести до кипения и варить 5 минут. Пить горячим.

4. Крушина (кора) - 4 части, тмин (раздавленное семя) - 1 часть, ромашка (цветы) - 2 части. Столовую ложку смеси залить 200 мл кипятка, варить 10 минут на водяной бане. Пить за один прием на ночь. Крушина считается прекрасным испытанным средством при астенических запорах, спастических колитах, запорах при беременности, геморрое.

5. Жостер - 2 столовые ложки, ромашка - 1 столовая ложка. Столовую ложку смеси залить 200 мл кипятка, варить на водяной бане 5 минут, настоять 40 минут. Пить сразу, лучше на ночь.

6. Терн. Заварить довольно густо: 2 столовые ложки смеси цветов и листьев на 1 стакан кипятка. Пить как чай с медом.

7. Бузина черная. 20 г листьев залить 1 стаканом кипятка, добавить 1 столовую ложку меда. Принимать по 1/4 стакана после еды.

8. Подорожник. 10 г растолченных семян залить 1/2 стакана кипятка, настоять, процедить. Пить за один прием.

9. Конский щавель. 2 столовые ложки корня залить 500 мл

кипятка, варить на водяной бане полчаса. Принимать по 1 стакану на ночь. Меньшая доза не подействует. В малых дозах он оказывает вяжущее действие, а в больших - это слабительное, действующее через 10-12 часов после приема.

10. Страдающие запорами должны пить воду, в которой долго варились сливы и овес. Сок редьки, рассол капусты пить теплыми, простоквашу и чай из сушеной вишни и сушеных яблок пить от 4 до 5 раз в день.

11. Кору крушины (12 г) заварить и пить как чай.

12. Полезно пить рассол капусты с дрожжами или с 4 г коры крушины.

13. Огурцы выдержать в соленой воде в течение месяца. Принимать рассол (но не огурцы) 4 раза в день.

14. Для клизмы. Столовую ложку толченого льняного семени, или овса, или ячменя, или листьев мальвы прокипятить в 4 стаканах воды, процедить, добавить 1 столовую ложку соли или 2 столовые ложки льняного или конопляного масла. Клизма должна быть весьма теплой.

СТАРЧЕСКАЯ НЕМОЩЬ

1. Крапива. 200 г майской крапивы залить 0,5 л водки или 50-60-градусного спирта. Горлышко бутылки завязать марлей или тряпочкой. Первые сутки держать на окне, затем 8 суток в темном шкафу. Процедить, отжать. Принимать по 1 чайной ложке натощак за 30 минут до еды и 1 чайную ложку на ночь перед сном. Выпить всю бутыль. Человек делается бодрым, здоровым, улучшается работа сердца, состав крови, движения становятся легче, проходит склероз.

2. Отруби пшеничные или ржаные. Столовую ложку с верхом отрубей залить 2 стаканами воды, кипятить 30-40 минут, помешивая. Прибавить 1 столовую ложку меда и дать немного прокипеть с медом. Принимать по 50 г 3-4 раза в день теплым или холодным. Питательная пища для тяжелобольных, старых людей, а также для ослабленных детей. Хорошо восстанавливает силы, дает много энергии. Мед можно класть по вкусу.

3. Овес в кожуре. Стакан овса в кожуре перебрать и промыть в холодной воде несколько раз. Залить 5 стаканами холодной воды, поставить на огонь, кипятить на малом огне до половины первоначального объема, процедить. В процеженный отвар добавить столько же по объему молока, вновь прокипятить. Добавить 4 чайные ложки меда и еще раз прокипятить. Получившийся напиток применяется для укрепления сил при старческой слабости, для тяжелобольных, ослабленных людей, для

людей, перенесших операцию, при болезнях почек как общеукрепляющее средство.

4. Звездчатка (трава), рожь (стебли). Старческую немощь лечат настоем из травы звездчатки пополам со стеблями ржи. Такой настой пьют без нормы. Он придает силы, действует как общеукрепляющее средство.

5. Шиповник. 2 столовые ложки измельченных сухих плодов шиповника залить 0,5 л воды, кипятить 15 минут на малом огне, настоять, укутав, на ночь, процедить. Принимать с медом в течение дня как чай и вместо воды. Применяется как общеукрепляющее, тонизирующее средство, ослабляющее развитие атеросклероза, повышающее сопротивляемость организма при инфекционных заболеваниях и как витаминное средство.

6. Тонизирующее средство - см. рецепты "Тонизирующие; переутомление".

СТЕНОКАРДИЯ

1. Боярышник (цветы).

а) Отвар: 2 столовые ложки сухих цветов залить 1 стаканом воды, кипятить 10 минут, когда остынет - процедить. Принимать по 1 столовой ложке 3-4 раза в день.

б) Настойка: 10 г сухих цветов на 100 г водки. Настоять 21 день в темном месте, процедить, отжать. Принимать до 20-25 капель 3 раза в день. Еще лучше принимать по 7 капель на теплую воду так, чтобы все рассосалось во рту.

в) Полезно пить чай из плодов боярышника: 1 столовую ложку плодов на 1 стакан воды, кипятить 10-15 минут, настоять, укутав, 2 часа. Принимать по 1 стакану 3 раза в день.

г) Некоторые с успехом применяют варенье из плодов боярышника. Собирают созревшие плоды, перетирают или толкут с сахаром в соотношении 1:1. Пользуются этим вареньем всю зиму. Приступов не бывает.

2. Валериана (корень).

а) 10 г сухого корня залить 1 стаканом кипятка, настоять, укутав, 1 час, процедить. Принимать по 1 столовой ложке 4-5 раз в день.

б) Настойку принимать по 20-30 капель 3 раза в день.

3. Зверобой - 1 часть, тысячелистник - 1 часть, валериана (корень) - 1 часть. Столовую ложку сбора залить 1 стаканом холодной воды, настоять 3 часа, поставить на огонь, дать вскипеть, кипятить 5 минут. Когда остынет, процедить. Принимать 1 стакан в течение дня в 3 приема.

4. Василистник вонючий, настойка. Аптечный препарат.

Принимать по 15-20 капель 3 раза в день. Применяется при стенокардии, нарушениях кровообращения, при гипертонической болезни.

СТОМАТИТ

Календула, или ноготки лекарственные. Широко используется как противовоспалительное и бактерицидное средство при заболеваниях слизистой оболочки рта, ангине, гингивите, пиорее. Для полоскания: 10 г цветков залить 1 стаканом кипятка. Настойка: 1 чайная ложка на 1 стакан теплой воды. Для профилактики стоматита, гингивита раствором настойки или настоя ноготков полоскать полость рта утром и вечером, предварительно помассировав пальцами десны.

СТРАХ

Вереск - 4 части, пустырник - 3 части, сушеница - 3 части, валериана - 1 часть. 4 столовые ложки смеси залить 1 л кипятка, настоять. Принимать по 4-5 глотков через каждый час в течение дня. Данный настой помогает также при бессоннице и при расстроенных нервах.

СТРЕССОВЫЕ СОСТОЯНИЯ

Чабрец. 5 г залить 500 мл кипятка, настаивать 40 минут плотно закрытым. Можно употреблять не более 2-3 раз в неделю. Снимает стрессовое состояние, укрепляет нервы. Указанную порцию принимать за 3-4 раза в день.

СУДОРОГИ НОГ, РУК

1. Лимон. Утром и вечером соком свежего лимона смазывать подошвы ног. Ничем не вытирать. Одевать носки и обувь только после того, как сок высохнет на подошвах. Курс лечения не более 2 недель. Применяется при судорогах ног.

2. Пробка от вина. Пробки от винных бутылок нанизывают на нитки. Одевают такое ожерелье из пробок на икры или стянутую судорогой мышцу. Судорога через некоторое время проходит. Иногда даже достаточно потереть некоторое время место, сведенное судорогой, и она прекращается. Народное средство.

3. Горчичное масло. При сведении судорогой рук или ног надо натирать больные места горчичным маслом.

4. Сургуч, железо. При судороге в руке надо взять в эту руку палочку сургуча, и судорога через некоторое время проходит. Иногда помогает, если взять в руки кусок железа.

ТОНИЗИРУЮЩИЕ СРЕДСТВА

1. Женьшень (корень), (настойка). Принимать по 15-25 капель 2-3 раза в день. Курс лечения 3-6 месяцев в осенне-зимний сезон. Весной и летом пить нельзя.

2. Заманиха высокая (настойка). Принимать по 30-40 капель 2 раза в день, утром и в обед за 30 минут до еды. Применяется в качестве тонизирующего и стимулирующего средства при истощении, а также при физической и умственной усталости, половом бессилии.

3. Левзея сафлоровидная, или маралий корень (настойка). Принимать по 20-30 капель 2 раза в день, утром и в обед, за 30 минут до еды. Применяется как тонизирующее средство при утомлении, половой слабости, умственном и физическом утомлении.

4. Аралия маньчжурская (настойка). Принимать по 30-40 капель 2 раза в день, утром и в обед, за 30 минут до еды. Применяется как средство, стимулирующее центральную нервную систему, при половой слабости, нервном истощении, депрессивных состояниях, остаточных явлениях после воспаления мозговых оболочек, контузий и сотрясений головного мозга.

5. Лимонник китайский (настойка). Принимать по 20-40 капель 2 раза в день, утром и в обед, за 30 минут до еды, порошок - по 0,5-1 г 2 раза в день натощак или спустя 4 часа после еды. Применяется как средство, тонизирующее и стимулирующее центральную нервную систему не только при переутомлении и понижении работоспособности практически здоровых людей, но также для лечения истерических и астенодепрессивных состояний у психически больных и нервнобольных. Противопоказано при нервном возбуждении, бессоннице, нарушении сердечной деятельности и повышенном кровяном давлении.

6. Родиола розовая, или золотой корень (настойка). Принимать по 20-40 капель 2 раза в день, утром и в обед, за 30 минут до еды. Применяется при упадке сил, переутомлении, общей слабости, болезни почек, печени (воспалительные процессы), одышке, диабете, туберкулезе, женских болезнях, улучшает аппетит и сон, снижает усталость, приводит в норму кровяное давление, снимает головные боли, действуя главным образом на нервную систему, удаляет неприятные ощущения в области сердца, активизирует работу щитовидной железы, применяется при импотенции.

наружно при ранах, ушибах, ревматизме, радикулите, экземе. Противопоказано при резко выраженных симптомах повышенной нервной возбудимости и истощении корневых клеток, лихорадочных состояниях, гипертонических кризах.

7. Пантокрин (настойка). Принимать по 15-20 капель 2 раза в день, утром и в обед, за 30 минут до еды. Применяется как сильное тонизирующее средство при умственном и физическом переутомлении, импотенции, как общеукрепляющее, при подагре, нервных расстройствах и др.

8. Элеутерококк (настойка). Принимать по 15-20 капель 2 раза в день, утром и в обед, за 30 минут до еды. Применяется как средство, стимулирующее центральную нервную систему и весь организм, уменьшает уровень сахара в крови, увеличивает работоспособность, при импотенции. Все перечисленные препараты принимать 2-3 недели, затем сделать перерыв 1 месяц, потом курс повторить. Длительное время принимать нежелательно. Людям с повышенным давлением не принимать. Тонизирующие средства желательно принимать в холодное время года.

ТРАХЕОБРОНХИТ

Донник (трава) - 5 частей, тимьян или богородская трава - 10 частей, фенхель или укроп (семена) - 10 частей, мята (трава) - 10 частей, подорожник (листья, семена) - 15 частей, алтей или мальва (корни, листья, цветы) - 15 частей, солодка или лакрица (корень) - 15 частей, мать-и-мачеха (листья, цветы) - 20 частей. Смешать все травы. 4 столовые ложки смеси залить 800 мл крутого кипятка, плотно закрыть крышкой, укутать и настаивать 1 час, процедить. Пить, подогрев до 40 °С, по 1 стакану с медом. За ночь выпить не менее 2 стаканов.

ТРОМБОФЛЕБИТ, ВАРИКОЗНОЕ РАСШИРЕНИЕ ВЕН

1. Сушеница топяная. В ведро всыпать 200 г сухой травы, залить кипятком и настоять 1 час, тщательно укутав. Потом опустить в ведро (настой должен быть теплым) ноги и держать примерно полчаса, подливая кипяток.

2. Полынь. Смешать горсть толченой свежей полыни с мацони или простоквашей. Смесь нанести на марлю и приложить там, где вены наиболее сильно расширены. Ноги положить на подушечку и прикрыть пленкой или целлофаном. Снять марлю с кашицей через 30 минут.

3. Каланхоэ. Наполнить половину поллитровой бутылки резаными листьями каланхоэ и залить доверху водкой или 70-градусным спиртом. Поставить в темное место и периодически встряхивать. Через неделю настойка готова. Натирать вечером ноги настойкой, начиная от стопы и двигаясь к коленям и выше. Боли в ногах проходят сразу, но для излечения, исчезновения сетки вен необходимо повторять процедуру 4 месяца подряд.

4. Хмель. Столовую ложку шишек хмеля размельчить, залить 200 мл кипятка и нагревать на водяной бане 15 минут. Принимать по 1 стакану 3 раза в день перед едой. На участки ног с расширенными венами прикладывать марлю, смоченную отваром хмеля.

5. Орешник. Столовую ложку залить 200 мл кипятка. Пить отвар по полстакана 4 раза в день. Этот отвар помогает также при расширении мелких капилляров, вен. Свежие листья орешника собрать в июне, высушить в тени.

6. Каштан конский. 30 г цветков или плодов каштана конского раздробить и настоять на 300 мл водки в темноте в течение недели, периодически взбалтывая. Затем, процедив, принимать по 30 капель 3 раза в день перед едой. Существуют готовые аптечные настойки из каштана конского - эскузан, эсфалазид и эсцин. Их назначают внутрь по 10-20 капель 3 раза в день до еды. Эти препараты применяют для лечения тромбозов, при родах и после операций, при варикозном расширении вен, особенно у беременных и рожениц.

ТРОФИЧЕСКАЯ ЯЗВА

1. Квасцы жженые. В 100 г умеренно горячей кипяченой воды высыпать квасцы жженые в порошке (на кончике ножа). Хорошо размешать. Промывать тампоном, смоченным в растворе квасцов, гноящиеся раны, трофические язвы и другие открытые раны. Квасцы осушают рану, стягивают ее, останавливают кровь и излечивают. Применять в основном для промывания ран.

2. Мумие. 5-10 г мумие хорошо размешать в 100 г жидкого натурального пчелиного меда. Марлевый тампон пропитать этим составом, наложить на язву или рану и перебинтовать. Менять повязку раз в сутки.

3. Смола-живица деревьев хвойных пород. На язву или рану налить жидкой смолы-живицы, перебинтовать. Менять 1 раз за 2-3 суток. Промыть после живицы рану спиртом и снова наложить живицу. Если смола-живица сухая, растворить ее в 90-градусном спирте. Делается это так: смолу перебрать, сложить в стеклянную банку с широким горлом, залить 90-градусным спиртом так, чтобы

спирт покрывал живицу на 1 см. Через несколько дней смола растворится. Ее намазывать на рану.

4. Медуница (трава). Свежие растертые или измельченные листья прикладывают к гнойным ранам, язвам, порезам или обмывают раны крепким настоем травы. Менять повязку дважды в день.

5. Промыть ваткой, смоченной в спирте, язву или рану. Концом свежесрезанного пшеничного колоса провести по язве или ране крест-накрест 3 раза, колосок выбросить. Делать так трижды в день: утром, в обед и вечером в течение 3 дней. На это уйдет 9 колосков. рана вскоре затянется. Народное симпатическое средство.

6. Смолу-живицу хвойных пород перетапливают пополам с коровьим маслом. Полученным бальзамом смазывают долго не заживающие раны.

7. Березовая зола. 1 кг березовой золы просеять и залить 10 л крутого кипятка. Настоять, укутав, пока не станет чуть теплым. Больную ногу или руку опустить в этот щелок на 30 минут. Если рана или язва неудобна для ванн, делать компрессы. Марлю сложить в 6-8 раз, намочить в щелоке и накладывать на больное место на 2 часа. Делать 2 раза в день. Через 2-3 недели пройдет любая незаживающая рана. Щелок вытянет весь гной и очистит рану. После золы рану промыть настойкой календулы (ноготки): 40 капель настойки на 1 стакан холодной кипяченой воды. Регулярно промывать этим составом раны после компресса. Затем перевязать больное место и часа через 2-3 снова компресс.

8. 100 г можжевелового дегтя и 2 яичных желтка стереть с 1 столовой ложкой розового масла. Добавить 100 мл очищенного скипидара по 1 чайной ложке, все время помешивая. Вливать понемножку и размешивать, иначе яйцо свернется. Когда желтки, масло и скипидар стерты, к ним добавить 100 г можжевелового дегтя. Хорошо размешать. Чайной ложкой наливать этот бальзам на раны. Затем сделать повязку. Это прекрасное антисептическое и ранозаживляющее средство.

ТУБЕРКУЛЕЗ

1. Мед пчелиный липовый. 100 г свиного нутряного сала, 100 г масла сливочного несоленого, 150 г сока алоэ (или агавы), 50 г какао в порошке. Алоэ перед срезанием не поливать 2 недели. Растопить в эмалированной кастрюле: свиное сало, масло, мед. Когда все расплавится (кипеть не давать), кастрюлю снять с огня и добавить остальные компоненты. Хорошо размешать. Хранить в стеклянной банке в холодильнике. Принимать по 1 столовой

ложке состава, растворив в 1 стакане горячего молока, утром и вечером длительное время. Применяется при туберкулезе легких и упорном бронхите.

2. Смола-живица (сосны, кедра, пихты, ели). Очистить от примесей. Если смола густая, настоять на 96-градусном спирте. Смолу кладут в банку, заливают спиртом так, чтобы он на 1 см покрывал смолу-живицу. Через несколько дней смола растворится. 1 часть смолы на 2 части свиного нутряного сала - все вместе перетопить, снять с огня, когда остынет до 60 °C, не выше, добавить меда (лучше липового). На 1 часть смолы и сала 1 часть меда (по весу). Все хорошо перемешать. К полученному составу добавить по весу 1/10 часть кости жженой белой животной и размешать. Принимать по 1 чайной ложке 3 раза в день от 3 до 6 месяцев. Считается хорошим средством при туберкулезе, бронхите, плевритах.

3. Стакан спирта (70-градусного), стакан меда, 1 столовую ложку березовых почек настоять в течение 9 дней в темной бутылке, каждый день взбалтывая. Принимать по 1 столовой ложке 3 раза в день.

4. Мед липовый - 1 кг 200 г, лист алоэ мелко порезанный - 1 стакан, оливковое масло - 100 г, березовые почки - 25 г, липовый цвет - 10 г, вода - 2 стакана. Мед растопить в эмалированной кастрюле, не давая кипеть. Добавить алоэ и дать покипеть 5-10 минут на малом огне. Отдельно в 2 стаканах воды варить березовые почки и цвет липы 3 минуты, настоять, укутав, 15-20 минут, процедить, отжать. Когда мед остынет, влить в него отвар почек и липы. Хорошо размешать. Смесь разлить в темные бутылки, добавить в каждую бутылку поровну оливкового масла. Перед употреблением взбалтывать. Принимать по 1 столовой ложке три раза в день. Применяется при туберкулезе и болезнях легких.

5. Хороший рецепт при туберкулезе, малокровии, упадке сил и истощении (см. рецепт № 2 в рецептуре "Малокровие").

6. Настоять на 0,5 л 70-градусного спирта 4 стебля алоэ 4 дня. Пить 3 раза в день по 40 капель.

7. Стебли и листья пустырника и корни цикория обыкновенного заварить и пить как чай 3 раза в день по рюмке. Через 9 недель - полное излечение. Легкие зарубцуются и очистятся от гноя.

8. Лимоны - 10 шт., яйца - 6 шт., липовый мед - 280 г, коньяк - 3/4 стакана, 6 яиц, целых и свежих, положить в банку (яйца должны быть непременно с белой, а не с желтой скорлупой). Лимоны выжать и их соком залить яйца. Банку закрыть марлей, обернуть темной бумагой и поставить в прохладном сухом и темном (но не холодном) месте. Держать до растворения яичной скорлупы, на что обычно

уходит от 5 до 6 дней. По истечении этого срока подогреть мед до состояния текучести, остудить и добавить его в общую смесь. Затем влить коньяк. Перелить лекарство в темную бутыль, хранить в прохладном и темном месте. Принимать 3 раза в день по 1 столовой ложке сразу после еды. При болезни легких полезно есть как можно больше фруктов и жиров.

Примечание. Спустя 2-3 недели после изготовления смесь портится. Ее надо выбросить и приготовить новую.

9. 10 яиц (с белой, а не коричневой скорлупой, очень свежие), 10 лимонов (свежих и, по возможности, спелых) обмыть. Яйца положить в стеклянную банку с широким горлом. Туда же положить изрезанные на кусочки лимоны, но без зерен. Поставить в теплое место и накрыть марлей. По истечении 7 дней (в зависимости от температуры помещения), когда яйца превратятся в массу, влить в настойку бутылку коньяка. Если сверху образуется плесень, то ее надо снимать до вливания коньяка и после, до тех пор пока плесень не будет больше появляться. Мешать периодически деревянной ложкой. Должно бродить 3 недели в теплом месте. Когда абсолютно не будет появляться плесень, настойку размешать, разлить в бутылки и закупорить. Принимать по 1 десертной ложке перед едой 3 раза в день. Желательно использовать бутылки из темного стекла с широким горлом, для того чтобы иметь возможность выбросить плесень, если она будет появляться вновь.

10. Липовый мед - 1,2 кг, мелко нарубленный алоэ (следует помнить, что алоэ - сильное средство и больным со слабым сердцем его давать не следует) - 1 стакан, прованское масло - 200 г, березовые почки - 150 г, липовый цвет - 50 г, вода - 2 стакана. Растопить мед в кастрюле, добавить алоэ и смесь хорошо проварить. Отдельно в 2 стаканах воды варить березовые почки и липовый цвет в течение 1-2 минут. Когда мед остынет, влить отвар из березовых почек и липового цвета. Смесь разлить в 2 бутылки, добавив в каждую поровну прованского масла. Перед употреблением взбалтывать. Принимать по 1 столовой ложке 3 раза в день.

11. Ловят медведок, сушат их и затем толкут в ступке, каменной чашке или просто растирают в мелкий порошок. Полученный таким образом порошок смешивают с каким-нибудь сладким сиропом. Определенной дозировки нет. Все делается по личному усмотрению каждого. Приблизительно берут 3 столовые ложки на прием, запивая их теплой водой. Принимать 2-3 раза ежедневно в течение 2-3 дней. Обычно через 2-3 дня у больного появляется хороший аппетит, и он начинает быстро поправляться. Это испытанный китайский метод.

УКУСЫ ЯДОВИТЫХ ЗМЕЙ

Череда трехраздельная. Народная медицина рекомендует растертую свежую траву накладывать на раны при укусах ядовитых змей.

УМСТВЕННОЕ И ФИЗИЧЕСКОЕ УТОМЛЕНИЕ

1. Рапонтикум сафлоровидный. В официальной медицине получил признание экстракт левзеи жидкий, приготовленный на 70-градусном спирте в соотношении 1:1. Назначают его по 20-30 капель 2-3 раза в день до еды при умственном и физическом утомлении в качестве стимулирующего средства, повышающего работоспособность. Препарат следует хранить в прохладном, защищенном от света месте.

Профессоры С.Я. Соколов и И.П. Замотаев о препарате левзеи сообщают, что в условиях клиники уже на 10-20 день у людей, страдающих расстройством нервной системы, импотенцией, а также при физическом и психическом переутомлении отмечалось улучшение общего состояния, нормализовался сон и аппетит, повышалась работоспособность. У некоторых больных повышалась половая потенция, уменьшались депрессивные явления. Важно, что даже при длительном применении препаратов левзеи не было отмечено никаких противопоказаний.

УСПОКОИТЕЛЬНЫЕ

1. Мята перечная (листья) - 2 части, вахта трехлистная (листья) - 2 части, валериана (корень) - 1 часть, хмель (шишки) - 1 часть. 2 столовые ложки смеси залить 2 стаканами кипятка, настоять, укутав, 30 минут, процедить. Принимать по 1/2 стакана 2 раза в день, утром и на ночь. Применяется при повышенной нервной раздражительности и бессоннице.

2. Валериана (корни) - 2 части, ромашка аптечная - 3 части, тмин (плоды) - 5 частей. Готовить и употреблять, как в рецепте № 1.

3. Пустырник (трава) - 15 г, сушеница (трава) - 15 г, боярышник (цветы) - 15 г, ромашка аптечная - 5 г. Столовую ложку смеси залить 1 стаканом кипятка, настоять, укутав, 8 часов, процедить. Принимать по 1/2 стакана 3 раза в день, через час после еды. Применяется при нервных расстройствах, сердечной слабости в сочетании с удушьем и головокружением.

4. Боярышник (настойка), валериана (настойка). Смешать обе настойки в равных количествах. Принимать по 30 капель на воде

перед сном. Применяется как успокаивающее средство, при нервных расстройствах, при бессоннице, как укрепляющее сердечное.

УШИБЫ, КРОВОПОДТЕКИ, ОПУХОЛИ, ССАДИНЫ

1. Полынь горькая (трава). Прекрасное средство. Свежую траву истолочь до сока и прикладывать к пораженным местам. При сильном ушибе наложить толстым слоем. Не допускать высыхания, чаще менять или смачивать сверху водой. Зимой применять мазь: 1 часть сока полыни, сгущенного на воздухе, 4 части коровьего масла, или свиного жира, или вазелина. Можно применять консервированный сок. Сок консервируется водкой или 60-градусным спиртом. Можно запарить свежую траву кипятком, и когда остынет, делать холодные примочки, но это не так эффективно.

2. Лук огородный. Свежий сок или кашицу лука накладывают как компресс. Прекрасное средство при ушибе, особенно колена.

3. Арника (настойка). Внутрь принимают по 30-40 капель. наружно используется как примочка. Если ушиб с поражениями и ссадинами, то употребляется неразведенная настойка, если без поражений, а только с кровоподтеками и опухолью, настойку развести 1:10. Арника ценна при ушибах груди как успокаивающее и болеутоляющее средство.

4. Зверобой. Внутрь принимают в виде отвара. 20 г зверобоя залить 400 г кипятка. Томить до половины объема на малом огне. Принимать по 1 столовой ложке 3-4 раза в день. Для наружного применения делается мазь так же, как из сока полыни (см. выше).

5. Подорожник (трава). Ценен в свежем виде как противовоспалительное и болеутоляющее средство. Прикладывать размятые или целые листы к ушибленным местам, хотя бы и с поражениями. Сок может заменить свежие листья. Продается в аптеке. Можно использовать настойку или мазь из нее (1:4).

6. Чемерица Лобеля. Свежие корни отваривают в воде. Теплым отваром натирают больные места. Хорошо лечит вывихи, ушибы, опухоли. Вывихи без правки становятся на свое место, опухоль спадает. Этим же отваром лечат отеки (путем растирания).

7. Бодяга. Прекрасное средство. На 1 столовую ложку воды 2 столовые ложки бодяги в порошке. Эту смесь наложить на ушиб и перевязать. Целебное действие начнется, как только начнет испаряться вода и бодяга станет полусухой. Можно разводить бодягу подсолнечным маслом в соотношении 1:1. Менять 2 раза в день.

8. Делать примочки и компрессы из свинцовой воды. Продается в аптеке.

9. 1/2 л 6%-го уксуса, 2 головки чеснока. Чеснок мелко нарезать и настоять в уксусе 1 сутки. Готовой смесью растирать больные места.

ЦИСТИТ

1. Лист березы - 10 г, лист толокнянки - 10 г, кукурузные рыльца - 10 г, корень солодки - 10 г, корневища пырея - 10 г. Столовую ложку смеси настоять 6 часов в 1 стакане холодной воды, кипятить 15 минут, процедить. Пить в течение дня.

2. Трава хвоща полевого - 15 г, корневище лапчатника - 15 г, листья подорожника - 20 г. Столовую ложку смеси залить 2 стаканами кипятка, настоять, укутав, 1 час, процедить. Пить вечером за один прием 1 стакан теплого настоя.

3. Красный кирпич расколоть пополам. Обе половинки хорошо нагреть на огне и положить в пустое ведро. Края ведра обложить тряпкой или любой материей. Снять трусы и сесть на это ведро. Нижнюю часть туловища укутать пледом, пальто и сидеть на ведре до тех пор, пока от кирпича будет исходить тепло. Затем одеть теплое белье и лечь в постель. От 2-3 процедур цистит проходит. Этот народный рецепт особенно хорош для женщин.

4. Хвощ полевой. 2 столовые ложки с верхом хвоща полевого залить 1 л воды, кипятить 10 минут, настоять, укутав, 20 минут, процедить. Траву хвоща полевого сложить в холщовый мешочек и в умеренно горячем виде прикладывать на низ живота при цистите. Отвар принимают внутрь по 1 стакану 2-3 раза в день. При болезненном мочеиспускании пьют горячий чай из смеси травы и цветков ромашки поровну. Доза: 3 стакана в день. При спазмах мочевого пузыря пьют глотками, но часто горячий навар из цветков васильков и травы хвоща, смешанных поровну. В то же время массируют область мочевого пузыря, а потом кладут на низ живота подушечку, наполненную горячим распаренным хвощем.

5. Осина. 20 г почек, коры или листьев залить 1 стаканом кипятка, кипятить 7-10 минут, настоять, укутав, 30 минут, процедить. Принимать по 2 столовых ложки 3 раза в день. Почки осины настоять на водке или 70-градусном спирте в соотношении 1:10. Принимать по 25-30 капель 3 раза в день. Отвар и настойка применяются при остром хроническом цистите и слабости мочевого пузыря.

6. Брусника. Горсть листьев брусники залить 3 стаканами воды, кипятить 10 минут, настоять, укутав, 4 часа, процедить. Всю эту

дозу выпить в течение дня в три приема. Применяется как мочегонное средство.

ШПОРА ПЯТОЧНАЯ

Сирень обыкновенная. Настойку цветов используют при ревматизме, отложении солей в суставах, при пяточных шпорах. Высушенные цветки залить 40-градусным спиртом в отношении 1:10 настоять 8-10 дней в плотно закрытой посуде. Принимать по 30 капель 2-3 раза в день и одновременно натирать или делать компрессы из этой же настойки на больные участки.

ЭКЗЕМА

1. Мазь из листьев лопуха (составная). Сушеные листья лопуха - 20 г, цветы ромашки - 20 г, корень копытня - 20 г, трава кипрея (иван-чай) - 20 г. Все высушить, размельчить и смешать. Варить в 4 стаканах воды, добавить 1 столовую ложку коровьего масла и 2 стакана крепкого отвара сенной трухи, вновь варить до густоты тягучей клейкой массы (лучше варить на водяной бане), процедить и отжать. Смешать поровну с глицерином. Мазь дает блестящие результаты при экземах. Хорошо пить отвар корня лопуха: 15 г на 200 г кипятка. Кипятить 10 минут на малом огне, укутать потеплее, настоять 2 часа. Принимать по 1 столовой ложке 4 раза в день перед едой.

2. при экземе пить настой цветов крапивы или яснотки (крапива, которая не колется, имеет белый цвет зева). Залить 1 столовую ложку цветков 1 стаканом кипятка, настоять укутав, 1,5-2 часа. Пить за 30-40 минут до еды по 1 стакану. Хорошо помогает при экземе, больных почках, кровотечениях. Отвар принимают при болезнях дыхательных путей, диспепсии, золотухе, фурункулезах и других заболеваниях кожи.

3. Отварить 6 яиц (12 минут). Аккуратно отделить желтки. Насадить желток на спицу или длинную проволоку. Держать над огнем желток, пока с него не потечет белая жидкость. Будет капать небольшими каплями. Собрать эти капли в чистую баночку. Мазать этим прозрачным раствором больные места. Раньше так делали в народе, и помогало.

4. Ягода земляники. Наружно кашицей из толченых ягод земляники лечат экзему. Делают компрессы на пораженные места.

5. Ягода черники. Свежесорванные ягоды в растертом виде применяют как компрессы и примочки для лечения мокнущей экземы, ожогов и других кожных заболеваний.

6. Свежий капустный лист привязать к пораженным местам.

держать 2-3 дня, пока не полегчает. Потом лист снять. Делать так несколько раз. Деревенский рецепт.

7. Пырей (корень). Собирать в мае. Делать отвар: 20 г корней на 1 стакан кипятка. Пить 3 раза перед едой. Наружно из отвара делать примочки.

8. Осина (древесина). Золу от древесины смешать с вазелином пополам или 1:4 для мази. Мазать пораженные места.

9. Мазь (жидкость) лесовая. Аптечный препарат. Продукт термической обработки (сухой перегонки) определенных древесных пород (лещины, ольхи, можно липы). Применяется наружно при экземе, нейродермите и других кожных заболеваниях.

10. Медный купорос разводится до нежной голубизны. Протирать (промывать) им больные пораженные места. Как высохнет, смазать жиром или вазелином. За 3-4 раза отходит. Был случай, когда помогло человеку, у которого на ногах кожа висела и отходила хлопьями. Вначале он промывал ноги крепким раствором (отваром) луковой шелухи, затем данным раствором, смазывал жиром, и помогло.

11. Березовые почки (настойка). Наружно настойку применяют при пролежнях, вяло протекающих грануляциях, при лечении острых и хронических экзем в виде горячих ванн.

12. Тысячелистник. Экзема быстро излечится, если крепким настоем тысячелистника парить больные места и принимать настой этого же растения внутрь по 1 столовой ложке 3 раза в день.

13. Столовая ложка вершка (верх с отстоявшегося натурального молока), 1 свежее яйцо, 100 г дегтя березового. Все хорошо смешать. Намазать состав на тряпочку и наложить на пораженное экземой место, перевязать. Менять ежедневно. Делать процедуры до исчезновения пятен. Можно делать смесь с можжевеловым дегтем. Этот рецепт хорош при мокнущей экземе.

14. Девясил высокий. Отвар (10 г на 100 мл воды) применяют в дерматологии: по 1 столовой ложке 3 раза в день при лечении экземы, почесухи, плоского лишая. Отваром корней смазывают также пораженные участки кожи при демодекозе и чесотке.

ЭКЗЕМА АЛЛЕРГИЧЕСКАЯ

1.* Шалфей - 10 г, подорожник (лист) - 10 г, тысячелистник - 15 г, полынь - 5 г, крапива (лист) - 10 г, зверобой - 15 г, хвощ - 15 г, кукурузные рыльца - 10 г, можжевельник (ягоды) - 10 г. 3 столо-

---

*Выше упомянуты 3 рецепта профессора С.Я. Соколова, применяемые при нейродермите и экземе.

вые ложки смеси залить 500 мл кипятка, настоять. Принимать по 150-200 мл с сахаром за полчаса до еды.

2. Крапива (лист) - 10 г, душица (трава) - 10 г, череда (трава) - 10 г, фиалка трехцветная (трава) - 10 г, ромашка (цветы) - 10 г, тимьян (трава) - 10 г, хвощ (трава) - 10 г, валериана (корень) - 15 г, солодка (корень) - 10 г. столовую ложку смеси залить 200 мл кипятка, настоять 20 минут. Пить горячим. Настой хранению не подлежит.

3. Простая смесь, которую каждый может собрать летом и насушить на зиму: череда - 10 г, земляника (лист) - 100 г, ромашка (цветы) - 100 г. Пить эту смесь постоянно вместо чая, заваривая 1 столовую ложку 200 мл кипятка.

Для примочек на кожу хорошо применять отвар коры дуба с тысячелистником и чередой. В кипящий отвар коры дуба (1 стакан толченой коры на 1 л воды) положить полстакана череды и полстакана тысячелистника. Настоять 15 минут и опустить туда руку, покрытую экземными высыпаниями. Лучше сделать ванну с этим отваром, увеличив количество травы. После ванны руки не вытирать, только промокнуть или дать отвару высохнуть на коже.

4. Дурнишник обыкновенный колючий. Наиболее эффективный метод состоит в натирании пораженных мест сырыми листьями или отваром дурнишника. 2 столовые ложки травы залить 400 мл кипятка, настоять 15 минут. Можно принимать отвар внутрь 3 раза в день по 1 стакану перед едой. Также принимают внутрь свежий сок: по 15-20 капель взрослым, 2-10 капель детям.

5. Лопух.

а) Перед едой постоянно принимать отвар корня лопуха. 15 г залить 200 мл кипятка. Принимать по 1 столовой ложке 3 раза в день и по 2 столовых ложки на ночь.

б) Измельчить корень лопуха (1,5-2 стакана), прокипятить его и остудить. В теплый отвар опустить простыню, сложенную вчетверо, обернуть влажной простыней тело от подмышек до щиколоток и плотно укутать больного одеялом. Оставить так на 2 часа в постели. Если больной уснет, снять простыню после пробуждения. Процедуру повторять шесть вечеров подряд. Затем сделать перерыв на 1 день и снова продолжать шесть дней. Делать такие обертывания до тех пор, пока не очистится кожа и на теле не появится легкая сыпь, которая быстро исчезает.

6. Лопух (лист) - 20 г, ромашка (цветы) - 20 г, копытень (корень) - 20 г, кипрей (трава) - 20 г. Смесь сварить в 4 стаканах воды, затем добавить 1 столовую ложку сливочного масла и 2 стакана крепкого отвара сенной трухи, снова варить до получения тягучей

клейкой массы (на водяной бане). Процедить, отжать, смешать поровну с глицерином. Смазывать пораженные места. Этот интересный способ лечения экзем предлагает известный фитотерапевт А.П. Попов.

7. Вербена. Можно заваривать чай из вербены: 15-20 г на 1 стакан кипятка. В тяжелых случаях принимать до 60 г в день. Пить в течение всего дня.

8. Череда - 4 части, земляника (листья) - 4 части, грецкий орех (листья) - 1 часть, крапива - 2 части. 2 столовые ложки смеси залить 1 стаканом кипятка и через 20 минут выпить горячим. Эта смесь дает результаты через две недели. Необходимо принимать год, никогда не нарушая количества выпитого отвара - 3 стакана днем и на ночь. Этой же жидкостью смачивать экземы.

ЭНДАРТЕРИИТ

Багульник болотный. 2 столовые ложки измельченной травы багульника с 5 ложками подсолнечного масла настоять 12 часов в закрытом сосуде на горячей плите (изредка помешивая), процедить. Употреблять как наружное втирание при эндартериите, ревматизме, подагре.

ЭПИЛЕПСИЯ

1. Девясил высокий. Используют настой из расчета 2 чайные ложки на 1 стакан кипятка (в термосе). Принимают по 1/3 стакана 3 раза в день за 20-40 минут до еды. Весьма эффективен.

2. Полевой шалфей или буквица. 6 г буквицы залить 0,5 л кипятка, добавить сахар, настоять 15 минут. Пить как чай перед едой. Это дневная доза.

ЯЗВА ЖЕЛУДКА

1. Ромашка аптечная (цветы) - 10 г, фенхель (плоды) - 10 г, алтей (корень) - 10 г, пырей (корневище) - 10 г, солодка (корень) - 10 г. 2 чайные ложки смеси на 1 стакан кипятка. Настоять, укутав, 30 минут, процедить. Принимать на ночь по 1 стакану настоя. Применяется при язве желудка и 12-перстной кишки.

2. Листья кипрея - 20 г, липовый цвет - 20 г, ромашка аптечная (цветы) - 10 г, фенхель (плоды) - 10 г. 2 чайные ложки смеси на 1 стакан кипятка. Настоять, укутав, 1,5-2 часа, процедить. Принимать от 1 до 3 стаканов настоя в течение дня. Применяется при язве желудка и 12-перстной кишки.

3. Раковые шейки (корни) - 1 часть, подорожник (лист) - 1

часть, хвощ полевой - 1 часть, зверобой - 1 часть, валериана (корень) - 1 часть, ромашка аптечная - 1 часть. Столовую ложку смеси на 1 стакан кипятка. Парить 1 час. Принимать по 100 г 3 раза в день до еды. Применяется при язве желудка с болями.

4. Череда - 100 г, чистотел - 100 г, зверобой - 100 г, подорожник - 100 г. Все хорошо измельчить, смешать, 1 столовую ложку смеси на 1 стакан кипятка. Настоять, укутав, 2 часа, процедить. Принимать по 1 столовой ложке 3-4 раза в день за час до еды или через 1,5 часа после еды.

5. Солодка (корень) - 10 г, апельсиновые корки - 6 г, вода - 100 г. Парить на малом огне до половины первоначального объема. Добавить 60 г меда. Эту дозу принимать в течение дня в 3 приема. Курс лечения 1 месяц.

6. Очищенный картофель варить в эмалированной кастрюле, не соля, отвар слить. Этот отвар принимают по 0,5-1 стакану 3 раза в день. Пить ежедневно свежий отвар, не допуская порчи.

7. Капуста белокочанная. Пить сок свежей капусты по 1/2 стакана 2-3 раза в день за час до еды теплым.

8. Облепиха крушиновидная. Для лечения язвенной болезни желудка и 12-перстной кишки принимают по 1 чайной ложке облепихового масла 3 раза в день перед едой в течение 3-4 недель. В первые 3-4 дня лечения усиливается изжога и появляется кислая отрыжка. Чтобы предотвратить эти неприятные ощущения, в облепиховое масло пред употреблением добавляют 1/4 стакана 2-процентного раствора соды и хорошо взбалтывают. При систематическом приеме внутрь уменьшаются или совсем исчезают боль, изжога, отрыжка. На кислотность желудочного сока масло существенно не влияет.

Кроме масла широко применяются свежие и консервированные плоды облепихи как ценное поливитаминное средство. Плоды облепихи моют, кладут в чистую эмалированную посуду, засыпают равным по весу количеством сахарного песка, хорошо размешивают. Затем смесь перекладывают в поллитровые стеклянные банки, наполняя их на 4/5 объема, а сверху засыпают сахарным песком. Банки закрывают пергаментом и завязывают. В таком виде облепиха может храниться в прохладном темном месте в течение всей зимы, не потеряв своего вкуса и целебных свойств.

9. Календула, или ноготки лекарственные. 20 г цветков залить 1 стаканом кипятка, выдержать на водяной бане в течение 15 минут, процедить, долить до 1 стакана и теплым пить по 1-2 столовых ложки 2-3 раза в день. Рекомендуется при язвенной болезни желудка и двенадцатиперстной кишки.

10. Клевер. Смесь клевера (со стеблем) и кипрея (со стеблем)

в равных пропорциях заваривать, как чай, и пить в течение дня. Настой имеет противовоспалительный эффект, используется при лечении язвенной болезни желудка, гастритах и колитах.

11. Очистить картофель, отварить, слить воду, пить несоленый отвар по 1/2 стакана 3 раза в день.

ЯИЧНИКОВ (ПРИДАТКОВ) ВОСПАЛЕНИЕ

1. Донник желтый (цветы) - 1 часть, золототысячник (трава) - 1 часть, мать-и-мачеха (цветы) - 1 часть. Все хорошо измельчить, смешать. Столовую ложку смеси на 1 стакан кипятка. Настоять, укутав, 1 час, процедить. Принимать по 1/3 стакана 6 раз в день в течение 3-4 недель. При этом рекомендуется полное воздержание от половой жизни на период лечения.

2. Грушанка круглолистная.

а) 1-2 чайные ложки сухих листьев грушанки на 1 стакан кипятка. Настоять, укутав, 2 часа, процедить. Принимать по 1/4 стакана 3 раза в день.

б) 50 г листьев и стеблей грушанки на 0,5 л водки настоять 2 недели в темном месте. Принимать по 30-40 капель 3 раза в день. Препараты грушанки применяются при воспалительных процессах в придатках, воспалении предстательной железы, при бесплодии, непроходимости труб, при воспалительных заболеваниях матки, при хроническом воспалении мочевого пузыря и мочевых путей с наличием гноя в моче.

ЯЧМЕНЬ НА ГЛАЗАХ

1. Пижма (цветы). Страдающим от ячменя рекомендуется в течение дня 4-5 раз принимать по 5-6 сухих маленьких желтых цветочков пижмы за один раз, запивая водой. Повторять, пока не пройдет ячмень. Это простое средство навсегда избавляет человека от ячменя на глазах.

2. Календула, или ноготки (цветы). 10-15 г сухих цветов на 1 стакан кипятка. Настоять, укутав, 30-40 минут, процедить. Делать примочки и компрессы на больные глаза при ячменях. Настойка календулы: развести кипяченой водой 1:10. Делать примочки. Календула считается хорошим средством при гнойных воспалениях глаз.

3. Алоэ, или столетник. Средний лист (5 г) измельчить и настоять 6 часов в 1 стакане холодной кипяченой воды, процедить. Делать примочки на больные глаза. Срезать лист, обмыть, отжать сок, развести водой 1:10. Делать примочки.

СБОРЫ ЛЕКАРСТВЕННЫХ РАСТЕНИЙ

В данном разделе приведены составы, способы приготовления и показания к применению сборов лекарственных растений, употребляемых в народной медицине. В этот перечень включены сборы, утвержденные Фармакологическим комитетом Министерства здравоохранения СССР, некоторые сборы, рекомендуемые болгарскими фитотерапевтами Иордановым Д., Николовым П., Бойчиновым А., а также сборы, предлагаемые Соколовым С.Я. и Замотаевым И.П.

Общая масса измельченных растений составляет 100 г смеси. Сборы должны приготовляться из измельченного растительного сырья в массовых соотношениях, указанных в рецептуре. Лекарственные растения тщательно перемешивают и помещают в бумажные пакеты или стеклянные банки.

1. Настой из лекарственных растений или сборов готовят следующим образом: 10 г (1-2 столовые ложки) сырья помещают в эмалированную посуду, заливают 200 мл (1 стакан) горячей кипяченой воды (на водяной бане) 15 минут, охлаждают 45 минут при комнатной температуре, оставшееся сырье отжимают. Объем полученного настоя доводят кипяченой водой до 200 мл.

2. Отвар готовят следующим образом: 10 г (1-2 столовые ложки) сырья помещают в эмалированную посуду, заливают 200 мл (1 стакан) горячей воды, закрывают крышкой и нагревают в кипяченой воде (на водяной бане) 30 минут, охлаждают при комнатной температуре 10 минут, процеживают, оставшееся сырье отжимают. Объем полученного отвара доводят кипяченой водой до 200 мл.

3. Ингаляционные смеси приготовляют на основе готовых отваров или настоев с последующим разведением их кипяченой водой до необходимой лечебной концентрации ингаляционной смеси в целом (обычно 1:2 и 1:3).

4. Растворы для примочек, спринцевания, местных ванночек готовят аналогичным способом, однако в случае необходимости получения более концентрированных водяных вытяжек исходные настои и отвары следует приготовлять из расчета 1:5 и 1:3.

5. Для приготовления лечебных ванн настои и отвары используют из расчета 1-2 л на ванну. Курс лечения при большинстве хронических заболеваний составляет 25-35 дней. Повторные курсы назначают после 10-15-дневного перерыва, но не более 2 курсов после основного курса лечения. В отдельных

случаях во избежание снижения эффективности или для предупреждения привыкания рекомендуется при повторных курсах лечения изменять состав сборов и назначать лекарственные растения, обладающие аналогичной терапевтической активностью.

СБОРЫ ЛЕКАРСТВЕННЫХ РАСТЕНИЙ.

1) См. способ приготовления настоя.
2) См. способ приготовления отвара.
3) См. способ приготовления ингаляционных смесей.
4) См. способ приготовления растворов для примочек.

ПРИ ЗАБОЛЕВАНИЯХ ОРГАНОВ ДЫХАНИЯ

1. Алтей лекарственный (корень) - 20 г, солодка голая (корень) - 20 г, анис обыкновенный (плоды) - 20 г, шалфей лекарственный (листья) - 20 г, сосна обыкновенная (почки) - 20 г. Принимать по 1/4 стакана настоя[1] 3-4 раза в день при заболеваниях органов дыхания.

2. Алтей лекарственный (корень) - 40 г, солодка голая (корень) - 40 г, фенхель обыкновенный (плоды) - 20 г. Принимать по 1/4 стакана настоя[1] через каждые 4 часа при заболеваниях органов дыхания.

3. Алтей лекарственный (корень) - 40 г, мать-и-мачеха обыкновенная (листья) - 40 г, душица обыкновенная (трава) - 20 г. Принимать в виде теплого настоя[1] по 1/2 стакана 3-4 раза в день при заболеваниях органов дыхания.

4. Подорожник большой (листья) - 30 г, солодка голая (корень) - 30 г, мать-и-мачеха обыкновенная (листья) - 40 г. Принимать по 1/2 стакана настоя[1] через каждые 4 часа при заболеваниях органов дыхания.

5. Алтей лекарственный (корень) - 40 г, солодка голая (корень) - 30 г, девясил высокий (корень) - 30 г. Принимать по 1/4 стакана настоя[1] через каждые 3 часа при заболеваниях органов дыхания.

6. Анис обыкновенный (плоды) - 20 г, алтей лекарственный (корень) - 40 г, солодка голая (корень) - 40 г. Принимать по 1/2 стакана настоя[1] через каждые 3 часа при заболеваниях органов дыхания.

7. Шалфей лекарственный (листья) - 20 г, анис обыкновенный (плоды) - 20 г, сосна обыкновенная (почки) - 20 г, алтей лекарственный (корень) - 20 г, солодка голая (корень) - 20 г. Принимать по 1/3 стакана настоя[1] 3-4 раза в день при заболеваниях органов дыхания.

8. Мать-и-мачеха обыкновенная (листья) - 25 г, анис обыкновенный (плоды) - 25 г, алтей лекарственный (корень) - 25 г. Принимать по 1/2 стакана настоя[1] 3 раза в день после еды при заболеваниях органов дыхания.

ПРИ ТРАХЕОБРОНХИТЕ, ХРОНИЧЕСКОМ БРОНХИТЕ, ОСТРОМ, СУХОМ БРОНХИТЕ И БРОНХОСПАЗМЕ

1. Мать-и-мачеха обыкновенная (листья) - 10 г, подорожник большой (листья) - 20 г, хвощ полевой (трава) - 30 г, первоцвет весенний (цветки) - 40 г. Принимать в теплом виде настой[1] или отвар[2] по 1/3-1/4 стакана при кашле, трахеобронхите, хроническом бронхите, остром сухом бронхите.

2. Мать-и-мачеха обыкновенная (листья) - 20 г, подорожник большой (листья) - 30 г, солодка голая (корень) - 30 г, фиалка трехцветная (трава) - 20 г. Принимать в виде теплого настоя[1] по 1/3-1/4 стакана перед едой 3 раза в день при кашле, трахеобронхите, хроническом бронхите, остром бронхите.

3. Багульник болотный (трава) - 10 г, мать-и-мачеха (листья) - 10 г, фиалка трехцветная (трава) - 10 г, подорожник большой (листья) - 10 г, ромашка аптечная (цветки) - 10 г. Первоцвет весенний (трава и корни) - 10 г, анис обыкновенный (плоды) - 10 г, алтей лекарственный (корни) - 20 г, солодка голая (корни) - 10 г. Принимать по 1/3 стакана в виде настоя[1] или отвара[2] 3 раза в день после еды при сухих бронхитах.

4. Алтей лекарственный (корень) - 40 г, солодка голая (корень) - 25 г, мать-и-мачеха обыкновенная (листья) - 20 г, фенхель обыкновенный (плоды) - 15 г. Принимать в виде теплого настоя[1] или отвара[2] по 1/3-1/4 стакана 3-5 раз в день при остром и хроническом бронхитах, эмфиземе легких, пневмонии.

5. Донник лекарственный (трава) - 5 г, тимьян обыкновенный (трава) - 10 г, фенхель обыкновенный (плоды) - 10 г, мята перечная (листья) - 10 г, подорожник большой (листья) - 15 г, солодка голая (корень) - 15 г, мать-и-мачеха обыкновенная (листья) - 20 г. Принимать в теплом виде отвара[2] или настоя[1] по 1/3-1/4 стакана в день при кашле, трахеобронхите, хроническом бронхите, остром сухом бронхите.

6. Девясил высокий (корни) - 10 г, анис обыкновенный (плоды) - 10 г, сосновые почки - 15 г, календула (цветки) - 10 г, шалфей лекарственный (листья) - 10 г, мята перечная (трава) - 10 г, мать-и-мачеха (трава) - 10 г, фиалка трехцветная (трава) - 10 г, эвкалипт

прутьевидный (лист) - 15 г. Принимать в виде настоя[1] или отвара[2] по 1/3-1/4 стакана 3 раза в день после еды при влажных бронхитах.

7. Шалфей лекарственный (трава) - 20 г, тимьян обыкновенный (трава) - 15 г, ромашка аптечная (цветки) - 15 г, синюха голубая (корни) - 15 г, анис обыкновенный (плоды) - 15 г, мать-и-мачеха (листья) - 10 г, календула лекарственная (цветки) - 10 г. принимать в виде настоя[1] по 1/3-1/4 стакана 3-4 раза в день после еды при бронхите.

8. Солодка голая (корни) - 15 г, синюха голубая (корни) - 15 г, ромашка аптечная (цветки) - 20 г, валериана лекарственная (корни) - 10 г, пустырник пятилопастный (трава) - 10 г, мята перечная (трава) - 20 г, зверобой продырявленный (трава) - 10 г. Принимать в виде настоя[1] по 1/3-1/4 стакана 3-5 раз в день после еды при бронхоспазме.

ПРИ БРОНХИАЛЬНОЙ АСТМЕ, КОКЛЮШЕ, ХРОНИЧЕСКОЙ ПНЕВМОНИИ

1. Анис обыкновенный (плоды) - 30 г, фенхель обыкновенный (плоды) - 30 г, льняное семя - 20 г, тимьян обыкновенный (трава) - 20 г. Принимать в виде теплого настоя[1] по 1/3-1/4 стакана 3 раза в день при бронхиальной астме, коклюше, инфекционных заболеваниях бронхов.

2. Багульник болотный (трава) - 10 г, мать-и-мачеха (листья) - 10 г, фиалка трехцветная (трава) - 10 г, ромашка аптечная - 10 г, календула лекарственная (цветки) - 10 г, солодка гладкая (корни) - 10 г, девясил высокий (корни) - 10 г, анис обыкновенный (плоды) - 10 г, мята перечная (трава) - 10 г, подорожник большой (листья) - 10 г. Принимать по 1/3-1/4 стакана настоя[1] 3 раза в день после еды при бронхиальной астме, астмоидных бронхитах.

3. Солодка голая (корни) - 10 г, череда трехраздельная (трава) - 10 г, аралия маньчжурская (корни) - 10 г, хвощ полевой (трава) - 10 г, шиповник коричный (плоды) - 10 г, бессмертник песчаный (цветки) - 10 г, девясил высокий (корни) - 10 г, ольха серая (соплодия) - 10 г, одуванчик лекарственный (корни) - 10 г, лопух большой (корни) - 10 г. Принимать в виде настоя[1] по 1/3-1/4 стакана 3 раза в день после еды в качестве десенсибилизирующего средства.

4. Тимьян обыкновенный (трава) - 20 г, мать-и-мачеха обыкновенная (трава) - 20 г, фиалка трехцветная (трава) - 20 г, девясил высокий (корень) - 20 г, анис обыкновенный (плоды) - 20 г. Принимать в виде теплого настоя[1] по 1/3-1/4 стакана 3 раза в день при бронхиальной астме, инфекционных заболеваниях бронхов.

5. Анис обыкновенный (плоды) - 20 г, фенхель обыкновенный (плоды) - 20 г, тимьян обыкновенный (трава) - 20 г, солодка голая (корень) - 20 г, сосна обыкновенная (почки) - 20 г. Принимать в виде теплого настоя[1] по 1/3-1/4 стакана 3 раза в день при бронхиальной астме, коклюше, инфекционных заболеваниях бронхов.

6. Алтей лекарственный (корни) - 50 г, тимьян обыкновенный (трава) - 50 г. Принимать в виде настоя[1] по 1/3-1/4 стакана 3 раза в день при бронхиальной астме, коклюше, инфекционных заболеваниях бронхов.

7. Сосна обыкновенная (почки) - 40 г, подорожник большой (листья) - 30 г, мать-и-мачеха обыкновенная (листья) - 30 г. Принимать в виде теплого настоя[1] по 1/3-1/4 стакана 3 раза в день при бронхиальной астме, коклюше, инфекционных заболеваниях бронхов.

8. Девясил высокий (корни) - 10 г, анис обыкновенный (плоды) - 10 г, сосновые почки - 10 г, календула (цветки) - 10 г, шалфей лекарственный (листья) - 10 г, мать-и-мачеха (листья) - 10 г, зверобой продырявленный (трава) - 10 г, подорожник большой (листья) - 10 г, мята перечная (трава) - 10 г, эвкалипт прутьевидный (листья) - 10 г. Принимать по 1/3-1/4 стакана настоя[1] 3 раза в день после еды при хронической пневмонии, бронхоэктатической болезни.

ПРИ ЛАРИНГИТАХ, ТРАХЕИТАХ, АНГИНАХ, ТОНЗИЛЛИТАХ

1. Эвкалипт прутьевидный (лист) - 20 г, календула (цветки) - 15 г, шалфей лекарственный (листья) - 15 г, ромашка аптечная (цветки) - 10 г, девясил высокий (корни) - 10 г, солодка голая (корни) - 10 г, липа сердцевидная (цветки) - 10 г, багульник болотный (трава) - 10 г. Для полоскания ротоглотки при ларингитах, трахеитах, ангинах, тонзиллитах.

2. Эвкалипт прутьевидный (лист) - 15 г, шалфей лекарственный (листья) - 20 г, ромашка аптечная (цветки) - 10 г, мята перечная (трава) - 10 г, сосна обыкновенная (почки) - 15 г, девясил высокий (корни) - 20 г, тимьян обыкновенный (трава) - 10 г. Для приготовления ингаляционной смеси[3] при ларингитах, трахеитах, ангинах, тонзиллитах.

ПРИ ПРОСТУДНЫХ ЗАБОЛЕВАНИЯХ

1. Корень алтея - 20 г, мать-и-мачеха - 20 г, душица - 10 г. Столовую ложку смеси заварить 2 стаканами крутого кипятка,

настоять 20 минут, процедить через марлю. **Принимать в теплом виде по 1/2 стакана через каждые 3 часа.**

2. Малина (плоды) - 20 г, душица (трава) - 10 г. 2 столовые ложки смеси залить двумя стаканами кипящей воды, настоять 30 минут, процедить через марлю. **Пить настой горячим по полстакана 3-4 раза в день как потогонное и отхаркивающее средство.**

3. Малина (плоды) - 10 г, липа (цветы) - 10 г. 2 столовые ложки смеси залить 2 стаканами кипящей воды, кипятить 5 минут, процедить через марлю. **Пить отвар горячим по полстакана 3-4 раза в день как жаропонижающее и противовоспалительное средство при простуде и гриппе.**

ОТХАРКИВАЮЩИЕ СБОРЫ

1. Мыльный корень (туркестанский) - 40 г, солодка (корень, измельченный) - 10 г. Чайную ложку сбора залить 1 стаканом кипятка, настоять 30 минут, процедить. **Пить в течение дня в 3-4 приема.**

2. Багульник болотный (трава) - 20 г, тимьян обыкновенный (трава) - 20 г, мать-и-мачеха (листья) - 10 г, ромашка аптечная (цветки) - 10 г, солодка голая (корни) - 20 г, алтей лекарственный (корни) - 20 г. **Принимать в виде настоя[1] или отвара[2] по 1/4-1/3 стакана 3-5 раз в день после еды в качестве противокашлевого средства.**

3. Солодка голая (корень) - 40 г, липа сердцевидная (цветки) - 60 г. **Принимать в виде горячего настоя[1] 2-3 раза в день по 1 стакану при простудных заболеваниях, а также как потогонное и противовоспалительное средство.**

4. Истод сибирский (корни) - 15 г, мать-и-мачеха (листья) - 15 г, первоцвет весенний (трава) - 10 г, анис обыкновенный (плоды) - 15 г, мята перечная (трава) - 15 г, ромашка аптечная (цветки) - 10 г, подорожник большой (листья) - 20 г. **Принимать по 1/3-1/4 стакана настоя[1] или отвара[2] 3-4 раза в день после еды в качестве отхаркивающего и противовоспалительного средства.**

5. Первоцвет весенний (трава и корни) - 10 г, девясил высокий (корни) - 10 г, шалфей лекарственный (листья) - 10 г, сосновые почки - 10 г, мята перечная (трава) - 10 г, календула лекарственная (цветки) - 10 г, подорожник большой (листья) - 10 г, солодка голая (корень) - 10 г, зверобой продырявленный (трава) - 10 г, тимьян обыкновенный (трава) - 10 г. **Принимать по 1/3 стакана настоя[1] 3-5 раз в день после еды при острых респираторных заболеваниях.**

ДЛЯ ПОЛОСКАНИЯ ПРИ ЛАРИНГИТЕ И АНГИНЕ

Фенхель обыкновенный (плоды) - 10 г, мята перечная (листья) - 30 г, ромашка лекарственная (цветки) - 30 г, шалфей лекарственный (листья) - 30 г. Применять в виде теплого настоя[1] по 1/2-1/3 стакана для полоскания при ларингите и ангине.

ДЛЯ ПОЛОСКАНИЯ РТА И ГОРЛА

1. Дуб обыкновенный (кора) - 70 г, липа сердцевидная (цветки) - 20 г. Применять в виде настоя[1] для полоскания рта и горла при воспалительных процессах.

2. Липа сердцевидная (цветки) - 40 г, ромашка аптечная (цветки) - 60 г. Применять в виде настоя[1] для полоскания рта и горла при воспалительных процессах.

3. Дуб обыкновенный (кора) - 50 г, душица обыкновенная (трава) - 40 г, алтей лекарственный (корень) - 10 г. Применять в виде настоя для полоскания рта и горла при воспалительных процессах.

4. Шалфей лекарственный (листья) - 25 г, зверобой продырявленный (трава) - 25 г, бузина черная (цветки) - 25 г, дуб обыкновенный (кора) - 25 г. Применять в виде настоя[1] для полоскания рта и горла при воспалительных процессах.

5. Шалфей лекарственный (листья) - 35 г, алтей лекарственный - 30 г, бузина черная (цветки) - 35 г. Применять в виде настоя[1] для полоскания горла как мягчительное средство.

6. Алтей лекарственный (корень) - 20 г, ромашка лекарственная (цветки) - 20 г, аир болотный (корень) - 10 г, донник лекарственный (трава) - 20 г, льняное семя - 30 г. Применять в виде теплого настоя[1] для полоскания рта и горла при воспалении слизистых оболочек как мягчительное средство.

ПОТОГОННЫЕ И ЖАРОПОНИЖАЮЩИЕ

1. Малина обыкновенная (ягоды) - 15 г, липа сердцевидная (цветки) - 15 г, череда трехраздельная (трава) - 15 г, душица обыкновенная (трава) - 15 г, первоцвет весенний (трава и корни) - 10 г, лопух большой (корни) - 20 г, бузина черная (цветки) - 10 г. Принимать по 1/3-1/2 стакана настоя 3-4 раза в день после еды в горячем виде в качестве жаропонижающего и потогонного средства.

2. а) Липа (соцветия) - 20 г, малина обыкновенная (плоды) - 20 г.

б) Малина обыкновенная (плоды) - 20 г, мать-и-мачеха (листья) - 20 г, душица обыкновенная (трава) - 10 г.

в) Ива (кора) - 20 г, мать-и-мачеха (листья) - 20 г, душица (трава) - 10 г.

Способ приготовления: 2 столовые ложки сбора залить 2 стаканами кипящей воды, настоять 10 минут, процедить через марлю. Пить отвар-настой горячим при ревматизме и гриппозных состояниях.

ГРУДНЫЕ СБОРЫ

1. Алтей (корень) - 20 г, мать-и-мачеха (листья) - 20 г, душица обыкновенная (трава) - 10 г.

2. Солодка (корень) - 30 г, подорожник - 30 г, мать-и-мачеха (листья) - 40 г.

Все травы смешать, мелко измельчить. 2 столовые ложки смеси залить 500 мл крутого кипятка, настаивать 20 минут, укутав. Пить по полстакана 3 раза в день после еды и обязательно на ночь. Курс лечения 10-12 дней.

3. а) Сосна (почки) - 20 г, алтей (корень) - 20 г, анис (плоды) - 20 г, шалфей (листья) - 20 г, солодка (корень) - 20 г.

б) Алтей (корень) - 20 г, солодка (корень) - 20 г, фенхель (плоды) - 10 г.

Способ приготовления: столовую ложку сбора залить 1 стаканом горячей воды, настоять 20-30 минут, процедить. Принимать по 1 столовой ложке 3-6 раз в день.

4. Алтей (корень) - 20 г, солодка (корень) - 20 г, укроп (плоды) - 10 г. Столовую ложку сбора залить 2 стаканами кипящей воды, настоять 20 минут, процедить через марлю. Принимать по 1/4 стакана через 3 часа как отхаркивающее средство.

ПРИ СЕРДЕЧНО-СОСУДИСТЫХ ЗАБОЛЕВАНИЯХ

1. Валериана лекарственная (корень) - 25 г, пустырник пятилопастный (трава) - 25 г, тмин обыкновенный (плоды) - 25 г, фенхель обыкновенный (плоды) - 25 г. Принимать по 1/2 стакана настоя 3 раза в день при нервном возбуждении и учащенном сердцебиении.

2. Аралия маньчжурская (корни) - 15 г, левзея сафлоровидная (корни) - 15 г, боярышник кроваво-красный (плоды) - 15 г,

шиповник коричный (плоды) - 15 г, календула лекарственная (цветки) - 10 г, череда трехраздельная (трава) - 10 г, рябина черноплодная (плоды) - 10 г, подорожник большой (листья) - 10 г. Принимать по 1/3-1/4 стакана настоя 3 раза в день в качестве тонизирующего и иммуностимулирующего средства.

3. Мята перечная (листья) - 30 г, пустырник пятилопастный (трава) - 30 г, валериана лекарственная (корень) - 20 г, хмель обыкновенный (шишки) - 20Г. Принимать по 1/2 стакана настоя[1]) 3 раза в день при нервном возбуждении, раздражительности, бессоннице.

4. Родиола розовая (корни) - 20 г, заманиха высокая (корни) - 20 г, шиповник коричный (плоды) - 20 г, крапива двудомная (трава) - 20 г, боярышник кроваво-красный (плоды) - 15 г, зверобой продырявленный (трава) - 10 г. Принимать по 1/3-1/2 стакана настоя[1]) 2-3 раза в день в качестве тонизирующего и повышающего иммунорезистентность средства.

5. Валериана лекарственная (корень) - 30 г, мята перечная (листья) - 30 г, вахта трехлистная (листья) - 40 г. принимать по 1/2 стакана настоя[1]) 2 раза в день при нервном возбуждении и раздражительности.

6. Хвощ полевой (трава) - 20 г, горец птичий (трава) - 30 г, боярышник кроваво-красный (цветки) - 50 г. Принимать по 1/3-1/4 стакана настоя[1]) 3-4 раза в день при учащенном сердцебиении, раздражительности, бессоннице.

7. Валериана лекарственная (корень) - 30 г, пустырник пятилопастный (листья) - 30 г, тысячелистник обыкновенный (трава) - 20 г, анис обыкновенный (плоды) - 20 г. Принимать в виде настоя[1]) 1/3-1/4 стакана 2-3 раза при болях в сердце.

8. Бузина черная (цветки) - 25 г, ромашка аптечная (цветки) - 25 г, липа сердцевидная (цветки) - 25 г, мята перечная (трава) - 25 г. Принимать в виде горячего настоя[1]) по 1 стакану 2-3 раза в день в качестве мочегонного и потогонного средства.

9. Шиповник коричный (плоды) - 45 г, брусника обыкновенная (плоды) - 15 г, крапива двудомная (листья) - 40 г. Принимать по 1/2 стакана настоя[1]) 3 раза в день в качестве витаминного средства.

10. Шиповник коричный (плоды) - 30 г, смородина черная (плоды) - 10 г, крапива двудомная (листья) - 30 г, морковь посевная (корень) - 30 г. Принимать по 1/2 стакана настоя[1]) 3 раза в день в качестве витаминного средства.

11. Мята перечная (листья) - 20 г, полынь горькая (трава) - 20 г, фенхель обыкновенный (плоды) - 20 г, липа сердцевидная (цветки) - 20 г, крушина ольховая (кора) - 20 г. Принимать по 1 стакану настоя[1]) утром и вечером при климактерическом неврозе.

12. Лапчатка гусиная (трава) - 25 г, чистотел большой (трава) - 25 г, тысячелистник обыкновенный (трава) - 25 г, ромашка аптечная (цветки) - 25 г. Принимать по 1/2-1/3 стакана настоя[1] в день небольшими глотками при климактерическом неврозе.

13. Ландыш майский (цветки) - 10 г, фенхель обыкновенный (плоды) - 20 г, мята перечная (листья) - 30 г, валериана лекарственная (корень) - 40 г. Принимать в виде настоя[1] в 3 приема в течение дня по 1/3-1/4 стакана при миокардите.

14. Валериана лекарственная (корень) - 20 г, ромашка аптечная (цветки) - 30 г, тмин обыкновенный (плоды) - 50 г. Принимать по 1/2 стакана настоя[1] 2 раза в день при нервном возбуждении, раздражительности, бессоннице.

15. Ромашка аптечная (цветки) - 20 г, мята перечная (листья) - 20 г, фенхель обыкновенный (плоды) - 20 г, валериана лекарственная (корень) - 20 г, тмин обыкновенный (плоды) - 20 г. Принимать в виде отвара утром по 1-2 стакана, вечером по 1 стакану при бессоннице.

16. Тмин обыкновенный (плоды) - 20 г, барвинок малый (листья) - 10 г, валериана лекарственная (корень) - 20 г, боярышник кроваво-красный (цветки) - 20 г, омела белая (трава) - 30 г. Принимать по 1/3-1/4 стакана настоя[1] в течение дня в несколько приемов при нейроциркулярной дистонии по гипертоническому типу.

ПРИ АТЕРОСКЛЕРОЗЕ

1. Шиповник коричный (плоды) - 15 г, сушеница болотная (трава) - 10 г, береза повислая (листья) - 10 г, мята перечная (трава) - 10 г, морковь посевная (плоды) - 10 г, элеутерококк колючий (корень) - 15 г, кассия остролистная (плоды и листья) - 10 г, почечный чай (трава) - 10 г, лопух большой (корни) - 10 г. Принимать в виде настоя[1] по 1/3-1/2 стакана 3 раза в день при атеросклерозе.

2. Морская капуста - 10 г, боярышник кроваво-красный (плоды) - 15 г, рябина черноплодная (плоды) - 15 г, брусника обыкновенная (листья) - 10 г, череда трехраздельная (трава) - 10 г, пустырник обыкновенный (трава) - 10 г, ромашка аптечная (цветки) - 10 г, кукурузные столбики с рыльцами - 10 г, крушина ломкая (кора) - 10 г. Принимать по 1/3-1/4 стакана настоя после еды 3 раза в день при атеросклерозе.

ПРИ ГИПЕРТОНИЧЕСКОЙ БОЛЕЗНИ

1. Шлемник байкальский (корни) - 20 г, пустырник обыкновенный (трава) - 15 г, мята перечная (трава) - 10 г, сушеница

болотная (трава) - 15 г, шиповник коричный (плоды) - 15 г, почечный чай (трава) - 15 г, ромашка аптечная (цветки) - 10 г. Принимать в виде настоя[1] по 1/3-1/4 стакана 3 раза в день при гипертонической болезни I и II стадии.

2. Рябина черноплодная (плоды) - 15 г, морковь посевная (плоды) - 10 г, фенхель обыкновенный (плоды) - 10 г, валериана лекарственная (корень) - 15 г, хвощ полевой (трава) - 10 г, василек синий (цветки) - 10 г, боярышник кроваво-красный (плоды) - 15 г, шлемник байкальский (корни) - 15 г. Принимать в виде настоя[1] по 1/4-1/3 стакана 3 раза в день при гипертонической болезни I и II стадии.

УСПОКОИТЕЛЬНЫЕ СБОРЫ

1. Мята перечная (листья) - 20 г, вахта трехлистная (листья) - 20 г, валериана (корень) - 10 г, хмель (шишки) - 10 г. 2 столовые ложки сбора залить 2 стаканами кипящей воды, настоять 20 минут, процедить через марлю. Принимать 2 раза в день утром и на ночь 1/2 стакана при состоянии нервного возбуждения и раздражительности.

2. Валериана (корень) - 10 г, мята (листья) - 20 г, трилистник (листья) - 20 г, хмель (шишки) - 10 г. Столовую ложку смеси залить 2 стаканами кипящей воды, настоять 30 минут, процедить. Принимать по 1/2 стакана 2 раза в день как успокоительный чай.

ПРИ ЯЗВЕННОЙ БОЛЕЗНИ ДВЕНАДЦАТИПЕРСТНОЙ КИШКИ, ГАСТРИТАХ, КИШЕЧНЫХ КОЛИКАХ, ПОВЫШЕННОЙ КИСЛОТНОСТИ

1. Подорожник большой (листья) - 20 г, мята перечная (трава) - 10 г, зверобой продырявленный (трава) - 10 г, ромашка аптечная (цветки) - 10 г, календула лекарственная (цветки) - 10 г, одуванчик лекарственный (корень) - 10 г, шалфей лекарственный (трава) - 10 г, аир болотный (корень) - 10 г, вахта трехлистная (листья) - 10 г. Принимать по 1/3-1/2 стакана настоя[1] 3 раза в день за 30 мин. до еды при хронических гипацидных и анацидных гастритах.

2. Ромашка аптечная (цветки) - 20 г, календула лекарственная (цветки) - 20 г, подорожник большой (листья) - 20 г, тысячелистник обыкновенный (трава) - 20 г, череда трехраздельная (трава) - 20 г. Принимать по 1/2-1/3 стакана настоя[1] 3-5 раз в день при острых гастритах наряду с промыванием желудка дезинфицирующими растворами.

3. Алтей лекарственный (корни) - 10 г, солодка голая (корни) - 10 г, ольха серая (соплодия) - 10 г, календула лекарственная (цветки) - 10 г, тысячелистник обыкновенный (трава) - 10 г, сушеница болотная (трава) - 10 г, девясил высокий (корни) - 10 г, ромашка аптечная (цветки) - 10 г, черника аптечная (цветки) - 10 г. Принимать по 1/2-1/3 стакана настоя за 30 минут до еды 3 раза в день при язвенной болезни желудка и двенадцатиперстной кишки с нормо- и гиперсекрецией.

4. Подорожник большой (лист) - 10 г, полынь горькая (трава) - 10 г, мята перечная (трава) - 10 г, ромашка аптечная (цветки) - 10 г, календула лекарственная (цветки) - 10 г, зверобой продырявленный (трава) - 10 г, аир обыкновенный (корни) - 10 г, шалфей лекарственный (трава) - 10 г, одуванчик лекарственный (корни) - 10 г, аралия маньчжурская (корни) - 10 г. Принимать по 1/3-1/2 стакана настоя[1) за 30 минут до еды 3 раза в день при язвенной болезни желудка и двенадцатиперстной кишки с пониженной желудочной секрецией.

5. Алтей лекарственный (корень) - 10 г, ромашка аптечная (цветки) - 10 г, календула лекарственная (цветки) - 10 г, солодка голая (корень) - 10 г, зверобой продырявленный (трава) - 10 г, бессмертник песчаный (цветки) - 10 г, тысячелистник обыкновенный (трава) - 10 г, дуб обыкновенный (кора) - 10 г, пустырник пятилопастный (трава) - 10 г, сушеница болотная (трава) - 10 г. Принимать по 1/3-1/2 стакана настоя[1) 3 раза в день за 30 минут до еды при хронических гастритах и нормо- или гиперсекрециях.

6. Чистотел большой (трава) - 10 г, тысячелистник обыкновенный (трава) - 30 г, ромашка аптечная (цветки) - 30 г, зверобой продырявленный (трава) - 30 г. Принимать по 2/3 стакана настоя[1) 3 раза в день за 30 минут до еды при повышенной кислотности желудочного сока.

7. Аир болотный (корневище) - 20 г, вахта трехлистная (листья) - 20 г, золототысячник малый (трава) - 20 г, кожура апельсина - 20 г, полынь горькая (трава) - 20 г. Принимать по 1/2-1/3 стакана отвара[2) 3 раза в день при ахилическом гастрите.

8. Валериана лекарственная (корень) - 5 г, аир болотный (корневище) - 10 г, вахта трехлистная (листья) - 10 г, золототысячник малый (трава) - 10 г, тмин обыкновенный (плоды) - 10 г, анис обыкновенный (плоды) - 10 г, ромашка аптечная (цветки) - 10 г, мята перечная (листья) - 15 г, тысячелистник обыкновенный (трава) - 20 г. Принимать внутрь по 1/3-1/2 стакана отвара[2) за один прием в горячем виде за 1/2 часа до еды при гастритах, язвенной болезни.

9. Липа сердцевидная (цветки) - 10 г, льняное семя - 20 г,

160

солодка голая (корень) - 20 г, аир болотный (корневище) - 20 г, мята перечная (листья) - 10 г, фенхель обыкновенный (плоды) - 20 г. Принимать по 2/3-3/4 стакана отвара[2] 3 раза в день за 30 минут до еды при повышенной кислотности желудочного сока.

10. Фенхель обыкновенный (плоды) - 25 г, алтей лекарственный (корни) - 25 г, ромашка аптечная (цветки) - 25 г, солодка голая (корень) - 25 г. Принимать по 1/2-2/3 стакана отвара[2] 3 раза в день за 30 минут до еды при хроническом гастрите.

11. Чистотел большой (трава) - 10 г, алтей лекарственный (корень) - 30 г, солодка голая (корень) - 30 г, окопник лекарственный (корень) - 30 г. Принимать по 2/3-3/4 стакана отвара[2] 3 раза в день до еды при язвенной болезни желудка и двенадцатиперстной кишки.

12. Вахта трехлистная (листья) - 20 г, фенхель обыкновенный (плоды) - 20 г, мята перечная (трава) - 20 г, тысячелистник обыкновенный (трава) - 20 г, золототысячник малый (трава) - 20 г. Принимать по 1/2 стакана отвара[2] за 30 минут до еды при гиперацидных состояниях.

13. Фенхель обыкновенный (плоды) - 30 г, ромашка аптечная (цветки) - 30 г, липа сердцевидная (цветки) - 40 г. Принимать по 1/2-2/3 стакана настоя[1] 2-3 раза в день до еды при язвенной болезни желудка и двенадцатиперстной кишки.

14. Золототысячник малый (трава) - 20 г, мята перечная (листья) - 80 г. Принимать по 1/2-2/3 стакана настоя[1] 3 раза в день за 30 минут до еды при гастрите.

15. Аир обыкновенный (плоды) - 20 г, фенхель обыкновенный (плоды) - 20 г, тмин обыкновенный (плоды) - 20 г, мята перечная (листья) - 40 г. Принимать по 1/3-1/4 стакана настоя[1] глотками за 30 минут до еды 3 раза в день при спазмах желудка и метеоризме.

16. Кровохлебка лекарственная (корни) - 10 г, черемуха обыкновенная (плоды) - 10 г, ольха серая (соплодия) - 10 г, мята перечная (трава) - 10 г, тмин обыкновенный (плоды) - 10 г, фенхель обыкновенный (плоды) - 10 г, солодка голая (корни) - 10 г, горец змеиный (корневище) - 10 г, ромашка аптечная (цветки) - 10 г, зверобой продырявленный (трава) - 10 г. Принимать по 1/3-1/2 стакана настоя[1] 3-4 раза в день за 10 минут до еды при хронических энтеритах.

17. Ромашка аптечная (цветки) - 10 г, фенхель обыкновенный (плоды) - 10 г, тмин обыкновенный (плоды) - 10 г, ольха серая (соплодие) - 10 г, мята перечная (трава) - 10 г, алтей лекарственный (корень) - 10 г, зверобой продырявленный (трава) - 10 г, подорожник большой (лист) - 10 г, бессмертник песчаный (цветки) - 10 г, кассия остролистная (листья и плоды) - 10 г. Принимать по 1/3-1/2 стакана настоя[1] 3 раза в день до еды при хронических спастических колитах.

18. Сушеница болотная (трава) - 10 г, календула лекарственная (цветки) - 10 г, ромашка аптечная (цветки) - 10 г, зверобой продырявленный (трава) - 10 г, ольха серая (соплодия) - 10 г, мята перечная (трава) - 10 г, подорожник большой (лист) - 10 г, алтей лекарственный (корень) - 10 г, тысячелистник обыкновенный (трава) - 10 г, тмин обыкновенный (плоды) - 10 г. Принимать по 1/3-1/2 стакана настоя[1] 3 раза в день до еды при хронических неспецифических язвенных колитах.

19. Фенхель обыкновенный (плоды) - 15 г, аир болотный (корневища) - 15 г, валериана лекарственная (корень) - 20 г, мята перечная (листья) - 20 г, ромашка аптечная (цветки) - 30 г. Принимать в виде теплого настоя[1] по 1/2-3/4 стакана 3 раза в день после еды при метеоризме и спазмах кишечника.

20. Можжевельник обыкновенный (плоды) - 10 г, фенхель обыкновенный (плоды) - 20 г, тмин обыкновенный (плоды) - 20 г, ромашка аптечная (цветки) - 25 г, мята перечная (листья) - 25 г. Принимать в виде теплого настоя[1] по 1/2-3/4 стакана 2 раза в день после еды утром и вечером при спастических состояниях кишечника.

21. Валериана лекарственная (корень) - 10 г, фенхель обыкновенный (плоды) - 10 г, мята перечная (листья) - 20 г, ромашка аптечная (цветки) - 60 г. Принимать по 1/2-3/4 стакана настоя[1] 3 раза в день после еды при спастических состояниях кишечника и чувстве тяжести в области желудка.

22. Анис обыкновенный (плоды) - 10 г, фенхель обыкновенный (плоды) - 10 г, мята перечная (листья) - 20 г, ромашка аптечная (цветки) - 30 г, крушина ольховидная (кора) - 30 г. Принимать по 1/2-3/4 стакана настоя[1] 3 раза в день после еды при кишечных коликах.

23. Полынь горькая (трава) - 20 г, хвощ полевой (трава) - 30 г, тысячелистник обыкновенный (трава) - 30 г, лапчатка прямостоячая (корневища) - 20 г. Принимать по 1/2-2/3 стакана отвара[2] 3 раза в день при метеоризме и склонности к поносам.

ЖЕЛУДОЧНЫЕ СБОРЫ

1. Крушина (кора) - 20 г, крапива перечная (листья) - 20 г, крапива (листья) - 30 г, аир (корневища) - 10 г, валериана (корень) - 10 г. 2 столовые ложки сбора залить 2 стаканами кипящей воды, настоять 20 минут, процедить через марлю. Принимать по 1/2 стакана утром и вечером.

2. Крушина (кора) - 20 г, анис (плоды) - 20 г, тысячелистник (трава) - 10 г, горчичник (семя) - 20 г, солодковый корень - 30 г. 2 чайные ложки сбора залить 2 стаканами кипящей воды, настоят

20 минут, процедить через марлю. Принимать по 1/2 стакана утром и вечером.

3. Черника (ягоды) - 20 г, лапчатка (корневища) - 10 г, бессмертник (цветы) - 10 г, шалфей (листья) - 30 г, тмин (плоды) - 10 г. 2 столовые ложки сбора залить 2 стаканами кипящей воды, настоять 20 минут, процедить через марлю. Принимать 3 раза в день по 1/2 стакана за 15-20 минут до еды.

4. а) Черемуха (плоды) - 30 г, черника (плоды) - 20 г;
   б) ольха (шишки) - 20 г, змеевик (корневище) - 10 г.

Способ приготовления: столовую ложку сбора залить 1 стаканом горячей воды, кипятить 10 минут, остудить, процедить. Пить по 1/2 стакана 3-4 раза в день.

СБОРЫ, РЕГУЛИРУЮЩИЕ ДЕЯТЕЛЬНОСТЬ КИШЕЧНИКА

1. Аир болотный (корневище) - 10 г, крушина ольховидная (кора) - 30 г, мята перечная (листья) - 20 г, крапива двудомная (листья) - 20 г, одуванчик лекарственный (корень) - 10 г, валериана лекарственная (корень) - 10 г. Принимать по 1/2 стакана отвара[2] 2 раза в день утром и вечером как средство, регулирующее деятельность кишечника.

2. Крушина ольховидная (кора) - 30 г, мята перечная (листья) - 20 г, крапива двудомная (листья) - 30 г, аир болотный (корневище) - 10 г, валериана лекарственная (корень) - 10 г. Принимать по 1/2 стакана отвара[2] 2 раза в день утром и вечером как желудочное средство, регулирующее деятельность кишечника.

3. Крушина ольховидная (кора) - 20 г, анис обыкновенный (плоды) - 20 г, тысячелистник обыкновенный (трава) - 10 г, горчица сарептская (семена) - 20 г, солодка голая (корень) - 30 г. Принимать по 1/2 стакана отвара[2] 2 раза в день утром и вечером как средство, регулирующее деятельность кишечника.

СЛАБИТЕЛЬНЫЕ СБОРЫ ПРИ ЗАПОРАХ

1. а) Крушина ольховидная (кора) - 30 г, тысячелистник обыкновенный (трава) - 10 г, крапива двудомная (листья) - 20 г;
   б) сенна (листья) - 30 г, крушина (кора) - 20 г, жостер (плоды) - 20 г, анис (плоды) - 30 г, солодка (корень) - 30 г;
   в) крушина (кора) - 40 г, солодка (корень) - 5 г, кориандр (плоды) - 5 г.

Способ приготовления: столовую ложку сбора залить 1

стаканом кипящей воды, настоять 20 минут, процедить через марлю. Принимать по 1/2-3/4 стакана на ночь при запорах.

2. Бузина черная (цветки) - 50 г, жостер слабительный (плоды) - 50 г. Принимать по 1 стакану отвара[2] 2 раза в день после еды утром и вечером при запорах.

3. Крушина ольховидная (кора) - 50 г, бузина черная (цветки) - 20 г, фенхель обыкновенный (плоды) - 20 г, анис обыкновенный (плоды) - 10 г. Принимать по 1 стакану настоя[1] после еды при запорах.

4. Крушина ольховидная (кора) - 60 г, анис обыкновенный (плоды) - 10 г, фенхель обыкновенный (плоды) - 10 г, солодка голая (корень) - 20 г. Принимать по 1/3-1/4 стакана настоя[1] 2 раза в день после еды при запорах.

5. Крушина ольховидная (кора) - 15 г, солодка голая (корень) - 15 г, фенхель обыкновенный (плоды) - 15 г, алтей лекарственный (корень) - 25 г, льняное семя (нетолченое) - 30 г. Принимать по 1/2-2/3 стакана настоя[1] 1 раз в день после еды вечером при запорах, связанных с атонией кишечника.

ПРИ ПОНОСАХ

1. Щавель конский (корень) - 50 г, горец змеиный (корневище) - 50 г. Принимать по 1/3-1/4 стакана настоя[1] 3 раза в день при поносах.

2. Черемуха обыкновенная (плоды) - 60 г, черника обыкновенная (плоды) - 40 г. Принимать по 1/4-1/2 стакана отвара[2] 3-4 раза в день при поносах.

3. Ольха серая (соплодия) - 70 г, горец змеиный (корневище) - 30 г. Принимать по 1/4-1/2 стакана настоя[1] 3-4 раза в день при поносах.

4. Лапчатка (корневище) - 10 г, змеевик (корневище) - 40 г. 2 чайные ложки залить 1 стаканом кипятка, настоять 30 минут, процедить. Пить в течение дня в 3-4 приема.

5. Змеевик (корневище - 30 г, кровохлебка (корневище) - 30 г. 2 чайные ложки залить 1 стаканом кипятка, настоять 30 минут, процедить. Пить в течение дня в 3-4 приема.

6. Конский щавель (корень) - 25 г, змеевика (корневище) - 25 г. 2 чайные ложки залить 1 стаканом кипятка, настоять 30 минут, процедить. Пить в течение дня в 3-4 приема.

7. Черника обыкновенная (плоды) - 25 г, лапчатка прямостоячая (корневище) - 12,5 г, бессмертник песчаный (цветки) - 12,5 г, шалфей лекарственный (листья) - 37,5 г, тмин обыкновенный (плоды) - 12,5 г. Принимать по 1/2 стакана отвара[2] 3-4 раза в день за 15 минут до еды при поносах.

8. Лапчатка прямостоячая (корневище) - 20 г, горец змеиный (корневище) - 80 г. Принимать по 1/3-1/4 стакана настоя[1] 3-4 раза в день при поносах.

9. Горец змеиный (корневище) - 50 г, кровохлебка лекарственная (корневище) - 50 г. Принимать по 1/3-1/4 стакана настоя[1] 3-4 раза в день при поносах.

10. Черемуха (плоды) - 20 г, черника (плоды) - 30 г. 2 столовые ложки сбора залить 2 стаканами кипящей воды, настоять 20 минут, процедить через марлю. Принимать, остудив, 3 раза в день по 1/4-1/2 стакана.

11. Ольха серая (шишки) - 40 г, змеевик (корневище) - 20 г. 2 чайные ложки сбора залить 1 стаканом кипятка, настоять 20 минут, процедить через марлю. Принимать в течение дня 3-4 раза.

ПРИ ВОСПАЛИТЕЛЬНЫХ ЗАБОЛЕВАНИЯХ ПОЧЕК И МОЧЕВЫВОДЯЩИХ ПУТЕЙ

1. Календула лекарственная (цветки) - 20 г, крапива двудомная (трава) - 10 г, стальник полевой (корень) - 15 г, тысячелистник обыкновенный (трава) - 20 г, фенхель обыкновенный (плоды) - 10 г, хвощ полевой (трава) - 10 г, береза повислая (листья) - 15 г. Принимать по 1/3-1/4 стакана настоя[1] 3-4 раза в день как мочегонное и противовоспалительное средство при хронических воспалительных заболеваниях почек и мочевыводящих путей.

2. Хвощ полевой (трава) - 30 г, лапчатка прямостоячая (корневище) - 30 г, подорожник большой (листья) - 40 г. Принимать по 2/3-3/4 стакана настоя[1] на ночь в теплом виде при воспалительных заболеваниях почек и мочевыводящих путей.

3. Бузина черная (цветки) - 25 г, зверобой продырявленный (трава) - 25 г, ромашка аптечная (цветки) - 25 г, липа сердцевидная (цветки) - 25 г. Принимать по 1-2 стакана настоя[1] в теплом виде на ночь при воспалительных заболеваниях почек и мочевыводящих путей.

4. Береза повислая (листья) - 15 г, брусника обыкновенная (листья) - 15 г, почечный чай (трава) - 10 г, солодка голая (корень) - 15 г, зверобой продырявленный (трава) - 15 г, ромашка аптечная (цветки) - 15 г, календула лекарственная (цветки) - 15 г. Принимать по 1/3-1/2 стакана настоя[1] 3-4 раза в день при воспалительных заболеваниях мочевыводящих путей.

5. Шиповник коричный (плоды) - 25 г, стальник полевой (корень) 25 г, адонис весенний (трава) - 25 г, можжевельник обыкновенный (плоды) - 25 г. Принимать по 1/2-1/3 стакана

настоя[1] в теплом виде 3 раза в день в качестве диуретического и противовоспалительного средства.

ПРИ БОЛЕЗНЯХ ПОЧЕК И МОЧЕВЫВОДЯЩИХ ПУТЕЙ

1. Можжевельник обыкновенный (плоды) - 60 г, фенхель обыкновенный (плоды) - 20 г, солодка голая (корень) - 20 г. Принимать по 1/2-1/4 стакана отвара[2] 3 раза в день как мочегонное средство. Сбор противопоказан при беременности и острых воспалительных процессах в почках и мочевыводящих путях.

2. Стальник полевой (корень) - 25 г, петрушка огородная (корень) - 25 г, солодка голая (корень) - 25 г, можжевельник обыкновенный (плоды) - 25 г. Принимать по 1/3-1/4 стакана отвара[2] 3 раза в день как мочегонное средство. Сбор противопоказан при беременности и острых воспалительных процессах в почках и мочевыводящих путях.

3. Фенхель обыкновенный (плоды) - 10 г, бузина черная (цветки) - 10 г, тмин обыкновенный (плоды) - 10 г, адонис весенний (трава) - 10 г, петрушка огородная (плоды) - 30 г, можжевельник обыкновенный (плоды) - 30 г. Принимать по 1/3-1/4 стакана настоя[1] 3-4 раза в день как мочегонное средство. Сбор противопоказан при беременности и острых воспалительных процессах в почках и мочевыводящих путях.

ПРИ ХРОНИЧЕСКОМ ГЛОМЕРУЛОНЕФРИТЕ И ХРОНИЧЕСКОМ ПИЕЛОНЕФРИТЕ

1. Почечный чай (трава) - 15 г, подорожник большой (листья) - 15 г, хвощ полевой (трава) - 10 г, тысячелистник обыкновенный (трава) - 10 г, календула лекарственная (цветки) - 20 г, череда трехраздельная (трава) - 15 г, шиповник коричный (плоды) - 15 г. Принимать по 1/4-1/3 стакана настоя[1] 3-4 раза в день при хроническом гломерулонефрите.

2. Почечный чай (трава) - 15 г, подорожник большой (листья) - 15 г, хвощ полевой (трава) - 10 г, тысячелистник обыкновенный (трава) - 15 г, крапива двудомная (листья) - 15 г, календула лекарственная (цветки) - 15 г, череда трехраздельная (трава) - 15.

Принимать по 1/4-1/3 стакана настоя[1] 3-4 раза в день при гематурической форме хронического гломерулонефрита.

3. Почечный чай (трава) - 20 г, толокнянка обыкновенная (листья) - 10 г, хвощ полевой (трава) - 10 г, солодка голая (корень)

- 15 г, календула лекарственная (цветки) - 15 г, ромашка аптечная (цветки) - 15 г, подорожник большой (листья) - 15 г. Принимать по 1/4-1/3 стакана настоя[1]) 3-4 раза в день при хроническом пиелонефрите.

4. Льняное семя - 40 г, стальник полевой (корень) - 30 г, береза повислая (листья) - 30 г. Принимать по 1/3-1/4 стакана настоя[1]) в несколько приемов в течение дня при пиелонефрите.

5. Земляника лесная (листья) - 10 г, крапива двудомная (листья) - 20 г, береза повислая (листья) - 20 г, льняное семя - 50 г. Принимать по 1-2 стакана настоя[1]) в теплом виде в несколько приемов в течение дня при пиелонефрите.

ПРИ МОЧЕКАМЕННОЙ БОЛЕЗНИ

1. Анис обыкновенный (плоды) - 10 г, петрушка огородная (трава) - 20 г, пастушья сумка (трава) - 10 г, можжевельник обыкновенный (плоды) - 15 г, толокнянка обыкновенная (листья) - 15 г, стальник полевой (корень) - 15 г, одуванчик лекарственный (корень) - 15 г. Принимать по 1/2-1/3 стакана отвара[2]) в теплом виде 2-3 раза в день при мочекаменной болезни.

2. Шиповник коричный (плоды) - 20 г, можжевельник обыкновенный (плоды) - 20 г, береза повислая (листья) - 20 г, марена красильная (корень) - 40 г. Принимать по 1/3-1/4 стакана настоя[1]) глотками 3 раза в день как мочегонное средство при мочекаменной болезни.

3. Марена красильная (корень) - 20 г, стальник полевой (трава) - 15 г, береза повислая (листья) - 10 г, почечный чай (трава) - 15 г, хвощ полевой (трава) - 10 г, ромашка аптечная (цветки) - 15 г, укроп огородный (семена) - 15 г. Принимать по 1/2-1/3 стакана настоя[1]) 3-4 раза в день при мочекаменной болезни.

4. Крапива двудомная (листья) - 20 г, аир болотный (корневище) - 15 г, мята перечная (листья) - 10 г, хвощ полевой (трава) - 15 г, бузина черная (цветки) - 10 г, можжевельник обыкновенный (плоды) - 15 г, шиповник коричный (плоды) - 15 г. Принимать по 1/2-1/3 стакана отвара[2]) в теплом виде 2-3 раза в день при мочекаменной болезни.

5. Марена красильная (корень) - 30 г, стальник полевой (корень) - 20 г, льняное семя - 50 г. Принимать по 1 стакану настоя[1]) в теплом виде на ночь при мочекаменной болезни.

6. Береза повислая (листья) - 20 г, стальник полевой (корень) - 20 г, можжевельник обыкновенный (плоды) - 20 г, чистотел большой (трава) - 20 г, лапчатка прямостоячая (трава) - 20 г. Принимать по 1 стакану настоя[1]) в теплом виде на ночь при камнях в мочевом пузыре и в мочеточниках.

ПРИ ГЕПАТИТАХ И ЦИРРОЗАХ ПЕЧЕНИ

1. Фенхель обыкновенный (плоды) - 10 г, тмин обыкновенный (плоды) - 10 г, крушина ольховидная (кора) - 20 г, мята перечная (листья) - 20 г, тысячелистник обыкновенный (трава) - 20 г, золототысячник малый (трава) - 20 г. Принимать по 1/3-1/4 стакана настоя[1] 3 раза в день за 30 минут до еды в качестве средства, регулирующего стул при гепатитах.

2. Крушина ольховидная (кора) - 20 г, вахта трехлистная (листья) - 15 г, горечавка желтая (корни) - 15 г, чистотел большой (трава) - 15 г, одуванчик лекарственный (корни) - 20 г, мята перечная (листья) - 15 г. Принимать по 1/2-3/4 стакана отвара[2] 3 раза в день за 30 минут до еды для поддержания регулярного стула при гепатитах.

3. Зверобой продырявленный (трава) - 10 г, пижма обыкновенная (цветки) - 10 г, тысячелистник обыкновенный (трава) - 10 г, ромашка аптечная (цветки) - 10 г, лопух большой (корни) - 10 г, шиповник коричный (плоды) - 10 г, шалфей лекарственный (трава) - 10 г, девясил высокий (корень) - 10 г, горец птичий (трава) - 10 г, череда трехраздельная (трава) - 10 г. Принимать в виде настоя или отвара[2] по 1/3-1/2 стакана за 30 минут до еды 3 раза в день при хронических гепатитах и циррозах печени.

ПРИ ХОЛЕЦИСТИТЕ, ХОЛАНГИТЕ

1. зверобой продырявленный (трава) - 25 г, одуванчик лекарственный (корни) - 15 г, тмин песчаный (цветки) - 15 г, вахта трехлистная (трава) - 15 г, ромашка аптечная (цветки) - 15 г, золототысячник малый (трава) - 15 г. Принимать по 1 стакану настоя[1] 2 раза в день за 30 минут до еды при холецистите, холангите.

2. Барбарис обыкновенный (плоды) - 20 г, береза повислая (листья) - 20 г, можжевельник обыкновенный (плоды) - 20 г, полынь горькая (трава) - 20 г, тысячелистник обыкновенный (трава) - 20 г. Принимать по 1 стакану настоя[1] 2-3 раза в день за 30 минут до еды при холецистите, холангите.

3. Бессмертник песчаный (цветки) - 20 г, тысячелистник обыкновенный (трава) - 20 г, полынь горькая (трава) - 20 г, фенхель обыкновенный (плоды) - 20 г, мята перечная (листья) - 20 г. Принимать по 1/2 стакана настоя[1] 4 раза в день за 15 минут до еды при гепатите, холецистите.

4. Мята перечная (листья) - 20 г, полынь обыкновенная (трава)

- 20 г, валериана лекарственная (корни) - 20 г, зверобой продырявленный (трава) - 30 г, хмель обыкновенный (шишки) - 10 г. Принимать по 1-2 стакана настоя[1] 2-3 раза в день за 30 минут до еды при холецистите, холангите.

ПРИ ГЕПАТОПАТИЯХ, ХОЛЕЦИСТОПАТИЯХ

1. Адонис весенний (трава) - 20 г, хвощ полевой (трава) - 30 г, тысячелистник обыкновенный (трава) - 30 г, чистотел большой (трава) - 20 г. Принимать по 1/2 стакана отвара[2] 2 раза в день за 30 минут до еды при гепатопатиях с нарушением кровообращения и отеками.

2. Вахта трехлистная (листья) - 20 г, горечавка желтая (корни) - 20 г, одуванчик лекарственный (корни) - 30 г, мята перечная (листья) - 30 г. Принимать по 1/3-1/2 стакана отвара[2] 3 раза в день за 30 минут до еды при холецистопатиях.

ПРИ ЦИСТИТЕ

1. Береза повислая (листья) - 25 г, толокнянка обыкновенная (листья) - 25 г, кукурузные столбики с рыльцами - 25 г, солодка голая (корень) - 25 г. Принимать по 1/3-1/2 стакана настоя[1] 3 раза в день при цистите, бактерицурии.

ПРИ ЖЕЛЧНОКАМЕННОЙ БОЛЕЗНИ И ЗАБОЛЕВАНИЯХ ЖЕЛЧЕВЫВОДЯЩИХ ПУТЕЙ

Бессмертник песчаный (цветки) - 10 г, кукурузные столбики с рыльцами - 10 г, ромашка аптечная (цветки) - 10 г, одуванчик лекарственный (корни) - 10 г, фенхель обыкновенный (плоды) - 10 г, полынь горькая (трава) - 10, календула лекарственная (цветки) - 10 г, пижма обыкновенная (цветки) - 10 г, мята перечная (трава) - 10 г, чистотел большой (трава) - 10 г. Принимать по 1/3-1/2 стакана настоя[1] за 30 минут до еды 3 раза в день при желчекаменной болезни и заболеваниях желчевыводящих путей

ЖЕЛЧЕГОННЫЕ СБОРЫ

1. Бессмертник (цветы) - 40 г, трилистник (листья) - 30 г, мята перечная (листья) - 20 г, кориандр (плоды) - 10 г. 2 столовые

ложки сбора залить 2 стаканами кипящей воды, кипятить 10 минут, процедить через марлю. Принимать по 1/2 стакана 3 раза в день за 20 минут до еды при желтухе и воспалении желчных путей.

2. Бессмертник песчаный (цветы) - 40 г, вахта трехлистная (листья) - 30 г, мята перечная (листья) - 20 г, кориандр (плоды) - 20 г. 2 столовые ложки сбора залить 2 стаканами кипятка, настоять 20 минут. Пить по 1/2 стакана 3 раза в день за 20-30 минут до еды.

3. Мята перечная (листья) - 10 г, полынь горькая (трава) - 10 г, бессмертник песчаный (цветки) - 20 г, крушина ольховидная (кора) - 10 г, одуванчик лекарственный (корни) - 10 г, марена красильная (корни) - 40 г. Принимать по 1/2-3/4 стакана отвара[2] за 30 минут до еды 3 раза в день как желчегонное средство при желчекаменной болезни.

4. Крушина ольховидная (кора) - 10 г, фенхель обыкновенный (плоды) - 10 г, бессмертник песчаный (цветки) - 20 г, мята перечная (листья) - 20 г, тысячелистник обыкновенный (трава) - 20 г, полынь горькая (трава) - 20 г. Принимать по 1 стакану отвара[2] 2-3 раза в день за 30 минут до еды при желчекаменной болезни.

5. Тмин обыкновенный (плоды) - 20 г, крушина ольховидная (кора) - 20 г, дягиль лекарственный (корни) - 20 г, мята перечная (листья) - 20 г, шалфей лекарственный (листья) - 20 г. Принимать по 1/2-1/3 стакана отвара[2] 3 раза в день за 30 минут до еды при желчекаменной болезни.

6. Чистотел большой (трава) - 10 г, одуванчик лекарственный (корни) - 20 г, горец птичий (трава) - 15 г, кукурузные рыльца - 15 г, зверобой продырявленный (трава) - 20 г, фиалка трехцветная (трава) - 10 г, анис обыкновенный (плоды) - 10 г. Принимать по 1/4-1/3 стакана отвара[2] 3 раза в день за 30 минут до еды при желчнокаменной болезни.

7. Бессмертник песчаный (цветки) - 30 г, ревень тангутский (корни) - 20 г, тысячелистник обыкновенный (трава) - 50 г. Принимать в виде настоя[1] 1 раз в сутки на ночь по 2/3-3/4 стакана при желчекаменной болезни.

ЖЕЛЧЕГОННОЕ ПРИ ЖЕЛТУХЕ

Бессмертник песчаный (цветки) - 40 г, вахта трехлистная (листья) - 30 г, мята перечная (листья) - 20 г, кориандр посевной (плоды) - 10 г. Принимать по 1/2-1/3 стакана отвара[2] 3 раза в день за 30 минут до еды в качестве желчегонного средства при желтухе.

ПРИ ХРОНИЧЕСКОМ ПАНКРЕАТИТЕ

Лопух большой (корни) - 10 г, полынь горькая (трава) - 10 г, девясил высокий (корни) - 10 г, ромашка аптечная (цветки) -

10 г, календула лекарственная (цветки) - 10 г, зверобой проды-рявленный (трава) - 10 г, сушеница болотная (трава) - 10 г, хвощ полевой (трава) - 10 г, череда трехраздельная (трава) - 10 г, шалфей лекарственный (трава) - 10 г. Принимать по 1/3-1/2 стакана настоя[1] за 30 минут до еды 3 раза в день при хроническом панкреатите.

ПРИ САХАРНОМ ДИАБЕТЕ

1. Листья подорожника большого - 20 г, листья черники - 20 г, листья крапивы двудомной - 20 г, листья одуванчика лекарственного - 20 г. Столовую ложку сбора залить 1 стаканом кипятка, кипятить 2-3 минуты, настоять 10-15 минут, процедить. Принимать по 1/2 стакана за 20 минут до еды 3-4 раза в день.

2. Листья одуванчика лекарственного - 20 г, листья цикория обыкновенного - 20 г, крапива двудомная - 20 г, трава галеги лекарственной - 20 г, листья ореха грецкого - 20 г. Столовую ложку сбора залить 2 стаканами воды (400 мл), кипятить 2-3 минуты, настоять 5-10 минут, процедить. Принимать по 3 столовые ложки 3 раза в день за 15-20 минут до еды.

3. Трава галеги лекарственной - 25 г, стручки фасоли - 25 г, листья черники - 25 г, корень одуванчика - 25 г, листья крапивы - 25 г. Столовую ложку сбора залить 1 стаканом кипятка, настоять 30 минут. Принимать 3-4 раза в день по 1 стакану настоя перед едой.

4. Листья брусники - 20 г, листья черники - 20 г, трава галеги лекарственной - 20 г, кора крушины - 10 г, листья березы - 10 г. Кору крушины измельчить и кипятить 20 минут, остальные части сбора залить 300 мл кипятка, кипятить 3 минуты, затем смешать. Принимать по 1/3 стакана 2-3 раза в день перед едой.

5. Листья черники - 20 г, листья брусники - 20 г, листья одуванчика лекарственного - 20 г, трава галеги лекарственной - 25 г, крапива двудомная - 20 г. Столовую ложку сбора залить 300 мл кипятка, прокипятить 5 минут, процедить. Принимать по 1/2 стакана 2-3 раза в день за 20 минуть до еды.

6. Листья земляники - 15 г, листья цикория обыкновенного - 20 г, трава горца птичьего - 10 г, листья одуванчика - 15 г. Столовую ложку сбора залить 1 стаканом кипятка, кипятить 3-5 минут, настоять в течение часа, процедить. Принимать по 1/3 стакана в день до еды.

7. Заманиха высокая (корни) - 10 г, хвощ полевой (трава) - 10 г, шиповник коричный (плоды) - 10 г, череда трехраздельная (трава) - 10 г, девясил высокий (корни) - 10 г, черника обыкновенная (листья) - 20 г, зверобой продырявленный (трава) - 10 г, ромашка

аптечная (цветки) - 10 г, мята перечная (трава) - 10 г. Принимать по 1/3 стакана настоя[1] до еды 3 раза в день при сахарном диабете.

8. Листья одуванчика - 20 г, листья ежевики - 10 г, листья мяты перечной - 5 г, листья смородины черной - 15 г. Столовую ложку сбора залить 1 стаканом кипятка, кипятить 5 минут, настоять в течение часа, процедить. Принимать по 2-3 столовые ложки 3 раза в день перед едой.

9. Кукурузные рыльца - 10 г, цветки бессмертника - 5 г, листья черники - 5 г, измельченные плоды шиповника - 10 г. Столовую ложку сбора залить 300 г кипятка, кипятить 3-5 минут, настоять 1 час, процедить. Принимать по 1/3 стакана 3 раза в день после еды.

10. Во Всесоюзном научно-исследовательском институте лекарственных растений разработан сбор лекарственных трав под названием афразепиен, который разрешен к применению в нашей стране с 1986 года. Сбор состоит из семи лекарственных растений.

Побеги черники - 20 г, створки фасоли - 20 г, корни аралии маньчжурской - 10 г, хвощ полевой - 15 г, плоды шиповника - 15 г, трава зверобоя - 10 г, цветки ромашки - 10 г.

Сбор влияет всесторонне на организм, способствуя снижению сахара в крови, улучшению гликогенобразовательной функции печени, а также оказывает общеукрепляющее, противовоспалительное действие. Афразепиен готовится в виде водного настоя. Согласно инструкции 10 г сбора помещают в эмалированную посуду и заливают 2 стаканами горячей воды (400 мл), затем нагревают на водяной бане 15 минут, охлаждают при комнатной температуре в течение 45-50 минут, процеживают.

Принимают настой по 1/3 стакана 2-3 раза в день за 30 минут до еды в течение 20-30 дней. Через 10-15 дней курс можно повторить. В течение года можно проводить 3-4 курса. Противопоказаний для применения афразепиена нет.

При постоянном применении лекарственных растений может развиться привыкание организма, и тогда в некоторой степени активность фитопрепаратов снижается, поэтому рекомендуется делать интервалы между курсами 15-20 дней.

Если больной сахарным диабетом получает лечение только диетой и фитопрепаратами, необходимо тщательно контролировать состояние углеводного обмена, чтобы своевременно предупредить возможное его нарушение (декомпенсация сахарного диабета).

МОЧЕГОННЫЕ И ПОТОГОННЫЕ СБОРЫ

1. Брусника обыкновенная (листья) - 20 г, анис обыкновенный (плоды) - 20 г, мать-и-мачеха обыкновенная (листья) - 20 г, липа

сердцевидная (цветки) - 20 г, малина обыкновенная (плоды) - 20 г. Принимать в виде горячего отвара на ночь по 1/3-1/2 стакана как мочегонное и потогонное средство.

2. Липа сердцевидная (цветки) - 50 г, малина обыкновенная (плоды) - 50 г. Принимать в виде горячего отвара на ночь по 1 стакану как мочегонное и потогонное средство.

3. Малина обыкновенная (плоды) - 40 г, мать-и-мачеха обыкновенная (листья) - 40 г, душица обыкновенная (трава) - 20 г. Принимать в виде горячего настоя[1]) по 1 стакану на ночь как мочегонное и потогонное средство.

4. Можжевеловые ягоды - 20 г, дягиля корень - 20 г, василька цветы - 20 г. Столовую ложку сбора залить 2 стаканами кипящей воды, кипятить 10 минут, процедить через марлю и принимать 3-4 раза в день по 1 столовой ложке за 15-20 минут до еды.

5. Береза (листья) - 30 г, хвощ полевой (трава) - 30 г. 2 столовые ложки сбора залить 2 стаканами кипятка, остудить, процедить через марлю и принимать по назначению врача.

6. а) Толокнянка (листья) - 20 г, череда (трава) - 10 г, тысячелистник (трава) - 20 г, спорыш (трава) - 20 г;

б) брусника (листья) - 20 г, кукурузные рыльца - 20 г, береза (листья) - 20 г;

в) можжевельник (плоды) - 30 г, хвощ полевой (трава) - 30 г, березовые почки - 30 г.

Способ приготовления: столовую ложку сбора залить 1 стаканом кипятка, настоять 20-30 минут, процедить. Принимать по 1/2 стакана 3-4 раза в день.

7. Толокнянка обыкновенная (листья) - 30 г, василек синий (цветки) - 10 г, солодка (корень) - 10 г. Столовую ложку сбора залить 1 стаканом кипятка, настоять 30 минут, остудить, процедить через марлю. Принимать 3-4 раза в день по 1 столовой ложке за 15-20 минут до еды.

8. Толокнянка (листья) - 40 г, солодка (корень) - 10 г, можжевеловые ягоды - 10 г. Столовую ложку сбора залить 1 стаканом кипящей воды, кипятить 10 минут, процедить через марлю. Принимать 3-4 раза в день по 1 столовой ложке за 15-20 минут до еды.

9. Можжевеловые ягоды - 20 г, хвоща полевого трава - 20 г, пырея корневища - 10 г. Столовую ложку сбора залить 2 стаканами кипящей воды, кипятить 10 минут, процедить через марлю. Принимать 3-4 раза в день по 1 столовой ложке за 15-20 минут до еды.

10. Береза повислая (листья) - 50 г, хвощ полевой (трава) - 50 г. Принимать по 1/2 стакана настоя[1]) 3-4 раза в день как мочегонное средство.

11. Можжевельник обыкновенный (плоды) - 40 г, дягиль лекарственный (корень) - 30 г, василек синий (цветки) - 30 г. Принимать в виде настоя[1]) по 1-2 столовых ложки 3-4 раза в день как мочегонное средство.

12. Василек синий (цветки) - 10 г, толокнянка обыкновенная (листья) - 20 г, петрушка огородная (плоды) - 10 г, береза повислая (почки) - 10 г, вахта трехлистная (листья) - 40 г, девясил высокий (корень) - 10 г. Принимать по 1/2 стакана отвара[2]) 3 раза в день за 15-20 минут до еды как мочегонное средство.

13. Толокнянка обыкновенная (листья) - 60 г, василек синий (цветки) - 20 г, солодка голая (корень) - 20 г. Принимать в виде настоя[1]) по 1-3 столовых ложки за 15-20 минут до еды 3-4 раза в день как мочегонное средство.

14. Можжевельник обыкновенный (плоды) - 40 г, хвощ полевой (трава) - 40 г, береза повислая - 20 г. Принимать в виде настоя[1]) по 2-3 столовые ложки до еды 3-4 раза в день как мочегонное средство.

15. Береза повислая (листья) - 50 г, шиповник коричный (плоды) - 25 г, стальник полевой (корень) - 25 г. Принимать по 1/3-1/4 стакана настоя[1]) 3 раза в день в качестве мочегонного средства при сердечно-сосудистой недостаточности, асците.

16. Брусника обыкновенная (листья) - 20 г, толокнянка обыкновенная (листья) - 50 г, почечный чай (трава) - 30 г. Принимать по 1/3-1/4 стакана отвара[2]) 3-4 раза в день как мочегонное средство.

ВЕТРОГОННЫЕ СБОРЫ

1. Мята перечная (листья) - 20 г, фенхель (плоды) - 10 г, валериана (корень) - 20 г. 2 чайные ложки сбора залить 1 стаканом кипятка. Принимать утром и вечером по 1/2 стакана в теплом виде.

2. Ромашка (цветы) - 20 г, мята (листья) - 20 г, фенхель (плоды) - 10 г, тмин (плоды) - 10 г, валериана (корень) - 20 г. 2 чайные ложки сбора залить 1 стаканом кипящей воды. Принимать утром и вечером по 1 стакану в теплом виде.

3. Ромашка (цветы) - 40 г, душица (трава) - 40 г. 2 чайные ложки сбора залить 1 стаканом кипящей воды, кипятить 10 минут, процедить через марлю. Принимать утром и вечером по 1 стакану в теплом виде.

4. Ромашка лекарственная (цветки) - 40 г, тмин обыкновенный (плоды) - 25 г, душица обыкновенная (трава) - 25 г. Принимать по 1/3 стакана настоя[1]) несколько раз в день в качестве ветрогонного средства.

5. Мята перечная (листья) - 25 г, тмин обыкновенный (плоды) - 25 г, фенхель обыкновенный (плоды) - 25 г, валериана лекарственная (корень) - 25 г. Принимать по стакану настоя[1] утром и вечером в качестве ветрогонного средства.

6. Ромашка аптечная (цветки) - 50 г, валериана лекарственная (корень) - 40 г, тмин обыкновенный (плоды) - 10 г. Принимать по 1/2 стакана настоя[1] утром и вечером в качестве ветрогонного вещества.

ПРИ ГЕМОРРОЕ

1. Календула лекарственная (цветки) - 10 г, тысячелистник обыкновенный (трава) - 10 г, девясил высокий (корни) - 15 г, шалфей лекарственный (трава) - 10 г, крапива двудомная (трава) - 15 г, мята перечная (трава) - 10 г, ромашка аптечная (цветки) - 10 г, пастушья сумка (трава) - 10 г, тополь черный (почки) - 10 г. Принимать по 1/3 стакана настоя[1] 3 раза в день до еды при геморрое.

2. Александрийский лист - 20 г, тысячелистник (трава) - 20 г, крушина (кора) - 20 г, кориандр (плоды) - 20 г, солодка (корень) - 20 г. Столовую ложку сбора залить 1 стаканом кипящей воды, настаивать 20 минут, процедить через марлю, остудить. Пить на ночь по 1/2 стакана.

3. Дуб обыкновенный (кора) - 30 г, льняное семя - 30 г, ромашка аптечная (цветки) - 40 г. Принимать по 1/3-3/4 стакана настоя[1] 3 раза в день после еды при запорах, осложненных геморроем.

4. Кассия остролистная (листья) - 20 г, тысячелистник обыкновенный (трава) - 20 г, крушина ольховидная (кора) - 20 г, кориандр посевной (плоды) - 20 г, солодка голая (корень) - 20 г. Принимать по 1/2 стакана настоя[1] 1 раз в день на ночь в качестве противогеморроидального средства.

5. Зверобой продырявленный (трава) - 15 г, сушеница болотная (трава) - 10 г, стальник полевой (трава) - 15 г, горец почечуйный (трава) - 15 г, подорожник большой (листья) - 15 г, крушина ломкая (кора) - 10 г, хвощ полевой (трава) - 10 г, ромашка аптечная (цветки) - 10 г. Принимать по 1/3 стакана настоя[1] 3 раза в день до еды при геморрое.

6. Дуб обыкновенный (кора) - 50 г, хвощ полевой (трава) - 30 г, стальник полевой (корень) - 20 г. Принимать в виде отвара[2] для ванн и припарок при геморрое.

СЛАБИТЕЛЬНОЕ СРЕДСТВО

1. Крушина ольховидная (кора) - 60 г, донник лекарственный (трава) - 20 г, крапива двудомная (листья) - 20 г. Принимать по

1/2-3/4 стакана настоя[1] на ночь как слабительное средство.

2. **Крушина ольховидная (кора) - 50 г, вахта трехлистная (листья) - 20 г, донник лекарственная (трава) - 20 г, тмин обыкновенный (плоды) - 10 г.** Принимать по 1/2-3/4 стакана настоя[1] на ночь как слабительное средство.

3. **Крушина ольховидная (кора) - 70 г, солодка голая (корень) - 10 г, кориандр посевной (плоды) - 10 г, тмин обыкновенный (плоды) - 10 г.** Принимать по 1/2-3/4 стакана настоя[1] на ночь как слабительное средство.

4. **Крушина ольховидная (кора) - 50 г, вахта трехлистная (листья) - 20 г, тысячелистник обыкновенный (трава) - 20 г, тмин обыкновенный (плоды) - 10 г.** Принимать по 1/2-3/4 стакана настоя[1] на ночь как слабительное средство.

5. **Крушина ольховидная (кора) - 50 г, тысячелистник обыкновенный (трава) - 15 г, крапива двудомная (листья) - 35 г.** Принимать по 1/2-3/4 стакана настоя[1] на ночь как слабительное средство.

6. **Кассия остролистная (листья) - 30 г, крушина ольховидная (кора) - 30 г, жостер слабительный (плоды) - 20 г, анис обыкновенный (плоды) - 10 г, солодка голая (корень) - 10 г.** Принимать по 1/2-3/4 стакана настоя[1] на ночь как слабительное средство.

ПРИ ПОДАГРЕ

Лопух (корни) - 25 г, пырей (корневище) - 20 г, череда (трава) - 20 г, фиалка трехцветная (трава) - 30 г, вероника лекарственная (трава) - 20 г. 40 г смеси залить 1 л воды и кипятить на малом огне 15 минут (после закипания). Принимать по 1 стакану 3 раза в день за 30 минут до еды. (Рекомендуют М.А. Носаль и Н.М. Носаль).

ПРИ КОЖНЫХ ЗАБОЛЕВАНИЯХ

1. Хвощ полевой (трава) - 30 г, ромашка аптечная (цветки) - 30 г, зверобой продырявленный (трава) - 40 г. Принимать в виде отвара[2] по 1/3-1/4 стакана 3 раза в день или использовать для приготовления компрессов при лечении труднозаживающих ран.

2. Календула лекарственная (цветки) - 15 г, подорожник большой (лист) - 15 г, ромашка аптечная (цветки) - 10 г, шалфей лекарственный (трава) - 15 г, зверобой продырявленный (трава) - 20 г, девясил высокий (корень) - 15 г, хвощ полевой (трава) - 10 г. Принимать по 1/3-1/2 стакана настоя[1] или отвара 3 раза в день до еды при гнойничковых заболеваниях кожи.

3. Подорожник большой (лист) - 15 г, кориандр посевной (плоды) - 15 г, зверобой продырявленный (трава) - 20 г, череда трехраздельная (трава) - 20 г, сушеница болотная (трава) - 10 г, солодка голая (корень) - 20 г. Принимать по 1/3 стакана настоя[1] 3 раза в день после еды при трофических язвах на почве тромбофлебита.

4. Ромашка аптечная (цветки) - 35 г, донник лекарственный (трава) - 35 г, алтей лекарственный (листья) - 30 г. Применять в виде кашицеобразной массы, завернутой в ткань; в горячем виде прикладывать к больному месту для припарок в качестве мягчительного средства.

5. Лопух большой (корень) - 30 г, девясил высокий (корень) - 30 г, зверобой продырявленный (трава) - 40 г. Принимать по 2-3 стакана отвара[2] в день для лечения обыкновенных угрей.

6. Крушина ольховидная (кора) - 20 г, береза повислая (листья) - 15 г, фиалка трехцветная (трава) - 15 г, бузина черная (цветки) - 15 г, фенхель обыкновенный (плоды) - 15 г, солодка голая (корень) - 20 г. Принимать по 1/4-1/3 стакана отвара[2] 3 раза в день после еды при кожных сыпях, вызванных хроническими запорами.

7. Крушина ольховидная (трава) - 25 г, крапива двудомная (листья) - 25 г, береза повислая (листья) - 25 г, льняное семя - 25 г. Принимать по 1/3-1/2 отвара[2] 3 раза в день после еды при кожных сыпях, вызванных хроническими запорами.

8. Солодка голая (корень) - 20 г, фенхель (плоды) - 20 г, крушина ольховидная (кора) - 20 г, лопух большой (корень) - 20 г, одуванчик обыкновенный (корень) - 20 г. Принимать в виде горячего настоя[1] по 1/2-1/3 стакана за 30 минут до еды 3 раза в день для повышения функции пищеварительных органов и почек при кожных заболеваниях.

9. Солодка голая (корень) - 10 г, лопух большой (корень) - 15 г, одуванчик обыкновенный (корень) - 15 г, череда трехраздельная (трава) - 30 г, марена красильная (корень) - 30 г. Принимать по 1/2 стакана отвара[2] утром для лечения экссудативного диатеза.

10. Крушина ольховидная (кора) - 30 г, солодка голая (корень) - 30 г, фиалка трехцветная (трава) - 40 г. Принимать по 2 стакана отвара[2] в день для лечения экссудативного диатеза.

11. Ромашка аптечная (цветки) - 50 г, донник лекарственный (трава) - 50 г. Применять в виде кашицеобразной массы, завернутой в ткань; в горячем виде прикладывать к больному месту для припарок как мягчительное средство.

12. Дуб обыкновенный (кора) - 50 г, аир болотный (корневище) - 50 г. Применять в виде настоя[1] при приготовлении компрессов и ванн.

13. Ромашка душистая (цветки) - 40 г, донник лекарственный (трава) - 40 г. 3-5 столовых ложек смеси залить кипятком до образования кашицеобразной массы, завернуть ее в ткань и в горячем виде прикладывать к больному месту. Применять для припарок как мягчительное средство.

ПРИ ЭКЗЕМЕ, ВИТИЛИГО, НЕЙРОДЕРМИТЕ И ПСОРИАЗЕ

1. Шалфей лекарственный (листья) - 10 г, подорожник большой (листья) - 10 г, крапива двудомная (листья) - 10 г, полынь горькая (трава) - 5 г, тысячелистник обыкновенный (трава) - 15 г, зверобой продырявленный (трава) - 15 г, хвощ полевой (трава) - 15 г, кукурузные столбики с рыльцами - 10 г, можжевельник обыкновенный (плоды) - 10 г. Принимать по 1/4-1/3 стакана настоя[1] 3 раза в день до еды при экземе.

2. Крапива двудомная (листья) - 10 г, душица обыкновенная (трава) - 10 г, череда трехраздельная (трава) - 15 г, фиалка трехцветная (трава) - 10 г, ромашка аптечная (цветки) - 10 г, тимьян ползучий (трава) - 10 г, хвощ полевой (трава) - 10 г, валериана лекарственная (корень) - 15 г, солодка голая (корень) - 10 г. Принимать по 1/3-1/2 стакана настоя[1] 3 раза в день до еды при нейродермите и экземе.

3. Зверобой продырявленный (трава) - 20 г, календула лекарственная (цветки) - 10 г, шалфей лекарственный (трава) - 20 г, душица обыкновенная (трава) - 10 г, ромашка аптечная (цветки) - 10 г, подорожник большой (лист) - 15 г, крапива двудомная (листья) - 15 г. Принимать по 1/3-1/2 стакана настоя[1] 3 раза в день до еды для лечения витилиго.

4. Череда трехраздельная (трава) - 15 г, бузина черная (цветки) - 10 г, зверобой продырявленный (трава) - 15 г, чистотел большой (трава) - 5 г, девясил высокий (корни) - 10 г, аир обыкновенный (корни) - 15 г, кукурузные столбики с рыльцами - 10 г, брусника обыкновенная (листья) - 10 г, хвощ полевой (трава) - 10 г. Принимать по 1/2 стакана настоя[1] утром и вечером после еды при псориазе.

5. Цикорий (корень) - 20 г, одуванчик обыкновенный (корень) - 20 г, вахта трехлистная (листья) - 20 г, фенхель (плоды) - 20 г, крушина ольховидная (кора) - 20 г. Принимать по 2-3 стакана отвара[2] в день для лечения экземы.

ПРИ ОБЛЫСЕНИИ

1. Лопух большой (корни) - 30 г, крапива двудомная (листья) - 70 г. Применять в виде настоя[1] для мытья головы при облысении.

2. Лопух большой (корни) - 15 г, зверобой продырявленный (трава) - 15 г, череда трехраздельная (трава) - 15 г, бессмертник песчаный (цветки) - 10 г, ромашка аптечная (цветки) - 10 г, кукурузные столбики с рыльцами - 10 г, пижма обыкновенная (цветки) - 10 г, аралия маньчжурская (корни) - 15 г. Принимать по 1/3-1/2 стакана настоя[1]) за 30 минут до еды 3 раза в день для лечения облысения.

3. Подорожник большой (лист) - 15 г, лопух большой (корень) - 15 г, календула лекарственная (цветки) - 10 г, мята перечная (трава) - 10 г, зверобой продырявленный (трава) - 15 г, кукурузные столбики с рыльцами - 10 г, бессмертник песчаный (цветки) - 10 г, крапива двудомная (трава) - 15 г. Принимать по 1/3-1/2 стакана настоя[1]) за 30 минут до еды 3 раза в день для лечения облысения.

ПОЛИВИТАМИННЫЕ СБОРЫ

1. Шиповник (плоды) - 40 г, черная смородина (плоды) - 40 г. Столовую ложку сбора залить 2 стаканами кипятка, настоять в течение часа, процедить. Пить по 1/2 стакана 3-4 раза в день.

2. Шиповник (плоды) - 40 г, рябина (ягоды) - 40 г. Столовую ложку сбора залить 2 стаканами кипятка, кипятить 10 минут, настоять 4 часа, процедить. Пить по 1/2 стакана 3 раза в день.

3. Брусника (плоды) - 20 г, крапива (листья) - 30 г, шиповник (плоды) - 30 г. Измельчить, хорошо перемешать 4 чайные ложки сбора, залить 1 стаканом кипятка, настоять 3-4 часа, процедить. Пить по 1 стакану 2-3 раза в день.

4. а) Шиповник (плоды) - 50 г, калина (плоды) - 50 г;
б) шиповник (плоды) - 50 г, брусника (ягоды) - 50 г;
в) крапива (листья) - 30 г, рябина (плоды) - 70 г.
Способ приготовления: 1 столовую ложку смеси залить 1 стаканом кипятка, кипятить 10 минут, настоять, укутав, 4 часа. Принимать по 1/2 стакана 2-3 раза в день.

5. Рябина (плоды) - 60 г, малина (плоды) - 10 г, смородина (листья) - 5 г. Столовую ложку смеси залить 0,5 л кипятка, кипятить 10 минут, настоять 3-4 часа в плотно закрытой посуде, процедить. Пить по полстакана 3 раза в день.

6. Шиповник (плоды) - 30 г, морковь (корень) - 30 г, крапива (листья) - 30 г, черная смородина (плоды) - 10 г. Столовую ложку смеси залить 0,5 л кипятка, кипятить 10 мин, настоять 4 часа в плотно закрытой посуде, процедить. Пить по полстакана 3 раза в день.

7. Шиповник (плоды) - 50 г, смородина (плоды) - 50 г. Столовую ложку смеси залить 0,5 л кипятка, кипятить 10 минут, настоять 3-4 часа в плотно закрытой посуде, процедить. Пить по полстакана 3 раза в день.

8. Шиповник (плоды) - 25 г, смородина (листья) - 25 г, малина (листья) - 25 г, брусника (листья) - 25 г. 2 столовые ложки залить 1 стаканом кипятка, кипятить 10 минут, настоять 1-2 часа в плотно закрытой посуде, процедить. Пить по полстакана 2-3 раза в день.

9. Шиповник (плоды) - 50 г, малина (плоды) - 50 г. Столовую ложку смеси залить 1 стаканом кипятка, кипятить 10 минут, настоять 3-4 часа, процедить. Пить по 1/3 стакана 3 раза в день.

ГОРЬКИЕ (АППЕТИТНЫЕ) СБОРЫ

1. Вахта трехлистная (листья) - 35 г, золототысячник малый (трава) - 30 г, полынь горькая (трава) - 35 г. Принимать по 1 столовой ложке настоя[1]) за 15-20 минут до еды для возбуждения аппетита.

2. Полынь (трава) - 20 г, аир (корневище) - 20 г, трилистник (листья) - 20 г, тмин (плоды) - 20 г. Столовую ложку сбора залить 1 стаканом кипящей воды, кипятить 20 минут, процедить через марлю. Принимать 3-4 раза в день за 20 минут до еды по 1 столовой ложке.

3. Полынь горькая (трава) - 25 г, вахта трехлистная (листья) - 25 г, золототысячник малый (трава) - 25 г, одуванчик лекарственный (корень) - 25 г. Принимать по 1 столовой ложке настоя[1]) за 15-20 минут до еды для возбуждения аппетита.

4. Полынь горькая (трава) - 25 г, аир болотный (корневище) - 25, вахта трехлистная (листья) - 25 г, тмин обыкновенный (плоды) - 25 г. Принимать по 1 столовой ложке настоя за 15-20 минут до еды для возбуждения аппетита.

5. Полынь горькая (трава) - 50 г, вахта трехлистная (листья) - 50 г. Принимать по 1 столовой ложке настоя[1]) за 15-20 минут до еды для возбуждения аппетита.

6. а) Полынь (трава) - 20 г, тысячелистник (трава) - 20 г, одуванчик (корни) - 10 г;

б) полынь (трава) - 40 г, тысячелистник (трава) - 10 г.

Способ приготовления: столовую ложку смеси залить 1 стаканом кипящей воды, кипятить 20 минут, процедить через марлю. Принимать 3-4 раза в день за 20 минут до еды по 1 столовой ложке.

ЛЕЧЕНИЕ ГОРЯЧИМИ ВАННАМИ С ПРИМЕСЬЮ ОТВАРОВ РАЗЛИЧНЫХ ТРАВ

ДЛЯ ЛЕЧЕНИЯ СУСТАВНОГО РЕВМАТИЗМА

Для полной ванны берут 1 кг сенной трухи, для половинной - 1/2 кг, для сидячей - 1/4 кг, для ванны рук или ног - 4 полных горсти. Применяют ванну с температурой воды 37 °С 5-20 минут, в зависимости от состояния больного. При лечении суставного ревматизма и некоторых других болезней многие целители рекомендуют принимать горячую ванну из сенной трухи продолжительностью в 20 минут, чаще всего - 45 минут, а иногда и 1 час. Если сердце не совсем здоровое, принимать эти ванны через день, а при хорошем сердце - ежедневно. Для лечения суставного ревматизма требуется от 30 до 50 ванн.

Залив сенную труху холодной водой, доводят ее до кипения и кипятят полчаса. Обычно, для упрощения, труху перед кипячением помещают в холщовый мешок и в нем ее варят. Отвар прибавляют в ванну. Такого рода ванны очень благоприятно влияют при начинающемся отравлении крови, при замерзших членах и при золотушном состоянии.

При лечении ваннами с сенной трухой рекомендуется пить сок грейпфрута. Этот сок уничтожает жидкости в суставах и пазухах. Пить по 1/2 стакана 3 раза в день.

Сенная труха богата разными эфирными маслами, благодаря чему производит раздражение кожи. Необыкновенно полезна при лечении обмена веществ, при выведении песка и камней, при подагре и ревматическом состоянии, при судорогах, коликах желчного пузыря, желудка.

ДУБОВАЯ КОРА ДЛЯ ПРИБАВЛЕНИЯ К ВАННАМ

Для полной ванны берут коры 1 кг, для половинной - 1/2 кг, для сидячей и ножной - 1/4 кг. Ванны из дубовой коры благодаря содержанию дубильной кислоты действуют жаропонижающе, содействуют рубцеванию ран. Ими пользуются при лечении поврежденной от морозов кожи, их применяют и при детской золотухе.

Кору сушат, измельчают и промочив несколько часов в

холодной воде, кипятят полчаса. Отвар процеживают и прибавляют к воде для ванны.

ХВОЩ ДЛЯ ПРИБАВЛЕНИЯ К ВАННАМ

Хвощевой отвар превосходно действует на плохо залечивающиеся раны. В таких случаях на рану накладывают смоченную в отваре тряпочку.

КОРНИ АИРА ДЛЯ ПРИБАВЛЕНИЯ К ВАННАМ

Для полной ванны берут 1/4 кг аира, для половинной - 1/8 кг. Ванны с аиром служат для лечения золотухи и рахита у детей и невроза у взрослых.

Корни и зелень аира заливают холодной водой и кипятят в течение 30 минут, после чего отвар прибавляют к ванне.

ВАННА ПРИ КАМНЯХ В ПОЧКАХ

Эффективным средством при камнях в почках является отвар овсяной соломы. (Можно заменить полевым хвощем.) Солому варят 1/2 часа, из отвара приготовляют теплую ванну с температурой воды около 30°.

Такую ванну рекомендуют принимать не больше часа, чтобы теплая вода не очень расслабила больного, при выходе же из ванны хорошо все тело обмыть холодной водой. Ежедневно можно применять три такие ванны, а в дополнение к этому больной обязательно должен принимать овсяный отвар внутрь, причем для его приготовления овес следует кипятить не более 1/2 часа. Нужно пить по две чашки этого отвара ежедневно. Более сильное воздействие оказывает отвар из овсяной соломы. Очень хорош отвар из полевого хвоща.

МУРАВЬИНАЯ ВАННА (ВОДЯНАЯ)

Положите в мешок содержимое одной муравьиной кучи и принесите его домой. Высыпьте из мешка все, что есть, в ведро и долейте его доверху крутым кипятком. Следует настоять содержимое ведра в течение нескольких часов, а затем вылить в горячую ванну с температурой воды от 30 до 37 °C. Для увеличения целебной силы ванны следует добавить в нее довольно значительное количество свежих березовых листьев. Березовые листья можно заменить свежими цветами ромашки.

ОТРУБИ ДЛЯ ПРИБАВЛЕНИЯ К ВАННЕ

На целую ванну идет 1,5 кг, на половинную - 3/4 кг, для сидячей и ножной ванны - по 1/4 кг. Заливают отруби (их лучше помещать в мешок) холодной водой и варят очень недолго. Такие ванны применяют при воспаленных, зудящих и болезненных сыпях, при ожогах, ранениях и чрезмерной чувствительности кожи у истеричных женщин.

ЛИСТЬЯ ГРЕЦКОГО ОРЕХА ДЛЯ ПРИБАВЛЕНИЯ К ВАННАМ

Берут свежие или высушенные листья, заливают холодной водой и кипятят 3/4 часа в плотно закрытой посуде. Для полной ванны берут 1 кг, для половинной - 1/2 кг, для сидячей и ножной - по 1/4 кг. Ванны эти применяются главным образом в детской практике при лечении золотухи и при заболевании лимфатических узлов.

РОМАШКА ДЛЯ ПРИБАВЛЕНИЯ К ВАННАМ

Ромашку заливают холодной водой и кипятят в хорошо закрытой посуде 10 минут. Для полной ванны - 1/2 кг, для половинной - 1/4 кг, для сидячей - 150 г и для ножной - 100 г ромашки. Эти ванны с большой пользой применяются при лечении кожных заболеваний, ран и нарывов. Ромашковые ванны успокаивают и устраняют судороги, их иногда применяют и при нервозности.

ЭКСТРАКТ ИЗ СОСНОВЫХ ИГЛ ДЛЯ ПРИБАВЛЕНИЯ К ВАННАМ

Берут иглы, веточки и шишки, заливают холодной водой и кипятят полчаса, после чего хорошо закрывают и оставляют на 12 часов настаиваться. Хороший экстракт имеет коричневый цвет. Для полной ванны требуется 1,5 кг, для половинной - 3/4 кг, для сидячей и ножной - 1/4 кг.

Ванны с экстрактом из сосновых игл производят необыкновенно поразительный эффект на лиц с болезненной раздражительностью и очень хорошо укрепляют сердце и нервы. Поэтому эти ванны с большим успехом применяются при болезнях сердца, нервных заболеваниях. при воспалении нервов, нервных болях, нервной возбужденности, нервной бессоннице, параличе и подагре, мускульном и суставном ревматизме, ишиасе, опухолях и воспалениях суставов, при замерзших членах, нарывах, ожирении, при катарах дыхательных путей, астме и болезни легких.

Ванны с сосновым экстрактом полезны также для укрепления сил больных, выздоравливающих после тяжелых болезней. Эти же ванны могут служить для лечебных вдыханий, если в ванну прибавить 20-30 капель настоящего масла из сосновых игл. Пары, насыщенные эфирным маслом, превосходно действуют на слизистые оболочки лица.

ВАЛЕРИАНА ДЛЯ ПРИБАВЛЕНИЯ К ВАННАМ

Ванны с отваром валерианы служат для успокоения сердца, судорог и всей нервной системы, они понижают возбужденность спинного мозга и особенно рекомендуются при нервной бессоннице, нервном сердечном страдании, слабости сердца и нервов, при судорожных состояниях сердца, гортани, нервов, желудка, при коликах, астме и газах. Такие ванны уменьшают и регулируют число сердечных ударов и понижают артериальное давление крови. Для полной ванны требуется 1/2 кг валерианы.

СОЛЬ ДЛЯ ПРИБАВЛЕНИЯ К ВАННАМ

Для полной ванны требуется 2 кг соли, которую просто бросают в ванну для растворения. Такие ванны производят раздражение кожи, побуждают выделяться через кожу воду, мочу, и углевод. Вызванное соляными ваннами усиленное питание кожи кровью благотворно отзывается на глубже лежащих расстройствах обмена веществ, таких как ревматические состояния и золотуха.

ТИМЬЯН ДЛЯ ПРИБАВЛЕНИЯ К ВАННАМ

На полную ванну нужно 1 кг тимьяна. Ванны с тимьяном улучшают состояние всего организма.

ЛАВАНДОВЫЙ ЦВЕТ ДЛЯ
ПРИБАВЛЕНИЯ К ВАННАМ

Такие ванны имеют громадное значение не только при сердечных и нервных страданиях, но и при ревматизме, подагре, параличе, вывихах благодаря ароматическому запаху и тому легкому раздражению, которое лавандовые ванны производят на кожу. Эти ванны оживляют и возбуждают кожные нервы и главные кровеносные сосуды. Для полной ванны нужно 1 кг лавандового цвета.

ВАННЫ С ПРИБАВЛЕНИЕМ
ГОРЧИЦЫ

Прибавляют горчицу (сухую) только к ваннам для рук или ног. 2-3 пригоршни свежей горчицы обливают горячей водой (50 °С) и, хорошо растерев, чтобы не было комков, прибавляют к ванне. Выделяющееся при этом горчичное эфирное масло оказывает на кожу большее раздражение, чем всякие другие прибавления к ваннам. Пребывание в такой ванне ограничивается 5-10 минутами. Затем споласкивают тело теплой водой. Горчицу ни в коем случае нельзя кипятить, иначе она теряет свою силу и действие.

ЗАЛМАНОВСКИЕ ВАННЫ

Помимо знаменитых скипидарных ванн Залмановым предложено множество других полезных ванн. Коротко о них.

1. Ванны из настоя листьев грецкого ореха.

Рекомендуются при мокнущих кожных заболеваниях: пемфигус, мокнущая экзема, зуд, крапивная лихорадка. Залить кипящей водой 400 г листьев грецкого ореха, настоять в течение 1/4 часа, процедить. Вылить настой в ванну. Ванну принимают при температуре воды 38,5 °С 15 минут.

2. Ванны типа Рош-Позэ.

Назначают при сухости кожи, сухих дерматитах, ихтиозе и псориазе. Смесь карбоната соды (35 г), карбоната магнезии (20 г), пербората магния (15 г). Ванну принимают при температуре воды 38-39 °С 15 минут.

3. Ванны с квасцами и содой.

Рекомендуются при варикозном расширении вен, при варикозных язвах. Сода - 200 г, квасцы - 40 г. Ванну принимают при температуре воды 38,5 °С 15 минут.

4. Ручные ванны.

Рекомендуются при бронхиальной астме, хроническом бронхите, синуситах, глаукоме, воспалении радужной оболочки, для прерывания насморка, трахеита, гриппа. Оба предплечья выше локтя погрузить в воду (температура 37 °C). Постепенно повышать температуру на 1 ° каждые две минуты, следовательно, от 38 до 43 °C за 10 минут. Ванну принимают при температуре воды 43 °C 10 минут, затем отдыхают не менее 45 минут.

5. Ножные ванны (отвлекающие кровь).

Против головокружений, хронической мигрени. Методика та же, что и для ручных ванн.

6. Гипертермические ванны (обычно с листвой грецкого ореха или желтым скипидарным раствором).

Искусственное повышение температуры, вызванное гипертермическими ваннами, создает аккумуляцию "стерильного тепла", усиливает процессы сгорания в клетках и тканях, открывает капилляры. Улучшается регуляция проницаемости мембран, интенсифицируются жизненные процессы. Важно и то, что гипертермические ванны снабжают организм теплом без затрат организма.

Залманов исходит из того, что внешнее согревание частично заменяет внутреннее (возникающее в результате питания, снабжения кислородом, мышечной работы, кровообращения, секреции, умственной работы и приятных эмоций). Не случайно он считает, что в хорошо отапливаемых помещениях, оборудованных ваннами и горячей водой, можно уменьшить в рационе питания мясо, хлеб и жиры. Таковы и рекомендуемые нормы суточной калорийности, предложенные Институтом питания АМН СССР с учетом этого положения: они снижены для населения в городах по сравнению с сельской местностью.

Показания для применения гипертермических ванн (по Залманову): полиневрит, иридоциклит, полиомиелит, в предпаралитический период, септицемия, сальпингит, отиты, гонорейные артриты.

Противопоказания для применения гипертермических ванн: повышенное спинномозговое давление, отек мозга, открытый туберкулез легких, обширная пневмония, миокардиты, инфаркт миокарда, коронариты, гипертония, острые флебиты, цирроз печени.

Методика проведения гипертермической ванны.

Простая, либо с листвой грецкого орех или с желтым скипидарным раствором. Сесть в ванну с температурой воды 37 °C. Постепенно повышать температуру до 41-43 °C (за 12-15 минут). Оставаться при достигнутой температуре 4-5 минут, затем выйти, завернуться в простыню и 2-3 шерстяных одеяла и 45 минут потеть, принимая горячее питье. Затем обсушиться и лечь в постель (хорошо укрывшись) не менее чем на 2 часа.

ПРОТИВОПОКАЗАНИЯ

Авран лекарственный. Прием более высоких доз вызывает неудержимую упорную рвоту. Растение очень ядовитое, ввиду чего его не рекомендуют принимать.

Адонис весенний. Ядовитое растение. Соблюдать дозировку.

Аир обыкновенный (корни). При повышенной секреции желудка корни не применять.

Алоэ (столетник). Применение препаратов алоэ вызывает прилив крови к органам малого таза. Противопоказаны при заболеваниях печени и желчного пузыря, при маточных кровотечениях, геморрое, цистите и беременности.

Аралия маньчжурская. Необходимо избегать применения препаратов из аралии при гипертонии, бессоннице, повышенной нервной возбудимости.

Арника горная. Ядовитое растение. Соблюдать точно дозировку.

Багульник болотный. Ядовитое растение. Внутреннее применение требует большой осторожности, так как неправильная дозировка может вызвать воспаление слизистой оболочки желудочно-кишечного тракта.

Барвинок малый. Ядовитое растение. Соблюдать точно дозировку.

Бедренец, анис обыкновенный. Сырье может вызвать фотодерматит и контактный дерматит.

Белена черная. Сильно ядовитое растение.

Береза бородавчатая. Ввиду раздражающего действия на почки применение настоя, отвара и настойки березовых почек как мочегонного средства допустимо под контролем врача. Длительно не принимать.

Бессмертник (цмин песчаный). Повышает кровяное давление. При гипертонии длительно не применять.

Будра плющевидная. Ядовитое растение. Внутреннее применение будры требует осторожности. Соблюдать точно дозировку.

Валериана (корни). Нельзя употреблять длительное время и в большом количестве. В таких случаях валериана действует угнетающе на органы пищеварения, вызывает головную боль, тошноту, возбужденное состояние и нарушает деятельность сердца.

Василек синий. Ввиду содержания в васильке синем активных соединений с циановым компонентом необходимо быть осторожным при применении сырья.

Василистник. Принимать только по назначению врача. Растение ядовитое.

Вьюнок полевой (березка). При использовании растения в больших количествах могут возникнуть жалобы в отношении желудочно-кишечного тракта: рвота, понос, общее недомогание.

Горец перечный, горец почечуйный, горец птичий. Обладает сильным кровесвертывающим действием. Больным тромбофлебитом не принимать.

Гранат (плоды). Сок плодов пить обязательно разбавленным водой, так как в соке содержится много разных кислот, которые раздражают желудок и разъедают эмаль зубов. Осторожно применять кору граната, так как передозировка может вызвать головокружение, слабость, ухудшение зрения, судороги.

Грыжник гладкий. Необходимо помнить, что грыжник - ядовитое растение и при применении в более высоких дозах может вызвать отравление.

Девясил. Настой и отвар из девясила противопоказаны при беременности и болезни почек.

Донник лекарственный. При длительном употреблении и передозировке он вызывает головокружение, головные боли, тошноту, рвоту, сонливое состояние, иногда - поражение печени, кровоизлияния (под кожу, в мышцы, внутренние органы) и даже паралич центральной нервной системы.

Док красильный. При применении в больших количествах может наступить отравление, подобное отравлению никотином, поэтому использовать растение надо осторожно.

Дурман обыкновенный. Ядовитое растение. Внутрь не принимать.

Дурнишник обыкновенный. Ядовитое растение. Дозировку соблюдать точно.

Душица обыкновенная. При беременности не принимать, так как действует абортивно.

Дымянка лекарственная. Ядовитое растение. Внутреннее применение требует большой осторожности.

Женьшень (корень). Применять только в холодное время. Длительное применение женьшеня и в больших дозах вызывают отрицательные явления: бессонницу, сердцебиение, головные боли, боли в сердце, снижение половой потенции и т.п.

188

Живокость. Ядовитое растение. Внутреннее применение требует большой осторожности.

Жостер слабительный. Проявления непереносимости - тошнота и рвота - связаны с тем, что эмодин раздражает слизистую оболочку пищеварительного тракта.

Зверобой продырявленный. Растение ядовитое. Внутреннее применение требует большой осторожности. При длительном применении вызывает сужение кровеносных сосудов и повышает кровяное давление.

Земляника (ягода). Следует помнить, что у отдельных людей отмечается повышенная чувствительность к землянике, которая вызывает аллергическое заболевание, сопровождающееся упорной крапивницей. В этом случае употреблять землянику нельзя.

Золотая розга. Ядовитое растение. Точно соблюдать дозировку.

Калина обыкновенная. Из-за высокого содержания пуринов плоды калины противопоказаны при подагре и болезнях почек.

Кассия узколистная. Большие дозы препаратов сенны вызывают колики в животе.

Кирказон обыкновенный. Растение ядовито, поэтому применять только под контролем врача. При беременности может стать причиной выкидыша.

Кислица обыкновенная. Ядовитое растение, точно соблюдать дозировку.

Копытень европейский. Применение его как сильно ядовитого растения требует большой осторожности.

Кошачья лапка двудомная (бессмертник) Сильное кровесвертывающее средство. Осторожно применять при тромбофлебитах. Нежелателен длительный прием при повышенном кровяном давлении.

Крапива. Без совета врача применять не рекомендуется. Препараты из этого растения противопоказаны людям с повышенной свертываемостью крови, больным гипертонической болезнью и атеросклерозом, а также не следует примерять при кровотечениях, вызванных кистой, полипами и другими опухолями матки и ее придатков.

Красный стручковый перец жгучий. Внутреннее применение настойки может вызвать острые тяжелые желудочно-кишечные расстройства.

Крестовик обыкновенный. При передозировке ощущается сухость во рту, начинается сердцебиение, во всех видах растения пирозолидиновые алкалоиды обладают канцерогенным действием. Противопоказан при глаукоме, органических заболеваниях печени и почек.

Крестовник ромболистный (плосколистный). В последнее время установлено, что большинство алкалоидов крестовнике оказывают канцерогенное действие.

Крушина ломкая (кора). Ядовитое растение. Следует применять кору, выдержанную не менее 1 года в сухом месте или подвергнутую нагреванию при 100 °C в течение 1 часа. В противном случае употребление коры связано с опасностью отравления (тошнота, рвота).

Кубышка белая. Ядовитое растение. Внутреннее применение требует осторожности.

Кубышка желтая. Ядовитое растение. Внутреннее применение требует осторожности.

Кукурузные рыльца. Сильное кровесвертывающее средство. При повышенной свертываемости крови не применять.

Купальница европейская. Ядовитое растение, особенно корни. Применение требует большой осторожности.

Ламинария. Нельзя принимать при болезни почек.

Ландыш майский. Ядовитое растение. Применение препаратов ландыша противопоказано при резких органических изменениях сердца и сосудов, остром миокарде, эндокардите и резко выраженном кардиосклерозе.

Левзея сафлоровидная (маралий корень). Препарат применяется по указанию и под наблюдением врача. Противопоказан людям с сильно повышенным кровяным давлением и заболеванием глазного дна.

Лимонник китайский. Применяется по назначению врача и под его контролем. Противопоказан при нервном возбуждении и перевозбуждении, бессоннице, повышенном кровяном давлении, сильных нарушениях сердечной деятельности.

Лук репчатый. Настойка лука противопоказана при болезнях почек, печени и сердца.

Льнянка обыкновенная. Ядовитое растение. Внутреннее применение требует осторожности и точной дозировки.

Льняное семя. Противопоказано при холецистите и гепатите. Длительное применение льняного семени не рекомендуется.

Любисток лекарственный. Может вызвать гиперемию тазовых органов, поэтому нельзя применять при беременности ввиду опасности аборта.

190

Мак самосейка (дикий). Высокие дозы ядовиты.

Марена красильная (крапп). Оказывает раздражающее действие на слизистую оболочку желудка, повышает кислотность желудочного сока. Противопоказана при остром и хроническом гломерулонефрите, язвенной болезни, гиперацидном гастрите (при повышенной кислотности).

Можжевельник обыкновенный. Ягоды нельзя применять при остром воспалении почек. Внутреннее применение ягод требует точной дозировки и противопоказано при беременности.

Молочай любой разновидности. Внутреннее применение молочаев как сильно ядовитых растений требует большой осторожности.

Морковь посевная, огородная. Не применять внутрь корнеплоды и верхние части корнеплодов, находящиеся над поверхностью земли, имеющие зеленый цвет. Отрицательно влияет на деятельность сердца.

Морская капуста (ламинария). Не следует употреблять морскую капусту при туберкулезе легких, болезнях почек, фурункулезе, геморрагическом диатезе, крапивнице, при беременности, когда применение препаратов йода противопоказано.

Мыльнянка обыкновенная. Ядовитое растение. Внутреннее применение требует осторожности.

Мята полевая и лесная. При приеме внутрь отрицательно влияет на способность к деторождению. К мяте садовой, культурной это не относится.

Наперстянка пурпуровая. Сильно ядовитое растение, хотя и ценное сердечное средство. Применение наперстянки требует большой осторожности и обязательного контроля врача.

Обвойник греческий. Периплоцин - сильно токсическое соединение, и применение его даже в незначительных дозах может вызвать токсические явления, поэтому необходимо быть осторожным при его применении. Использовать его для лечения можно только под непосредственным контролем врача.

Окопник лекарственный. Ядовитое растение. Внутреннее применение требует осторожности и строгой дозировки.

Омела белая. Ядовитое растение. Внутреннее применение требует осторожности.

Орех грецкий, орех фундук (лесной). При приеме внутрь ядер орехов грецкого и фундука и некоторых других орехов часто надо соблюдать дозировку, т.е. принимать в небольшом количестве, так как достаточно чуть избыточного приема, и у человека вскоре начинаются головные боли в передней части головы. Это объясняется тем, что прием ядер орехов вызывает спазм сосудов головного мозга в передней части головы.

Очиток едкий. Ядовитое растение. Соблюдать точно дозировку. Сок свежей травы вызывает на коже воспаление и образование пузырей.

Папоротник мужской. Сильно ядовитое растение. Препараты папоротника противопоказаны при сердечной недостаточности, болезнях печени, почек, при язвенной болезни желудка и 12-перстной кишки, при острых желудочно-кишечных заболеваниях, при беременности, резком истощении, малокровии и активном туберкулезе.

Паслен сладко-горький, паслен черный. Ядовитые растения. Внутреннее применение требует осторожности.

Пастушья сумка. Препараты из пастушьей сумки противопоказаны людям с повышенной свертываемостью крови.

Переступень белый. Необходимо отметить, что растение переступень - ядовитое. Передозировка его может вызвать кровавый понос и нефрит.

Пижма обыкновенная. Ядовитое растение. Внутреннее применение требует осторожности и точной дозировки.

Пикульник обыкновенный. При приеме растения в больших количествах могут возникнуть признаки интоксикации, выраженные сильной ломотой в мышцах. Признаки отравления могут начаться при потреблении в пищу мяса животных, чаще всего свиней или птиц, которых кормили семенами этого растения. Жалобы длятся от трех до десяти дней в зависимости от тяжести интоксикации, после чего спонтанно проходят.

Пион уклоняющийся. Сильно ядовитое растение. Внутреннее применение требует большой осторожности и точной дозировки.

Плющ. Растение ядовитое! Может вызвать отравление. У более чувствительных людей при контакте с сырьем возникает дерматит. Особенно токсичны плоды плюща.

Полынь горькая (серебристая). Ядовитое растение. Внутреннее применение требует осторожности и точной дозировки. Избегать длительного применения. Оно может вызвать судороги, галлюцинации и даже явления психических расстройств. Применение полыни горькой при беременности противопоказано. Нельзя применять при язвенной болезни.

Полынь цитварная. Ядовитое растение. Внутреннее

применение требует большой осторожности и обязательно врачебного контроля.

Почечный чай (ортосифон). При приеме внутрь увеличить потребление воды, так как чай почечный выводит из организма большое количество воды.

Прострел луговой (сон-трава). Сильно ядовитое растение. Внутреннее применение растения требует большой осторожности и точной дозировки.

Родиола розовая (золотой корень). Точно соблюдать дозировку. При передозировке могут возникнуть побочные реакции со стороны нервной системы в виде бессонницы, головных болей, сердцебиения, повышенной раздражительности. Лечиться под наблюдением врача. Прием лекарства противопоказан при резко выраженных симптомах нервных заболеваний, истощаемости корковых клеток головного мозга, гипертонии, атеросклерозе, а также при гипотонии, вызванной вегетативно-сосудистой дистонией.

Ревень. При приеме препаратов, содержащих ревень, моча, молоко и пот окрашиваются в желтый цвет. В щелочной среде - окраска красная. Следует избегать назначать больным подагрой и больным, страдающим почечно-каменной болезнью с оксалатными камнями. Ввиду того, что ревень может вызвать кровоизлияние из ректальных вен, не рекомендуется применение его при геморрое

Редька посевная. Внутреннее применение редьки противопоказано для сердечных и печеночных больных, при язвенной болезни желудка и 12-перстной кишки, воспалениях желудочно-кишечного тракта.

Рододендрон золотистый. Ядовитое растение. При передозировке могут возникнуть отравления, признаками которого являются: сильное слюнотечение, позывы на рвоту, сильные боли по ходу пищеварительного тракта. состояние опьянения, угнетение сердечно-сосудистой системы дыхания, снижение артериального давления. Препараты оказывают раздражающее действие на мочевыводящие пути. При заболеваниях почек противопоказаны.

Рута пахучая. Ядовита, особенно свежее растение. Требует осторожности в дозировке.

Свекла обыкновенная. При приеме свежего сока свеклы происходит сильный спазм кровеносных сосудов. Поэтому свежевыжатому соку дают отстояться 2-3 часа, чтобы улетучились вредные летучие фракции. После этого можно применять сок.

Сирень обыкновенная. Ядовитое растение. Внутреннее применение требует осторожности.

Солодка голая. При продолжительном приеме солодки и особенно часто после применения карбенокселона наблюдаются повышение артериального давления, задержка жидкостей вплоть до появления отеков, нарушения в половой сфере - ослабление либидо, развитие гинекомастии, ограничение или исчезновение оволосения и др.

Спорынья (маточные рожки). Сильно ядовитое растение. Применение спорыньи требует очень большой осторожности и обязательно врачебного контроля.

Татарник колючий или обыкновенный. При повышенном кровяном давлении не применять.

Термопсис ланцетный. Ядовитое растение. Внутреннее применение требует осторожности. При кровохарканье прием внутрь противопоказан.

Толокнянка обыкновенная. Не применять долго! Некоторые авторы не рекомендуют использовать листья в форме отвара, так как это раздражает слизистую оболочку желудочно-кишечного тракта.

Тысячелистник. Ядовитое растение. Внутреннее применение всех видов тысячелистника как ядовитого растения требует осторожности. Длительное употребление растений и передозировка вызывают головокружение и кожные сыпи. Точно соблюдать дозировку.

Фиалка трехцветная, анютины глазки. Длительное применение препаратов из фиалки и передозировка могут вызвать рвоту, понос и зудящую сыпь.

Физалис обыкновенный, пузырная вишня, вишня полевая. Необходимо помнить, что растение содержит вещества с выраженной токсичностью. Потреблять плоды следует без пузырчатой чашки, так как она содержит токсические вещества.

Хвощ полевой. Ядовитое растение, применение противопоказано при остром воспалении почек, опасно даже при небольшом раздражении. Внутреннее применение требует точной дозировки.

Хмель. Ядовитое растение. Требует точной дозировки, следует остерегаться передозировки при приеме внутрь.

Хрен обыкновенный. Следует остерегаться приема хрена внутрь в больших количествах.

Чай китайский. Чрезмерное употребление чая может привести к повышению возбудимости. Крепкий чай противопоказан при сердечных заболеваниях, при язвенной болезни и неврозах.

Чемерица. Чемерица и все приготовляемые из нее препараты

очень ядовиты. Наружное применение чемерицы также может вызвать тяжелые, вплоть до смертельных, отравления.

Черемуха обыкновенная. Растение ядовито. Внутреннее применение черемухи требует осторожности (особенно коры, плодов, листьев).

Черемша. Избегать применения черемши больным гастритами и язвой желудка.

Чернокорень лекарственный. Ядовитое растение. Внутреннее применение требует большой осторожности, особенно в дозировке.

Чеснок. Нельзя употреблять больным падучей болезнью, полнокровным людям и беременным женщинам.

Чистец лесной. Ядовитое растение. Внутреннее применение требует осторожности.

Чистотел большой. Все части растения, особенно корни, ядовиты. Внутреннее применение требует очень большой осторожности и точной дозировки. Применять только под наблюдением врача. Неумеренное и длительное применение вызывает тошноту, рвоту, понос, угнетение дыхательного центра.

Шиповник. После приема внутрь настоя шиповника обязательно сполоснуть рот теплой водой или содовой теплой водой. Кислоты, содержащиеся в настое, разъедают зубную эмаль.

Щавель кислый. Содержит пуриновые вещества и щавелевую кислоту. Не рекомендуется употреблять щавель при нарушенном солевом обмене (ревматизме, подагре) и связанных с ним заболеваниях, при воспалениях кишечника и туберкулезе.

Эфедра двухколосковая. Ядовитое растение. Внутреннее применение требует осторожности при гипертонической болезни, атеросклерозе, тяжелых органических заболеваниях сердца и при бессоннице. Ясень обыкновенный. Растение ядовитое. Внутреннее применение требует осторожности.

Ясенец. При соприкосновении с растением, особенно во время цветения, могут появиться тяжелые поражения кожи, подобные ожогам, которые болезненны и трудно заживают. Доказано, что может наступить отравление при ингаляции паров эфирного масла ясенца.

Ясменник душистый. Ядовитое растение. Внутреннее применение требует большой осторожности, при передозировке открывается рвота, головная боль, головокружение и даже наступает смерть.

ЯДОВИТЫЕ РАСТЕНИЯ

Растительность Нечерноземья чрезвычайно богата по своему видовому составу. На ее обширной территории наряду с лекарственными растениями также встречаются и ядовитые, которые вызывают отравление у человека и животных.

Жертвами отравлений бывают чаще всего дети, внимание которых привлекают различные дикорастущие ягоды и корни ядовитых растений.

Большую помощь органам здравоохранения в заготовке лекарственного сырья оказывают пионеры и школьники, они обязательно должны собирать растения только под присмотром учителей или родителей.

При сборе лекарственных растений нужно быть очень внимательным и соблюдать меры предосторожности, поэтому сборщикам лекарственного сырья нужно знать внешний вид ядовитых растений, где они произрастают, уметь отличать их от сходных видов и при необходимости оказывать первую доврачебную помощь.

БЕЛЕНА ЧЕРНАЯ

Некоторые ядовитые растения синтезируют биологически активные соединения - алкалоиды - и в строго определенных дозах используются как лекарственные средства.

Таким растением является белена, которая используется для лечения больных с древних времен. Но в больших дозах белена может вызвать отравление.

Белена - травянистое растение семейства пасленовых высотой 30-60 см. Стебель прямой, опушенный мягкими железистыми волосками. Листья очередные, удлиненно-овальные, выемчато-зубчатые.Прикорневые листья - черешковые. Цветки собраны на верхушках стеблей, крупные и имеют грязно-желтый с темно-фиолетовыми жилками венчик. Плод - коробочки с мелкими буровато-серыми семенами.

Растет белена на сорных местах, на огородах, в садах, на обочинах дорог. Дикорастущие растения для лечебных целей не заготавливаются. Во всех частях растения содержится горький гликозид, смолы, жирные масла. Именно семена, приятные на вкус и напоминающие семена мака, чаще всего вызывают отравления.

Первыми признаками отравления является расширение зрачков, головокружение, покраснение лица, чрезмерное возбуждение, сопровождающееся бредом и галлюцинациями.

196

ВЕХ ЯДОВИТЫЙ

Самое ядовитое растение, которое встречается в зоне Нечерноземья, - это вех ядовитый, или омег водяной, цикута.

Это многолетнее травянистое растение из семейства зонтичных с гладким ветвистым стеблем высотой до 1,5 м. Листья дважды или трижды перисто-раздельные, с узколанцетными, остропильчатыми долями. Цветки белые, мелкие, собраны в сложный зонтик, корневище крупное, короткое, по виду напоминает брюкву или репу, но в отличие от них на разрезе корневища веха ядовитого имеются перегородки, образующие полости. Корни сочные, толщиной до 4-5 мм. Корневища и корни имеют сладковатый вкус.

Растет вех ядовитый на влажных и сырых лугах, по берегам болотистых рек, канав, ручьев, окраинам болот и даже в воде.

Все части растения ядовиты. Ядовитые свойства сохраняются и в высушенном виде. Большую опасность для человека и животных представляют корневища, которые особенно токсичны весной. В них содержится ядовитое вещество цикутотоксин. Чаще всего отравления бывают весной во время половодья, когда крупные и сочные корневища легко добываются и вымываются водой из прибрежных местообитаний растений.

После попадания частей растения, в особенности корневища в организм человека быстро развивается отравление со следующими признаками: сладковатый, затем горьковатый вкус во рту, боль в животе, слюнотечение, рвота, расстройство дыхания и кровообращения, бред, судороги. Может наступить смерть от остановки дыхания в результате паралича дыхательного центра.

ВОЛЧЬЕ ЛЫКО

Сильно ветвистый кустарник из семейства ягодковых. Ветви его прутьевидные, с серой корой, покрытой мелкими, бурыми пятнами. Листья очередные, продолговато-ланцетные, собраны на концах ветвей. Сверху листья синевато-зеленые, снизу - сизоватые. Цветки четырехлепестковые, розовые или белые, душистые, сидящие по бокам ветвей в пазухах листьев. Плоды - ягоды сочные, ярко-красные, иногда желтые; растут прямо на стебле.

Все части растения ядовиты. В них содержится ядовитое вещество - дафнин. Особенно ядовиты кора и сок растения, а также ягоды, привлекающие своей яркой окраской. К растению даже опасно прикасаться, ни в коем случае его нельзя трогать руками, так как при контакте с растением на коже человека возникает раздражение, воспаление, появляются пузыри и длительно не заживающие язвы. Отравление волчьим лыком также может возникнуть при употреблении ягод, чаще всего детьми, которые соблазняются их красивым внешним видом. При отравлении возникают слюнотечение, боли в желудке, рвота, головокружение и судороги.

ВОРОНИЙ ГЛАЗ

Многолетнее травянистое растение из семейства лилейных. Стебель прямостоячий, высотой 20-30 см и имеет четыре обратнояйцевидных листа, расположенных крест-накрест. Корневище ползучее, длинное, тонкое. Зеленовато-желтый цветок вырастает в верхней части стебля. Цветет в мае - июне. Из цветка в июле - августе образуется плод - черно-синяя крупная ягода. По незнанию ее иногда принимают за чернику или голубику.

Растет на влажной почве, в смешанных и хвойных лесах, среди кустарников, в тенистых местах.

Все растение очень ядовито, особенно много яда в шаровидных ягодах.

При отравлении ягодами возникают тошнота, рвота, боли в животе.

ЧЕМЕРИЦА ЛОБЕЛЯ

Высокое травянистое многолетнее растение из семейства лилейных высотой до 2 м. Стебель толстый и прямой. Листья очередные, эллиптические, цельнокрайние и голые. Цветки зеленоватые, невзрачные, образуют на верхушке растения длинное соцветие - метелку. Цветет в июне - августе.

Во всех частях чемерицы содержатся ядовитые алкалоиды. Наибольшая токсичность чемерицы проявляется ранней весной в момент отрастания стебля и листьев.

Чемерица, произрастающая на пастбищах, опасна и для скота, у которого часто бывают отравления при поедании молодой и сочной зелени этого растения.

Чемерица раздражает слизистые оболочки носа, полости рта, горла, вызывает сильное чихание. При отравлении наблюдаются жжение во рту, слюнотечение, рвота, боли в животе, понос, угнетение дыхания.

ПЕРВАЯ ПОМОЩЬ ПРИ ОТРАВЛЕНИИ

Если отравление ядовитыми растениями все же произошло, то прежде всего необходимо срочно удалить яд из организма и замедлить его всасывание.

Прежде всего нужно вызвать рвоту, раздражая корень языка, и дать пострадавшему внутрь большое количество (4-5 стаканов) теплой подсоленной воды. Также рекомендуется с целью окисления ядовитых продуктов раствор калия перманганата для промывания желудка.

Уменьшению всасывания ядов способствует прием взвеси активированного угля - карболена. Для этого несколько таблеток измельчают, смешивают с водой и дают выпить пострадавшему. Желательно сделать очистительную клизму. При прикосновении к ядовитому растению руками или телом следует пораженный участок обмыть несколько раз водой с мылом или раствором калия перманганата. Пострадавшего немедленно следует доставить с лечебное учреждение для оказания квалифицированной медицинской помощи.

БЕРЕГИТЕСЬ ЯДОВИТЫХ РАСТЕНИЙ!

КАЛЕНДАРЬ СБОРА ЛЕКАРСТВЕННЫХ РАСТЕНИЙ

МАРТ

Береза - почки
Брусника - листья
Сосна - почки

АПРЕЛЬ

Береза - почки
Брусника - листья
Горец змеиный - корневища
Девясил высокий - корневища с корнями
Дуб - кора
Калина обыкновенная - кора
Крушина ольховидная - кора
Лапчатка прямостоячая - корневища
Папоротник мужской - корневища
Сосна - почки
Толокнянка обыкновенная - листья
Тополь черный - почки

МАЙ

Адонис весенний - трава
Багульник болотный - облиственные ветви
Береза бородавчатая - листья, почки
Боярышник красный - цветы, плоды
Брусника - листья
Дуб - кора
Дягиль лекарственный - корни
Калина обыкновенная - кора
Копытень европейский - листья
Крапива двудомная - листья
Крушина ломкая - кора
Крушина ольховидная - кора
Ландыш майский - трава, листья, цветки
Лопух большой - корни

Мать-и-мачеха - цветки, листья
Одуванчик лекарственный - трава, корни
Окопник лекарственный - корни
Папоротник мужской - корневища
Пастушья сумка - трава
Первоцвет весенний - листья, цветки
Пион уклоняющийся - корни
Пихта сибирская - почки, хвоя
Плаун булавовидный - трава, споры
Подорожник обыкновенный - трава
Пырей ползучий - корневища
Смородина черная - листья
Сосна лесная - хвоя, почки
Толокнянка обыкновенная - листья
Тополь черный - почки
Фиалка трехцветная - трава
Хвощ полевой - трава
Хрен обыкновенный - корни
Черемуха - цветки, плоды

ИЮНЬ

Адонис весенний - трава
Багульник болотный - облиственные ветви
Белена черная - листья
Береза бородавчатая - листья, почки
Боярышник красный - цветы, плоды
Василек синий - цветки
Вахта трехлистная - листья
Горец птичий - трава
Донник лекарственный - трава
Дягиль лекарственный - корни
Желтушник серый - трава
Земляника лесная - плоды, листья
Золототысячник малый - трава
Копытень европейский - листья
Крапива двудомная - листья
Ландыш майский - трава, листья цветки
Липа сердцевидная - цветки
Лишайник исландский - слоевище
Лопух большой - корни
Мать-и-мачеха - цветки, листья
Одуванчик лекарственный - трава, корни

Окопник лекарственный - корни
Папоротник мужской - корневища
Пастернак посевной - трава
Пастушья сумка - трава
Пион уклоняющийся - корни
Пихта сибирская - почки, хвоя
Плаун булавовидный - трава, споры
Подорожник большой - листья
Подорожник обыкновенный - трава
Полынь горькая - листья
Пустырник пятилопастный - трава
Ромашка душистая - цветочные корзинки
Сосна лесная - хвоя, почки
Сушеница топяная - трава
Тимьян ползучий - трава
Тмин обыкновенный - трава
Фиалка трехцветная - трава
Хвощ полевой - трава
Хрен обыкновенный - корни
Череда трехраздельная -трава
Черемуха - цветки, плоды
Черника - листья
Чистотел большой - трава
Ятрышник -клубнекорни

ИЮЛЬ

Адонис весенний - трава
Аир болотный - трава
Багульник болотный - трава
Белена черная - листья, почки
Береза бородавчатая - листья, почки
Бессмертник песчаный - соцветия
Боярышник красный - цветки, плоды
Василек синий - цветки
Вахта трехлистная - листья
Голубика - плоды
Горец перечный - трава
Горец почечуйный - трава
Донник лекарственный - трава
Душица обыкновенная - трава
Дягиль лекарственный - корни
Желтушник серый - трава

Живокость сетчатоплодная - трава
Зверобой продырявленный - трава
Земляника лесная - плоды, листья
Золототысячник малый - трава
Календула лекарственная (ноготки) - соцветия
Калина обыкновенная - кора, плоды
Кипрей узколистный - трава
Копытень европейский - листья
Коровяк скипетровидный - венчики цветков
Крапива двудомная - листья
Липа сердцевидная - соцветия
Лишайник исландский - слоевище
Лопух большой - корни
Лук репчатый - луковица
Льнянка обыкновенная - трава
Малина обыкновенная - плоды, листья
Мать-и-мачеха - цветки, листья
Можжевельник - шишкоягоды
Морковь посевная - семена, корнеплоды
Мята полевая - трава
Одуванчик лекарственный - трава, корни
Окопник лекарственный - корни
Папоротник мужской - корневища
Пастернак посевной - трава
Пастушья сумка - трава
Петрушка огородная - трава, корни
Пижма обыкновенная - соцветия
Пион уклоняющийся - корни
Пихта сибирская - почки, хвоя
Плаун булавовидный - трава, споры
Подорожник большой - листья
Подорожник обыкновенный - трава
Полынь горькая - трава, листья
Полынь обыкновенная - трава
Пустырник пятилопастный - трава
Ромашка душистая - цветочные корзинки
Смородина черная - плоды
Сосна лесная - хвоя, почки
Сушеница топяная - трава
Тимьян ползучий - трава
Тмин обыкновенный - плоды
Толокнянка обыкновенная - листья
Тысячелистник обыкновенный - трава

Фиалка трехцветная - трава
Хвощ полевой - трава
Хрен обыкновенный - корни
Череда трехраздельная - трава
Черемуха обыкновенная - плоды
Черника - плоды
Чистотел большой - трава
Шиповник коричный - цветки, плоды
Ятрышник - клубнекорни

АВГУСТ

Адонис весенний - трава
Аир болотный - корневища, трава
Багульник болотный - трава
Бессмертник песчаный - соцветия
Боярышник красный - цветки, плоды
Валериана лекарственная - корни, корневища
Голубика - плоды
Горец почечуйный - трава
Донник лекарственный - трава
Душица обыкновенная - трава
Дягиль лекарственный - корни
Желтушник серый - трава
Золототысячник малый - трава
Календула лекарственная (ноготки) - соцветия
Калина обыкновенная - кора, плоды
Кипрей узколистный - трава
Коровяк скипетровидный - венчики цветков
Крапива двудомная - листья
Крестовник обыкновенный - трава, корни
Лишайник исландский - слоевище
Лопух большой - корни
Лук репчатый - луковица
Малина обыкновенная - плоды
Мать-и-мачеха - цветки, листья
Морковь посевная - семена, корнеплоды
Одуванчик лекарственный - трава, корни
Окопник лекарственный - корни
Папоротник мужской - корневища
Пастушья сумка - трава
Петрушка огородная - трава, корни
Пижма обыкновенная - соцветия

Пион уклоняющийся - корни
Плаун булавовидный - споры, трава
Подорожник большой - листья
Полынь горькая - трава
Ромашка душистая - цветочные корзинки
Рябина обыкновенная - плоды
Синюха голубая - корневища с корнями
Сосна лесная - хвоя, почки
Сушеница топяная - трава
Тмин обыкновенный - плоды
Толокнянка обыкновенная - листья
Тысячелистник обыкновенный - трава
Фиалка трехцветная - трава
Хвощ полевой - трава
Хмель обыкновенный - шишки
Хрен обыкновенный - корни
Череда трехраздельная - трава
Черемуха обыкновенная - плоды
Черника - плоды
Чеснок посевной - луковицы
Чистотел большой - трава
Шиповник коричный - плоды

СЕНТЯБРЬ

Валериана лекарственная - корневища с корнями
Горец змеиный - корневища с корнями
Дягиль лекарственный - корневища с корнями
Календула лекарственная (ноготки) - соцветия
Калина обыкновенная   плоды, кора
Капуста
Клюква - плоды
Крапива двудомная - листья
Кровохлебка лекарственная - корни, корневища
Крушина слабительная (жостер) - плоды
Лапчатка прямостоячая - корневища
Лопух большой - корни
Лук репчатый - луковица
Можжевельник обыкновенный - шишкоягоды
Морковь посевная - семена, корнеплоды
Одуванчик лекарственный - корни
Ольха серая - шишки
Папоротник мужской - корневища

Пастушья сумка - трава
Первоцвет весенний - корневища с корнями
Петрушка огородная - трава, корни
Пион уклоняющийся - корни
Плаун булавовидный - споры
Подорожник большой - листья
Полынь горькая - трава
Ромашка душистая - цветочные корзинки
Рябина обыкновенная - плоды
Синюха голубая - корневища с корнями
Тмин обыкновенный - трава
Толокнянка обыкновенная - листья
Тысячелистник обыкновенный - трава
Фиалка трехцветная - трава
Хвощ полевой - трава
Хмель обыкновенный - шишки
Хрен обыкновенный - корни
Цикорий дикий - корни
Шиповник коричный - плоды
Щавель конский - корневища и корни

ОКТЯБРЬ

Валериана лекарственная - корневища с корнями
Горец змеиный - корневища
Дягиль лекарственный - корневища с корнями
Калина обыкновенная - плоды, кора
Клюква - плоды
Кровохлебка лекарственная - корневища и корни
Лапчатка прямостоячая - корневища
Можжевельник обыкновенный - шишкоягоды
Морковь посевная - семена, корнеплоды
Одуванчик лекарственный - корни
Окопник лекарственный - корни
Ольха серая - шишки
Папоротник мужской - корневища
Первоцвет весенний - корневища с корнями
Пырей ползучий - корневища
Стальник полевой - корни
Толокнянка обыкновенная - листья
Цикорий дикий - корни
Шиповник коричный - плоды

Щавель конский - корневища и корни

НОЯБРЬ

Ольха - соплодия
Стальник полевой - корни

ВНИМАНИЕ!
ДОРОГОЙ ЧИТАТЕЛЬ, ПОМНИ!

С каждым годом все меньше и меньше остается целебных растений на земле. В последнее время очень много издано популярных книг по лекарственным растениям. Огромная масса людей вышла в леса и на поля для сбора для себя, для аптеки на продажу. Это привело к тому, что исчезают очень ценные лекарственные растения. Поэтому самое главное при сборе растений помнить следующее:

а) бери только те растения, которые ты твердо знаешь;

б) бери только те части растений, которые необходимы для лечения;

в) знай сроки, в которые можно собирать те или иные части растений;

г) обязательно оставляй хорошие растения на участке для будущего размножения, чтобы не допустить исчезновения растений. Помни об эстетическом значении природы для человека. Помни о будущем поколении, которое придет на природу после тебя. Помни, что природа - живая среда;

д) помни о правильной сушке тех или иных частей растений;

е) никогда не собирай растения, цветы, корни в черте города или промышленного района, около дорог.

Правила определения растений, их сбора, транспортировки, сушки и хранения можно прочесть в любой книге по лекарственным растениям. В настоящем кратком лечебнике даны лишь рецепты для помощи больному человеку. Обязательно при лечении надо узнать от врача диагноз своего заболевания и только после этого и по совету врача приступать к лечению растениями.

СПОСОБЫ ПРИГОТОВЛЕНИЯ ПРЕПАРАТОВ ИЗ ЛЕКАРСТВЕННЫХ РАСТЕНИЙ В ДОМАШНИХ УСЛОВИЯХ

Отвары и настои готовят двумя способами: холодным и горячим.

При холодном способе сырье заливают необходимым количеством холодной кипяченой воды и настаивают 4-12 часов, фильтруют и используют.

При горячем способе нужное количество лекарственного сырья заливают водой комнатной температуры в фарфоровой, стеклянной или эмалированной посуде, посуду помещают в кипящую водяную баню и нагревают при частом помешивании (отвары - 30 минут, настой - 15 минут), затем охлаждают, фильтруют через ткань, марлю, и лекарство готово к употреблению. Водяную баню можно заменить горячей печкой, но нужно следить за тем, чтобы лекарственная смесь не кипела.

Отвары и настои готовят на 1-2 дня употребления. Хранят их в темном прохладном месте, не допуская попадания прямых солнечных лучей. Если отвар или настой на следующий день надо пить теплым, то его не подогревают, а разбавляют горячей водой.

Настойки в домашних условиях обычно готовят на 40-79-градусном спирте. Измельченное сырье заливают водкой или спиртом в отношении 1:10, 2:10, 3:10 в стеклянной темной посуде, закрывают пробкой и выдерживают в темном месте 3-21 сутки при периодическом помешивании. Затем настойку фильтруют через марлю или вату и выливают в темную склянку. Срок хранения настоек 1-3 года.

Настойки (тонизирующие средства) принимают обычно в холодное время года (осень, зима, весна), так как они вызывают прилив крови к голове и сердцу, особенно в теплое время. Это делают в тех случаях, когда настойку (тонизирующую) принимают для профилактики. Но, иногда, - в любое время года, например, после перенесенных тяжелых операций, при длительных, изнурительных заболеваниях, при работе, связанной с большими физическими нагрузками. Надо понимать, что любая, даже самая безвредная трава имеет не только обширные и хорошие показания при лечении болезней, но и противопоказания (они даны в конце раздела траволечения).

Ингаляционные смеси приготовляют на основе отваров или настоев с последующим разведением их кипяченой водой до необходимой лечебной концентрации ингаляционной смеси в целом (обычно 1:2 и 1:3). Растворы для примочек, спринцевания, местных ванночек готовят аналогичным способом, однако в случае необходимости получения более концентрированных водных вытяжек исходные настои и отвары следует приготовлять из расчета 1:5 и 1:3 и применять их в нативном виде.

Для приготовления лечебных ванн настои и отвары используют из расчета 1-2 на ванну.

Курс лечения галеновыми препаратами при большинстве хронических заболеваний составляет 25-35 дней. Повторные курсы назначают после 10-15-дневного перерыва, но не более 2 курсов после основного курса лечения. В отдельных случаях во избежание снижения эффективности или для предупреждения привыкания рекомендуется при повторных курсах лечения изменять состав сборов и назначать лекарственные растения, обладающие аналогичной терапевтической активностью. Разовые дозы, количество суточных приемов галеновых средств не следует считать строго обязательными, так как при необходимости врач может их изменить в зависимости от течения болезни, индивидуальных особенностей больного, его возраста и пола.

Все рецепты в дозировке при приеме внутрь рассчитаны на взрослого человека. Поэтому детям от 1 до 3 лет дозировку необходимо уменьшить в 3-5 раз, детям от 3 до 7 лет - в 2-3 раза, детям от 7 до 14 лет - в 1,5-2 раза. В сборнике имеется также список противопоказаний трав, список времен года для сбора лечебных трав (календарь), важнейшие настойки, методы их приготовления и применения, а также ряд масел, необходимых для домашней аптеки.

Способы приготовления отваров, настоев и настоек указаны в рецептах.

В первую неделю лечения народными средствами и травами при приеме внутрь дозировку уменьшают вдвое по сравнению с указанной. Это делается для того, чтобы организм привык к определенному лекарству. Со второй недели, если организм хорошо переносит данный метод, переходят на полную дозировку. В первые дни при приеме внутрь сборов, настоев и настоек из лекарственных трав у некоторых больных происходит как бы небольшое, легкое обострение болезни. Как пишут наши известные специалисты-травники, этого бояться не надо, так как происходит как бы перелом в организме в связи с действием лечебных препаратов. Но если лекарство явно не помогает, следует прекратить курс и применять другие методы и рецепты лечения.

Уважаемый читатель!

Помни, что главное во время болезни своевременно обратиться к врачу и найти необходимый рецепт с его помощью для эффективного лечения.

НАСТОЙКИ В ДОМАШНЕЙ АПТЕКЕ (ПРИГОТОВЛЕНИЕ И УПОТРЕБЛЕНИЕ)

АИР БОЛОТНЫЙ

Настойка корневищ аира болотного готовится следующим образом: 20 г аира на 100 мл 40-градусного спирта, настаивают 2 недели, процеживают, отжимают, фильтруют, сохраняют в темном прохладном месте в темной склянке.

Принимают по 15-30 капель 2-3 раза в день перед едой.

Применяется для лечения хронических гастритов, язвенной болезни желудка и двенадцатиперстной кишки, при ахилии, поносах. Реже применяется при холециститах, гепатитах, мочекаменной болезни.

АРАЛИЯ МАНЬЧЖУРСКАЯ

Берут 20 г корней аралии на 100 мл 70% спирта в темной склянке. Настаивают 2 недели, процеживают, отжимают, фильтруют и сохраняют в темном прохладном месте.

Принимают по 30-40 капель 2-3 раза в день. Курс лечения 20-25 дней. Повторить, если необходимо, после 2-недельного перерыва.

Применяется при депрессиях как тонизирующее средство, при астенических и астено-депрессивных состояниях, при неврастении, гепатите, при умственном и физическом переутомлении.

НАСТОЙКА ИЗ ЛИСТЬЕВ БАРБАРИСА

Берут 20 г листьев барбариса на 100 мл 40-градусного спирта или водки. Настаивают 2 недели, отжимают, фильтруют. Принимают по 25-30 капель 3 раза в день в течение 2-3 недель. Хранят в темном прохладном месте в темной склянке.

Рекомендуется при заболеваниях печени и желчных пузырей, гепатите, гепатохолецистите, желчнокаменной болезни, дискинезиях желчного пузыря, обострениях хронических холициститов без повышения температуры.

Настойку барбариса применяют также в акушерско-гинекологической практике при атонических кровотечениях в послеродовом периоде и при субинвалюции матки, при кровотечениях, связанных с воспалительными процессами, и т.п.

БЕДРЕНЕЦ-КАМНЕЛОМКА, КОРНИ, НАСТОЙКА

40 г корня на 100 мл 70-градусного спирта или водки. Настоять 8 дней в темном шкафу, процедить, отжать.

Принимать по 30 капель 4-5 раз в день на 1 столовую ложку воды.

Применяется это старинное народное средство от астмы (радикальное и проверенное). Употреблять лучше настойку, так как корень трудно растворим в воде.

НАСТОЙКА БЕРЕЗОВЫХ ПОЧЕК

20 г березовых почек на 100 мл 70-градусного спирта. Настоять 3 недели, отжать, отфильтровать и хранить в темном сосуде в прохладном месте подальше от света.

Принимать 3 раза в день по 15-30 капель на 1 столовую ложку воды.

Применяется при язве желудка как желчегонное и мочегонное средство, при расстройствах и разных болях в желудке, несварении желудка, водянке (возникает от воспаления почек), всяких иных видах почечных страданий, против мелких круглых глистов (острицы, аскариды), при болезнях кожи, экземе, невралгических болях миозитах, болезнях мочевого пузыря, ревматизме.

Принимают также при отеках сердечного происхождения, при болезнях печени, органов дыхания (ларингите, бронхите, трахеите).

Наружно применяется для лечения ран (примочки, промывания), для втирания при ревматизме, ссадинах, пролежнях хронических гнойных ранах, трофических язвах, делают компрессы на суставы при артритах и ревматизме.

При холере можно приготовить настойку на водке. На 0,5 л водки добавить полбутылки березовых почек, настаивать в течение месяца. Употреблять по 1 рюмке каждый час до прекращения рвоты.

БОЯРЫШНИК. НАСТОЙКА

10 г цветков с листьями настоять 10 дней в 100 мл водки или 70-градусном спирте, отфильтровать, хранить в темной склянке. Принимать по 20-30 капель с водой 3 раза в день за 30 минут до еды. Курс продолжать 20-30 дней.

Применяется при функциональном расстройстве сердечной деятельности, сердечной слабости, ангионеврозах, бессоннице у сердечных больных, гипертиреозе с тахикардией, начальных формах гипертонической болезни, атеросклерозе. Понижает возбудимость центральной нервной системы, тонизирует сердечную мышцу, усиливает коронарное мозговое кровообращение, устраняет аритмию и тахикардию, снижает кровяное давление, одышку.

ВЬЮНОК ПОЛЕВОЙ

20 г растения залить 100 мл 70-градусного спирта и выдержать две недели. Процедить и принимать по 15-30 капель 2-3 раза в день как мочегонное или слабительное средство.

ГРУШАНКА, НАСТОЙКА

50 г листьев и стеблей грушанки на 0,5 л водки. Настоять 2 недели в темном месте, отфильтровать, хранить в темной склянке.

Принимать по 30-40 капель 3 раза в день.

Применяется при воспалении придатков, предстательной железы, при бесплодии, непроходимости труб, воспалительных заболеваниях матки, хроническом воспалении мочевого пузыря и мочевых путей с наличием гноя в моче.

ДЯГИЛЬ ЛЕКАРСТВЕННЫЙ, ДУБНИК ЛЕКАРСТВЕННЫЙ

30 г измельченного сырья из корня залить 500 мл белого вина, настоять в течение суток при частом взбалтывании, затем процедить и принимать по половине винной рюмки 2 раза в день.

Применяется как успокаивающее средство при истерии, судорогах, а также для лечения гипертонической болезни на начальных стадиях, ревматизма и желчных заболеваний.

НАСТОЙКА ЖЕНЬШЕНЯ

1. 10 г женьшеня на 100 мл 70-градусного спирта и настаивать 2-3 недели, отжать, отфильтровать и хранить в темном месте в темной склянке.

Принимать по 15-25 капель 2-3 раза в день за 30 минут до еды.

Не рекомендуется принимать перед сном или поздно вечером.

Применяется в качестве тонизирующего и укрепляющего средства для лечения различных заболеваний центральной нервной

212

системы, повышения уровня работоспособности и сопротивляемости организма к стрессовым ситуациям. Женьшень эффективен также при астенических и астено-депрессивных состояниях, при различных неврозах, бессоннице и импотенции. Повышается общий тонус, улучшается функциональная деятельность сердечно-сосудистой системы при атеросклерозе. В восточных странах применяют женьшень для продления жизни и молодости.

Прием его осенью и зимой наиболее эффективен.

2. 50 г корня женьшеня залить на 3 часа кипяченой сладкой и холодной водой, затем измельчить, опустить в бутыль с 500 мл водки (40°) и настаивать 20 дней в темном месте.

Принимать по 10 мл за 30 минут до еды 1 раз в день. Курс - 30-40 дней.

ЗАМАНИХА, ЭХИНОПАНАКС ВЫСОКИЙ

Настойка приготавливается из корней растения на 70-градусном спирте в соотношении 1:5. Принимать по 30-40 капель 2-3 раза в день перед едой. Курс - 30 суток.

Применяется как стимулятор при различных формах астении, депрессивных состояниях и гипотонии, а также неврастении на фоне гипертонии с вяло протекающей шизофренией и сахарным диабетом. Исчезает утомляемость, раздражительность, улучшается сон, появляются бодрость и работоспособность.

ЗВЕРОБОЙ

20 г растения на 100 мл 70-градусного спирта. Настаивать 2 недели, процедить, отжать, отфильтровать и хранить в темной склянке в прохладном месте.

Принимать по 40-50 капель 3-4 раза в день. Для полоскания 30-40 капель на 1/2 стакана воды.

Применяется при заболеваниях ротоглотки, желудочно-кишечного тракта, печени, почек, при дискинезии желчных путей, гепатитах, застое желчи в желчном пузыре, холециститах, при начальных симптомах желчнокаменной болезни, гастритах. В ряде случаев назначают при нарушениях периферического кровообращения с явлениями застоя, микроциркуляторных расстройствах. Применяется также при дискинезиях желчных путей, гепатитах, холециститах, гастритах, метеоризме, снижении фильтрационной способности почек, функциональной недостаточности почечных клубочков.

В стоматологии применяется как вяжущее и противовоспалительное средство. Рекомендуется полоскать настойкой полость рта для устранения дурного запаха, а также смазывать десны для их укрепления.

По 20 капель в стакане воды применяют для полоскания полости рта при гингивитах, стоматитах, фарингите.

1%-ный раствор на 70-градусном спирте при инфицированных ранах, панарициях, абсцессах, карбункулах, фурункулах, трофических язвах и ожегах повышает регенеративные свойства тканей.

НАСТОЙКА ИЗ ТРАВ ЗОЛОТОТЫСЯЧНИКА

Готовят в быту следующим образом: 20 г измельченной травы золототысячника заливают 100 мл 40-градусного спирта или водкой, настаивают 7-14 дней, принимают по 15-20 капель за 20-30 минут до еды.

Применяется как горечь для возбуждения аппетита, для повышения секреции пищеварительных желез и усиления желчеотделения, обладает противоглистными свойствами.

КАЛЕНДУЛА, НАСТОЙКА

20 г календулы на 100 мл 70-градусного спирта настоять 2 недели. Отфильтровать. Принимать по 20-30 капель 3 раза в день.

При приеме настойки отмечается исчезновение головных болей, улучшение сна и повышение работоспособности. Применяется при гипертонической болезни (курс лечения 3 недели и более), желудочно-кишечных заболеваниях, язве, рахите, раке, бессоннице, аритмии сердца, одышке, как желчегонное средство, для укрепления общего самочувствия.

Настойка календулы быстро ликвидирует воспалительные процессы, гнойные воспаления и выделения при ранениях и язвенных процессах, значительно ускоряет регенерацию тканей и заживление ран, а также при саркоме.

Наружно применяется в качестве примочек и смазывания ран, язв, ожогов, прыщей, царапин, порезов. Дает хорошие результаты при болезнях полости рта, горла (при полоскании разбавить водой). При болезнях глаз (ячменях, блефаритах, конъюктивитах) - примочки, промывания. Для этих целей настойку разбавляют водой 1:10.

Неплохие результаты дает применение настойки календулы и в

гинекологической практике (при язвах, эрозии шейки матки и белях). Разбавить водой 1:10. Делать компрессы, спринцевания и т.д.

КАШТАН, ЦВЕТЫ ИЛИ ПЛОДЫ, НАСТОЙКА

50 г цветков или плодов каштана на 0,6 л 50-градусного спирта. Настаивать 2 недели в теплом месте, взбалтывая ежедневно, отфильтровать, хранить в темном месте.

Принимать по 30-40 капель 3-4 раза в день в течение 3-4 недель. Препараты из конского каштана понижают свертываемость крови, укрепляют стенки капилляров и вен, предупреждают образование тромбов в кровеносных сосудах и способствуют рассасыванию образовавшихся тромбов, тромбы постепенно размягчаются.

Препарат из плодов, цветов или коры применяется внутрь и наружно при геморрое, спазмах сосудов, нарушении секреции желчи, хронических расстройствах пищеварения, катарах бронхов, при подагре, ревматизме, ишиасе и для лечения тромбофлебита, при язвах голени и расширении вен.

Экстракт рекомендуется применять и для ванн при миалгиях и невралгиях.

КЛЕВЕР КРАСНЫЙ (ЦВЕТУЩИЕ ОБЛИСТВЕННЫЕ ВЕРХУШКИ, СОБРАННЫЕ В НАЧАЛЕ ЦВЕТЕНИЯ), НАСТОЙКА

40 г цветов настоять в 500 мл водки в течение 2 недель, процедить, отжать.

Принимать по 20 г перед обедом или перед сном. Курс лечения 3 месяца с перерывом 10 дней. Через 6 месяцев курс можно повторить.

Применяется при атеросклерозе с нормальным артериальным давлением, сопровождающимся головными болями и шумом в ушах.

КОЛЮЧЕЛИСТНИК, НАСТОЙКА

10 г колючелистника (мелко нарезанного) на 100 мл 70-градусного спирта настаивать 7-10 дней, отжать, отфильтровать, хранить в темной склянке.

Принимать по 15-20 капель 2-3 раза в день.

Применяется при асците, сопровождающем цирроз печени, как противовоспалительное средство при заболеваниях мочевыводящих путей.

КРАПИВА, НАСТОЙКА

200 г майской крапивы залить 0,5 л водки или 70-градусного спирта. Горло бутылки завязать марлей или тряпочкой. Первые сутки настойку держать на окне, остальные 8 суток - в темном шкафу. Процедить, отжать, отфильтровать, хранить в темной склянке.

Принимать по 1 чайной ложке натощак за 30 минут до еды и 1 чайную ложку на ночь перед сном. Выпить весь настой.

Человек становится бодрым, здоровым, сердце улучшает свою работу, улучшается состав крови, движения становятся легче, проходит склероз.

КРОВОХЛЕБКА ЛЕКАРСТВЕННАЯ, НАСТОЙКА

20 г корней кровохлебки на 100 мл 70-градусного спирта настаивать 7-10 дней, отфильтровать и хранить в темной склянке. Принимать по 30-50 капель 3-4 раза в день.

Применяется при кровотечении: кровохарканье у больных туберкулезом легких, обильные менструации, желудочные, геморроидальные, маточные кровотечения. Назначают также при энтероколитах, поносах, ангинах, стоматитах.

ЛАВЗЕЯ САФЛОРОВИДНАЯ (МАРАЛИЙ КОРЕНЬ)

Корневища с корнями 1:1 на 70-градусном спирте настаивают 2 недели, фильтруют, хранят в темном месте.

Принимают по 20-30 капель 2-3 раза в день за 20-30 минут до еды с 1 столовой ложкой воды. Курс 2-3 недели.

Применяется при физическом и психическом переутомлении, импотенции и хроническом алкоголизме, а также при раздражительности, плохом сне.

ЛИМОННИК КИТАЙСКИЙ

1. Плоды лимонника (спелые и высушенные) настаивать на 70-градусном спирте (1:5) в течение 10 дней.

Принимать по 20-30 капель 2 раза в день, утром и в обед, перед едой. Курс 20-25 дней.

2. Растения лимонника на 70-градусном спирте (1:3) настаивать 8-10 дней.

Принимать натощак по 20-30 капель или через 4 часа после еды 2-3 раза в день в течение 20-25 дней.

Применяется при астении и депрессивных синдромах, психастении, травматической церебростении, атеросклеротической неврастении, реактивной депрессии у атеросклеротиков. Очень хорошие результаты наблюдаются при астено-депрессивном синдроме, гипотонии, быстрой утомляемости, вялости, сонливости. При правильном применении препаратов побочных явлений не наблюдается.

ЛЮБИСТОК, КОРЕНЬ, НАСТОЙКА

В 250 мл водки положить корень любистока и 2 листа лавра благородного. Настоять 2 недели. Алкоголику дать выпить 1 стакан такой настойки, и этим можно вызвать отвращение к водке.

НАСТОЙКА ПИОНА УКЛОНЯЮЩЕГОСЯ

10 г травы и корней пиона уклоняющегося на 100 мл 40-градусного спирта.

Принимать внутрь по 30-40 капель 3 раза в день. Курс лечения 25-30 дней.

Назначают при неврастеническом состоянии, бессоннице.

Повышает работоспособность, а также оказывает успокаивающее действие, обладает противосудорожным свойством.

ОСИНА, НАСТОЙКА

Почки осины настоять на водке или 70-градусном спирте в соотношении 1:10 в течение недели.

Принимать по 25-30 капель 3 раза в день.

Применяется при остром хроническом цистите и слабости мочевого пузыря.

ПЕРЦОВАЯ НАСТОЙКА (НА КРАСНОМ ЖГУЧЕМ ПЕРЦЕ)

30 г красного жгучего перца на 200 мл водки или 70-градусного спирта. Настоять 2 недели, процедить, отжать.

Принимать наружно как раздражающее средство для растирания при радикулитах, невралгиях, миозитах, ишиасе, промерзаниях, кашле, ревматизме, прострелах.

НАСТОЙКА ПОЛЫНИ

Готовят из высушенной мелко нарезанной травы растения на 70-градусном спирте в соотношении 1:5, настаивают 21 день в темном месте, процеживают.

Принимать по 20 г 1 раз в день, но не более 2-3 раз.

Применяется при гастритах, протекающих с пониженной кислотностью. Рекомендуется также для повышения аппетита после перенесенных истощающих заболеваний.

ПОЧКИ БЕРЕЗЫ, НАСТОЙКА

10 г сухих почек на 100 мл водки или 70-градусного спирта. Настоять 2 недели, процедить, отжать.

Принимать внутрь от 15-20 капель до 1/2 ложки на воду до еды.

Применяется внутрь при несварении желудка, язве желудка, а также при водянке, возникшей от воспаления почек и при всяких иных видах почечных страданий, против мелких глистов (остриц и аскаридов), при болезнях кожи, ревматизме, воспалении печени, простуде, гриппе, геморрое, подагре, икоте и т.д.

При гриппе и простуде принимать в горячем виде. При холере принимать по 1 рюмке каждый час до прекращения рвоты.

Наружно настойку применяют для лечения ран, язв, прыщей, порезов, пролежней, при ревматизме, подагре, болях в суставах, люмбаго, в качестве натираний, компрессов, примочек. Настойка почек, разбавленная водой 1:10, применяется как втирание в кожу головы для укрепления волос.

ПРОСТРЕЛ ГАЛЛЕРА (СОН-ТРАВА)

20 г свежего сырья на 100 мл 70-градусного спирта настоять, отфильтровать, хранить в темном месте.

Применяется для успокоения больных истерией, при дисменорее и половом перевозбуждении, при повышенном тонусе симпатической нервной системы. Прострел действует успокаивающе и обезболивающе.

ПУСТЫРНИК, НАСТОЙКА

20 г измельченных листьев на 100 мл 70-градусного спирта. Настоять 7-14 дней, отфильтровать

Принимать по 30-40 капель 3-4 раза в день.

Применяется при сердцебиениях, неврозах, ранних стадиях гипертонии, синдроме Меньера (уменьшается возбуждение, прекращается сердцебиение), миокардиопатии (уменьшается одышка).

РОДИОЛА РОЗОВАЯ (ЗОЛОТОЙ КОРЕНЬ)

10 г корня измельченного на 100 мл 40-градусного спирта. Настоять 20 дней, отфильтровать и хранить в темной склянке.

Принимать по 5 -10 капель 2-3 раза в день за 30 минут до еды. Курс лечения 10-20 дней. В психиатрии назначают начиная с 10 капель 2-3 раза в день, затем дозу постепенно увеличивают до 30-40 капель на прием. Курс лечения 1-2 месяца.

Не рекомендуется принимать на ночь или поздно вечером.

Также используется в качестве стимулирующего средства при астенических состояниях, повышенной утомляемости, неврастении, вегетативно-сосудистой дистонии. Его могут принимать и практически здоровые люди при пониженной работоспособности, импотенции.

Препарат имеет противопоказания, поэтому применяют его только по назначению врача.

РЯСКА МАЛЕНЬКАЯ, НАСТОЙКА

Чайная ложка свежей, хорошо вымытой травы на 50 мл водки. Настоять 7 дней, процедить, отжать.

Принимать по 15-20 капель в 1/4 стакана воды 3 раза в день.

Применяется при витилиго, как десенсибилизирующее средство при аллергических заболеваниях, крапивнице, ангионевротическом отеке (отек нервного происхождения).

САБЕЛЬНИК (ДЕКОП), НАСТОЙКА

Сухие стебли сабельника нарезать длиной 1-2 см. Насыпать в бутыль 1/3-1/2 и залить водкой или спиртом (70°). Настоять 21 день в темном месте.

Принимать от 1 чайной ложки до 1 столовой ложки 3 раза в день до еды на воде. В особо тяжелых случаях принимать по 1 небольшой рюмке 3 раза в день. Пить желательно в холодное время года.

Этой же настойкой растирают больные суставы и делают компрессы. Считается, что для того, чтобы был результат от лечения, надо выпить 2 поллитровые бутылки этой настойки.

Применяется при ревматизме и полиартрите.

СИРЕНЬ, НАСТОЙКА

100 г свежих молодых листьев сирени засыпать в бутыль, залить 1 л водки, настоять в темном шкафу 14 дней.

Принимать 1 чайную ложку до приступа, на другой день 1 чайную ложку во время приступа, на третий день 1 чайную ложку после приступа. Малярия или лихорадка пройдут бесповоротно.

При ревматизме, отложении солей в суставах можно принимать по 50 капель 3 раза в день.

При подагре, отложениях солей принимать по 30 капель 3 раза в день до еды. Курс лечения 3 месяца. Этой же настойкой делать растирания и компрессы.

НАСТОЙКА СОФОРЫ

Свежие плоды (бобы) софоры залить 70-градусным спиртом в весовом соотношении 1:1. Настоять 21 день в темном месте, процедить, отжать.

Применять, как указано выше.

Сухие плоды настоять на водке в соотношении 1:2. Настаивать и употреблять так же. Настойку хранить в сухом темном прохладном месте.

Принимать внутрь от 10 капель 4-5 раз в день до 1 чайной ложки 2-3 раза в день.

Назначают для профилактики внутренних кровотечений разного происхождения, в частности, в мозг и сердце, сетчатку глаз; при стенокардии, гипертонии, сахарном диабете, склеротическом перерождении стенок и кровеносных сосудов, болезнях почек, геморрагических диатезах, язвенном заболевании желудка и 12-перстной кишки, гастритах и язвенных колитах, поносах, болезнях печени, сыпном тифе, сепсисе, тромбофлебитах, геморрое, ревматизме, глистах, капиллярных кровоизлияниях токсического происхождения (отравления мышьяковыми препаратами, салицилатами) одновременно с витамином С, при туберкулезе в ранней стадии, болезнях почек.

Настойка применяется при лечении ожогов I и II степени наружно, заживление наблюдается в течение 5-6 дней. При ожогах III степени наступает постепенное рубцевание хронических язв. Настойка оказывает болеутоляющее действие при ушибах, легких и средних ранениях, фурункулезе и карбункулах, туберкулезе кожи (красная волчанка), хронических сухих плевритах. С успехом применяется при чешуйчатом лишае, ячменях, грибковых заболеваниях, экземах, обморожении и т.д.

Смазывание кожи головы 5-10%-ным водным раствором настойки софоры способствует прекращению выпадения волос.

Настойка применяется для промывания гнойных полостей, орошения ран, наложения салфеток и тампонов, смоченных в настойке, при трофических язвах, парапроктитах (воспаление клетчатки вокруг слепой кишки), груднице (мастите) и т.д.

СТАЛЬНИК ПОЛЕВОЙ

Корни стальника 20 г на 100 мл 70-градусного спирта настоять 7-10 дней, отфильтровать и хранить в темной склянке в прохладном, защищенном от света месте.

Принимать по 1 чайной ложке 2-3 раза в день перед едой.

Назначают в качестве слабительного. Настойка оказывает некоторое гипотензивное и кардиотоническое действие, уменьшает проницаемость и ломкость капилляров, повышает тонус кишечника. Применяется при геморрое, хроническом запоре, трещинах сфинктера, снижает А/Д, боли, отек геморроидальных узлов, прекращает кровотечение. Используется также в качестве мочегонного средства при мочекаменном диатезе, подагре, воспалительных заболеваниях почек и мочевого пузыря, мочекаменной болезни.

СТЕРКУЛИЯ ПЛАТАНОЛИСТНАЯ

Настойка стеркулии приготовляется из измельченных листьев растений. 20 г на 100 мл 70-градусного спирта. Настоять 2 недели, отфильтровать и хранить в темной склянке.

Назначают внутрь по 20-30 капель 2-3 раза в день, утром и днем. Курс лечения 3-4 недели.

Применяется в качестве тонизирующего и возбуждающего средства, при астенических состояниях после хронических, истощающих заболеваний, при физическом и умственном переутомлении, а также при гипотонии. Вечером принимать не рекомендуется.

СТОЛЕТНИК, ЛИСТЬЯ, НАСТОЙКА

Листья столетника нарезать, заполнить до половины поллитровую бутылку и засыпать сверху сахарным песком. Обвязать горло бутылки марлей. Настоять 3 дня, затем залить водкой доверху, завязать марлей, снова настоять 3 дня. Процедить, отжать. Получится сладко-горький ликер.

Принимать по 1 столовой ложке 3 раза в день до еды, детям - по 1 чайной ложке 3 раза в день до еды до полного выздоровления.

Применяется при ангине, гландах и болезнях легких.

УКРОП, СЕМЕНА, НАСТОЙКА

50 г семян укропа варить 15-20 минут на малом огне в 0,5 л кагора или портвейна. Настоять, укутав, 1 час. Процедить, отжать.

Принимать по 50-60 г перед сном. Народное средство, безвредно.

Принимать при бессоннице, обеспечивает хороший сон.

ХМЕЛЬ, НАСТОЙКА

1 часть измельченных шишек хмеля на 4 весовых части водки или 50-градусного спирта. Настоять 2 недели в темном месте, процедить, отжать.

Принимать по 5 капель настойки на 1 столовую ложку воды 2 раза в день до еды. Второй раз пить на ночь.

Применяется при бессоннице.

ЧЕСНОК, НАСТОЙКА

1/3 бутылки наполнить мелко нарезанным (или кашицей) чесноком. Залить водкой или 70-градусным спиртом. Настоять 14 дней в темном месте, ежедневно взбалтывать.

Принимать по 5 капель 3 раза в день до еды на 1 чайную ложку холодной воды.

Очищает кровеносную систему от всевозможных отложений, снимает повышенное давление, очищает желудок, благотворно действует при спазмах сосудов головного мозга.

ШЛЕМНИК БАЙКАЛЬСКИЙ

20 г на 100 мл 70-градусного спирта. Настоять в течение 10-15 дней, отфильтровать и хранить в темной склянке в защищенном от света месте. Назначают 20-30 капель 2-3 раза в день перед едой.

Применяется при гипертонии I-II степени, функциональных расстройствах нервной системы, сердечно-сосудистых неврозах. Улучшается сон, исчезают болевые ощущения в области сердца.

ЭВКАЛИПТ, НАСТОЙКА

Настойка эвкалипта обладает противовоспалительным, отхаркивающим, сильным антисептическим, обезболивающим действием. Применяется внутрь при кашлях различной этиологии, заболеваниях дыхательной системы, малярии, острых желудочных, кишечных заболеваниях, гриппе, простудных заболеваниях.

Принимать настойку внутрь по 20-30 капель на 1/4 стакана кипяченой остуженной воды 3 раза в день. Наружно настойка применяется для полоскания и ингаляции при болезнях горла и дыхательных путей (ангина, ларингиты, насморк, трахеиты, катаральные и гнилостные бронхиты, абсцессы легких).

Настойка применяется для примочек и промывания при гнойных язвах, рожках, абсцессах, флегмонах, гнойных маститах и некоторых гнойничковых заболеваниях кожи. Для спринцевания при эрозии и язвах шейки матки 1 чайную ложку настойки разводят в 1 стакане кипяченой, чуть теплой воды.

Настойка применяется для растирания при радикулите, при невралгиях, ревматических болях. Настойка эвкалипта продается в аптеках.

ЭВКОМИЯ, НАСТОЙКА

Размельчить 20 г коры эвкомии, настаивать на 100 мл 30-градусного спирта 10 дней, отфильтровать и хранить в темном прохладном месте в темной склянке.

Применяется при подагре, болезнях печени и почек и для ускорения сращений переломов.

ЭЛЕУТЕРОКОКК

150-200 г высушенных измельченных корней настаивать на 1 л 40-градусного спирта, часто взбалтывая, в течение 2 недель.

Принимать по 1/2 чайной ложки 2-3 раза в сутки.

Улучшает общее состояние, снижает содержание холестерина при атеросклерозе с преимущественным поражением аорты и коронарных сосудов. Создает благоприятный фон при различных заболеваниях сердечно-сосудистой системы, ревмокардите.

Повышает умственную работоспособность человека, уменьшает утомляемость при физической нагрузке, улучшает слух и зрение.

МАСЛА
В ДОМАШНЕЙ АПТЕЧКЕ

БАГУЛЬНИКОВОЕ МАСЛО

На 100 г оливкового или подсолнечного масла 1 столовую ложку с верхом измельченного багульника. Настаивать 21 день в темном месте, ежедневно взбалтывая, процедить, отжать.

Закапывать по 2-3 капли в каждую ноздрю в начале лечения. Потом закапывать по 1 капле 3-4 раза в день не более недели. Насморк проходит через несколько дней.

ЗВЕРОБОЙ ПРОДЫРЯВЛЕННЫЙ

1. 20 г цветков (свежих) заливают 200 мл оливкового масла и настаивают в течение 40 дней. Принимают по 1-2 чайной ложке за 30 минут до еды 2-3 раза в день.

Применяется при язвенной болезни, стоматитах, пародонтозе, фарингитах, а также при заболеваниях желчных протоков, почечнокаменной болезни, как болеутоляющее и глистогонное средство.

2. Зверобойное масло. Полстакана свежих цветов и листьев зверобоя (измельченных) настоять на 1 стакане миндального, подсолнечного, оливкового или льняного масла в течение 3 недель. Отжать, процедить. Хранить в прохладном месте.

Применяется при ожогах (радикальное средство), даже если поражено 2/3 поверхности тела. На пораженные места делают масляные компрессы при долго не заживающих ранах, язвах, нарывах, гнойниках, воспалениях, разрыхлениях слизистой оболочки рта. Смазывают раны, полученные от укуса здоровой собаки или кошки, а также высыпания на губах после простуды.

КАЛЕНДУЛА (МАСЛО)

1 г цветочных корзинок на 100 г оливкового масла. Настоять 20-25 дней.

Применяется при ранах и ушибах во избежание образования рубцов.

МАСЛО ЛИЛИИ

Свежие лепестки лилии кладут в темную бутылку, заливают охлажденным кипяченым растительным маслом и оставляют в темном месте на 2 недели.

Употребляется при ожогах.

МЕНТОЛОВОЕ МАСЛО

Ментоловое масло (аптечный препарат 2%-ный и 4%-ный). Применяется при насморке (по 2-3 капли в каждую ноздрю). Маслом мазать уголки крыльев носа при насморке. Детям до 3 лет на применять.

При головной боли простудного характера, прострелах в голове, мигренях мазать ментоловым маслом лоб, виски, темя, за ушами и под черепом (где ямка). При начинающемся насморке проделать то же самое. На ночь очень полезно смазывать нос ментоловым маслом. Эта прекрасная дезинфекция очень освежает и предохраняет от насморка.

Люди, не переносящие жару летом, могут смазывать открытые части тела (особенно лицо) ментоловым маслом, смешанным пополам с вазелином. Наносить тонким слоем.

ОБЛЕПИХОВОЕ МАСЛО

Получение облепихового масла в домашних условиях:

а) из ягоды выжимают сок и отстаивают его в холодном месте Масло при отстаивании всплывает на поверхность, и его снимают. Полученное таким образом масло считается наиболее качественным;

б) оставшийся после выжимания сока жмых дополнительно измельчают, заливают растительным маслом, настаивают и отделяют обычным прессованием. Это масло более светлое и ценится оно гораздо ниже;

в) из ягоды выжимают сок, оставшийся жмых сушат, измельчают в кофемолке, заливают оливковым маслом, настаивают 2-3 недели, затем фильтруют и хранят в темном месте в темной склянке.

Облепиховое масло применяется при лучевых повреждениях кожи, раке пищевода.

Назначают по 1-1,5 чайной ложки 2-3 раза в день в течение всего курса лечения и затем еще 2-3 недели дополнительно после его окончания.

При лечении язвы желудка назначают по 1 чайной ложке 2-3 раза в день за 30 минут до еды. Курс лечения 1 месяц.

При лечении эрозий шейки матки применяют ватные тампоны, обильно смоченные маслом (5-10 мл на тампон). Тампоны меняют ежедневно, извлекают через 16-24 часа. При эрозии шейки матки курс лечения 8-12 процедур, при колитах - 10-15 процедур. При необходимости можно повторить курс лечения через 1-1,5 месяца.

Облепиховое масло применяют также при ожогах, трофических

язвах, заболеваниях кожи, язве желудка и двенадцатиперстной кишки, трещинах ануса, внутреннем геморрое, а также при гайморите, хроническом тонзиллите, атеросклерозе.

ПИХТОВОЕ МАСЛО

Пихтовое масло получают из хвои и молодых побегов пихты. Этот ценнейший экстракт люди издавна используют как дезинфицирующее, косметическое и лечебное средство очень высокой биологической активности. Это экологически чистый продукт, поскольку пихта может расти только в условиях кристально чистого воздуха, свободного от загрязненности и дыма промышленных зон. Такие места сохранились в районах Красноярского края, Хакасии, Тувы и других регионах Восточной Сибири, где ведется производство пихтового масла.

Ниже приводятся некоторые рецепты применения пихтового масла, подтвердившие свою эффективность при лечении многих заболеваний после длительной врачебной и народной практики.

Ангина. Нанести чистое масло на гланды с помощью пипетки, ватного тампона или оросить их шприцем. Повторить от 2 до 5 раз в день с интервалом 4-6 часов. При хронической ангине помимо смазывания гланд закапать в нос 1-2 капли масла. При этом появятся жжение, чихание, слезотечение, выделение мокроты из носа. Через 15-20 минут эти неприятные ощущения пройдут, но лечебный эффект будет выше.

Воспаление легких (пневмония), бронхит. Сочетать втирание с ингаляцией. В домашних условиях добавить 3-4 капли масла в эмалированную кастрюлю с кипятком, вдыхать пар, накрыв голову. После ингаляции растереть маслом грудь и накрыться теплым одеялом. Для ингаляции можно также применять ингалятор Махольда.

Грипп, ОРЗ, и другие простудные заболевания (особенно у детей). Втирать масло в воротниковую зону спины, грудь, делать массаж стоп с маслом по рефлекторным зонам 4-5 раз в течение суток через 5-6 часов. После каждой процедуры обернуть больного компрессорной бумагой, накрыть теплым одеялом, дать потогонный настой из сбора трав, надеть теплые носки. Можно закапать по 1 капле в каждую ноздрю.

Диатез у детей. Смешать 1 часть пихтового масла и 3 части детского крема или оливкового масла с добавлением витамина С. Можно приготовить мазь из 3 частей пихтового масла, 3 частей серной мази и 4 частей детского крема. Смазывать пораженные участки кожи.

Кожные болезни. Пихтовое масло зарекомендовало себя как

прекрасное ранозаживляющее и противоожеговое средство. Во многих случаях достаточно пропитать маслом салфетку и наложить ее на рану или ожог. Однако при некоторых дефектах или заболеваниях кожи рекомендуются другие способы лечения.

Мокрая экзема. Приготовить мазь на любой жировой основе в пропорции 3-4 части масла и 6-7 частей жира. Смазывать пораженные участки кожи 2 раза в сутки. Курс лечения от 8 до 12, иногда до 24 дней.

Обработка ран. Порезы, царапины смазываются чистым маслом для предотвращения нагноения. Раны большой площади обрабатывать маслом нельзя.

Ожог третьей степени "А" и "Б". Приготовить эмульсию из 3 частей масла и 7 частей спермацета для смазывания. В бытовых условиях можно приготовить мазь в той же пропорции на любой жировой основе. Смазывать 2-3 раза в сутки.

Пародонтоз, зубная боль и другие заболевания ротовой полости. Тампон из ваты или бинта смочить маслом и приложить к больному зубу или воспаленной десне на 10-20 минут. В случае зубной боли повторить через 1,5-2 часа; при пародонтозе требуются 15-20 аппликаций с повторением курса через 6 месяцев. При тяжелой форме пародонтоза допустимо проведение третьего курса также через 6 месяцев. Не допускать ожога слизистой оболочки!

Переломы, ушибы. Втирание пихтового масла в область перелома или ушиба ускоряет процесс срастания кости и заживления. Внутрь принимать мумие-асиль по 0,5 г утром и на ночь. Периодичность втираний - 2 раз в день.

Радикулит, плексит, ишиас, миозит и другие заболевания периферической нервной системы. Втирать в область сильных болевых ощущений небольшое количество масла. Эффективность лечения повышается при втирании после принятия ванны или прогревания больных мест. Курс лечения 10-15 процедур. То же рекомендуется при болях в ногах, голеностопе, коленном суставе.

Ревматоидный полиартрит, артриты простудного характера. Втирать чистое пихтовое масло в предварительно прогретые (компрессом из разогретой морской соли) суставы. После втирания компресс повторить.

Сильный кашель.

Чистое масло закапать из пипетки на корень языка по 3-5 капель утром и перед сном.

Чирьи, фурункулы, карбункулы, панариции.

Приготовить смесь из 7 частей пихтового масла и 3 частей мази Вишневского. Нанести полученный состав на бинт и приложить к пораженному месту, прикрыть компрессной бумагой и завязать. Повязку менять 2-3 раза в сутки. В местах с грубой кожей можно делать повязки с компрессом из чистого пихтового масла, но при этом возможен слабый ожог.

Женщины найдут в пихтовом масле идеальное косметическое средство, которое в короткий срок поможет избавиться от морщин и дряблости кожи благодаря его омолаживающему воздействию на клетки организма. Это свойство пихтового масла особенно ощущается после приема горячей (38 °С) ванны с добавлением в нее 3-5 капель: через 15-20 минут появляется чувство легкости, молодости, исчезает усталость, снимается стресс. Более длительное нахождение в пихтовой ванне помогает расслаблению мышц, быстрому засыпанию. Сон при этом становится спокойным и глубоким.

Такие процедуры благотворно влияют на центральную нервную систему, помогают избавиться от бессонницы и неврозов. При этом отмечается восстановление гетерогенной активности коры головного мозга. Широкие возможности заключены в пихтовом масле как лечебном препарате. В народной медицине, например, оно с успехом применяется при лечении гинекологических и урологических заболеваний.

На сегодня единственным противопоказанием применения пихтового масла является обнаруженная недавно его эмбриотоксичность. Поэтому оно не рекомендуется женщинам в период беременности.

Распыление пихтового масла в помещениях способствует уничтожению болезнетворных микробов, устраняет неприятные запахи в туалетах, кухнях, оставляет тонкий аромат хвойного леса в жилых и ванных комнатах. Это - незаменимый натуральный дезодорант, снижающий потоотделение.

Противопоказание: не рекомендуется людям с сердечными заболеваниями и женщинам в период беременности.

ЧЕСНОЧНОЕ МАСЛО

Головку чеснока средних размеров очистить, растолочь в кашицу, сложить в стеклянную банку и залить стаканом нерафинированного подсолнечного масла. Поставить в холодильник вниз. На следующий день взять лимон, помять, срезать шишку (от места, откуда лимон растет), выдавить чайную ложку лимонного сока и слить в столовую ложку. Туда же добавить чайную ложку чесночного масла, размешать.

Принимать 3 раза в день за 30 минут до еды. Курс лечения от 1 до 3 месяцев, затем месяц перерыв и курс повторить.

Снимает спазмы сосудов головного мозга, сердечные спазмы, одышку, назначается при склерозе. Прекрасное сосудорасширяющее средство.

ПОЛЕЗНЫЕ СОВЕТЫ

СРЕДСТВО ДЛЯ ИЗВЛЕЧЕНИЯ РЫБНОЙ КОСТИ ИЗ ГОРЛА

Рыбью кость из горла удобно извлечь при помощи восковой свечи. Один конец свечи растапливается на огне и быстро (пока не застыл) прижимается к торчащему концу кости. Через полминуты воск застывает, кость в нем закрепляется и легко извлекается вместе со свечой.

КАК ИЗВЛЕЧЬ НАСЕКОМОЕ ИЛИ КАМЕШЕК ИЗ УХА

1. Наполнить ухо растительным маслом. Затем сравнительно слабой струей теплой воды спринцевать ухо, пока камешек не вылетит оттуда. Для извлечения насекомого надо наполнить ухо, капля за каплей, растительным маслом, и насекомое (живое или мертвое) покажется на поверхности. Больной должен лежать больным ухом вверх во время лечения. При повороте головы больного масло из уха выльется.

2. Вымочить лист табака в воде, выжать сок из табака в чашечку и при помощи пипетки, капля за каплей, наполнить ухо пациента. На поверхности табачного сока появится насекомое. После извлечения насекомого зуд прекратится.

МАЛЕНЬКАЯ ПОМОЩЬ БОЛЬНЫМ ЭПИЛЕПСИЕЙ

Когда начинается припадок эпилепсии, следует положить левую руку больного на пол и наступить на мизинец левой руки; припадок обычно скоро кончается.

ОТ БОЛЕЗНЕННОГО ОЩУЩЕНИЯ ПОСЛЕ ВЧЕРАШНЕГО КУТЕЖА

После сильного опьянения на другой день часто наблюдается странная тяжесть головы, невероятно скверное ощущение в желудке и т.п. Налить 20 капель мятного спирта на стакан холодной воды и выпить сразу. Через 1-2 минуты - полное избавление от всех последствий вчерашнего кутежа.

ДЛЯ ОТРЕЗВЛЕНИЯ
СИЛЬНО ПЬЯНОГО

а) Налить 5-6 капель нашатырного спирта в стакан холодной воды и выпить. Сильно пьяному человеку разжать рот и влить жидкость.

б) Положить ладони на уши сильно пьяного человека, лежащего на спине. Энергично тереть оба уха. Прилив крови к голове приведет пьяного в полное сознание через 1 минуту, и он будет даже в состоянии сообщить свой адрес.

АЛКОГОЛИЗМ

1. Золототысячник - 1 часть, полынь горькая (трава) - 1 часть, чабрец - 1 часть. 15 г смеси залить 200 мл кипятка, настоять, укутав, 2 часа, процедить. Принимать по 1 столовой ложке 4 раза в день при алкоголизме.

2. Клоп лесной, зеленый (водится в малине). Поймать несколько клопов, настоять на водке. Дать выпить человеку, страдающему алкоголизмом. Это вызовет у него отвращение к алкоголю. Больному об этом не говорить.

3. Любисток (корень). В 250 мл водки положить корень любистока и 2 листа лавра благородного, настоять 2 недели. Алкоголику дать выпить стакан такой настойки. Этим можно вызвать отвращение к водке.

4. Копытень (корни). Столовую ложку измельченных корней копытня залить 1 стаканом воды, кипятить 10-15 минут на малом огне, настоять, укутав, 30 минут, процедить. Столовую ложку отвара корня копытня влить в 1 стакан водки. Дать выпить эту водку пьянице. Такая смесь вызывает рвоту и якобы сильное отвращение к алкоголю. На некоторых пьяниц этот способ действует неплохо. Точно соблюдать дозировку, так как растение ядовито. О том, что к водке что-то подмешано, пьяница знать не должен.

ОПЬЯНЕНИЕ

1. Мята (настойка). 20 капель настойки мяты на 1 стакан холодной воды. Выпить все сразу. Быстро проходит опьянение, снижаются головные боли и тяжесть в голове.

2. Нашатырный спирт. 5-6 капель нашатырного спирта на стакан холодной воды. Выпить за 1 прием. Применяется для отрезвления.

3. Чай. Перед тем как идти в гости и для того, чтобы не

230

захмелеть, надо выпить бокал хорошо заваренного с мятой зеленого или черного чая. После приезда домой или в гостях снова повторить чаепитие. Опьянение вскоре проходит.

4. Кофе черный. Перед ожидающимся застольем выпить чашечку хорошо заваренного черного кофе (по-турецки) с лимонным соком или ломтиком лимона. После застолья повторить такую же процедуру. Опьянение быстро проходит.

КАК БРОСИТЬ КУРИТЬ

Новейший рецепт профессора, доктора медицинских наук А.Т. Филатова.

1 столовую ложку листьев эвкалипта залить 0,5 л кипятка, настоять 1 час, добавить 1 столовую ложку меда, 1 столовую ложку глицерина. Принимать по 1/4 стакана 7 раз в день. Курс лечения - 30 дней.

ДУРНОЙ ЗАПАХ ИЗО РТА

1. Белая ольха. Приготовить отвар из 20 г листьев (мелко нарезанных) и 0,5 л воды, варить 20 минут, процедить и остудить, затем полоскать рот.

2. Мята. Столовую ложку листьев мяты на 0,5 л кипятка настоять в течение часа. Применять для полоскания рта.

3. Гвоздика. Гвоздику (сухую) 1-3 раза в день класть в рот и оставлять между зубами и щекой.

4. Ромашка. Применять в виде свежеприготовленного чая. 2 столовые ложки ромашки (лекарственной) варить 5 минут в 0,5 л воды.

НАРОДНОЕ СРЕДСТВО ДЛЯ ОЧИЩЕНИЯ ОРГАНИЗМА

Для очищения организма лекари русской народной медицины зачастую советуют своим пациентам принимать полевой хвощ.

Высушенный и мелко нарезанный полевой хвощ заваривают и пьют как чай.

ЦЕННАЯ ДИЕТА ДЛЯ ПОХУДЕНИЯ

1-ю неделю есть 3 раза в день вместо завтрака, обеда и ужина по 2 апельсина и 3 яйца, сваренных вкрутую (обязательно варить 12 минут).

Во 2-ю, 3-ю и последующие недели есть то же самое и в той мере, но помимо этого можно есть неограниченное количество сырых овощей и сырых фруктов.

Автор данного средства похудения много раз применял его с большим успехом. Он правильно замечает, что апельсины дадут все нужные витамины, а яйца - протеины и др.

СРЕДСТВО ОТ ВРАСТАНИЯ НОГТЕЙ

Случается, что ноготь, в особенности на большом пальце ноги, врастает в мякоть и острыми краями причиняет сильную боль, главным образом при ходьбе.

Следует взять кожаный напальчник, который часто надевают поверх повязки пораненного пальца руки. Набить напальчник доверху коровьим маслом и ежедневно перед сном надевать его на палец ноги. Делать это 2-3 недели подряд. Ноготь размякнет, и боли прекратятся. После того как боли прекратятся, следует с помощью перочинного ножа осторожно приподнять угол врастающего ногтя, подкладывая под ноготь кусочки марли или промокательной бумаги. После поднятия врастающего ногтя на значительное расстояние перевязать палец. "Дикое мясо" осядет вниз, больное место заживет, и боль прекратится. Для предупреждения повторения врастания ногтя следует носить обувь большего размера и более просторную, иногда приходится прорезать дыру над больным пальцем в чулке и ботинке.

ОТ МОЗОЛЕЙ

1. Вымочить луковую шелуху в уксусе в течение 2 недель. Наложить на мозоль слой шелухи толщиной, по крайней мере, 1,5 мм и завязать на всю ночь. Повторить несколько раз, и ... мозоли исчезнут. Однако следует заметить, что целебная сила описываемого средства зависит в значительной мере от качества уксуса.

2. Надо перед сном распарить ноги в горячей воде, затем вытереть досуха и привязать к мозоли корку лимона с небольшим количеством лимонной мякоти. Лучше всего срезать небольшую горбушку лимона, которую и привязать к мозоли. Через 4-5 дней мозоль должна сойти полностью. Это старинное народное и потому верное средство.

СРЕДСТВО ДЛЯ СМЯГЧЕНИЯ КОЖИ ЛИЦА

В народе средство это называется огуречной водой.

Нарезав огурцы ломтиками, сложить их в бутылку и залить

хорошей очищенной водкой или разбавленным аптекарским спиртом. Настоять 2 недели на солнце. После этого огуречная вода готова. Ее употребляют неразбавленной, смачивая в ней полотенце и обтирая им лицо. Огуречная вода считается лучшим народным средством для смягчения кожи лица.

ДЛЯ ОМОЛАЖИВАНИЯ ЛИЦА

Столовую ложку липового цвета настоять на 1 стакане кипятка. Затем добавить 1 чайную ложку меда. Смазать лицо и шею на 15 минут. Процедуру повторить на следующий день.

МАСКА ДЛЯ ЛИЦА

Сырой яичный желток, 1 чайная ложка меда и 1 чайная ложка глицерина. Все смешать и наложить на лицо на 2 часа, потом смыть. Лицо очень освежается, расправляются морщинки.

Оставшуюся смесь можно держать несколько дней в холодильнике. Маску повторять 2-3 раза в неделю. Для свежести и питания кожи лица очень хорошо намазывать ее на несколько минут разными фруктовыми соками, соками овощей, молоком, сметаной, сливочным маслом - вообще надо давать коже питание. Через несколько минут смыть все с лица.

МАСКА ДЛЯ СУХОЙ КОЖИ

Взять липового цвета, листьев мяты перечной, цветков ромашки, лепестков шиповника или розы в равных по объему частях. Измельченные растения залить кипятком в соотношении 1:2. После кипячения в течение 1,5-2 минут отвар остудить, в теплом виде, заложив между слоями марли или бинта, наложить на чистое лицо. Оставить маску на лице 15-20 минут, затем обмыть лицо теплой водой.

МАСКА ДЛЯ ЖИРНОЙ КОЖИ

Взять зверобой, листья щавеля, листья мать-и-мачехи, цветочные корзинки календулы в равных по объему частях. Измельченные растения залить кипятком в соотношении 1:2. После кипячения в течение 1,5-2 минут отвар остудить, в теплом виде, заложив между слоями марли или бинта, наложить на чистое лицо. Держать маску на лице 15-20 минут, затем обмыть лицо теплой водой.

ВЕСНУШКИ

1. **Одуванчик.** Приготовить отвар: 2 столовые ложки одуванчика варить в 300 мл воды 15 минут, процедить и остудить. Этим отваром обмывать лицо.

2. **Лук репчатый.** Протирать лицо свежей луковицей ежедневно до исчезновения веснушек.

3. **Огурец.** Выжать сок молодого огурца, смазывать соком пигментные пятна 2-3 раза в день в течение нескольких недель.

4. **Хрен.** Приготовить кашицу из корней хрена и накладывать на участки кожи с веснушками 1-2 раза в день.

5. **Петрушка, огурцы, лимон, лук.** Для обесцвечивания веснушек можно применять такие давно известные средства, как свежий сок петрушки, свежих огурцов, лимона, репчатого лука, 1%-ный раствор столового уксуса, взбитый пополам с белком куриного яйца.

МОРЩИНЫ НА КОЖЕ ЛИЦА

1. Приготовить пасту из 50 г тертого миндаля, 12,5 г яичного желтка, 12,5 г глицерина, 10 мл спирта, 1 г тимола, и 1,5 г камфары, все смешать с водой и довести до пастообразной консистенции. Пасту наложить на кожу на 1-1,5 часа, затем вымыть и вытереть лицо досуха.

2. В глубокий сосуд положить 30 г ромашки, 20 г мяты, 20 г салициловой кислоты (очень мелкой), 10 г розмарина, и залить 1 л хорошего вина. Выдержать смесь 15 дней, процедить и жидкостью тщательно протирать кожу лица каждый вечер в течение 15 дней. Лечение можно повторять многократно после короткого перерыва.

3. Фруктовая смесь: 0,5 салициловой кислоты (очень мелкий порошок), сок огурца 50 г и 200 мл 40-градусного спирта (или водки). Этой смесью обтирать лицо каждый вечер в течение 20-30 дней. При сухой коже спирт необходимо заменить вином, так как спирт может раздражать кожу. После проведения указанных процедур рекомендуется применять маски из лекарственных трав, особенно из зверобоя, ромашки и мать-и-мачехи. Календула также подходящее средство для масок. Рекомендуется и лен - по одной маске в неделю.

ОТ СОЛНЕЧНОГО ЗАГАРА И ОТ ДЕЙСТВИЯ СИЛЬНОГО ВЕТРА

Солнце и ветер могут сильно обезобразить лицо, если н применять какой-либо помады. Вот лучшее народное средство которое совершенно безвредно для кожи.

Взять на ладонь немного сырого желтка из свежего куриного яйца и обильно смазать лицо. Когда желток затвердеет на лице, его следует смыть водой с мылом. Результат всегда великолепный.

ПРИ ВЫПАДЕНИИ ВОЛОС

1. Трава (ветки) можжевельника. Траву смешать поровну с листьями березы. Горсть смеси кипятить в 3 л воды 5 минут. Укутать на 1 час потеплее. Этим отваром мыть голову и ополаскивать. Укрепляет волосы.

2. Лук. Небольшую головку лука очистить, натереть на терке, кашицу завернуть в марлю, сложенную в несколько раз. Втирать в кожу головы. Через несколько часов промыть, сполоснуть голову. Желательно при этом остричься покороче. После нескольких процедур исчезает перхоть, пропадает зуд, волосы укрепляются, цвет восстанавливается, волосы становятся эластичными, мягкими.

3. Луковый сок. Втирать луковый сок с коньяком и крепким сгущенным отваром корней лопуха. На 1 часть коньяка следует брать 4 части лукового сока и 6 частей отвара корней лопуха. Считается в народе хорошим средством.

4. Облепиха крушиновидная. Настой плодов и листьев употребляют внутрь и наружно как средство, укрепляющее волосы при облысении. 2 столовые ложки плодов и листьев залить 2 стаканами кипятка, настоять 2-4 часа в плотно закрытой посуде, процедить. Пить по 150 мл 2 раза в день до еды, утром и вечером. Втирать в кожу головы на ночь ежедневно.

5. Касторовое масло. касторовое масло смешать поровну с 96-градусным спиртом. Втирать ватным тампоном в кожу головы. Через 3-4 часа промыть голову детским или ланолиновым мылом. Ополоснуть подкисленной водой: в воду для полоскания выжимается сок 1/2 лимона или добавляется 1-2 столовые ложки уксуса.

6. Корень лопуха. 20 г лопуха залить 200 мл воды, варить на слабом огне до половины первоначального объема. Затем смешать его пополам со свиным или нутряным жиром путем подогревания, слить в горшок, закрыть крышкой, обмазать тестом и поставить в печь или духовку на несколько часов. С остывшей загустевшей массы слить воду, если она есть. Мазь является хорошим средством для ращения волос.

Еще лучше смазывать кожу головы свежим соком лопуха. Выкопать корни, промыть быстро холодной водой. Очень быстро натереть на терке и отжать сок. Делают это быстро потому, что натертый корень окисляется на воздухе и темнеет. Сок можно законсервировать спиртом. При втирании такого сока надо разбавлять его пополам с водой. Втирать 2-3 раза в неделю.

7. **Береза белая.** Отваром из листьев березы моют голову при выпадении волос.

8. **Крапива двудомная.** При усиленном салоотделении, перхоти, выпадении волос рекомендуется после мытья головы и подсушивания волос втереть в кожу головы настой листьев крапивы: столовую ложку листьев заварить 1 стаканом кипятка, настоять 1,5 часа, процедить. Применять 1 раз в неделю длительное время.

9. **Крапива.** 100 г измельченных листьев залить 0,5 л воды и 0,5 л уксуса. Варить 30 минут. Когда остынет, отжать. Этим отваром мыть голову вечером перед сном без мыла.

10. **Костянка.** Все растение с корнем. Отваром растения моют голову при перхоти и для ращения волос.

11. **Черноголовка обыкновенная.** 3 столовые ложки травы кипятить 10 минут в закрытом литровом сосуде. Настоять, укутав, 4 часа, процедить. Употреблять для мытья головы при перхоти и для ванн и обмывания при воспалительных процессах. Отвар травы считается эффективным средством при перхоти головы.

12. **Полынь, чернобыль.** Отвар чернобыля, если им мыть лицо дважды в день, способствует росту волос (бороды) на лице.

13. **Чабрец** - 20 г, кора ивы - 20 г, кора дуба - 20 г. 4 столовые ложки смеси кипятить 15 минут в 1 л воды, остудить, процедить. Втирать в кожу при облысении

14. **Кора ивы** - 20 г, корень лопуха - 20 г. 4 столовых ложки кипятить в 1 л воды, остудить, процедить. Втирать в кожу головы при выпадении волос, перхоти и зуде кожи.

15. **Корневище аира** - 20 г, корень лопуха - 20 г, цветки ноготков - 20 г, шишки хмеля - 20 г. Смесь заварить в 1 л кипятка. Настоять 2 часа, процедить. Смачивать голову на ночь при выпадении волос.

16. **Листья крапивы** - 30 г, листья мать-и мачехи - 30 г, корневища аира - 30 г. 6 столовых ложек смеси кипятить 10 минут в 1 л воды. Укутать на 1 час потеплее, когда остынет, процедить. Отваром мыть голову три раза в неделю при перхоти и выпадении волос.

17. **Лимон или уксус.** Ополаскивать волосы надо несколько раз теплой водой с добавлением натурального лимонного сока или столового уксуса: на 1 л воды 2 чайные ложки сока или 2 столовые ложки уксуса.

ШАМПУНЬ ДЛЯ ВОЛОС

1. Взбить свежее яйцо с небольшим количеством воды и прибавить щепотку буры. Этим мыть волосы.

2. Растопить 20 г хорошего туалетного мыла в 160 мл одеколона и прибавить 20 мл дистиллированной воды. Держать в плотно закрытой бутылке.

ОТ ОТРАВЛЕНИЯ ПТОМАИНОМ

Чай из корицы - самое надежное средство лечения при отравлении птомаином.

Способ приготовления: кипятить в течение 5 минут несколько палочек корицы. Остудить в течение 3 минут, процедить и выпить от 2 до 3 чашек, пока чай еще горячий. После принятия больным этого средства советуем обратиться к врачу, главным образом потому, что причин отравления существует очень много, и каждое отравление требует своего лечения. Однако чаще всего в житейском быту встречается отравление птомаином.

Примечание. Часто трудно разобраться в разновидностях отравления и лучше обращаться к врачу, ибо очень рискованно ошибиться и принять не то средство. Отравление часто кончается смертью. Самым распространенным в России средством при отравлении металлическими ядами (медью, свинцом, мышьяком и пр.) считается взбитый в пену белок сырого куриного яйца. Знахари всегда поддерживали рвоту при отравлениях смесью молока с яичным белком, взбитым в пену. Эту смесь надо давать отравившемуся пить.

ОТ УКУСА ТАРАНТУЛА

В стеклянную литровую банку налить 0,5 л оливкового масла и положить 3 тарантулов (банка должна быть с навинчивающейся крышкой). В закрытой банке настаивать 3 недели. Этой настойкой следует обильно смазывать места, укушенные тарантулом. Смазывать укушенное место каждый час, пока краснота и опухоль не пройдут совершенно. Этот способ лечения всегда применялся пастухами больших овечьих стад; они постоянно носили с собой бутылку описанной настойки. Лечение этим способом, обыкновенно, быстрое и верное.

Наилучший способ поимки тарантула: сделать шарик из пчелиного воска, привязать его на нитку и опустить в норку тарантула. Тарантул сразу же обхватит восковой шарик и не сможет оторвать своих ног. Опущенный в растительное масло тарантул легко отстанет от воска.

ОТ УКУСА ЗМЕЙ

1. Сразу же после укуса следует сделать примитивный турникет из пояса, веревки и пр. и туго перевязать им руку или ногу выше

места укуса. Не обращая никакого внимания на боль, прижечь укушенное место каленым железом. Затем лечить рану от ожогов. Снять турникет через 15 минут.

2. Укушенный змеей сам должен высосать из раны все, часто выплевывая высосанное изо рта. Это можно проделывать только в том случае, если у укушенного во рту нет раны.

3. Череда трехраздельная. Народная медицина рекомендует растертую свежую траву накладывать на раны при укусах ядовитых змей.

СРЕДСТВО ЛЕЧЕНИЯ ВСЕХ ВИДОВ РЕВМАТИЗМА И В ОСОБЕННОСТИ СУСТАВНОГО

Специалисты доказывают, что основная причина всякого ревматизма, по новейшим исследованиям ученых, - избыток мочевой кислоты в организме. Эту кислоту дают организму потребляемые в пищу мясо, дичь, рыба. При лечении ревматизма надо на долгий срок отказаться от мясной пищи и перейти на вегетарианское питание, главным образом на сырые овощи и сырые фрукты. При лечении же суставного ревматизма следует забыть о мясной пище на всю жизнь.

Несколько слов о суставном ревматизме (артрите). Пропорция овощного сока для больных суставным ревматизмом: на 1 кг следует брать 285 г сока сельдерея и 715 г морковного сока.

Все виднейшие новейшие научные источники по лечению ревматизма неукоснительно рекомендуют начинать лечение с фундаментальной чистки организма и обязательно при этом соблюдать пост, вернее голодание, для того чтобы освободить организм, в особенности кишечник, от накопленных там ядовитых и грязных веществ, зачастую находящихся там многие годы.

После очистки и поста сама природа позаботится о постепенном выздоровлении. Чистка организма и голодание обязательны, ибо они необыкновенно сильно ускоряют процесс выздоровления. Чистка организма и пост (голодание) всегда приносят чудесные результаты: температура спадает, воспаление легких и сенная лихорадка постепенно проходят. Многие болезни поддаются почти немедленному излечению после чистки организма от ядовитых веществ и грязных залежей.

Примечание. Лицам, страдающим аппендицитом, воспалением пищеводных путей или язвами в той области, подобная чистка не рекомендуется, этим лицам следует переходить прямо к голоданию. Многие современные ученые не рекомендуют голодание более 6 дней. Лучше голодать не подолгу, но часто. Но многие другие рекомендуют длительное голодание.

Рекомендуется начинать чистку организма. и голодание следующим образом. Утром, сразу же после пробуждения, развести 1 ложку английской соли в 1/2 стакана крутого кипятка (лучше пользоваться при этом дистиллированной водой). Добавить туда сок от 2 лимонов и долить стакан доверху холодной водой (лучше дистиллированной) и выпить. Через 30 минут взять 1/2 стакана морковного и сельдерейного сока или столько же сока цитрусовых (апельсин, лимон), разбавить 1/2 стакана дистиллированной воды и выпить. В течение всего последующего дня следует повторять прием сока с дистиллированной водой каждые полчаса. В течение чистки не следует принимать какой бы то ни было пищи, хотя голод чувствуется сильно. Если чувство голода очень сильно, можно съесть 1 апельсин вечером. Иногда в связи с чисткой и голоданием будут чувствоваться головная боль, тошнота и слабость. Не следует обращать на это внимание, надо твердо помнить, что это явление временное и оно скоро пройдет.

Голодание. После одних суток чистки организма следует переходить к голоданию или своеобразному посту. В течение 1-5 дней следует принимать только овощные соки (как можно больше). Каждый вечер следует ставить клизму, чтобы избавиться от отбросов, возникающих в процессе чистки и потребления овощных соков во время поста. 1 день в неделю полного голодания рекомендуется всем, здоровым и больным, чтобы дать природе очистить организм от ядовитых веществ, могущих впоследствии послужить причиной возникновения той или иной болезни.

Для тех, кто не может подвергнуть себя процессу чистки по причинам, упомянутым выше, следует принять естественное слабительное вечером, накануне поста.

В промежутке между постами или голоданием следует питаться главным образом салатами, сырыми овощами и фруктами всех разновидностей, с чрезвычайно малым количеством такой пищи, как молоко, сыр, яйца, рыба и мясо.

Пищевые продукты высококислотного характера, которые должны быть совершенно исключены из диеты: все продукты, содержащие белый сахар и белую муку: варенья, конфеты; огурцы, заготовленные с большой примесью уксуса, уксус; приправы, сдобренные перцем и пр.; алкогольные напитки; крепкий чай, кофе или какао; заготовленная на долгий срок пища; жареная и жирная пища.

Чистка организма по доктору Вокеру.

Накануне начала голодания, вечером перед сном, следует

выпить стакан слабительного из смеси английской и глауберовой соли. После приема слабительного (если больной не спит) надо принимать каждые полчаса стакан апельсинового сока с некоторой примесью лимонного сока в течение суток и ничего не есть. Перед приемом слабительного следует сделать клизму. Здесь надо пояснить характерные особенности клизмы д-ра Вокера. Резиновая трубка для клизмы должна быть толщиной в карандаш, и нижний конец ее должен быть обильно смазан растительным маслом на протяжении 50 см. При этом д-р Вокер не советует употреблять вазелин или другой препарат, имеющий минеральное основание. Наполнить банку двумя литрами теплой воды и неплохо налить туда же сок от 2 или 3 лимонов, хотя последнее и не обязательно. Затем конец резиновой трубки (без наконечника) следует вставить в задний проход и постепенно всовывать трубку дальше и дальше, пока не будет всунуто 50 см. Если трубка встретит препятствие, то не надо ее толкать дальше.

Клизму по д-ру Вокеру следует принимать на коленях и локтях, чтобы вода проникла глубже и промыла лучше. Затем следует голодание и диета, что уже описано выше.

Добавим, что при лечении тяжелой формы ревматизма всех видов, особенно суставного, диета играет важнейшую роль.

Огромную роль играют еще солнечные ванны, а также русская или финская бани, непременно с паром и веником. Парить больные места надо как можно сильнее и дольше.

ДИАБЕТ

Различают 2 вида диабета.

Несахарный диабет. Он выражается только в обильном и частом мочеиспускании, но количество сахара в моче нормальное. Так как с мочой выходит очень много азота и фосфора, то такой больной быстро устает, у него наблюдаются сухость рта и кожи, недостаток слюны. Причина главным образом на нервной почве. Болезнь усиливается при бессоннице, тревоге, неприятностях. Необходимы укрепляющие средства: железо, бром, валериана. Хорошо во время приступов болезни, которая проявляется периодически, пить глицерин по столовой ложке в день, а для пополнения фосфора, необходимого мозгу, есть побольше рыбы, мяса, а также раков, мозги, молоко, желтки.

Сахарный диабет. Содержится в моче большое количество виноградного сахара и щавелевой кислоты, что ведет к образованию камней в почках.

Признаки болезни: частое мочеиспускание, неутолимая жажда и ощущение голода, слабость, ухудшение зрения, сердечная астма,

240

вкус во рту железа, плохое заживление ран, кожный зуд. Сахар в крови и моче.

Прежде всего надо перестать потреблять сахар и все то, что содержит в себе сахар и крахмал: хлеб, рис, крупы, стручковые плоды, изюм. Надо есть побольше мяса во всех его видах, больше жиров и свежих фруктов, за исключением бананов, каштанов, черешни, слив и винограда, в которых много крахмала. Очень хорошо снятое молоко, творог, простокваша. Пряности необходимы, чтобы облегчить переваривание жиров.

Помогает такая диета, которой следует держаться хоть раз в неделю: весь день потреблять только одни овощи в свежем виде, затем съедать 3-4 яйца и немного свежего масла.

Вместо сахара в пищу употреблять сахарин, сластилин, споларин и т.д.

Народные средства

1. Пить в неограниченном количестве настой из листьев черники.

2. Пить по столовой ложке в день отвара корня ратания.

3. Как можно больше смеяться, так как смех улучшает состояние больного, понижая процент сахара в крови организма.

4. Принимать 3 раза в день по чайной ложке горчичного семени.

Диабет - наследственная болезнь, особенно если болели им оба родителя.

Примечание.

Несколько слов о том, какая гадость инсулин. При диабете и при приеме мерзопакостного инсулина, после приема его, следует хорошо поесть. Если больной диабетом забывает поесть немедленно, то впадает в обморочное состояние и может очень скоро умереть.

Если вы хотите прожить без инсулиновых мук адовых, то проверяйте вашу мочу и кровь периодически. Как только вы заметите, что появилось небольшое количество сахара в моче или крови и это количество начинает увеличиваться, то попробуйте последовать советам и правилам этого лечебника, и особенно - лечению голодом.

БЕРЕЗОВЫЕ ПОЧКИ - ВЕЛИКОЕ ЛЕЧЕБНОЕ СРЕДСТВО ОТ МНОГИХ БОЛЕЗНЕЙ

Лечебник-травник А.П. Попова пишет о березовых почках следующее. Препараты березы применяют при кожных болезнях, остром ревматизме, воспалении печени и при родильной горячке, при язвенной болезни желудка и 12-перстной кишки. При зубной боли прикладывают ватку с настойкой на больной зуб.

При всех перечисленных болезнях (кроме зубной боли) эти препараты употребляют внутрь и наружно.

Настойку почек березы или отвар их, а также отвар листьев принимают как глистогонное средство при острицах и аскаридозе. В народе наружно применяют эту настойку и при пролежнях.

Примочки из отваров березовых листьев и почек или настойка из почек хорошо заживляют свежие раны, даже глубокие.

Отвар почек: 1 чайная ложка почек на 1/2 стакана кипятка. Употреблять по 2 столовых ложки 3 раза в день.

Настойка почек на спирту: 25 г почек на 100 мл спирта, настаивать в течение 8 дней. Принимать по 20 капель 3 раза в день.

Настойка почек на водке: на бутылку водки взять 1/2 бутылки почек, настаивать в течение месяца. Употреблять по 40 капель 3-4 раза в день (при холере - по 1 рюмке каждый час до прекращения рвоты).

Из березовых почек приготовляют спиртовую настойку. Берут 30 г и больше почек на 1 л 70-градусного спирта. Эту настойку принимают 3 раза в день по 15-20 капель на ложку воды при язве желудка, несварении желудка, расстройствах и разных болях в желудке, а также при водянке, возникшей от воспаления почек, при всяких иных видах почечных страданий, против мелких круглых глистов (остриц и аскарид), при болезнях кожи, мочевого пузыря; наружно - для излечения ран (промывания, примочки), для втирания (а также и внутрь) при ревматизме.

Вместо спиртовой настойки употребляются также отвар из березовых почек: от 5 до 10 г на 1 стакан воды и пьют по 3 стакана в день в тех же случаях, что и капли.

Если нет почек, то с таким же успехом применяют отвар или напар молодых листьев: 10 г на 1 стакан воды.

Считается, что все эти части (почки, листья, сок) имеют свойство благотворно влиять на обмен веществ, удалять из организма всякий вредный балласт и вредные вещества при заразных болезнях. Отвар или напар из почек или листьев в такой же дозе дают женщинам во время менструаций для облегчения выхода крови и в послеродовой период начиная от 12-го дня после родов для облегчения и ускорения послеродовых очищений.

ЛЕЧЕНИЕ ВАЛЕРИАНОЙ

Давно замечено было в природе необыкновенное влечение кошек к валериане. Запах валерианы не только привлекает кошек, но и мышей и крыс. Организм животных чувствует целебную силу валерианы. Она является самым распространенным средством для лечения многих болезней.

Больная страдала стереокардиосклерозом, нарушением мозгового кровообращения, был инфаркт миокарда, митральный склероз. В последующие годы состояние ухудшилось - появились бессонница, сердечные боли и слабость. Стала перед сном нюхать валериану. Это привело к неожиданным результатам. Больная стала лучше спать и окрепла, прекратились спазмы, помутнение хрусталика глаза не только прекратилось, но и появилась тенденция к выздоровлению.

Методика применения

Валериановые капли брать чистыми, на спирту, без примеси других сердечных капель. Нюхать можно перед сном. Каждый должен найти для себя соответствующую дозу вдыхания. Один-два раза вдохнуть поочередно каждой ноздрей. У некоторых на следующий день болит голова. Это значит валерианка действует, но доза была слишком велика, поэтому следует в первые дни лечения делать вдох неглубоким, затем постепенно увеличивать.

На людей с высоким давлением валериана долго не оказывает заметного действия, затем она начинает благотворно влиять на организм и снижать давление. Если вначале сон становится крепче всего на несколько часов, то, проснувшись, можно снова подкрепить его вдыханием валерианы. Ни в коем случае нельзя нюхать валериану, когда необходимо бодрствовать. В этом случае борьба со сном после вдыхания валерианы ведет к нервному расстройству.

По наблюдениям, уже первый месяц вдыхания валерианы укрепляется организм. В течение 2-4 месяцев человек буквально перерождается. Самочувствие значительно улучшается.

ЛЕЧЕНИЕ ПОДСОЛНЕЧНЫМ МАСЛОМ

Этим способом можно лечить головные боли, фронтит, тромбофлебит, хронические заболевания желудка, кишечника, сердца, легких, печени, женские болезни, энцефалит, зубные боли и др.

Способ лечения заключается в следующем

Растительное масло (подсолнечное или арахисовое) в количестве не более 1 столовой ложки сосредоточивается в передней части рта, затем масло сосется, как конфетка, глотать масло ни в коем случае нельзя.

Процедура лечения проводится легко, свободно, без

напряжения 10-20 минут. Сначала масло делается густым, затем жидким, как вода и только после этого его следует выплюнуть в санузел, так как эта жидкость инфекционная, и сполоснуть рот. Эту процедуру лучше делать один раз утром натощак и вечером перед сном. Но для ускорения лечения можно делать и несколько раз в день.

В выплюнутой жидкости находится масса возбудителей болезней, в том числе злокачественных опухолей.

Следует иметь в виду, что при лечении этим способом могут быть обострения, особенно у людей с массой болезней. Когда начнут расслабляться очаги, человеку может показаться, что ему стало хуже. Бывает так, что в организме "сидит болячка", но она еще не ощущается и человек считает себя здоровым. После принятой процедуры самочувствие вдруг ухудшается, это означает, что начал рассасываться очаг, который в дальнейшем вызвал бы заболевание.

Вопрос о том, сколько раз можно принимать процедуру, лечащийся должен решать исходя из своего здоровья.

Так, например, при обострении радикулита можно целый день принимать процедуры и встать с постели здоровым через три дня.

Лечение происходит в момент сосания масла.

·Этим способом можно лечиться от огромного количества болезней, не прибегая к лечению лекарствами. Этот способ является одновременно и профилактическим. Острое заболевание вылечивается очень быстро, в течение двух дней, лечение же устаревших, хронических - длительное время, иногда год.

Этим способом лечатся клетки, ткани, все органы человеческого организма, последний при этом выбрасывает из себя весь живой и мертвый балласт. Под живым балластом понимается микрофлора, которая поражает человеческий организм, сокращает жизнь. Мертвый балласт - это соли и другие ненужные организму вещества. Человек должен жить 140-150 лет, а живет только половину положенного срока.

Применять этот способ лечения нужно до тех пор, пока не появятся бодрость, сила, спокойный сон.

После пробуждения у человека не должно ничего болеть, он должен чувствовать себя отдохнувшим. После сна не должно быть под глазами мешков, должны быть хороший аппетит, память.

ЛЕЧЕБНАЯ ЖИДКОСТЬ

Рецепт: ментол - 2,5 г, анестезин - 1,5 г, новокаин - 1,5 г, спирт - 100 г. Как видно, в этом рецепте нет ничего вредного.

Предлагаемое средство уничтожает геморрой, для чего

достаточно совершать влажным тампоном туалет два раза в день. Больная, страдающая геморроем 15 лет, излечилась от него за три дня.

Не надо бояться кратковременного жжения.

Это лекарство снижает боли любого характера. Например, при радикулите, отложений солей, ангине. Больные места смазывают жидкостью два раза в день.

Когда ломит, тянет руку или ногу, хорошо ватой, смоченной в растворе, протереть больное место. При бессоннице рекомендуется протереть лишь шею перед самым сном, то же лечение необходимо провести провести при головных болях.

Это средство незаменимо в пенсионном возрасте, когда ноги не совсем слушаются. Для этого ступни и подкостные выемки смазывать один раз в день.

Это лекарство дает неожиданные результаты - снижает кровяное давление, если протирать им на ночь шею.

ИНДИЙСКИЙ МЕТОД ЛЕЧЕНИЯ ЙОДОМ ГИПЕРТОНИИ

Смазывать йодом по схеме 2 раза в год - в марте и сентябре.
I этап: с 1 марта по 10 марта. Затем сделать перерыв 10 дней. С 21 марта по 30 марта.
II этап: с 1 сентября по 10 сентября. Затем перерыв 10 дней. С 21 сентября по 30 сентября.

Ватку на спичке обмакнуть в йод и провести кольцо вокруг кисти левой руки вечером перед сном (на ночь), и так делать в течение 10 дней согласно нумерации чисел. Затем сделать перерыв 10 дней и повторить смазывание в том же порядке (в кружки взяты цифры после десятидневного перерыва). Пунктир: провести линию йодом со спины от плеча до бедра (впереди не делать). В один день делать только одно смазывание, скажем, вокруг колена правой ноги (см. рис. 1).

МЕТОДИКА ОЧИСТКИ ПЕЧЕНИ*

Выведение камней из желчного пузыря и желчных протоков.
Накануне вечером съесть только салат, свеклу (свежую потереть), морковь (свежую потереть), капусту (свежую или квашеную), сок лимона.

В 9 часов сварить геркулесовую кашу на воде 1/2 стакана и

*Методика разработана А. Зараевым

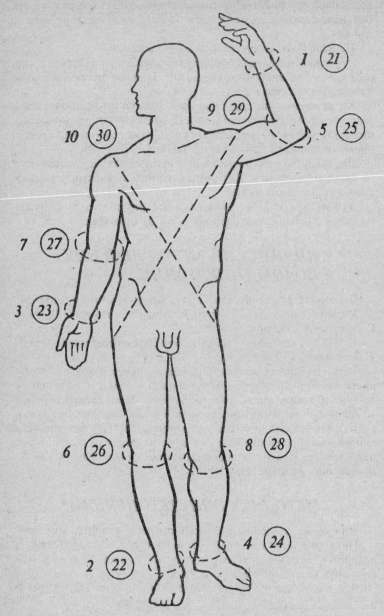

Рис.1. Схема смазывания йодом

съесть (жидкую, добавить соль и сахар по вкусу). Геркулес создает повышенное содержание слизи, чтобы камни лучше выходили.

В 12 часов выпить чай: зверобой - 1/5 чайной ложки, мята - 0,5 чайной ложки + лимонный сок + мед. Все это на 200 г кипятка. За 15 минут до чая проглотить 2-3 таблетки экстракта крушины, или ревеня, или листа сенны.

В 14 часов на область печени положить грелку на 6 часов.

В 15 часов выпить 2-3 таблетки слабительного и пить горячий чай (см. выше). Таким образом дать прогреться печени как можно глубже.

В 18 часов подсушить в духовке черный хлеб тонкими сухариками, подсолив их. Выжать один лимон и развести пополам с водой. Сварить натуральный кофе (2 чайные ложки на 1 стакан воды). Выпить 1 ампулу платифилина или 1 таблетку ношпы + 1 таблетку папаверина. Через 30 минут выпить 150 г оливкового масла (кукурузного, хорошего подсолнечного), подогретого до 50 °C. Запить разведенным лимонным соком (или соком грейпфрута), выпить чашку черного кофе и поесть сухарей.

Лечь на левый бок, расслабиться. Максимально расслабить солнечное сплетение. Не должно быть никакого нервного напряжения и раздражения. После приема масла мускулатура желчного пузыря резко сократится и произойдет выброс его содержимого в 12-перстную кишку.

Через час можно повторить процедуру, выпив еще 150 г масла.

В 22-23 часа можно сделать клизму, а также на другой день. Можно обойтись и без нее.

Постепенно будут выходить камни, песок, излишки желчи и слизи. Во время процедуры будут возникать боли - у кого более слабые, у кого сильные. Не надо их бояться, нужно перетерпеть.

За неделю до процедуры и в течение недели после нее следует принимать постную пищу.

ЛУК И ЧЕСНОК

Универсальные приправы, издавна пользуются большой популярностью в народе. Тертым сырым луком растирают обмороженные места. Завернутую в марлю кашицу закладывают на 10-15 минут в ноздри носа при насморке. Печеный лук способствует созреванию нарыва.

При кашле, бронхите и коклюше употребляют следующий рецепт: 0,5 кг размельченного лука, 50 г меда, 400 г сахара варят в 1 л воды в течение трех часов. Принимают по 4-6 столовых ложек в день.

Свежим соком лука сводят бородавки, лечат раны, укрепляют

волосы. 1-2 раза в неделю втирают 2-3 столовых ложки сока в корни волос, после чего завязывают голову платком на 1,5-2 часа.

Велики фитонцидные свойства лука. и чеснока. Достаточно пожевать несколько минут зубок чеснока, чтобы полностью очистить полость рта от бактерий. Правда, многие остерегаются из-за достаточно неприятного для окружающих запаха.

КАПУСТА ВМЕСТО ПИРАМИДОНА

Далеко не каждая хозяйка знает, что буквально под руками у нее на кухне имеется неплохо укомплектованная аптечка.

Прежде чем рассказать о целебных свойствах некоторых овощей и продуктов, известных медицине сотни и даже тысячи лет, надо сделать несколько замечаний. Средства эти вовсе не рассчитаны на лечение болезней, требующих немедленного обращения к врачу. Они нередко помогают вам и позволяют избегать сильнодействующих лекарств, которые лучше приберегать для более серьезных случаев. Для приготовления описываемых здесь лекарств не нужно ни опыта, ни времени.

Вреда они не могут принести. Итак...

У вас заболела голова, вы тянетесь за таблеткой цитрамона, пирамидона или фенацетина. Минутку... Попробуйте-ка другое средство. Возьмите листья свежей капусты и приложите их ко лбу и вискам. Точно так же рекомендуется поступать, чтобы унять боль при ожогах, ушибах, наружных воспалениях. Целебна и кислая капуста: если ее систематически жевать, то укрепляются слабые десны.

Широко известны противоцинготные свойства картофеля. Куда меньше знают, что содержащийся в нем крахмал, слизистые вещества и соли оказывают хорошее защитное действие на желудок. Сырые тертые клубни прикладывают к ожогам, к местам, обваренным кипятком. При ожоге картофель можно заменить тертой и отжатой морковью. А сок моркови, богатый витаминами, врачи рекомендуют в первые дни заболевания инфарктом миокарда.

Легенда рассказывает, что Апполон, который был родственником Эскулапа, а потому имел некоторое отношение к медицине, оценивал редьку на вес золота, брюкву - серебра, репу - свинца.

В народной медицине эти овощи до сих пор не упали в цене.

Сок редьки, принимаемый по 1 столовой ложке 3 раза в день, уменьшает кашель и устраняет хриплость. Он также хорошо помогает при желчной болезни и против образования камней в печени, почках.

Соком редьки растираются при ревматизме и простудах.

Репа действует на организм слабее, чем редька. Ее сок, смешанный с медом, помогает при кашле, а вареный растертый корень прикладывают к больным местам при подагре.

ОТ БОЛЕЗНЕЙ ПОЧЕК, ЖЕЛУДКА И МАЛОКРОВИЯ ПОВСЕДНЕВНЫЙ НАПИТОК ДЛЯ ЗДОРОВЬЯ

Сотни, а может быть, тысячи российских и сибирских знахарей всегда советовали своим односельчанам напиток из шиповника для здоровья и долголетия, а также в целях предохранения от болезни. Этот напиток очень богат витамином С.

2 чайные ложки (с верхом) сушеного шиповника положить в стакан кипятка. Следует заваривать шиповник как чай и пить 3 раза в день после еды.

Многие фитотерапевты говорят: "Если хотите быть здоровы, пейте настойку шиповника", - и рекомендуют шиповник как средство против малокровия, цинги и для лучшего обмена веществ.

Семена шиповника используют в медицине для получения целебного масла, применяемого в качестве наружного средства при лечении ссадин, трофических язв, пролежней, для заживления трещин сосков у кормящих матерей.

Из ягод шиповника можно делать настой. Для этого 20 г плодов помещают в закрытую эмалированную или стеклянную посуду, заливают 1 стаканом кипятка и кипятят 10 минут, а затем настаивают в течение суток. Полученную жидкость процеживают через марлю, сложенную в 2 слоя, и пьют по 1/4 или 1/2 стакана 2 раза в день. Детям дают по 1/8-1/4 стакана. Если нужно ускорить приготовление настоя, плоды измельчают.

Чтобы увеличить срок годности настоя шиповника, его следует смешать с приготовленным сиропом или прокипятить с сахаром.

ОБЛЕПИХА КРУШИНОВИДНАЯ

В официальной медицине в последние годы облепиха получает самое широкое распространение.

Облепиховое масло применяют при лечении ожогов, пролежней, при лучевых поражениях кожи, кольпитах, эндоцервицитах, эрозиях шейки матки, язвенной болезни желудка, при хронических воспалительных заболеваниях верхних дыхательных путей (для ингаляции).

Оно является составной частью препарата олазоль,

используемого в медицинской практике в качестве средства, способствующего заживлению ран при ожегах, инфицированных ран, а также при экземе, трофических язвах, зудящих дерматитах.

Для лечения язвенной болезни желудка назначают 1 чайную ложку облепихового масла 2-3 раза в день за 30-40 минут до еды.

Хранят масло в прохладном, защищенном от света месте.

Масло можно получить в домашних условиях. После выделения сока оставшуюся массу высушивают, измельчают на кофемолке и заливают подсолнечным маслом (1:1,5). Настаивают 3 недели при комнаткой температуре, периодически помешивая. Затем верхнюю осветленную часть осторожно сливают. Подсолнечное масло экстрагирует (впитывает) биологически активные вещества плодов облепихи. Остатки плодов (жом) после выделения сока и получения масла используют для приготовления поливитаминного чая.

В традиционной медицине листья облепихи используют для лечения ревматизма и подагры; отвар плодов в виде примочек применяют при кожных заболеваниях. Отвар семян оказывает слабительное действие.

В косметике широко используется питательные маски на основе облепихового масла.

ЧИСТОТЕЛ

Полезен при наружных и внутренних болезнях. Употребляется сок, находящийся в корнях, стеблях и листьях.

Приготовление*

Все растение пропустить через мясорубку, выжать из массы сок через двойную марлю и залить в бутылочку с герметичной пробкой. Временами нужно выпускать газ из бутылки. После 5-7 дней, когда сок перебродит, его можно использовать.

Сок излечивает носоглотку, аденоиды, полипы, гланды, гайморит, десны бородавки, мозоли, прыщи, нарывы, фурункулы, свищи, чесотку, экзему, грибок, лихорадку (на губах), раздражение кожи после бритья, ожоги, вызванные огнем, паром, горячим молоком, солнечными лучами, химическими веществами.

Излечивает гипертонию, астму, белокровие, лимотоз, лейкоз, атеросклероз, пищевое отравление желудка, грипп, мягкие опухоли (фибромы), полипоз толстой кишки, геморрой, гастрит, зоб, подагру, ревматизм, язвы желудочно-кишечного тракта, болезни печени, желчного пузыря, почек и сердечной мышцы.

Лечение

Кожные болезни. Намазывают соком от здоровой ткани к

---

*Рецепт составил Г.Ф. Ильин из Киева.

больной, сужая круг, восстанавливая больные ткани.

Мастит. Соком смазывают трещины сосков, давая 2-3 минуты для проникновения сока внутрь больного места.

Носовые болезни: грипп, гайморит, полипы и пр. Закапать в ноздрю 2-3 капли сока, через 5 минут, когда пройдет пощипывание, закапать во вторую ноздрю, лежа на спине. При попадании сока в глотку можно проглатывать.

Больные десны. Мазать соком пятикратно 2-3 раза в день или, набрав сок в рот, держать на деснах 20-25 минут, потом выплюнуть.

Подагра, ревматизм. Мазать больное место и пить настой чистотела.

Грипп. Полоскать пятикратно рот и носоглотку и пить 1/2 стакана настоя.

Женские болезни. Спринцеваться 500 мл настоя 2 раза в день (утром и вечером).

Кишечные заболевания. Ставить клизму, задерживая ее внутри до 40 минут (1 стакан заварки на 1 клизму).

Геморрой. Пить настой и смазывать узлы снаружи.

Внутренние болезни: желудок, печень и т.п. Пить настой заварки в течение 1-2 месяцев без перерыва.

Щитовидная железа.

1. Пить настой по 1/2 стакана в день за 10-15 минут до еды в течение 2 месяцев.

2. Полоскать рот и носоглотку заваркой.

3. После полоскания пускать по 2-3 пипетки сока в каждую ноздрю.

4. Обильно мазать соком зоб снаружи.

Экзема. Мазать места обильно и пятикратно с перерывом 3-5 минут до впитывания и пить настой заварки по 100 мл за 10-15 минут до еды.

Тромбофлебит конечностей. Мазать пятикратно с перерывом 3-5 минут до впитывания и пить настой по 100 г за 5-10 минут до еды.

Примечание. При лечении чистотелом другие травы и лекарства не применять.

Сушка чистотела.

Вырыть куст чистотела в мае-июне при цветении, очистить от сухих листьев, корни обмыть, нарезать кусочками 1/2 см, листья и стебли - 1 см. Сушить на сквозняке в темном месте.

Сухую траву завернуть в бумагу и повесить в сухом месте.

Приготовление настоя

Свежую траву поместить в поллитровую банку, заполнив 1/2 ее объема. Залить крутым кипятком, закрыть крышкой. (При приготовлении настоя их сухой травы заполнить 1/4 часть банки.) После остывания пить 3 раза в день по 100 мл за 10-15 минут до еды. Цвет настоя - темный, вкус горький.

Действие настоя.

Появляются нормальный аппетит, сон, нервная система успокаивается.

После применения в течение 7 дней делать перерыв на 2 дня.

При применении настоя принимать тертую морковь - 1 столовую ложку.

ЗВЕРОБОЙ ПРОДЫРЯВЛЕННЫЙ

Лекарственные формы в виде отваров травы и брикетов, настойки и настои применяют в качестве вяжущих и антисептических средств при колитах, поносах, для смазывания десен и полоскания рта при профилактике и лечении гингивитов, стоматитов. Антибактериальный препарат новоиманин рекомендован при лечении абсцессов, флегмон, инфицированных ран, ожогов II и III степеней, язв, пиодермии, мастита, фарингита, гайморита. Содержащийся в препарате гиперфорин подавляет рост золотистого стафилококка. На основе катехинов зверобоя создан препарат нефлавит, обладающий 3-витаминной активностью и уменьшающий проницаемость капилляров.

Препараты зверобоя снимают спазмы кровеносных сосудов, оказывают капилляроукрепляющее действие, улучшают венозное кровообращение и кровоснабжение некоторых внутренних органов, увеличивают диурез.

Горькое вещество, содержащееся в траве зверобоя, возбуждает секрецию желудка, улучшает аппетит.

Растение пользуется широкой популярностью в традиционной медицине. Издавна его применяли внутрь в качестве кровоостанавливающего и противовоспалительного средства, при лечении мастита, анемии, геморроя, желтухи, мигрени, гипертонии, кашля, желудочных и легочных заболеваний, а также при заболеваниях печени, почек, дыхательных путей.

Использовали траву зверобоя и в качестве наружного средства при лечении ран, язв, пролежней, аллергии, сыпи.

Для приготовления отвара 10 г (1,5 столовые ложки) травы помещают в эмалированную посуду, заливают 200 мл (1 стакан) крутого кипятка, закрывают крышкой и нагревают на водяной бане в течение 30 минут. После этого охлаждают, процеживают, отжимают оставшееся сырье и добавляют кипяченой водой до получения 200 мл.

Принимают внутрь при вышеуказанных заболеваниях по 1/3

стакана 3 раза в день за 30 минут до еды. Отвар можно хранить в прохладном месте не более 2 суток.

Полезен и чай зверобоя. Постоянное применение способствует стимулированию желез внутренней секреции, регулирует работу желудочно-кишечного тракта, усиливает защитные функции организма.

ЛЕЧЕНИЕ БОЛЬНЫХ ПОЖИЛОГО ВОЗРАСТА ЯНТАРНОЙ КИСЛОТОЙ*

Исследовали влияние янтарной кислоты (ЯК) в сочетании с глюкозой на лечебный процесс у больных пожилого возраста от 65 до 80 лет (всего 18 человек).

Часть этих больных были амбулаторными, а некоторые находились на постоянном режиме по поводу адинамии и хронических сердечно-сосудистых заболеваний (коронарный атеросклероз и перенесенный инфаркт миокарда). Ранее больные лечились общепринятыми лекарствами.

ЯК назначали по 0,3-0,5 г внутрь в течение 20 дней.

Участковые врачи иногда назначали некоторые обезболивающие средства, главным образом папаверин. После 20-дневного лечения все больные стали активными, могли передвигаться и даже совершать небольшие прогулки. Все они отмечали хорошее самочувствие, бодрость, исчезновение слабости, бессонницы, неприятных ощущений в области сердца, а также учащенных сердцебиений. Объективно отмечено было понижение пульса (от 102 до 68). Артериальное давление колебалось в пределах 140/90-125/75 мм рт.ст.

За время наблюдения тоны сердца стали громче, яснее. Акцент тона на аорте оставался и сохранялся систолический шум. Со стороны легких и органов брюшной полости никаких изменений не отмечено.

Незначительные изменения - отеки, наблюдавшиеся ранее, исчезли без применения диуретических и сердечных средств.

Дальнейшее наблюдение показало, что отмеченное улучшение сохранялось в течение 6-9 месяцев.

Следует отметить, что лечение ЯК проводилось у больных в стадии выздоровления после тяжелых сердечных заболеваний. Поэтому пока трудно сделать окончательный вывод о ее эффективности. Однако уже можно констатировать, что ЯК легко переносится больными, не оказывает побочного действия и может

---

* Я.Ю Шпирт. Москва.

быть применена в поликлинических условиях с благоприятным укрепляющим действием.

ЯК входит в состав некоторых продуктов питания человека. В заметных количествах ЯК содержится в незрелых ягодах крыжовника и винограда, в соке сахарной свеклы и репы, в ревене и молоке. В ячмене, подсолнухе содержание ЯК составляет около 5 мг на 100 г семян, в соке сахарного тростника - до 50 мг на 100 г сухого остатка; больше всего ЯК в люцерне (2мг). (Из книги "Терапевтическое действие янтарной кислоты" под ред. д-ра биол. наук проф. М.Н. Кондрашовой, г. Пущино Моск. обл.).

В газете "Труд" напечатана статья "На пути к долголетию" (за 26 января 1979 г.). Написал ее доктор Я.Ю. Шпирт, который лечил больных сердцем.

В этой статье указывается, что если янтарную кислоту принимать совместно с мумие, то можно прожить "сколько захочешь лет", и что ЯК обладает очень важным свойством: она сама находит в организме те участки, которые в ней нуждаются, обходя здоровые.

*ЯНТАРНАЯ КИСЛОТА**

Начинать применение следует с дозы 0,5 г соли ЯК ежедневно утром после еды. При субъективном ощущении бодрости и хорошего самочувствия днем, с улучшением ночного сна (его укорочения к утру, хотя и с ощущением свежести, служит сигналом передозировки) дозу можно снижать до 0,5-0,25 от исходной, при этом можно ввести второй прием днем и третий вечером за 2-3 часа до сна (хотя всегда нужно стремиться к минимальному приему препарата). Часто пациенты могут, следя за своим эмоциональным состоянием, выбирать необходимый минимум препарата, обеспечивающий поддержание активизированного состояния. Очень важным является введение дней пропуска приема препарата (примерно 2-3 дня приема, 1-2 дня перерыва). Такой режим позволяет надолго сохранить активизированное состояние, в то время как при стандартном приеме большой дозы ежедневно курс лечения не следует продолжать более 7-9 дней.

При отсутствии ощущаемых признаков активизации дозу следует повышать, переходя на два приема по 0,5 г, утром и днем, или даже по 0,7-1,5 г два раза в день. Такие случаи могут требовать сочетания ЯК с другими веществами.

После большой физической нагрузке эффективен однократный прием 3 г ЯК. Повышение дозы ЯК эффективно при про-

* из книги "Терапевтическое действие янтарной кислоты" под редакцией д-ра биол. наук проф. М.Н. Кондрашовой.

студных радикулитах и миозитах (по 1 г 3-4 раза в день, несколько дней подряд). При острой сердечной недостаточности весьма эффективно внутреннее введение ЯК. Доза: 30-40 мг на 1 кг веса вводится капельно на протяжении 40-60 минут под строгим контролем РН.

СРЕДСТВО ОТ ХРАПА

А. Соколова из Новосибирска делится собственным опытом: "В далекой юности (мне сейчас 60 лет) тоже очень страдала от храпа, но вылечилась от него легко и навсегда с помощью несложного физического упражнения. Состоит оно в следующем: рот закрыт, дыхание через нос. Напрячь заднюю стенку языка и с силой оттянуть язык к горлу. (Если при этом приложить пальцы под подбородок, то можно почувствовать, как напрягаются мышцы.) Это упражнение повторять несколько раз в день, делая по 10-15 движений языком. Постепенно слабая небная занавеска окрепнет, и человек перестанет храпеть."

Целительную силу гимнастики подтверждает К. Пинкус из Куйбышевской области: "После применения рекомендации журнала "Здоровье" № 5 за 1988 год (стр. 30) я почти избавился от храпа..." В упомянутой рекомендации врач Ю.Федоров предлагает делать такую гимнастику: произносить звук "и", напрягая при этом мышцы глотки, мягкого неба и шеи. Делать это упражнение надо утром и вечером, повторяя по 20-25 раз. Через месяц храп почти прекратится.

Как видите, похоже на рекомендацию А. Соколовой. Попробуйте! Вреда от этого, во всяком случае, не будет.

Т. Кошелева из Новосибирска пишет: "Храп - это глубокое неконтролируемое дыхание в ночное время. Многие слышали о методе доктора К.П. Бутейко. Заключается он в волевой ликвидации глубокого дыхания. Этим методом можно лечить и храп.

И далее автор письма рассказывает, что в Новосибирске есть ученики доктора Бутейко, которые освоили эту методику и многим помогают.

Значит, есть средства, и дело за тем, чтобы было желание освоить и распространить опыт.

В. Дмитриев, профессор МФТИ, разработал свой метод борьбы с храпом: он использует магнитофон с максимальным усилением звука, кладет на подушку рядом с храпящим микрофон, и как только спящий начинает храпеть, его храп до того усиливается, что человек мгновенно просыпается. Конечно, этот метод напоминает известный анекдот о том, как врач от кашля прописал слабительное: больной после этого ужасно боялся кашлянуть и быстро вылечился. А если серьезно, считает В. Дмитриев, то промышленность могла бы выпустить несложный и недорогой прибор, основанный на этой методике.

Я. Боруков из Андижана, ассистент кафедры детских болезней мединститута, убежден в том, что храп во время сна появляется у людей, которые страдают минимальной сердечной недостаточностью и что это - повод для серьезного обследования и лечения.

Итак, некоторые пути борьбы с храпом все-таки выявились. А ведь существуют еще и югославский препарат боцослип, и созданные в Китае капли, и методика минских врачей, оперирующих холодом...

УКСУС

Все утверждения в моих публикациях относительно вредного влияния уксуса на организм касаются только белого дистиллированного уксуса и винного уксуса, в которых содержится уксусная кислота, оказывающая разрушительное влияние на организм.

Однако уксус, полученный из цельных яблок и неразбавленный, содержит в себе ЯБЛОЧНУЮ КИСЛОТУ, необходимую для пищеварительных процессов. Обычно употребляется два вида уксуса.

Белый дистиллированный уксус быстро разрушает красные кровяные тельца, вызывая анемию. Он также нарушает пищеварительные процессы, замедляя их и препятствуя правильному усвоению пищи. Этот уксус является продуктом брожения кислоты в алкогольных жидкостях (винный уксус) и в солодовых растворах (солодовый уксус). Белый дистиллированный уксус широко используется у нас.

Уксус, изготовленный из яблок, содержит яблочную кислоту, представляющую натуральную органическую часть яблок, улучшающую обменные процессы.

Уксус, полученный в результате брожения вина, содержит в среднем от трех до девяти процентов уксусной кислоты и обычно немного винной кислоты. Известно, что уксусная кислота является одной из причин, вызывающих цирроз печени, язвенный колит и тому подобное.

Яблочный уксус содержит яблочную кислоту, представляющую собой строительную (конструктивную) кислоту, соединяющуюся со щелочными элементами и минеральными веществами в организме. Она образует энергию, отлагающуюся в организме в виде гликогена, для дальнейшего его использования (про запас). Прием яблочного уксуса в умеренных количествах исключительно полезен и для пожилых людей.

Яблочный уксус повышает свертываемость крови, восстанавливает нормальный менструальный цикл, оздоравливает кровеносные сосуды, а также способствует образованию красных кровяных телец.

Наиболее ценным качеством этого уксуса является высокое содержание калия, необходимого для вырабатывания энергии, а также для успокоения нервной системы.

Яблочный уксус должен быть изготовлен из целых яблок, включая и кожуру.

Нанесение на кожу яблочного уксуса помогает при многих заболеваниях, а также при выведении пятен на коже.

В Шотландии используют этот уксус при варикозном расширении вен, смазывая все пораженные места по всей длине, утром и вечером, и одновременно выпивая ежедневно 2-3 стакана воды с добавлением 2 чайных ложек яблочного уксуса в каждый стакан.

При обновлении крови (каждые 28 дней) весьма эффективен также яблочный уксус хорошего качества.

О МОЛОКЕ

В случае необходимости употребления молока следует помнить, что кроме материнского, самое полезное для всех возрастов - козье молоко.

Молоко ни в коем случае не подогревать выше 47 °C, ибо при 54 °C энзимы уничтожаются. По этой причине нельзя употреблять пастеризованное молоко.

Сырое козье молоко является самым чистым продуктом, тогда как коровье редко бывает чистым.

Доказано, что коровье молоко образует много слизи, в то время как козье ее не образует.

Коза, вероятно, самое чистое домашнее животное. Ее органы выделения близки к идеальным, отсюда и причина ее дружелюбного нрава. Будучи чистым животным, коза не болеет туберкулезом, бруцеллезом и др. болезнями, от которых страдают коровы. Козье молоко содержит больше безбелкового азота, с более высоким содержанием ниацина и тиамина, чем любая другая пища.

Козье молоко исключительно эффективно при поносах у детей, что объясняется высоким содержанием ниацина.

ГРУДНАЯ ЖАБА И НЕКОТОРЫЕ СЕРДЕЧНЫЕ БОЛЕЗНИ*

Письмо умного человека, содержание которого должны запомнить миллионы людей.

---

* Куреннов П.М.

Предисловие к письму. Среди сотен тысяч русских эмигрантов, несчастных страдальцев от грудной жабы и некоторых сердечных болезней, потребляющих нитроглицерин, нашелся один человек с "мозгой", показавший ошибочность пользования нитроглицерином и рекомендующий старый, но вечно новый способ лечения препаратами из лечебных трав...

"Всю жизнь я был гимнастом, соколом, спортсменом, и как таковой, обладал стопроцентным здоровьем. 3 года тому назад меня неожиданно атаковала грудная жаба, атаковала так, с такими нечеловеческими болями, что я был как парализованный, боялся шевельнуться! Доктора уверяли, что это неизлечимо и советовали бросить работу, отказаться от какой-либо активности и... жить нитроглицерином!?...

Я этому не поверил, обратился к травам, нашел боярышник-кратегус и стал пить его настой по 3 стакана в день. Через полгода постепенного улучшения я совершенно забыл о нитроглицерине, я теперь здоров, почти как раньше, и в мои 73 года я работаю на заводе полных 8 часов в день, а вечером занят общественными работами. Я правлю автомобилем, иногда по 100 миль в день, без остановки, и свободно хожу по лестнице. Теперь вы знаете, для чего мне нужен боярышник, а шиповник мне нужен как витамин С, как приправа к боярышнику, чтобы приятнее было пить.

Настой боярышника я готовлю так: у меня кастрюля на 7 стаканов, я кладу в нее 7 полных столовых ложек ягод (ложки "с горбом") и заливаю это крутым кипятком, ставлю кастрюлю на нетеплопроводную подставку (лист асбеста любой толщины). Закутываю тепло кастрюлю и держу так примерно 20 или 24 часа. Потом процеживаю содержимое через материю, выжимаю набухшие ягоды и ставлю сок в холодильник. Пью по стакану 3 раза в день во время еды. Когда я начал лечиться травами, то я употреблял боярышник и пустырник в равной пропорции по весу, а 6 месяцев тому назад стал пользоваться одним боярышником и, сказать откровенно, большой разницы не вижу.

Между прочим, хочу вам сообщить, что в Германии настойка боярышника (кратегута) на спирту считается единственным настоящим лекарством против грудной жабы. Мне ее привозят знакомые и я пользуюсь ею в дороге, когда невозможно делать заварки или везти с собой бутыль с жидкостью.

В моем возрасте витамин С необходим, и, конечно, можно купить просто таблетки, но я поклонник натуральных средств и поэтому предпочитаю заваривать боярышник вместе с шиповником, да и пить приятнее."

Нитроглицерин только успокаивает, а травы лечат... При первом признаке сердцебиения (еще до припадка) следует перехо-

258

дить на лечение напаром боярышника или боярышника пополам с сердечником (пустырником). "Предохранение - лучшее лечение" - говорит восточная мудрость. При приеме нитроглицерина после первого припадка вскоре бывает второй, а часто и третий... При лечении же травами (если лечение начато до первого припадка) этого начального припадка не бывает долгие годы. Если лечение начато после первого припадка, то второй откладывается на долгие годы.

ПОМНИТЕ И НЕ ЗАБЫВАЙТЕ, что при приеме нитроглицерина врачи предписывают отказаться от всякой физической активности, а при лечении травами человек в 70-75 лет может заниматься физическим трудом 8 и больше часов в день, не иметь никакого сердцебиения много лет и свободно ходить по лестницам...

Примечание. Капли боярышника на спирту называются кратегут. Имейте всегда при себе металлическую рюмку, флакон капель и флакон с водой. При всяком внезапном ухудшении состояния сердца наливайте в рюмку воды и накапайте из этого флакона 20 капель.

Читая письмо умного человека, многие не заметят элементов колоссальной ценности, то есть того, что умный человек решил подниматься как на ковре-самолете, - на двух элементах: длительном отдыхе, и... лучшем в мире лекарстве от грудной жабы - напаре из ягод боярышника. Возьмем целую группу больных грудной жабой. Из 100 человек 99 не последовали бы принципу умного человека, так как они оказались бы "людьми с горячими печенками" и через 2-3 недели, почувствовав заметное улучшение здоровья пошли бы на физический труд, подчас довольно тяжелый. Здесь полностью оправдывается излюбленное выражение знаменитого фельетониста А.А. Яблонского: "бывают люди умные и... другие"...

ДЕТОКСИКАЦИЯ

Первым шагом к оздоровлению организма является его абсолютная чистота. Любое накопление или задержка нездоровых веществ или шлаков замедляет процесс выздоровления.

Органами выделения являются легкие, поры кожи, почки и кишечник.

Потение - это действие потовых желез, выбрасывающих вредные для организма вещества и токсины.

Почки удаляют из печени конечные продукты пищи и обмена веществ организма.

Кишечник удаляет не только отходы пищи, но также отходы

организма в виде отработанных клеток тканей, являющихся следствием нашей физической и умственной деятельности.

Одним из первых и быстрых методов очищения, особенно для взрослых, является следующий:

ВНИМАНИЕ: не применяйте этот метод детоксикации при аппендиците или имеющейся склонности к нему. В этом случае применяйте клизму - 3 раза в течение одной недели.

Утром натощак выпить стакан раствора глауберовой соли (1 столовая ложка на 1 стакан воды). Цель приема - не освобождение кишечника, а извлечение из всех частей организма имеющихся там токсинов и отходов через кишечник. Этот раствор действует на лимфу и на отходы, так же как магнит притягивает гвозди и железные опилки. Количество выходящих нечистот может составить в целом 3-4 литра и больше. Это приводит к обезвоживанию организма и поэтому ее надо восполнить. Выпить 2 л сока цитрусовых, разбавленных 2 л воды для быстрого поглощения организмом. Такая смесь дает щелочную реакцию в организме.

Начинать пить этот сок через тридцать минут после принятия раствора глауберовой соли и продолжать его пить через каждые 20-30 минут, пока не кончится эта смесь в 4 литра.

Весь день ничего не есть, но если к вечеру голод станет нестерпимым, то можно поесть немного апельсинов или плодов грейпфрута, или немного сельдерейного сока.

Перед тем, как лечь спать, сделать клизму из 2 л чуть теплой воды, в которую следует добавить сок одного или двух лимонов.

Цель клизмы - удалить из складок толстой кишки и из тонких кишок могущие быть там отбросы.

Такую процедуру детоксикации следует проделать 3 дня подряд, в результате из организма будет удалено 12 л жидкости токсичной лимфы и заменено таким же количеством ощелачивающей жидкости.

На 4-й и последующие дни следует пить овощные соки и есть фрукты только в сыром виде. В случае слабости не следует беспокоиться. Природа использует энергию организма для его очищения и вскоре после этого вы приобретете большую энергию и бодрость.

ГОЛОДАНИЕ

Голодать 12 дней, пить часто воду, а после того как кончили голодать - следующее питание.

1-й день:

соки (виноградный, апельсиновый) из расчета 500 г в день.

Сок в первый день дается разбавленным пополам с кипяченой водой. Пить маленькими порциями по 1-2 чайной ложке, через короткие промежутки времени (вначале через 5-10 минут), постепенно количество сока и интервалы увеличивать.

2-й день:

целые неразбавленные соки в количестве 1 л. Принимать через каждые 2 часа.

3-й день:

1 л кефира и 500 г яблок (яблоки дают в очищенном виде и протертом) в смеси с кефиром в виде кашицы. Больные питаются 5 раз в день через 3 часа (9, 12, 15, 18, 21).

4-й день:

к указанному питанию добавляется тертая свежая морковь 250 г. Морковь дается в смеси с тертыми яблоками и кефиром из расчета 100г яблок, 50 г моркови, 200 г кефира (5 раз).

5-й день:

яблоки, морковь, кефир даются в количестве на один прием - 100 г, 100 г, 300 г. сюда можно добавить мед 1 чайную ложку и орехи грецкие 1-2 штуки. Эта смесь принимается 5 раз в день. Кроме того, в 12 часов добавляется 150 г винегрета, в состав которого входят: картофель паровой 250 г, свекла вареная 80 г, морковь сырая тертая 100 г, капуста свежая сырая 50 г.

6-й день:

питание 4-разовое (9, 13, 17, 21). Каждый прием пищи начинается со смеси 150 г моркови, 100 г яблок, 300 г кефира, 1-2 чайные ложки меда, орехи 1-2 шт. В 9 часов добавляется винегрет 200 г, хлеб 100 г.

7-й день: к рациону предыдущего дня в 9 часов добавляется гречневая или овсяная каша на молоке в количестве 200 г, полужидкая, без соли. В 9 часов и в 21 час добавляется творог 150 г. Количество хлеба на прием увеличивается на 100 г.

8-й день:

питание такое же, как и в предыдущий день.

9-й день: к указанному питанию добавляют овощные супы и картофельное пюре на молоке, то и другое без соли.

С 12-го дня:

к питанию предыдущих дней добавляется 30 г масла и соли.

СОВЕТЫ ДОКТОРА ХАКСЛИ*

Моргайте чаще, когда ходите в кино или смотрите телевизор. Первый закон зрения гласит: "Когда глаз передвигается, он

---

* Г. Демирчоглян. Советский спорт. 23/IX-90г.

видит". Никто не может смотреть фильм или телевизионную передачу, если глаза при этом не двигаются. Таким образом, и поход в кино, и просмотр телепрограммы могут быть очень полезны для глаз, если вы смотрите правильно. Более того, в обоих случаях возможно даже улучшить свое зрение.

Доктор Хаксли приводит весьма полезные рекомендации.

Проанализируйте, как вы сидите и на каком расстоянии от телевизора. Сидеть следует прямо, не наклоняя голову влево или вправо. Что же касается расстояния, то все, как правило, зависит только от расстановки мебели в комнате. Если диван стоит далеко от телевизора, то человек сидит там, хотя расстояние до экрана отнюдь не соответствует тому оптимальному, которое для него свойственно. Кстати, расстояние это может установить врач.

Детям разрешается сидеть на любом расстоянии. Зачастую они располагаются просто на полу, глядя на телеэкран и пребывая в самых неудобных позах по нескольку часов. При этом некоторым детям разрешают смотреть телевизор и заниматься - скажем, делать уроки - одновременно. В этом случае следует учесть, что мозг человека может в определенный момент концентрироваться лишь на выполнении одной задачи.

Попытка сконцентрироваться на выполнении домашнего задания и одновременно смотреть телевизионную передачу - одна из самых плохих умственных нагрузок и может вызвать перенапряжение глаз.

Для хорошего зрения необходим воздух:глаза должны получать кислород. Поэтому позаботьтесь о вентиляции. Особенно зимой, когда включено отопление и комната становится, по сути, герметически закупоренной.

Вот несколько правил, которых следует придерживаться при просмотре кинофильмов и телевизионных передач.

Сидите обязательно на том расстоянии, которое соответствует типу вашего зрения.

Не наклоняйте голову и не запрокидывайте ее. Смотрите на экран прямо, часто моргайте.

Не следует смотреть в одну точку, пусть глаза путешествуют по всему экрану.

В то же время, когда действие на экране разворачивается медленно, или между сериями мягко закройте глаза, дайте отдохнуть и укрепиться нервам сетчатки. При возможности сидите прямо перед экраном, а не сбоку.

Для тех, кто нуждается в укреплении зрения, кинотеатр и телевизор могут стать хорошими помощниками.

Для близоруких: снимите очки и закройте ладонями глаза. Для глаз очень вредно, когда вы снимаете очки и сразу, не дав им привыкнуть к перемене, требуете интенсивного напряжения.

Сядьте так близко к экрану, чтобы вы могли видеть, что происходит, не очень четко, но вполне достаточно для того, чтобы следить за действием. Не старайтесь увидеть четкое изображение, просто смотрите, дышите глубоко, смотрите на весь экран, и вскоре вы почувствуете улучшение.

Сидите на одном и том же расстоянии от экрана и меняйте его только тогда, когда наступит реальное улучшение. В этот момент немного увеличьте расстояние. "Один из моих близоруких пациентов, - пишет Хаксли, - начал сидеть в первом ряду, а через несколько месяцев сидел уже в последнем ряду балкона."

Для дальнозорких: снимите очки и определите, где вам удобнее смотреть на экран. Часто страдающие дальнозоркостью обнаруживают, что очки сокращают им зрение даже на расстоянии.

Этим людям придется улучшать свое зрение как на близком расстоянии, так и на далеком. В этом случае сядьте вначале близко к экрану, а затем отодвиньтесь и найдите удобное для вас расстояние от экрана. Если зрение вдаль не затруднено, сядьте как можно дальше и постепенно придвигайтесь к экрану по мере улучшения зрения.

Обратите внимание на все правила для восстановления хорошего зрения: моргание, перевод взгляда, дыхание, кратковременное прикрывание глаз для ослабления напряжения мышц глаз и век и для отдыха нервов сетчатки.

ЕСТЕСТВЕННЫЕ РОДЫ

Подробное описание того, что делала Диана Валестр в период беременности.

"Это было в июне, я была беременна и должна была родить моего первого ребенка в возрасте 30 лет.

В один прекрасный день овощные салаты, которые я так любила, стали казаться мне безвкусными, как древесные опилки, и я переключилась на совершенно другую диету, а именно:

В 1, 2-й и 3-й месяцы беременности мне ничего не хотелось есть, кроме грейпфрута и лесных орешков три раза в день.

4, 5-й и 6-й месяцы, кроме грейпфрута я ела и другие фрукты: сливы, груши, яблоки и ягоды, выращенные без химических удобрений.

Мы вычитали, что чай из малины очень полезен при беременности и поэтому насушили много этих листьев. Всю зиму я пила настой из листьев малины с медом и 50 г морковного сока ежедневно. Если было задержание мочи, ела ананасы.

Самочувствие было хорошее. К врачу обратилась только в 6 месяцев. Доктор осмотрел меня, удивился сильному биению сердца ребенка и тому, что у меня не было лишнего веса и токсичности.

Он верил в естественные роды и был доволен моей простой натуральной пищей. Я прогуливалась каждый день, делала упражнения для естественных родов и выполняла домашнюю работу.

И, наконец, мой ребенок выскочил на свет с пронзительным криком, голова его была покрыта густыми волосами.

Изумительный цвет кожи был предметом разговора сестер и врачей. К всеобщему удивлению врачей, я была готова кормить ребенка грудью, сначала молоко шло медленно, но скоро у меня пошло обильное жирное молоко. В больнице я просила давать из кухни только растительную пищу. Муж и сестра ежедневно приносили мне 1 л морковного сока и мешочек орехов как добавку к моей простой пище. Принесенные мне сухофрукты были объявлены опасными для ребенка, т.к. у него будет понос. Но я их употребляла в течение 9 месяцев. 60% употребляемой мной пищи - составляли фрукты и овощи. Кишечник моего ребенка бездействовал. На 5-й день после рождения был первый небольшой нормальный стул, никакого запора и никакого поноса! Почему же стул был таким редким? Тайна была раскрыта позже. Оказалось, что пища усваивается им настолько полностью, что ничего необычного в том нет. Редкий стул продолжался до тех пор, пока ребенок питался грудью ибо хорошо усваивал материнское молоко. В 6 месяцев ему дали морковный сок, тертые бананы и авокадо. После этого стул стал регулярным. До годовалого возраста кроме материнского молока ребенок ел фрукты, протертые через сито. Вскоре он сам начал выбирать и есть свежие фрукты по сезону...

Большинство моих друзей пичкали ребенка кашами и давали пастеризованное молоко. Вследствие этого, дети не в состоянии были переваривать крахмалы, без конца простужались и болели.

Моему ребенку 3 года, пища его состоит из свежих и сушеных фруктов, сырых овощей и их соков, орехов, семян и меда. Он хорошо развит умственно и физически, полон энергии и очень любознателен.

ЧАСТЬ ВТОРАЯ

НЕМЕДИКАМЕНТОЗНЫЕ СПОСОБЫ ЛЕЧЕНИЯ И ФИЗИОТЕРАПИЯ

ВВЕДЕНИЕ

Вторая часть сборника охватывает немедикаментозные способы лечения и физиотерапию на основе нетрадиционных методов лечения.

Немедикаментозные способы включают: сокотерапию, овощи, ягоды, фрукты, лечение продуктами пчеловодства (мед, прополис, пыльца, маточное молочко, пчелиный яд), мумие, живую и мертвую воду, водолечение, голодотерапию, диетотерапию. Читатель и специалист найдут здесь также нетрадиционные способы физиотерапии: дыхание по системе Бутейко, магнитотерапия, электронотерапия, металлотерапия, акупрессура и точечный массаж.

Читатель, и особенно специалист, найдет во второй части сборника обширный полезный для себя материал по различным способам лечения не травами (особенно, если есть противопоказания или какие-то другие причины, из-за которых нельзя применять траволечение). Кроме того, бывает так, что немедикаментозные методы и нетрадиционные способы дают более эффективные результаты с учетом индивидуальности больного и опыта лечащего врача. Необходимо отметить, что иногда эти методы в прямом смысле слова чудотворны при лечении многих болезней, особенно когда по неизвестным причинам не помогает траволечение.

Наконец, материалы данного раздела могут служить объектом глубокого исследования для научной медицины с целью разработки новых методов и рецептов для их использования в классической медицине после обширного изучения на практике.

Составитель

НЕМЕДИКАМЕНТОЗНЫЕ СПОСОБЫ ЛЕЧЕНИЯ

СОКОТЕРАПИЯ
(овощи, ягоды, фрукты)

ЛЕЧЕНИЕ ОВОЩНЫМИ И ФРУКТОВЫМИ СОКАМИ

Всем ясна важность и полезность фруктов и овощей для организма человека и особенно для больного. "Обширные и глубокие исследования, проводившиеся в течение многих лет научными учреждениями мира, дали возможность ученым со всей убедительностью заявить, что фрукты и овощи сами по себе являются важнейшими и весьма высокоценными продуктами питания, а соки, получаемые из них, содержат почти все компоненты свежих плодов и овощей."*

Наличие органических кислот, биостимуляторов, органических микроэлементов, множества солей и витаминов, а также других веществ, вызывают слюноотделительные рефлексы в полости рта. Фрукты и соки из них повышают активность ферментов и обмен веществ, им присуще и общеукрепляющее действие, связанное с влиянием на пищеварение и усвоение пищи. вышеизложенное указывает на лечебные свойства фруктов и овощей.

СОКИ ИЗ ФРУКТОВ, ЯГОД, ОВОЩЕЙ

Овощи и фрукты имеют большое значение в нашем питании и, следовательно, для нашего здоровья. Они служат источником не только витаминов и минеральных солей, но содержат также клетчатку, органические кислоты, пектиновые соединения, ароматические вещества и эфирные масла. В них содержится большое количество витаминов C, B_1, B_2, B_6, E и A. Кроме того, они обладают лечебными свойствами для лечения многих болезней.

По содержанию витаминов овощи и фрукты можно разделить на следующие группы:

Первая группа. Овощи и фрукты, доставляющие в организм человека главным образом витамин C, а также минеральные вещества, сахар, клетчатку, витамины A и B_2.

---

*Самсонова А.Н., Ушева В.Б. Фруктовые и овощные соки. - М., Пищевая промышленность, 1976.

К этой группе принадлежат помидоры, лимоны, апельсины, грейпфруты, капуста (особенно квашеная), смородина, крыжовник, лесные ягоды, стручковый перец, малина, клубника, зелень петрушки.

Вторая группа. Овощи и фрукты, снабжающие организм главным образом каротином. овощи и фрукты этой группы поставляют, кроме того, минеральные вещества, витамин С, сахар, клетчатку, витамин B_2.

К этой группе принадлежат морковь, помидоры, дыни, абрикосы, тыква, лук-порей, брюссельская капуста, зеленые стручки гороха и фасоли, зелень петрушки, красный перец, рябина.

Третья группа. Овощи и фрукты, содержащие небольшое количество минеральных веществ и витаминов, растворимых в воде и положительно влияющих на обмен веществ в организме (витамин С и витамины группы В).

К этой группе относятся свекла, огурцы, сельдерей, репчатый лук, редиска, петрушка, яблоки, груши, сливы, черешня и виноград.

Так как овощи и фрукты часто бывают загрязнены микробами, а иногда химическими веществами (средствами защиты растений), первичную обработку следует производить очень тщательно.

Чтобы приготовленные напитки сохранили питательную ценность исходного сырья, следует:

1. Овощи и фрукты, предназначенные к обработке, тщательно перебрать, откидывая испорченные и несвежие.

2. Старательно мыть овощи и фрукты под краном. Особое внимание обращать на клубнеплоды, которые бывают очень загрязнены землей и находящимися в ней микробами. Клубнеплоды мыть щеткой.

3. Овощи и фрукты, которые нельзя подвергать обработке с кожицей, вымыть, а затем срезать с них кожицу (тонкий слой) острым нержавеющим ножом или желобковым.

4. Очищенные овощи промыть быстро, чтобы они не потеряли ценных веществ (очищенные фрукты не моют).

5. Фрукты и овощи, предназначенные для приготовления натуральных соков, перерабатывать быстро и непосредственно перед приготовлением. Соки нужно готовить только из свежих, неподпорченных овощей, фруктов и плодов и сразу пить.

КАК ГОТОВИТЬ СОКИ В ДОМАШНИХ УСЛОВИЯХ*

Их нужно делать только из свежих, неподпорченных овощей, фруктов, плодов и сразу пить. Советские ученые установили, что

Иванченко В.А. Растения и работоспособность.
Биология 1984/6. - М., Знание.

соки, полученные на центрифуге или центробежной соковыжи-малке, лучше, чем соки, полученные другими методами, напри-мер, при помощи пресса. Сок на центрифуге готовится в 3-4 раза быстрее, меньше окисляется. Так, в центрифужном яблочном соке количество флавоноидов может быть в 3 раза, а лейкоантоцианов (красящих веществ) в 10 раз больше, чем в прессованном. кроме того, центрифужный сок содержит до 100 процентов мякоти и является нектаром. В него переходит значительно больше ФАВ (физиологически активных веществ), и, следовательно, он био-логически ценнее для организма. Сок надо употреблять сразу же после приготовления.

Даже кратковременное хранение в холодильнике ускоряет брожение и порчу продуктов, хотя его вкус может не измениться. Консервированные соки действуют менее активно, чем свежие.

В КАКОМ КОЛИЧЕСТВЕ МОЖНО ПИТЬ СОКИ?

Соки можно пить столько, сколько пьется с удовольствием, не принуждая себя. Как правило, для получения заметных ре-зультатов необходимо пить по меньшей мере 600 мл соков в день. Нужно иметь в виду, что чем больше мы пьем соки, тем скорее достигаем желаемых результатов.

КАК МЫ МОЖЕМ ОГРАДИТЬ СЕБЯ ОТ ВЛИЯНИЯ ХИМИЧЕСКИХ ВЕЩЕСТВ, ПРИМЕНЯЕМЫХ В СЕЛЬСКОМ ХОЗЯЙСТВЕ

Удалось установить, что химические вещества, применяемые в сельском хозяйстве против вредителей, собираются в клетчатке и что яды не влияют на энзимы, атомы и молекулы овощей и фруктов.

Хорошо известно, что отсутствие правильного соотношения элементов в натуральных дешевых продуктах находится в прямой зависимости от соответствующего недостатка или отсутствия эле-ментов в почве, где они росли.

Растирая овощи, мы освобождаем элементы из клетчатки, при выжимании сока ядовитые вещества остаются связанными в клет-чатке. Такой сок содержит все энзимы, атомы и молекулы эле-ментов, входящих в состав пищи фруктов и овощей, и он свобо-ден от химикатов.

Таким образом, мы нашли ответ на вопрос, как должно предохранить себя от воздействия ядовитых химических веществ, так широко применяемых во всем мире. Разумеется, при употреблении салата мы не можем гарантированно оградить себя от химикатов. В этом случае надо стараться закупать продукты, не опрысканные химикатами, или применять выращенные самими.

1. ОВОЩНЫЕ СОКИ

СОК БРЮССЕЛЬСКОЙ КАПУСТЫ

Смесь брюссельской капусты с морковным, салатным соками и соком стручковой фасоли дает такое сочетание элементов, которое помогает восстановить функции поджелудочной железы. Установлено, что соки эти исключительно полезны при диабете.

Однако они приносят пользу только в тех случаях, когда концентрированные крахмалы и сахар исключаются из диеты, а кишечник регулярно очищается от шлаков клизмами.

СОК КАПУСТЫ

При употреблении капустного сока удивительно быстро поддается лечению язва двенадцатиперстной кишки. Единственным недостатком является частое образование газов. С равным успехом можно использовать морковный сок, который гораздо вкуснее.

Сок капусты является великолепным очищающим средством и помогает сбавлять вес. Образование газа в кишечнике объясняется тем, что сок капусты разлагает накопившиеся в кишечнике продукты гниения химической реакцией. Клизмы помогут удалению как газа, так и продуктов гниения, вызывающих газы.

Если после питья сока капусты образуется большое количество газов или ощущается беспокойство, то это может быть следствием ненормального токсического состояния кишечника. В этом случае рекомендуется перед употреблением большого количества сока очистить кишечник, выпивая ежедневно морковный сок либо смесь соков моркови и шпината в течение двух или трех недель с ежедневным очищением клизмой. Замечено, что когда кишечник в состоянии усвоить капустный сок, то он действует как идеальное очистительное средство, в особенности при ожирении.

Смесь соков моркови и капусты образует великолепный источник витамина С, используется как средство очищения, в особенности, при инфекции десен, вызывающих пародонтоз.

Сок капусты весьма эффективен при опухолях и запорах. так как запоры являются основной причиной сыпи на коже, то она исчезает при употреблении этого сока.

Добавление соли к капусте не только уничтожает ее ценность, но и вредно.

Сок из свежей капусты употребляют при хронических гастритах, особенно с пониженной кислотностью, язвенной болезни желудка и 12-перстной кишки, заболеваниях печени и селезенки, ожирении.

Принимают 1-2 стакана 2-3 раза в день за час до еды в теплом виде.

КАРТОФЕЛЬНЫЙ СОК

Сырой картофель содержит легкоусвояемый сахар, который при варке превращается в крахмал. Лицам, страдающим венерическими заболеваниями, а также склонным к половому возбуждению, не следует есть картофель.

Сок сырого картофеля хорошо очищает весь организм. В смеси с морковным соком и соком сельдерея очень хорошо он помогает при нарушениях пищеварения, нервных расстройствах, например, при ишиасе и зобе. В этих случаях ежедневное употребление 500 мл морковного, огуречного, свекольного или картофельного сока очень часто дает положительный результат за короткий срок, при условии, что исключены все мясные и рыбные продукты.

ЛИМОННЫЙ СОК

Лимон очень богат минеральными солями, особенно витамином С и лимонной кислотой, поэтому его употребление очень важно для организма. У него сильное антимикробное, антисептическое действие. Так, например, в Южном Египте, где распространен скорпион, часто жители деревень подвергаются ужаливаниям скорпионов. Тогда просто берут лимон, режут его пополам, одну половину кладут на место ужаливания, а другую половину сосут, и все проходит.

Сок лимона принимают при атеросклерозе, заболеваниях желудочно-кишечного тракта, мочекаменных состояниях. Его можно пить, добавляя сок 1/2 лимона в 1/2 стакана горячей воды, 2-3 раза в день. Его добавляют и в салаты из свежих овощей без добавления поваренной соли.

Сок лимона, разведенный в воде (1/2 лимона на 1/2 стакана теплой воды) полезен для полоскания при ангине, воспалительных заболеваниях слизистой оболочки рта и глотки. Также сок применяется как наружное лекарство при грибковых заболеваниях коже.

При желчнокаменной болезни пьют 10-12 стаканов и около 1,5 л смеси морковного, свекольного и огуречного соков в течение всего дня. Через день-два начнутся приступы сильных болей, по 10-15 минут. На 6-7-й день наступит кризис с сильными болями, затем боль утихнет, и вскоре после этого все пройдет и камень исчезнет. При очень сильных болях обратиться к врачу для получения болеутоляющих лекарств.

СОК ЛЮЦЕРНЫ

Одним из наиболее богатых хлорофиллом растений является люцерна. Потребление в пищу люцерны дает человеку здоровье, силу и энергию до глубокой старости, при этом сопротивляемость организма к инфекциям - феноменальна.

Сок свежей люцерны очень силен, поэтому его лучше пить в смеси с морковным соком. В этом случае польза, приносимая каждым соком в отдельности, увеличивается. Было отмечено, что такая комбинация хорошо помогает при большинстве сердечных болезней, а также болезнях артерий.

Хлорофилл хорошо помогает при расстройствах дыхательной системы, в особенности легких и полостей черепа. Причиной заражения пазух и болей, а также бронхиального и астматического состояния, включая сенную лихорадку, является слизь.

Сок моркови, люцерны и латука (сорт салата) восполняет необходимые вещества для питания корней волос. Ежедневное использование этой смеси (0,5 л) поможет росту волос в значительной степени.

СОК СЫРОЙ МОРКОВИ

В зависимости от состояния человека сырой морковный сок можно пить от 0,5 до 3-4 л в день. Сок этот помогает приводить весь организм в нормальное состояние. Он - самый богатый источник витамина А, который организм быстро усваивает. В этом соке содержится большое количество витаминов В, С, Д, Е, К. Морковный сок улучшает аппетит, пищеварение и структуру зубов.

Кормящая грудью мать с целью улучшения качества молока должна пить ежедневно много морковного сока.

Сырой морковный сок является естественным растворителем при язвах и раковых образованиях. Он повышает сопротивляемость к инфекциям, действует весьма эффективно вместе с поджелудочной железой, он повышает сопротивляемость желез и пазух лицевого черепа и дыхательных органов тела. Сок это предохраняет нервную систему и не знает себе равных для повышения энергии и силы.

Сухая кожа, дерматит (воспаление кожи) и другие кожные заболевания также являются причиной недостаточности в организме элементов питания, содержащихся в сырой моркови. То же самое относится к глазным болезням, таким как офтальмия, конъюнктивит и т.д.

Как средство борьбы против язв и раковых образований сырой морковный сок является чудом нашего века. Однако необходимо, чтобы он был приготовлен правильно (хорошо извлечен из клетчатки), а всякая пища, содержащая концентрированный сахар, крахмал и какую бы то ни было зерновую муку, была полностью исключена.

Этот сок особенно хорошо питает оптическую систему.

ОГУРЕЧНЫЙ СОК

Вероятно, огурцы являются наилучшим мочегонным средством. Однако огурцы обладают и другими ценными свойствами, такими, как улучшение роста волос; они укрепляют сердце и сосуды.

Огурцы содержат более 40 процентов калия, 10 процентов натрия, 7,5 процентов кальция, 20 процентов фосфора, 4,5 процентов хлора.

Добавление огуречного сока к морковному весьма благотворно влияет при ревматических заболеваниях, а такие болезни являются следствием повышенного содержания мочевой кислоты в организме.

Прибавление к этой смеси некоторого количества свекольного сока ускоряет общий процесс.

Высокое содержание калия в огурцах делает его очень ценным при высоком и низком кровяном давлении.

Огуречный сок помогает при плохом состоянии зубов и десен, как, например, при пародонтозе. Наши ногти и волосы особенно нуждаются в сочетании элементов, имеющихся в свежем огуречном соке и предотвращающих расщепление и выпадение волос и ломкость ногтей.

Сок может быть полезен для профилактики перенапряжения миокарда. Он успокаивает и укрепляет нервную систему, препятствует атеросклерозу и улучшает память. Можно принимать до 100 мл чистого сока. Его действие усиливается при комбинации с другими соками, например, черносмородиновым, яблочным, грейпфрутовым (2:2:1:1) или томатным и чесночным (20:20:1).

СОК ОДУВАНЧИКА

Сок этот является одним из самых ценных тонизирующих и укрепляющих средств. Он необходим для нейтрализации сверхкислотности и нормализации щелочного состава организма. Сырой сок одуванчика, полученный из листьев и корней, в сочетании с морковным соком и соком листьев репы помогает при недугах позвоночника и других болезнях костей, а также придает крепость зубам, предотвращая тем самым пародонтоз и их разрушение.

СОК ПЕРЦА (ЗЕЛЕНОГО)

Этот сок содержит изобилие кремния, так необходимого для ногтей и волос, он также помогает сальным железам и протокам.

В смеси с морковным соком (от 25 до 60 % перечного сока) дает великолепные результаты при очищении кожи от пятен.

Лица, страдающие от образования газов в кишечнике, от колик, спазм в кишечнике, получали большое облегчение при употреблении 500 мл этого сока ежедневно.

СОК ПЕТРУШКИ

Петрушка - это зелень, а сок ее - один из самых сильнодействующих соков, поэтому никогда не следует пить отдельно более 30-60 мл этого сока. Лучше, если это количество смешать с морковным, салатным, шпинатным или сельдерейным соком.

Сырой свежий сок петрушки обладает свойствами, необходимыми для кислородного обмена и поддержания нормальной функции надпочечных и щитовидных желез. Имеющиеся в нем элементы содержатся в таком сочетании, что способствуют укреплению кровеносных сосудов, особенно капилляров и артерий.

Сок этот - отличное средство при заболеваниях мочеполового тракта и очень помогает при камнях в почках, желчном и мочевом пузырях, при нефрите, когда белок в моче, и других заболеваниях почек. Он успешно применяется при водянке.

Он также эффективен при заболеваниях глаз и системы зрительного нерва, изъязвлении роговой оболочки глаза, катаракте, конъюнктивите, офтальмии. Вялость зрачка во всех стадиях лечится эффективно питьем сырого сока петрушки, смешанного с морковным соком и соком сельдерея и эндивия.

Сок петрушки в смеси со свекольным соком успешно применяется во время болей при менструациях. Спазмы, вызванные менструальным нарушением, очень часто прекращаются совсем при регулярном употреблении этих соков. При этом из диеты исключаются крахмалы, сахар и мясо.

Сок принимают вместе с морковным 1:3, когда нужно быстро восстановить зрение, пониженное при напряженной работе глаз. Сок улучшает дыхание, сердечную деятельность. Нельзя пить его при воспалении почек. Его принимают при гипертонии.

Количество сока на прием должно быть не больше 1 столовой ложки.

СОК РЕДИСА

Этот сок добывается из листьев и корней, и никогда не следует пить его отдельно, ибо он вызывает сильную реакцию.

В сочетании с морковным соком он помогает восстановить тонус слизистой оболочки организма. Он особенно эффективен, если его пить в течение часа после принятия сока хрена, описанного в соответствующей главе. Это сок успокаивает, исцеляет болячки и очищает организм от слизи, которую растворил сок хрена.

Кроме этого, он способствует восстановлению слизистых оболочек.

Обычно в большинстве случаев нет необходимости удалять слизь, вызывающую свищи, при помощи операции. Благодаря операции удаляется определенное количество слизи, но послеоперационный эффект в конечном счете будет отрицательным.

Для этой цели лучше использовать соус из хрена и лимона, который дает отличный результат. Причиной образования слизи является чрезмерное употребление молока и молочных продуктов, концентрированных крахмалов, хлеба и крупы.

СОК РЕПЫ

Ни один из овощей не содержит такой высокий процент кальция, как лист репы.

Поэтому этот сок - великолепная пища для детей и лиц, страдающих размягчением зубов и костей. Смешивая сок листьев репы с морковным соком и соком одуванчика, мы получим одно из самых эффективных средств для укрепления зубов и всех остальных костных тканей организма.

Содержание калия в листьях репы такое высокое, что придает этому соку свойство увеличивать щелочной состав организма, особенно, если смешивать этот сок с соком сельдерея и моркови. Поэтому он является отменным средством для понижения кислотности. Листья репы содержат большой процент натрия и железа.

СВЕКОЛЬНЫЙ СОК

Сок свеклы - самый ценный сок для образования красных кровяных телец и для улучшения крови вообще. Женщинам он особенно полезен, если его пить минимум 0,5 л в день (в смеси с морковным соком).

Один только свекольный сок при употреблении одного винного бокала за раз может вызвать очистительную реакцию, а именно: небольшое головокружение или тошноту. Опыт показал, что в первое время лучше пить смесь, где преобладает морковный сок, а затем постепенно увеличивать количество свекольного сока, пока организм лучше перенесет его очистительное полезное действие. Обычно достаточно от 1 до 1,5 стакана свекольного сока 2 раза в день.

Во время менструального расстройства сок свеклы весьма полезен, в особенности, если во время этого периода сок пить небольшими порциями, не более одного винного бокала (50-100 мл) два или три раза в день.

Во время климактерического периода такая процедура дает гораздо больший постоянный эффект, чем действие лекарства из синтетических гормонов.

Самым положительным свойством является то, что в свекле содержится более 50% натрия и только 5% кальция. Это соотношение ценно для поддержания растворимости кальция, когда вследствие употребления вареной пищи накопился неорганический кальций в кровеносных сосудах, например, при расширении вен или их затвердении или сгущении крови, вызывающих высокое давление крови и другие виды нарушения сердечной деятельности.

Содержание в красной свекле кальция обеспечивает общее питание для всех физиологических функций организма, а содержание хлора является великолепным органическим очищающим средством печени, почек и желчного пузыря, стимулируя также деятельность лимфы во всем теле.

Смесь морковного и свекольного соков является наилучшим естественным строителем кровяных клеток, особенно красных кровяных телец.

Он стимулирует образование эритроцитов, улучшает память, особенно при атеросклерозе, расширяет кровеносные сосуды. При гипертонической болезни это одно из лучших природных средств. Он незаменим при малокровии, улучшает самочувствие. Он укрепляет нервную систему при неврозе и бессоннице.

Сок лучше оставить на несколько часов в холодильнике, снять пену и употреблять в смеси с морковным в соотношении 1:4. Венгерские ученые считают, что улучшить состояние больных злокачественными опухолями может именно свежий сок. Они советуют пить его не более 100 мл в сутки. Сок можно получить как из корнеплодов, так и из молодой ботвы.

СОК СЕЛЬДЕРЕЯ

Сухая жаркая погода легче переносится, если утром выпить рюмку сока свежего сельдерея и столько же днем, между принятием пищи. Это нормализует температуру тела, и мы чувствуем себя превосходно.

Смесь сока сельдерея с другими соками весьма полезна и дает почти феноменальный результат в случае авитаминоза и при других недугах.

При нервных расстройствах, являющихся результатом перерождения (дегенерации оболочек нервов), употребление соков моркови и сельдерея помогает их восстановлению. Если в принимаемой пище нет достаточного количества серы, железа и кальция или даже имеется большое количество этих элементов, но они в лишенном жизненной силы неорганическом виде, то могут быть вызваны такие нарушения, как астма, ревматизм, геморрой и т.д.

Он повышает тонус, улучшает аппетит, оказывает мочегонный и слабительный эффект. Его лучше всего пить тучным людям с нарушением обмена веществ и быстрой утомляемостью. Сок содержит витамины С, B_1, B_2, РР. Для профилактики обычно достаточно одной-двух чайных ложек сока 3 раза в день за 30 минут до еды, всего до 100 мл в сутки. Популярны такие сочетания: морковь, свекла, сельдерей (8:3:5), морковь, капуста, сельдерей (1:4:5), морковь, сельдерей, редька (8:5:3).

СОК СПАРЖИ

Сок спаржи очень эффективен как мочегонное средство, в особенности с морковным соком, так как он может иметь сильную реакцию на почки, если пить его отдельно.

Сок спаржи очень эффективен при почечных заболеваниях и при восстановлении больных желез. При малокровии и диабете этот сок полезен вместе с другими соками, предназначен для лечения этих болезней.

Так как этот сок способствует распаду кристаллов щавелевой кислоты в почках и во всей кишечной системе, то он полезен при ревматизме, неврите и т.д. Причиной ревматизма являются, конечно, продукты пищеварения, получающиеся при употреблении мяса и мясных продуктов, образующих большое количество мочевины. Постоянное употребление животных продуктов перегружает почки и другие органы выделения, в результате чего все меньшее количество мочевой кислоты выделяется из организма и, соответственно, большее ее количество поглощается мышцами. Следствием этого является ревматизм.

Такое состояние - одна из причин заболевания предстательной железы. В этом случае сок спаржи вместе с морковным и огуречным хорошо помогает.

СОК СТРУЧКОВОЙ ФАСОЛИ

Сок этот особенно полезен диабетикам. Диабет является болезнью, вызванной неправильным питанием, а именно, чрезмерным употреблением концентрированных крахмалов и сахаров.

Признано, что инъекции инсулина не являются лечением этой болезни. Диабет - не наследственная болезнь, она может быть вызвана употреблением большого количества концентрированных углеводов.

Установлено, что сок стручковой фасоли и брюссельской капусты содержит элементы, обеспечивающие нормальное выделение инсулина для содержания пищеварительных органов.

ТОМАТНЫЙ СОК

Томатный свежий сырой сок - один из самых полезных соков, имеющий щелочную реакцию, при условии, если при этом не присутствуют концентрированные сахар и крахмалы, в противном случае реакция будет определенно кислой.

Помидоры содержат довольно высокий процент лимонной и яблочной кислот, а также некоторый процент щавелевой кислоты. Эти кислоты полезны и необходимы при обменных процессах организма, если они находятся в органическом виде. Если помидоры варятся или консервируются, то эти кислоты становятся неорганическими и как таковые вредны для организма. В некоторых случаях образование камней в почках и мочевом пузыре является прямым следствием употребления вареных или консервированных томатов или их соков, особенно с крахмалом и сахаром.

Он хорошо стимулирует образование желудочного сока, улучшает деятельность сердца. выпивая стакан сока, вы обеспечиваете половину суточной потребности в витаминах А и С. Этот сок часто используют в смеси с соком яблок, тыквы и лимона (2:4:2:1), особенно когда необходимо похудеть.

СОК ХРЕНА

Мы не применяем сок хрена, ибо в таком виде эфирные масла очень сильны, поэтому рекомендуется применять хрен в виде кашицы с добавлением лимонного сока два раза в день по 1/2 чайной ложки натощак.

Такая смесь помогает разложению слизи в местах ее накопления без повреждения слизистой оболочки.

Кроме того, кашица хрена с лимонным соком является сильным мочегонным средством, особенно ценным при отечности и водянке.

Как правило, самые удовлетворительные результаты получаются при употреблении кашицы хрена в соотношении: смесь 2-3 лимонов (сока) и 150 г хрена.

СОК ЦИКОРИЯ-ЭНДИВИЯ

Цикорий имеет питательные вещества, в которых постоянно нуждается оптическая система глаз. Прибавляя к этому соку сок моркови, петрушки, сельдерея, мы снабжаем мышечную систему глаз, что дает удивительные результаты восстановления дефектов зрения.

Прием ежедневно 250-500 мл смеси такого сока часто восстанавливает зрение до нормального в течение нескольких дней или недель, и во многих случаях устраняется необходимость носить очки.

ЩАВЕЛЕВЫЙ СОК

Сок щавеля великолепно помогает при восстановлении вялых кишок. Этот овощ богат оксалатом калия, который ценен для человеческого организма в его органическом состоянии. Никогда не следует употреблять щавель в вареном виде.

Щавель содержит особенно большое количество железа и магния, в которых постоянно нуждается кровь, и огромное количество очищающих элементов - фосфора, магния, кремния, серы, которые необходимы всем частям организма.

Совокупность этих элементов делает щавелевый сок очень ценным для питания всех желез человеческого тела.

СМЕСЬ СОКОВ МОРКОВИ, СВЕКЛЫ И ОГУРЦОВ

Камни и песок в желчном пузыре и в почках являются естественным результатом несостоятельности организма вывести накопившийся кальций, образовавшийся вследствие употребления концентрированных крахмалов и сахара.

Сок одного лимона в смеси с 0,5 стакана горячей воды несколько раз в день и 0,5 стакана смеси морковного, свекольного и огуречного соков (3-4 раза в день) поможет исчезновению камней и песка в почках в течение нескольких дней или недель (в зависимости от размера и количества камней).

Приведем только один из многочисленных примеров: мужчина около 40 лет в течение 20 лет страдал многочисленными острыми болями. Врачи установили камни в желчном пузыре, что было подтверждено рентгеновскими снимками. Только его отвращение и страх перед операцией оставили его желчный пузырь там, где ему должно быть.

Узнав об успехах соковой терапии и прочитав одно из ранних изданий книги доктора Уокера, он обратился к автору. И тот ему сказал, что быстрое лечение соками может вызвать более сильные боли, чем те, которые он испытывал раньше, что они будут продолжаться от нескольких минут до одного часа и затем с прохождением растворенного кальция вовсе прекратятся. Он начал пить 10-12 стаканов горячей воды, прибавляя сок одного лимона в каждый стакан воды и около 1,5 л смеси морковного, свекольного и огуречного соков в течение всего дня. На следующий день у него начались сильные приступы ужасной боли, по 10-15 минут каждый. К концу недели наступил кризис, во время которого он катался по полу от сильнейшей боли, вдруг боль утихла и вскоре после того, как камни вышли наружу, они вызвали реакцию в виде грязи в моче. В этот вечер он стал совершенно другим человеком, чувствуя себя на 20 лет моложе и удивляясь простоте чудодействия природы.

Смесь морковного, свекольного и огуречного соков дает нам великолепное средство для целительного очищения желчного пузыря, печени, а также предстательной и других половых желез.

В то же время необходимо воздержаться хотя бы на некоторое время от употребления концентрированных сахаров и крахмалов, а также мяса, чтобы дать возможность организму прийти в нормальное состояние.

2. ФРУКТЫ И ЯГОДЫ

Известно, что целебные свойства растений обусловлены многими факторами. Знание лечебных свойств того или иного растения позволяет с успехом использовать его при лечении определенного заболевания.

Из огромного числа растений-целителей опишем лечебные свойства лишь некоторых. Это фрукты и ягоды.

Пищевые растения отличаются от несъедобных тем, что не содержат ядовитых и сильнодействующих веществ (многие из которых, кстати, находят применение в медицине).

Пищевые растения служат основными источниками углеводов, особенно ценных жиров (содержащих ненасыщенные жирные кислоты), многих витаминов и других биологически активных веществ, не содержащихся в животной пище, обладающих лечебными и профилактическими свойствами.[*]

Ниже описываются лечебные свойства ряда фруктов и овощей и их применение.

АБРИКОСЫ

Содержат до 20-27% сахаров, органические кислоты (салициловую, яблочную, лимонную), провитамин А (каротин), витамины С и B_{15}. Абрикосы богаты солями калия (305 мг% калия содержится в свежих плодах и 1717 мг% - в сушеных), железа. Абрикосы оказывают целебное действие при заболеваниях сердечно-сосудистой системы, почек, при ожирении. Сушеные абрикосы - курага и урюк - являются мочегонными средствами.

Они богаты фосфором и магнием, которые требуются организму для активной работы мозга, и прекрасно его тонизируют. Недавно ученые установили его явно положительное действие на сосуды мозга. Абрикос улучшает память и повышает работоспособность мозга. Он богат микрокалием, необходимым для сердца, и также увеличивает гемоглобин в крови, который способствует увеличению сопротивляемости организма, а также помогает при анемии.

АРБУЗЫ

Содержат витамины С, РР, B_1, B_2, каротин, фолиевую кислоту, а также клетчатку, пектины, углеводы, соли калия. Оказывают благотворное влияние при болезнях почек (в том числе и

---

[*]Воробьев Р.И. Питание и здоровье. - Москва, 1990.

при камнях), заболеваниях сердечно-сосудистой системы, в том числе при гипертонии, а также при атонии кишечника. Арбузы прекрасно утоляют жажду при лихорадке и способствуют выведению ядовитых веществ из организма.

Арбузы - незаменимое мочегонное средство при отеках, связанных с заболеваниями сердечно-сосудистой системы и почек. Арбузный сок не только выводит из организма излишнюю жидкость, но и обеспечивает его легкоусвояемыми сахарами. Клетчатка арбуза усиливает перистальтику кишечника, ускоряет выведение избытка холестерина. Диетологи считают, что в день можно потреблять до 2-2,5 кг арбуза. например, при почечно-каменной болезни щелочность мочи под влиянием веществ, содержащихся в арбузе, повышается, соли переходят в растворимое состояние и выводятся благодаря мочегонному эффекту. В этом случае нужно стремится к равномерному потреблению: есть арбуз порциями, и даже ночью.

Нет лучшей пищи для больных склерозом, подагрой, артритами, диабетом, чем арбуз.

БРЮКВА

Незаслуженно забытое пищевое и лечебное растение. Неприхотлива, может выращиваться чуть ли не на всей территории России. Содержит до 10% сахаров, 2% белка, витамины С, B_1, B_2, пектины, служит хорошим источником железа для организма. Сок брюквы обладает отхаркивающими свойствами. Применяется при железодефицитной анемии, атеросклерозе, воспалительных заболеваниях легких. Сок брюквы применяют наружно при гнойничковых заболеваниях кожи и ожогах, так как он оказывает прекрасное противомикробное действие благодаря наличию фитонцидов.

ВИНОГРАД

Был известен своими высокими лечебными свойствами еще в Месопотамии и Вавилоне 5500 лет назад. В Россию виноград завезен в 1613 г., и с тех пор популярность его возрастает.

В винограде содержатся калий, кальций, магний, марганец, кобальт, витамины С, Р, РР, B_1, B_6, B_{12}, фолиевая кислота, каротин. Виноград богат углеводами (18-20%), органическими кислотами (яблочной, салициловой, лимонной, янтарной, муравьиной и др.).

Виноград - эффективное мочегонное, послабляющее и отхаркивающее средство, полезен при болезнях почек, легких, печени, при подагре и гипертонии, применяют его и как общеукрепляющее средство.

Такие сорта винограда, как Изабелла, Мускат, Каберне, Гамбургский оказывают выраженное антимикробное действие.

Сок винограда обладает тонизирующим действием. Он полезен при истощении нервной системы (астении) и упадке сил. Богат глюкозой. Он обладает мочегонными, потогонными свойствами. Снижает содержание холестерина в крови. Пить сок нужно за час до еды три раза в день. Начинать с половины стакана сока и к концу курса, через 1-1,5 месяца, довести до 2 стаканов на прием. Нельзя пить в больших количествах при склонности к поносам, сахарном диабете, ожирении, язвенной болезни желудка, хронических воспалительных процессах в легких.

ВИШНЯ

Ее употребляли еще первобытные люди. Вишня культивировалась в Киевской Руси, откуда распространилась в Суздальское и Владимирское княжества, в Москве известна с XVII века.

Содержит глюкозу и фруктозу, витамины С, B_1, РР, каротин, фолиевую кислоту, органические кислоты, медь, калий, магний, железо, пектины.

Вишня оказывает целебное действие при малокровии, болезнях легких, почек, при атеросклерозе, запорах. Вишневый сок губительно действует на возбудителей дизентерии и гноеродных инфекций - стафилококков и стрептококков.

ГРАНАТОВЫЙ СОК

Полезен своим общеукрепляющим действием, связанным с влиянием на пищеварение и усвоение пищи. Он является биогенным стимулятором и лечит болезни поджелудочной железы. Его употребляют при малокровии, при необходимости очищения крови. Пьют по 0,5-1 стакану сока 3 раза в день за 30-40 минут до еды. Необходимо соблюдать соответствующую диету. Курс лечения длится 2-4 месяца, затем следует месячный перерыв, и повторить курс, но следует иметь в виду, что он обладает вяжущим эффектом, а в некоторых случаях может вызвать запор.

Сок принимают также при желудочно-кишечных расстройствах, после инфекционных заболеваний и операций как общеукрепляющее средство.

ГРЕЙПФРУТ

Созревая в декабре, плоды грейпфрута прекрасно сохраняют всю свою ценность до июля. Известны его высокие диетические и лечебные качества - улучшение пищеварения, снижение кровяного давления, нормализация работы печени, восстановление сил организма. Грейпфрут - достойный соратник лимона, но, пожалуй, даже несколько опережает его, так как обладает приятным вкусом: нужно только знать, что вся горечь заключается в перегородках между дольками, которые следует удалять.

При атеросклерозе, гипертонической болезни, переутомлении принимать по 1/4 стакана за 20-30 минут до еды, а при бессоннице по 1/2 стакана на ночь.

Принимают сок с мякотью при отсутствии аппетита, нарушении процесса пищеварения.

ГРУША

Известна с доисторических времен. Эта культура появилась в Древней Греции более 3 тыс. лет назад. В Россию груша проникла из Византии, в Подмосковье стала разводиться с XVI в.

В груше содержатся витамины С и B$_1$, сахара, клетчатка, органические кислоты.

Оказывает мочегонное и противомикробное действие, полезна при камнях в почках и при инфекциях мочевых путей.

ДЫНЯ

Богата сахарами (до 13%), витаминами С, РР, каротином, фолиевой кислотой, а также железом и клетчаткой. Полезна при запорах, атеросклерозе, геморрое, болезнях крови, почек и сердечно-сосудистой системы. Имеются данные об успокаивающем (седативном) влиянии дыни на центральную нервную систему.

ЗЕМЛЯНИКА (КЛУБНИКА)

Обладает замечательными пищевыми и лекарственными свойствами. Она была известна еще людям каменного века. Но культура земляники (клубники) стала распространяться в Европе лишь с начала XVIII в., в России - со времен царя Алексея Михайловича.

В клубнике имеются сахара (до 15%), витамины С, группы В, фолиевая кислота, каротин, клетчатка, пектины, кобальт, железо, кальций, фосфор, марганец, лимонная, яблочная, салициловая кислоты. Клубника оказывает общее оздоровительное влияние на организм. Известный знаток народной фитотерапии М.А. Носаль пишет: "При склерозе, чрезмерном давлении крови (гипертонии), запорах, кишечных недомоганиях и поносах земляника - эффективное средство.

Многие формы старых, запущенных экзем (экземы с нагноением, с трещинами, струпьями, нередко со зловонными язвами), которые не излечивались различными дорогими средствами, успешно вылечивались земляникой...

Из личной практики и наблюдений над самим собой прихожу к заключению, что ее можно и нужно есть так много, чтобы на третьей неделе она настолько надоела, что нужно заставить себя есть ее. Давайте ее детям, давайте много. Не жалейте средств на приобретение земляники. Не считайте ее баловством или роскошью, а считайте ее необходимой."

Клубника нормализует нарушенный обмен веществ, помогает при болезнях сердца, сосудов, желудочно-кишечного тракта - язве желудка, холецистите и камнях в желчном пузыре, кишечных инфекциях, при болезнях почек, малокровии, базедовой болезни, так как клубника благотворно влияет на обмен йода в щитовидной железе. Клубника обладает противомикробной активностью по отношению к возбудителям кишечных инфекций, пневмококкам, стафилококкам, стрептококкам и вирусам гриппа.

КРЫЖОВНИК

Или "северный виноград", известен на Руси с XII в. Содержит сахара (до 14%), органические кислоты, пектины, дубильные вещества. Лекарственную ценность крыжовника повышают входящие в его состав медь, железо, фосфор, витамины группы В, С, Р, каротин.

Крыжовник оказывает благотворное влияние на обмен веществ, является хорошим мочегонным и слабительным средством, помогает при железодефицитной анемии.

МАЛИНА

В ней обнаружены сахара (9-10%), железо, медь, калий, пектины, клетчатка, дубильные вещества, органические кислоты, одна из них - салициловая, оказывает жаропонижающее действие, витамины, С, B_1, B_{12}, РР, фолиевая кислота.

В качестве лекарственного средства малина применялась еще в Древней Греции и Риме.

Полезна малина при малокровии и заболеваниях желудочно-кишечного тракта, при атеросклерозе, болезнях почек, гипертонии. Фитонциды малины губительны для золотистого стафилококка, спор дрожжей и плесневого гриба.

В народной медицине плоды и сок малины употребляют в качестве потогонного и жаропонижающего средства при простудах и лихорадке. Сок с сахаром - хорошее освежающее питье для лихорадящих больных.

СОК ПЕРСИК

Принимают при нарушении сердечного ритма, малокровии, заболевании желудка с пониженной кислотностью, при запорах. Принимать по 1/4 стакана сока за 15-20 минут до еды.

Противопоказано: при аллергических состояниях, сахарном диабете, ожирении.

РЯБИНА

С древнейших времен применяют в качестве лекарственного растения. В ней имеются витамины С, Р, К, Е, каротин, глюкоза и фруктоза, органические кислоты, дубильные вещества.

Рябина целебна при гипертонии, атеросклерозе, оказывает мочегонное и кровоостанавливающее действие. Сок рябины в народной медицине применяют при геморрое, гастрите с пониженной кислотностью.

Фитонциды рябины губительны для золотистого стафилококка, сальмонелл, плесневого гриба. Из рябины выделена сорбиновая кислота, обладающая бактерицидными свойствами, применяют ее для консервации соков и овощей.

Свежие плоды и сок рябины применяют при дизентерии (по 100 г плодов принимать 3 раза в день за 20-30 минут до еды).

Рябиновый сок из отжатых ягод принимать по 1/4 стакана 2-3 раза в день за 30 минут до еды.

РЯБИНА ЧЕРНОПЛОДНАЯ

В последние годы все большую популярность приобретает черноплодная рябина. И это справедливо. В ней содержатся витамины С, В, Е, Р, РР, каротин, сахара (до 8%), органические кислоты, марганец, медь, бор, йод, магний, железо.

Черноплодная рябина эффективна при гипертонии и атеросклерозе. В клинике Омского медицинского института 70 больных гипертонией лечили соком черноплодной рябины. Сок назначался по 50 мл 3 раза в день в течение 1-1,5 мес. У большинства больных (75%) полностью прекратились головные боли, улучшился сон, артериальное давление крови снизилось до нормы.

Полезна черноплодная рябина и при гастрите с пониженной кислотностью, капилляротоксикозе, токсикозах беременных. Фитонциды черноплодной рябины задерживают развитие золотистого стафилококка, дизентерийной палочки.

СЛИВА

Заслуживает внимания как лекарственное растение. Слива - природный гибрид алычи и терна. В ней содержатся до 16% сахаров, пектины, калий, витамины С, B_1, РР, каротин, органические кислоты. Слива (особенно сушеная - чернослив) обладает выраженным послабляющим и мочегонным эффектом, оказывает целебное действие при атеросклерозе, холецистите, болезнях печени, сердца, почек, при гипертонии.

ТЫКВА

Одно из лучших мочегонных пищевых растений - тыква. В ней содержатся соли калия, кальция, магния, железа, а также сахар, витамины С, B_1, B_2, РР, каротин, белок, клетчатка. Из тыквы выделено вещество, подавляющее рост туберкулёзной палочки. Семена тыквы - популярное противоглистное средство. Тыква особенно полезна при болезнях сердца, почек, ожирении, гипертонии, запорах, при холецистите.

ЧЕРНАЯ СМОРОДИНА

Чрезвычайно полезна, занимает после шиповника второе место по содержанию витамина С (до 300 мг%). В ней также содержатся витамины B_1, РР, каротин, калий, железо, лимонная, яблочная и другие органические кислоты, пектины, дубильные вещества, сахара (до 16%).

Черная смородина оказывает лечебное действие при язве желудка, гастрите с пониженной кислотностью, атеросклерозе, болезнях почек, нарушении обмена веществ, малокровии.

Фитонциды черной смородины активны по отношению к золотистому стафилококку, микроскопическим грибам, возбудителям дизентерии, дифтерии. Водный настой черной смородины в 10 раз повышает противомикробную активность тетрациклина, пенициллина, биомицина, других антибиотиков. Сок черной смородины уничтожает вирусы гриппа A_2 и В.

Черная смородина заметно повышает иммунитет. В эксперименте черная смородина в 5 раз увеличила количество выживших животных, зараженных смертельной дозой стафилококков.

ЧЕРНИКА

По содержанию марганца превосходит все другие ягоды, фрукты и овощи. В чернике также найдены витамины С, В1, В2, каротин, дубильные вещества, пектины, сахара (5-6%), яблочная, хинная, янтарная и молочная кислоты.

Черника широко используется при заболеваниях желудочно-кишечного тракта, в частности, при гастрите с пониженной кислотностью, кишечных инфекциях, при гепатите, а также при малокровии, камнях в почках, подагре, ревматизме, кожных болезнях. Так как черника улучшает зрение, она рекомендуется для людей, профессия которых требует хорошего зрения. Черника снижает концентрацию сахара в крови и потому полезна при диабете. Длительный прием свежих ягод черники помогает при запорах.

Фитонциды черники губительно действуют на дизентерийную палочку, стафилококки, возбудителей дифтерии, брюшного тифа.

ЯБЛОКИ

Самым распространенным среди плодовых растений в нашей стране является яблоня. Она известна человечеству с древнейших времен. Яблоню знали в Египте, Палестине, Греции, Риме. На Руси первые яблоневые сады были заложены в Киеве на территории Киево-Печерской лавры при Ярославе Мудром. В яблоках содержатся витамины С, B_1, B_2, Р, Е, каротин, в них много калия, железа, марганца, кальция, пектинов, сахаров, органических кислот.

Прекрасное средство против склероза. Эффективны при кишечных инфекциях, болезнях сердца, почек, гипертонии, при ожирении, малокровии, подагре, камнях в почках. В последнем случае рекомендуется пить напиток, приготовленный из сушеной кожуры яблок (1 столовая ложка порошка из кожуры на стакан кипятка). Кислые сорта яблок рекомендуются при диабете.

Фитонциды яблок активны по отношению к возбудителям дизентерии, золотистого стафилококка, протея, вирусов гриппа А. Антимикробная активность фитонцидов увеличивается от периферии плода к центру.

Врачи рекомендуют употреблять яблоки в период после перенесения инфаркта.

ЯБЛОЧНЫЙ СОК

Хорошо укрепляет сердечно-сосудистую систему, полезен людям умственного труда. Довольно много в соке кроветворных элементов. При ожирении делают смеси соков: яблочный сок - 100 мл, дынный - 50 мл, томатный - 5 мл, лимонный - 25 мл. Принимают также при авитаминозе и малокровии.

При атеросклерозе, гипертонической болезни, ожирении, заболеваниях желчного пузыря принимать по 1/2 стакана за 15-30 минут до еды. Кислые сорта (например, Антоновку) принимают при заболеваниях желудка с пониженной кислотностью и запорах.

НЕКОТОРЫЕ ДИКОРАСТУЩИЕ СЪЕДОБНЫЕ РАСТЕНИЯ, ОБЛАДАЮЩИЕ И ЛЕЧЕБНЫМИ СВОЙСТВАМИ[*]

Известно много растений, которые обладают высокими пищевыми и лекарственными свойствами, но в культуру не введены. Возможности использовать флору далеко еще не исчерпаны. Например, только в Сибири насчитывается около 250 видов съедобных растений, не считая грибов и водорослей. Это огромный источник пищевых и оздоровительных ресурсов. Приведем сведения о некоторых дикорастущих съедобных растениях, обладающих и лечебными свойствами.

АИР

Содержит аскорбиновую кислоту, камедь, крахмал, эфирное масло (камфору), дубильные вещества. Усиливает секрецию соляной (хлористоводородной) кислоты в желудке, снижает артериальное давление (если оно повышено), оказывает успокаивающее действие, служит хорошим отхаркивающим средством. Аир полезен при гастрите с пониженной кислотностью, при болезнях легких, недостаточности яичников, патологическом климаксе и при сниженной полой потенции.

Аир используется как ароматическая добавка при выпечке хлеба, а также при изготовлении фруктовых вод.

БОЯРЫШНИК

В съедобных плодах содержатся флавоноиды, органические кислоты, в том числе аскорбиновая, каротин, пектины, фруктоза, крахмал, сапонины.

Из боярышника получают ценное сердечное средство, улучшающее работу мышцы сердца. Боярышник полезен при атеросклерозе, гипертонии, аритмии сердца, сердечной слабости.

[*]Воробьев Р.И. Питание и здоровье. - Москва, 1990.

В пищу употребляют плоды боярышника. Из сушеных плодов, перемолотых в муку, размешанных с медом, получают полезную и вкусную начинку для пирогов. Ягоды и листья можно использовать для заварки вместо чая.

ЕЖЕВИКА

В плодах обнаружены глюкоза, фруктоза, витамин С, каротин, органические кислоты, токоферолы.

Ягоды ежевики в разных странах, например, в Польше, используются при воспалении суставов, болезнях почек и мочевого пузыря, при диабете, колитах. Ежевика оказывает общеукрепляющее действие на организм. Из плодов ежевики готовят варенье, сироп, кисель, морс, начинку для пирогов. Листья можно заваривать вместо чая, этот напиток полезен при болезнях желудка и печени.

КАЛИНА

В плодах содержатся сахара, витамин С, пектины, органические кислоты, в том числе валериановая и изовалериановая, оказывающие выраженное успокаивающее действие на центральную нервную систему. Плоды калины оказывают мочегонное и потогонное действие, усиливают сокращения сердца, помогают при болезнях желудка.

Плоды калины имеют горьковатый вкус и могут вызывать рвоту, поэтому их надо срывать после заморозков, когда горечь исчезает. Из них варят кисели, компоты, варенье.

КЛЕВЕР

Цветки содержат глюкозиды, витамины С, группы В, каротин. Цветки обладают отхаркивающим и мочегонным свойствами. Рекомендуется применять при болезнях легких, почек, а также при малокровии. Имеются наблюдения о противораковом действии клевера.

В пищу могут быть использованы высушенные измельченные цветки клевера, например, для заправки первых блюд. Из свежих листьев и стеблей готовят салаты.

КРАПИВА

Растение содержит витамины С, К, B_2, каротин, пантотеновую кислоту, хлорофилл, соли железа, калия, кальция, серу, сахара, белки.

Крапива повышает свертываемость крови, увеличивает количество гемоглобина, тромбоцитов и эритроцитов, снижает концентрацию сахара в крови, оказывает мочегонное, ранозаживляющее и общеукрепляющее действие. Она полезна при кровотечениях, анемии, атеросклерозе, болезнях почек, мочевого пузыря, печени и желчного пузыря, при геморрое, туберкулезе, при нарушении обмена веществ, в период выздоровления.

Крапива - ценный пищевой продукт. Из молодых побегов и листьев варят вкусные и питательные щи, из листьев приготавливают салаты. Кроме того, листья и побеги крапивы можно засаливать и использовать, как это делают, например, на Кавказе, в виде приправы к мясным блюдам.

ЛОПУХ (РЕПЕЙ)

В корнях имеются полисахарид, инсулин, превращающийся в фруктозу в кислой среде, белки, эфирное масло, слизь, дубильные вещества, витамин С.

Лопух оказывает мочегонное и потогонное действие. Экстракт из корней нормализует состав крови, снижает в ней концентрацию сахара, алкалоиды лопуха угнетают рост злокачественных опухолей.

В пищу идут корни растения, которые обладают лечебными свойствами при подагре, ревматизме, холецистите, болезнях желудка.

Корни лопуха тушат с маслом, жарят, пекут, используют для приготовления первых блюд. Из молодых корней готовят салаты.

МЕДУНИЦА

В траве медуницы обнаружены марганец, соли калия, железа, кальция, витамин С, рутин, каротин.

Медуница обладает противовоспалительными, мочегонными, ранозаживляющими свойствами, стимулирует кроветворение, активизирует действие витамина B_1, регулирует деятельность желез внутренней секреции.

Используется медуница при заболеваниях легких, почек, крови и как ранозаживляющее средство. Из медуницы готовят первые блюда, салаты.

ОДУВАНЧИК

Съедобные листья одуванчика содержат каротин, витамины С, B_2, холин, никотиновую кислоту, кальций, калий, марганец, железо, фосфор. Одуванчик помогает при хронических заболеваниях печени, камнях в желчном пузыре и в почках, при атеросклерозе и при воспалительных заболеваниях почек.

Из листьев одуванчика готовят салаты (собирают до появления стебля, в мае), предварительно залив их соленой водой для уничтожения горечи. Из отварных листьев можно приготовить пюре. К сожалению, одуванчику присуще неприятное свойство - поглощать из выхлопных газов свинец, что делает непригодным для питания растения, собранные вдоль шоссе с интенсивным автомобильным движением.

ПАСТУШЬЯ СУМКА

В растении имеются витамины С, К, холин, калийорганические кислоты. Пастушья сумка помогает при кровотечениях, болезнях печени, почек, при нарушении обмена веществ, вялой перистальтике кишечника и при патологическом климаксе.

В пищу можно употреблять листья пастушьей сумки. Знатоки утверждают, что особенно нежным вкусом обладают молодые побеги растения. Из них можно готовить салаты, варить щи, жарить с мясом. Листья можно заготавливать впрок - их солят, сушат.

СОСНА (ОБЫКНОВЕННАЯ)

Хвоя содержит витамины С, К, B_1, B_2, Р, каротин, дубильные вещества, органические кислоты, крахмал. Почки сосны оказывают мочегонное и отхаркивающее действие.

ЛЕЧЕНИЕ ПРОДУКТАМИ ПЧЕЛОВОДСТВА

ПРОДУКТЫ ПЧЕЛОВОДСТВА

Человек в последние годы больше и больше обращается к природе и ее полезным явлениям, например, лечебным травам, разным полезным естественным продуктам, в том числе и продуктам пчеловодства (мед, прополис, маточное молочко, пыльца и т.д.).

ПРОПОЛИС

Еще с глубокой древности прополис известен как лечебное средство. Сильный лечебный эффект прополиса проявляется с каждым годом. Он обладает хорошим антисептическим, регенерирующим, бактерицидным свойством. Поэтому медицина использует следующие биологические и фармакологические действия прополиса: бактерицидное, бактериостатическое, антивирусное, фунгицидное, фунгистатическое, антифлогистическое, противотоксическое, дерматопластическое, местно анестезирующее. А народная медицина широко пользуется этим чудотворным продуктом пчеловодства.

МЕД

Это продукт пчеловодства с богатым содержанием глюцидов, которые делятся, с химической точки зрения, на глюкозы, глюкозиды, озаны.

Состав меда: левулеза - 36%, глюкоза - 32%, сахароза - 2%, мальтоза - 8%, вода - 20%, минеральные соли - 2%.

Благодаря богатому содержанию углеводов мед является очень важным энергетическим продуктом питания. Мед должны употреблять все: взрослые, особенно при большом физическом напряжении сил, спортсмены, дети в период роста и пожилые люди. С точки зрения терапевтической, ценность меда объясняется тремя факторами: природой сахаров, наличием пыльцы и маточного молочка в меде, воздействием антибиотика из тела пчелы. Мед как медикамент рекомендуется людям всех возрастов - от грудных детей до престарелых. В последнем случае мед рекомендуется, например, при всех острых заболеваниях (брюшном тифе, заболеваниях дыхательных путей, желтухе), для подслащивания чая. Большие дозы меда рекомендуются для больных сердечной недостаточностью. Известные кардиологи рекомендуют применение медовых растворов в сочетании с инъекциями инсулина больным сердечными заболеваниями для стимулирования миокарда. Мед рекомендуется всем людям, у которых с возрастом сердечная мышца стареет и модифицируется в большей или меньшей степени.

ПЫЛЬЦА

Анализ этого продукта показал, что в пыльце 27 элементов: натрий, калий, никель, титан, ванадий, хром, фосфор, циркон, берилл, бор, цинк, свинец, серебро, мышьяк, олово, галлий, стронций, барий, уран, кремний, алюминий, магний, марганец, молибден, медь, кальций, железо.

Пыльца рекомендуется при физическом истощении, анемии и в период выздоровления больных. Однако прежде чем начинать курс лечения, необходимо проконсультироваться у врача. Ряд медиков предупреждает, что потребление большого количества пыльцы может вызвать нарушение витаминного равновесия организма. Поэтому после курса лечения пыльцой необходим перерыв. Пыльца дает хорошие результаты в случае депрессий и половой способности. Она регулирует кишечные функции в случае хронической диареи и запора.

Количество гемоглобина растет очень быстро, и всегда отмечается значительное улучшение общего состояния, и все это из-за антианемического и гетополетического воздействия пыльцы.

МАТОЧНОЕ МОЛОЧКО

Высокопитательный продукт с высоким содержанием протеинов и витаминов. Маточное молочко благоприятно действует на костный мозг, вызывает увеличение диаметра эритроцитов одновременно с увеличением количества ретикулоцитов и гемоглобина, а также с изменением содержания железа в крови.

В терапевтической практике оптимальная доза маточного молочка составляет 5-10 мг.

Благодаря содержанию протеинов, аминокислот, витаминов, эфиров, углеводов и ацетилхолина маточное молочко рекомендуется для лечения неврастении, анемий, ревматизма, бронхитов, выпадения волос.

ПЧЕЛИНЫЙ ЯД

Пчелиный яд (апитоксин) - секрет ядовитых желез пчел. Он выделяется нитевидной железой жалящего аппарата рабочей пчелы. Этим ядом она парализует своих недругов. Апитоксин представляет собой желтоватую густую жидкость кислой реакции. Имеет резкий запах. Ей присущи горькость и жгучесть. Некоторые люди плохо или совсем не переносят ужалений пчел, прибегая к медицинской помощи.

Химический состав пока изучен не полностью. Яд содержит жироподобные вещества, белки и микроэлементы. Из него изготавливают ряд медицинских препаратов.

ПРОПОЛИС

ПРОПОЛИС - НОВОЕ ЛЕЧЕНИЕ, ЧУДО ПЧЕЛИНОЙ СЕМЬИ

Всем известны чудесные оздоровительные свойства пчелиного меда, пыльцы, собираемой пчелами с цветущих растений, пчелиного яда и маточного молочка. А вот о прополисе мало кто знает.

В последние годы прогрессивными учеными-врачами из сокровищницы народной медицины взято на вооружение новое, необычайной эффективности лечебное средство - прополис, или пчелиный клей.

На 2-й Ленинградской научной конференции по применению продуктов пчеловодства в медицине и ветеринарии учеными - врачами из Казани, Ленинграда, Одессы, Симферополя и других городов сделано 20 докладов о чудесных, поразительных по своей лечебной мощи свойствах прополиса. Там, где никакие самые верные медицинские средства не помогают, препараты вылечивали, давали стойкие облегчения больным.

Прополис обладает высочайшим бактерицидным и антимикробным действием (способность убивать болезнетворные микробы). Если в старину врачи-знахари лечили прополисом только раны и язвы, то в настоящее время врачи, вооруженные знанием, имеющие лаборатории и средства анализа и синтеза, выявили диапазон его лечебных свойств и действий.

Прополисом лечат все накожные заболевания, простые раны и раны долгонезаживающие, язвы накожные, язвы желудка и двенадцатиперстной кишки, гинекологические заболевания воспалительного характера, геморрой, насморк, грипп, невриты, радикулиты, туберкулез легких (за 4-10 месяцев).

И сейчас пчелы, живущие в благоустроенных человеком рамочных ульях, автоматически, инстинктивно покрывают своим клеем-прополисом стены, дно, потолок улья, заделывают им щели и прочно прикрепляют рамки с сотами к стенкам и потолку улья. Попавших случайно в улей животных жалят насмерть и, не имея силы вытащить из улья, покрывают их слоем клея, и мертвое животное (мышь, змея и т.п.) годами и десятилетиями лежит замурованным в этом чудесном саркофаге без признаков гниения и разложения.

И вот теперь прополис - одно из чудес пчелиной семьи - благодаря усилиям наших прогрессивных врачей прочно входит в практику лечебной медицины, излечивая тяжелейшие недуги человека и облегчая его страдания.

На основании материалов 2-й Ленинградской конференции, а также материалов многих печатных источников составлена памятка по приготовлению самых простых препаратов прополиса и лечению прополисом.

Мазь на вазелине, смальце, базехитовом масле, рыбьем жире, свином сале (для смазывания и втирания).

10%-ная мазь:

1. При ожегах и обмораживаниях.

2. При геморрое.

3. При насморке - введение в ноздри на 15-20 минут ватного тампона на спичке, смазанного мазью, или по 2-4 капли жидкого препарата в каждую ноздрю 4 раза в день.

4. В гинекологии: при воспалительных процессах - кольпингитах, эндоцервицитах, при эрозии шейки матки и т.д. Во влагалище вводится тампон с прополисной мазью и плотно прижимается к эрозированной поверхности, тампон удаляется через 10-12 часов. Лечение 10-12 дней.

15%-ная мазь:

1. Для быстрого заживления ран, порезов, в том числе долго незаживающих, гноящихся, при ушибах.

2. В дерматологии: при угрях, сыпях, прыщах, кожных зудах, эрозиях и язвах слизистых оболочек носа, губ, при воспалении век.

3. При сильных ожогах и обморожениях (после 10% мази).

20%-ная мазь:

1. При грибковых заболеваниях.

2. При экземах.

3. При фурункулах, карбункулах.

30-40%-ная мазь:

1. При роже - смазывание и втирание (индозетрит).

2. При радикулитах, ишиасе и поражениях периферической нервной системы (верхних и нижних конечностей) - втирание и прогревание синей лампой.

3. При сибирско-язвенном карбункуле.

ПРОПОЛИС - ПРОДУКЦИЯ ПЧЕЛОВОДСТВА

Прополис (от латинского слова заделывать, заклеивать), или пчелиный клей - клейкое, смолистое с приятным запахом, зеленовато-коричневого цвета вещество, собираемое и вырабатываемое пчелами.

Это не пищевой продукт, пчелы его используют для замазывания щелей в улье, сокращения летка, полировки ячеек и придания им прочности, покрывают им холстики, размещенные поверх рамок, что способствует лучшему сохранению тепла в гнезде, замуровывают вредителей, попавших в улей. Осенью, готовясь к зимовке, пчелы его откладывают в большом количестве.

Происхождение, химический состав прополиса не полностью изучен. Однако многие утверждают, что основную часть прополиса пчелы собирают с клейких древесных почек, выделяющих смолистые вещества, и пыльцевых зерен. Состав пчелиного клея (прополиса) неодинаков, в среднем он содержит: смол и бальзамов около 35%, эфирных масел около 10%, воска около 30%, цветочной пыльцы 5%, кроме того, в его состав входят ароматические вещества.

Прополис, как отмечалось выше, обладает высоким антимикробным действием, препятствует развитию гнилостных процессов, способствует гибели микробов. Благодаря этим свойствам он издавна имеет широкое применение в медицине при лечении кожных заболеваний, туберкулеза в виде прополисной мази или спиртового раствора. Применяется он и в ветеринарии при лечении сельскохозяйственных животных, кроме того, имеет ряд технических применений, особенно в лакокрасочной промышленности для изготовления лаков, которыми покрывают поверхность струнных музыкальных инструментов и деревянной посуды (чашки, миски, ложки), находит применение и при изготовлении пластмасс, в частности, граммофонных пластинок.

Заготавливают прополис, в основном соскабливая стамеской с верхних и боковых брусков рамок, потолочин, а также холстиков. Собирать следует при осмотре улья, так как к нему прилипает большое количество различного мусора, что является благоприятной средой для внутриульевых паразитов. При сборе прополиса воск обязательно отделяется. Хранить прополис рекомендуется в темном прохладном помещении, следует учесть при этом, что при хранении его происходит некоторое изменение его химического состава, однако значительного уменьшения антимикробных свойств не наблюдается.

При понижении температуры ниже нуля прополис становится

чрезвычайно хрупким, затвердевает, как канифоль. Температура плавления 65°, полностью растворяется в эфире и слабо в спирте.

ПРИГОТОВЛЕНИЕ МАЗЕЙ

Вазелин или вазелин с лимоном, ланолин, рыбий жир, сливочное масло и т.п. доводится до кипения в эмалированной посуде, снимается с огня и добавляется мелко нарезанный прополис. Смесь непрерывно размешивается в течение 30 минут при температуре 80 °С, в горячем виде фильтруется через один слой марли и разливается по банкам. Мазь сохраняется долгие годы.

ПРОПОЛИС НА СЛИВОЧНОМ МАСЛЕ 10%-НОЙ КОНЦЕНТРАЦИИ

1. При язвах желудка и двенадцатиперстной кишки за 1-1,5 часа до еды, по 10-15 г (чайная ложка). При лечении строгая диета, и вся пища протерта для избежания травмирований язвы. Лечение 3-4 недели.

Можно также принимать прополисный экстракт внутрь, по 20 капель на воде, молоке или 0,5%-ном растворе новокаина за 1-1,5 часа до еды 2-3 раза в день.

2. При легочных болезнях, туберкулезе легких и тонзилитах 2-3 раза в день по 10-15 г прополисного масла за 1-1,5 часа до еды. Лечение при туберкулезе от 4 до 10 месяцев, по мере лечения концентрацию увеличить с 10 до 15%.

ПРИГОТОВЛЕНИЕ ПРОПОЛИСНОГО МАСЛА

1 кг сливочного масла довести до кипения в эмалированной посуде, снять с огня, положить мелко нарезанный прополис 100 или 150 г в зависимости от концентрации и перемешивать (экстрагировать) в течение 20-30 минут при температуре 80 °С.

ПРИМЕНЕНИЕ ЭКСТРАКТА ПРОПОЛИСА

Экстракт: 20 г измельченного прополиса на 100 мл 70-градусного спирта-ректификата дают настояться в течение 3 суток при комнатной температуре, периодически встряхивая бутылку со смесью, через 3 суток экстракт прополиса фильтруют через один слой марли.

Экстракт прополиса применяется при туберкулезе (вместо прополисного масла), при тонзилитах, при воспалении среднего уха (закапывают 3 раза в день по 3 капли). При язвенной болезни желудка и 12-перстной кишки принимают внутрь на 20 капель в теплой воде, молоке или 1,5%-ном растворе новокаина, за 1-1,5 часа после еды 2-3 раза в день

ИЗ НАТУРАЛЬНОГО ПРОПОЛИСА

1. Для ликвидации мозолей: лепешки из прополиса (чистого), величиной с горох, накладывают на мозоль, забинтовывают. Через 3 суток снимают вместе с мазью и мозоль срезают.

2. При гриппе и ангине, как при заболеваниях, так и профилактически, кусочек прополиса величиной с 1-2 горошины надо держать во рту, изредка перебрасывая языком с одной стороны на другую, на ночь заложить за щеку. Держать сутки.

3. При зубной боли: держать кусочек прополиса величиной с 1-2 горошины у корня больного зуба.

Препараты прополиса убивают возбудителя туберкулеза, дифтерии, сифилиса, патогенных грибков, стрептококков, стафилококков, лептоспироз и др.

Эфирное масло прополиса по силе анестезирующего действия превосходит действие кокаина в 5,5 раза, новокаина в 52 раза.

Фармакопейный комитет Минздрава СССР узаконил применение прополиса в стоматологии в виде 2-4%-ного раствора местного значения. Спиртовой раствор прополиса применяется для обезболивания при появлении чувствительности дентина, при обнажении шейки зубов втиранием препарата ватным тампоном в течение нескольких минут.

В комплексной терапии пародонтоза, при удалении зубного камня, кюретака десневых карманов. Обезболивающее действие продолжается 10-15 минут. Осложнений не бывает. доцент Каримов пишет: "Прополис, или пчелиный клей, широко используется в медицине и является совершенно безвредным для организма человека. При применении больными прополисного масла внутрь отмечаются наступление хорошего самочувствия, доброе настроение, прекрасный сон, хороший аппетит."

ПРИМЕНЕНИЕ ПРОПОЛИСА ПРИ ЛЕЧЕНИИ НЕКОТОРЫХ БОЛЕЗНЕЙ

ЛЕЧЕНИЕ БОЛЬНЫХ БРОНХИТАМИ, РИНИТАМИ И ТРАХЕИТАМИ

Способ ингаляции прополиса, которым можно воспользоваться в домашних условиях, состоит в следующем: 60 г прополиса и 40 г воска поместить в алюминиевую чашку емкостью 300 мл и поставить ее в другую посуду большего размера с кипящей водой. Прополис и воск в этих условиях растворятся, фитонциды прополиса вместе с парами воды будут возгоняться.

Ингаляции прополисом рекомендуются проводить утром и вечером по 10-15 минут.

ПРОПОЛИС В ЛЕЧЕНИИ ВОСПАЛЕНИЯ ВЛАГАЛИЩА И ШЕЙКИ МАТКИ

При лечении воспалений влагалища и шейки матки, вызванных трихомониазом, патогенными грибками или смешанными бактерийными инфекциями, используется 3%-ного раствор прополиса в 96%-ном этиловом спирте. Бактерицидное действие фракции этилового спирта - 3 мг/мл питательной среды; испытано на стафилококкус пиогенес.

Лечение продолжается 7-10 дней, препарат применяется 1 раз в день.

ВОСПАЛЕНИЕ СЛИЗИСТОЙ ОБОЛОЧКИ ПОЛОСТИ РТА

Воспаление слизистой оболочки полости рта - очень распространенное заболевание, требующее продолжительного лечения. Хороший результат показал новый препарат, приготовленный на основе прополиса.

Способ приготовления препарата.

50 г хорошо очищенного и измельченного прополиса заливают 60 мл 70-процентного этилового спирта и 20 мл эфира. Эту смесь оставляют на несколько дней в сосуде из темного стекла с плотно закрывающейся пробкой, периодически взбалтывая. После растворения смесь фильтруют через марлю, и полученный фильтрат используют как основной препарат для лечения. Его можно

использовать без дополнительной обработки, но если хотят устранить твердые вещества, фильтрат нужно оставить еще на несколько дней. Затем надосадочная жидкость отстаивается и используется для приготовления следующего препарата:

фильтрат прополиса 50 г,
ровомицин или рондомицин,
мед с 2% маточного молочка 5 г,
рыбий жир 2 г.

Полученная смесь тщательно перемешивается до полного растворения и разливается в сосуды из темного стекла. До применения препарата слизистую оболочку следует подсушить. Образовавшаяся желтая пленка устойчива в течение суток, постепенно слюна ее растворяет.

Способ применения. Больное место тщательно очищается перекисью водорода и подсушивается струей теплого воздуха, затем пипеткой на него наносят несколько капель раствора препарата до образования однородной пленки. После этого больное место вновь подсушивается слабой струей воздуха, при этом спирт и эфир испаряются. Образуется пленка, играющая роль защитной "повязки", устойчивой в течение суток. Эту процедуру повторяют ежедневно в течение 3-5 дней до полного излечения.

АНГИНА

Самое эффективное средство при ангине любой стадии - прополис (на ночь - за щеку). Быстро помогает только прополис высокого качества, он должен вызывать во рту жжение и небольшое онемение языка. Во всех же остальных случаях выдаваемая за прополис вощина, обладающая сильным цветочным запахом, бесполезна. Для лечения ангины надо медленно жевать после еды кусочки прополиса величиной с ноготь. За день необходимо съесть около 5 г. При хорошем прополисе ангина проходит за 2 дня без осложнений, столь присущих этой болезни.

ПОЛОСКАНИЕ ВОДНЫМ ИЛИ СПИРТОВЫМ РАСТВОРОМ ПРОПОЛИСА

Для приготовления спиртового раствора прополиса (его всегда необходимо иметь в домашней аптечке) нужно размельчить 10 г хорошего прополиса и смешать его со 100 мл спирта, настоять в темноте (обязательно при комнатной температуре, так как прополис теряет свои свойства при охлаждении) в течение недели.

Если нужно срочно приготовить раствор, то очень мелко измельченный прополис необходимо смешать со спиртом (1:10), поместить на водяную баню и нагреть до 40 °C, не выше. Затем в течение нескольких часов периодически встряхивать бутылочку со смесью. Хранить раствор прополиса в темной бутылке. Для получения водного раствора для полоскания спиртовой раствор нужно смешать с теплой водой: 10 мл спиртовой смеси на 100 мл воды. Для маленького ребенка количество спиртового раствора нужно уменьшить до 5 мл. С прополисной спиртовой настойкой полезно пить во время болезни чай с медом (несколько капель).

ГАЙМОРИТ

Вскипятить воду в кастрюле, влить туда полчайной ложки 30%-ной настойки прополиса. Укутаться и подышать на этой кастрюлей.

ЛЕЧЕНИЕ БОЛЬНЫХ С ОСТРЫМ И ХРОНИЧЕСКИМ КОЛИТОМ

При лечении острого и хронического колита применяется 20%-ный раствор прополиса на 70-процентном этиловом спирте.

Пациент принимает по 40 капель спиртового раствора прополиса на стакан теплой воды или сырого молока за 1 час до еды, три раза в день. Необходимо соблюдать диету. Продолжительность курса 20-30 дней.

ЛЕЧЕНИЕ ОСТРЫХ ВОСПАЛЕНИЙ СРЕДНЕГО УХА ПРОПОЛИСОМ

Хронические гнойные заболевания среднего уха опасны своими осложнениями, так как приводят к потере слуха.

Для лечения хронических заболеваний и острых воспалений среднего уха применяется 30%-ный спиртовой раствор прополиса на 70%-ном спирте.

Больные с мезотимпанитами, тщательно очистив ухо от гноя, вводят в слуховой проход смоченные в растворе прополиса марлевые трубочки, плотно прижимая их к барабанной перепонке. На следующий день процедуру повторить. Средняя продолжительность лечения 10-15 дней (в зависимости от тяжести процесса). Считается процесс затихшим, если в полости уха становится сухо и нет выделений через месяц после прекращения лечения.

ЛЕЧЕНИЕ ТУГОУХОСТИ ПРОПОЛИСОМ

Для лечения тугоухости применяется 30-40%-ная спиртовая настойка прополиса в смеси с жидким растительным маслом (предпочтительно оливковым или кукурузным) в концентрации 1:4. При взбалтывании смеси образуется однородная жидкость - масляно-спиртовая эмульсия прополиса. Перед употреблением жидкость нужно взбалтывать. Лечение проводится путем введения в слуховой проход марлевых трубочек, пропитанных эмульсией.

Детям после 5 лет - ежедневно на ночь на 10-12 часов (10-14 процедур), взрослым - через день на 36-38 часов (10-12 процедур).

ХРОНИЧЕСКИЙ ПРОСТАТИТ

Прополис оказывает хороший терапевтический эффект при хроническом простатите и устраняет его симптомы антибактериальным действием, а также выраженным анестезирующим, противовоспалительным, рассасывающим и регенеративным свойствами.

Для лечения используется суппозитории из экстракта прополиса,. полученного путем выпаривания (40 г прополиса в 200 мл 96% спирта).

Суппозитории содержат: экстракт прополиса 0,1 г, масло какао 2 г. Из этой смеси изготовить свечи. Их вводят в прямую кишку 1 раз в сутки в вечернее время.

Лечение состоит из 2-3 30-дневных курсов с 1-2 месячными интервалами между ними.

ХРОНИЧЕСКИЕ ФАРИНГИТЫ

Хронические воспалительные заболевания слизистой оболочки глотки весьма распространены. Больные, страдающие хроническим фарингитом, часто жалуются на сухость в горле, першение, ощущение инородного тела в глотке, сухой кашель, скопление вязкой слизи с одновременной сухостью.

Прополис активно воздействует на течение биологических процессов в тканях организма, обладает антимикробным, противовоспалительным и местно анестезирующим свойствами. Он активизирует процессы восстановления.

Берут экстракт прополиса с расчетом одну часть экстракта на две части глицерина или персикового масла и хорошо смешивают.

При хроническом фарингите слизистую оболочку носо-ротоглотки, предварительно освобожденную от слизи и корок, смазывают полученной смесью в течение 10-15 дней один раз в день. На одну аппликацию расходуется 2-2,5 мг препарата.

ПРИМЕНЕНИЕ ПРОПОЛИСА ПРИ ЯЗВЕННОЙ БОЛЕЗНИ

Прополис применяется при язве желудка и двенадцатиперстной кишки.

Рекомендуется принимать прополис в двух лекарственных формах: в виде спиртового раствора и прополисного масла.

Спиртовой раствор применяется 10%-ный на 70%-ном спирте.

Для приготовления прополисного масла 10 г очищенного измельченного прополиса смешивают со 100 г разогретого на водяной ванне несоленого сливочного масла. Экстрагирование прополиса проводят путем подогревания смеси на водяной бане в течение 5-10 минут, после чего ее фильтруют в горячем состоянии через один слой марли, постоянно помешивая. При экстрагировании прополиса не рекомендуется доводить смесь до кипения.

Спиртовой прополисный раствор следует принимать внутрь по 15-20 капель на воде, кипяченом молоке или 0,5% новокаине, три раза в день за 1-1,5 часа до еды, в течение 18-20 дней. При необходимости курс повторяют через одну-две недели.

Нужно строго соблюдать дозировку: большие дозы могут вызвать уменьшение аппетита, снижение общего тонуса, вялость, увеличение лейкоцитов в крови.

Прополисное масло принимают внутрь по одной чайной ложке на подогретом молоке, три раза в день за 1-1,5 часа до еды. Длительность курса лечения та же. Использование прополисного масла противопоказано при заболеваниях печени.

ДОМАШНИЙ СПОСОБ ИНГАЛЯЦИИ ПРОПОЛИСОМ

Для ингаляции кладут 60 г прополиса и 40 г воска в эмалированную миску емкостью 200-300 мл и ставят ее на кастрюлю с водой. Доводят воду до кипения. Как только поднимется пар из миски, проводят ингаляцию по 10-15 минут в течение 10-15 дней 2 раза в день, утром и вечером.

Хороший результат данный метод дает при лечении бронхита, туберкулеза, ангины, насморка, гриппа, фарингита.

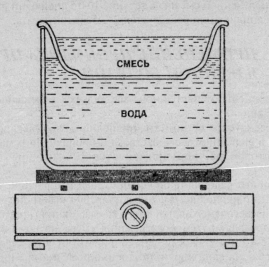

Рис.2 Домашний способ ингаляции прополисом.

ЛЕЧЕНИЕ ПЧЕЛИНЫМ МЕДОМ

БЕССОННИЦА, НЕВРАСТЕНИЯ

Стакан теплой воды на 1 столовую ложку меда на ночь. Действует успокаивающе, вызывает крепкий сон, действует регулирующим образом на кишечник. При этом следует отметить, что нет более безвредного снотворного, чем мед.

ГИПЕРТОНИЧЕСКАЯ БОЛЕЗНЬ

1 столовая ложка меда, 1 столовая ложка сока свеклы, 1 столовая ложка сока моркови, 1 стакан сока хрена (натертый хрен предварительно настаивают в воде в течение 36 часов), сок 1 лимона. Все смешать, принимать по 1 столовой ложке 2 раза в день за 1 час до еды.

Курс лечения 1,5 месяца.

Из народной медицины до нас дошли рецепты смесей с медом, принимаемых с целью понижения артериального давления при гипертонической болезни. Первый рецепт: смешать по одному стакану морковного сока, сока хрена и меда с соком одного лимона. Хранить в стеклянной банке с плотной крышкой в прохладном месте. Принимать по 1-2 чайных ложки 3 раза в сутки за час до еды или через 2-3 ч после приема пищи. Второй рецепт: к содержимому первого рецепта добавить стакан сока из столовой свеклы. Принимать по одной столовой ложке 3 раза в день в те же сроки по отношению к еде. Длительность лечения 1,5-2 месяца.

ГРИПП

1 столовую ложку меда, 1 столовую ложку шиповника, 1 столовую ложку смородины, 1 столовую ложку малины залить кипятком 100 мл. Выдержать 15 минут. Пить 3 раза в день по 0,5 стакана перед едой.

Хорошим средством из народной медицины при гриппе с явлениями вазомоторного ринита является смесь натертого чеснока с натуральным медом в соотношении 1:1 (принимают на ночь столовую ложку смеси внутрь, запивая кипяченой водой).

ЖЕЛУДОЧНО-КИШЕЧНЫЕ ЗАБОЛЕВАНИЯ

1 столовую ложку меда, 1 столовую ложку сушеницы болотной залить 250 мл кипятка, отстоять 30 минут. Пить по 2 столовые ложки 3 раза в день. С низкой кислотностью принимать за 2 часа до еды.

КОЛИТ

Ален Кайяс (1968) предлагает следующий рецепт: 180 г меда, 50 г цветочной пыльцы и 800 мл воды. Мед растворяют в холодной воде и при постоянном помешивании прибавляют цветочную пыльцу. Смесь на несколько дней оставляют при комнатной температуре до появления признаков ферментации. Принимают по 1/2-2/3 стакана перед едой. Курс лечения 1-1,5 месяца. Можно употреблять пергу в чистом виде по одной чайной ложке 3 раза в день. Побочные эффекты отсутствуют.

Рекомендуется для лечения колита мед. Принимают по 80-100 г в сутки, растворенным в яблочном соке или в холодной воде, 3 раза в день до приема пищи. Помимо лечебного действия способствует устранению запоров.

ВОСПАЛЕНИЕ МИНДАЛИН

Полоскание рта и горла раствором воды с медом снимает воспаление миндалин, кроме того, очищает зубы, делая их белыми. Столовая ложка меда на стакан теплой воды.

НЕВРОЗ СЕРДЦА, НЕВРАСТЕНИЯ, ИСТЕРИЯ

При неврозе сердца, неврастении, истерии наряду с известными медикаментозными средствами очень широко применяется натуральный мед. При неврастении С. Младенов (1976) рекомендует принимать цветочный мед по 100-120 г в сутки в течение 1-2 месяцев: утром и вечером по 30 г, после обеда 40-60 г. За полчаса до сна мед необходимо разбавить в стакане воды комнатной температуры. Спустя 1-2 недели после начала лечения у больных наступает хороший крепкий сон, чувство бодрости, повышается работоспособность.

НЕДЕРЖАНИЕ МОЧИ У ДЕТЕЙ

В 0,5 стакане кипяченой теплой воды растворить 1 чайную ложку меда. Пить 2 раза в день по 0,5 стакана перед едой.

ОМОЛОЖЕНИЕ ЛИЦА

1 чайная ложка меда, 1 взбитый белок яйца, 2 столовые ложки муки. Полученное тесто накладывается на очищенную кожу лица на 10 минут. Смывается водой.

ЗАБОЛЕВАНИЯ ПЕЧЕНИ

1 кг меда смешать с 1 кг черной смородины. Принимать по 1 чайной ложке за 30 минут до еды. Продолжать до окончания смеси.

С лечебной и профилактической целью при заболеваниях печени мед рекомендуют применять утром (30-50 г) с добавлением маточного молочка (одна ложечка для горчицы), а после обеда - столовую ложку меда с одной чайной ложкой перги (Ю.В. Стамболиу, 1974). Эффективно действует смесь из одной ложки меда с яблочным соком, принимать утром и вечером (М.И. Шмидт, 1968).

РАДИКУЛИТ, РЕВМАТИЗМ

Вырезать в корне плода редьки полость, заполнить ее медом. Через 4 часа сок готов. Растереть заболевший орган.

РОЖА

Лоскут натурального шелка красного цвета величиной с ладонь, растеребить на мелкие кусочки. Смешать с натуральным пчелиным медом, разделить эту смесь на 3 части. Утром за час до восхода солнца наложить эту смесь на пораженное рожей место и перевязать. На следующее утро процедуру снова повторить. Делать так ежесуточно до выздоровления.

СКЛЕРОЗ

Натереть на мелкой терке лук репчатый, отжать. Стакан лукового сока смешать со стаканом меда. Хорошо размешать. Если мед засахарился, слегка подогреть в водяной бане. Принимать по столовой ложке 3 раза в день за час до еды или через 2-3 часа после еды.

Применяется при атеросклерозе, особенно при склерозе мозга.

СТОМАТИТЫ, АНГИНА, КОЛИТЫ

1 столовую ложку меда, 1 столовую ложку ромашки залить 250 мл кипятка.

Принимать для полоскания и клизм при колитах.

ТУБЕРКУЛЕЗ

а) Мед пчелиный липовый 100 г, сало свиное нутряное 100 г, масло сливочное несоленое 100 г, алоэ, сок (или агавы) 150 г, какао в порошке 50 г.

Алоэ перед срезанием не поливать 2 недели. Растопить в эмалированной кастрюле свиное сало, масло, мед. Когда все расплавится (кипеть не давать), кастрюлю снять и добавить туда остальные компоненты. Хорошо размешать. Хранить в стеклянной банке в холодильнике. Принимать по столовой ложке состава, растворив в стакане горячего молока. Пить утром и вечером. Принимать длительное время.

Применяется при туберкулезе легких и упорном бронхите.

б) Мед липовый 1200 г, лист алоэ, мелко нарезанный, 1 стакан, оливковое масло 100 г, березовые почки 25 г, липовый цвет 10 г, вода 2 стакана.

Мед растопить в эмалированной кастрюле, не давая кипеть. Добавить к меду алоэ и дать покипеть 5-10 минут, процедить, отжать. Когда мед остынет, вылить в него настой почек и липы. Хорошо размешать. Смесь разлить в темные бутылки, добавить в каждую бутылку поровну оливкового масла. Перед употреблением взбалтывать. Принимать по 1 столовой ложке 3 раза в день. Применяется при туберкулезе и болезнях легких.

НЕКОТОРЫЕ ПОЛЕЗНЫЕ РЕЦЕПТЫ С МЕДОМ

Необходимо отметить, что эффект меда усиливается при сочетании его с настоями и отварами мать-и-мачехи, плодов малины, цветков липы, ромашки, эвкалипта и других лечебных растений.

Ниже следуют настои и отвары и их применение.[*]

НАСТОЙ ЦВЕТКОВ ЛИПЫ МЕЛКОЛИСТНОЙ С МЕДОМ

Возьмите 10 г цветков липы (3 столовые ложки) и залейте 200 мл кипятка в эмалированной кастрюле, закройте крышкой и поставьте на 15 минут в кипящую водяную баню, затем дайте настою остыть и процедите его. Оставшееся сырье отожмите. Объем настоя доведите кипяченой водой до 200 мл и растворите в нем 1 столовую ложку меда.

Принимать в теплом виде по 1/2-1 стакану 2-3 раза в день как потогонное и жаропонижающее средство при простудных заболеваниях.

ОТВАР ЦВЕТКОВ ЛИПЫ И ПЛОДОВ МАЛИНЫ С МЕДОМ

Возьмите по 1 столовой ложке цветков липы и плодов малины, залейте их 2 стаканами кипяченой воды, кипятите 5 минут, дайте настояться, процедите и растворите в отваре 2 столовые ложки меда. Принимать его теплым по полстакана 3-4 раза в день как жаропонижающее и противовоспалительное средство при простуде и гриппе.

ОТВАР ЛИСТЬЕВ ЭВКАЛИПТА С МЕДОМ

Возьмите 0,5 л отвара листьев эвкалипта, приготовленного в пропорции 1:10 и растворите в нем 2 столовых ложки меда. По-

[*]Синяков А.Ф. Стимуляторы жизни. - М., 1990.

лученный раствор используют для орошения ран, примочек и ванночек.

НАСТОЙ МАТЬ-И-МАЧЕХИ С МЕДОМ

Возьмите 5 г листьев мать-и-мачехи (1 столовая ложка), залейте стаканом кипящей воды в эмалированной кастрюле, закройте крышкой и поставьте на 15 минут в кипящую водяную баню, затем дайте настою остыть и процедите его. Оставшееся сырье отожмите. Объем настоя доведите кипяченой водой до 200 мл и растворите в нем 1 столовую ложку меда.

Принимать по 1/3 стакана 2-3 раза в день как мягчительное, отхаркивающее, противовоспалительное, противомикробное и потогонное средство при заболеваниях дыхательных путей: ларингитах, трахеитах, острых и хронических бронхитах, бронхоэктазах, воспалениях легких.

НАСТОЙ ЦВЕТКОВ РОМАШКИ АПТЕЧНОЙ С МЕДОМ

Приготовьте настой цветков ромашки аптечной 1:10, для чего возьмите 25 г (6 столовых ложек) сухих цветков, залейте их в эмалированной посуде 500 мл кипяченой воды, закройте крышкой и поставьте на 15 минут в кипящую водяную баню. Затем дайте настою остынуть, процедите его, а оставшееся сырье отожмите и доведите объем кипяченой водой до 500 мл. Растворите в нем 2 столовые ложки меда и используйте для полосканий при ангине, стоматите и других заболеваниях, в виде примочек при язвах и ранах и для клизм при колитах. Настой можно принимать внутрь по 1/3-1/2 стакана после еды как противовоспалительное, антисептическое и спазмолитическое средство при спазмах кишечника, метеоризме, поносах.

НАСТОЙ ТРАВЫ СУШЕНИЦЫ БОЛОТНОЙ С МЕДОМ

Приготовьте настой травы сушеницы (готовится так же, как и настой ромашки, соотношение сырье к растворителю 1:10), растворите в нем мед (на 1 стакан настоя 1 столовая ложка меда) и используйте для промывания, орошения и примочек при гнойниках, длительно незаживающих ранах, язвах, ожогах кожи и т.п. Внутрь настой сушеницы с медом принимают по 1/3 стакана 2-3 раза в день после еды как противовоспалительное средство при язвенной болезни желудка и двенадцатиперстной кишки.

ЛИМОННИК КИТАЙСКИЙ С МЕДОМ

Чаще всего применяется спиртовая настойка из плодов и семян лимонника на 70% спирте по 20-30 капель или порошок из высушенных плодов и семян по 0,5 г за 15-30 минут до еды 2-3 раза в день. Назначают их как стимулирующее и тонизирующее средство при умственном и физическом утомлении, депрессивных состояниях, сонливости, а также для усиления остроты зрения. Мед же принимают во время еды (например, в виде напитка) по 20-35 г три раза в день.

ПРИМЕНЕНИЕ МЕДА В КОСМЕТИКЕ

Мед применяют в составе масок, для предупреждения морщин и очищения кожи лица и рук. Необходимо применять чистый мед или в сочетании с другими веществами (глицерином, лимонным соком, яичным желтком и др.).

Перед нанесением маски необходимо предварительно очистить кожу лица при помощи умывания или с помощью специальных материалов. Ниже следуют рекомендации и некоторые рецепты изготовления медовых масок и их применение, предложенные К.А. Кузьминой.

1. К 1 сырому желтку добавить 1 столовую ложку глицерина или меда и перемешать. Полученную массу наносят на кожу лица и оставляют на 10-15 минут. Смывают обычной водой. Такую маску можно применять ежедневно перед утренним туалетом. Маска рекомендуется при сухой коже, предупреждает появление морщин.

2. 100 г меда смешивается с соком 1 лимона. Полученную массу наносят тонким слоем на кожу лица и оставляют на 5-10 минут, затем смывают холодной водой. Рекомендуется при сухой и нормальной коже.

3. 2 столовые ложки муки смешать со взбитым белком 1 яйца и добавить 1 чайную ложку меда. Полученная тестообразная масса накладывается на очищенную кожу лица на 10-15 минут. Смывается обычной водой. Маска рекомендуется для предупреждения морщин при сухой и нормальной коже.

4. Смешать 25 мл спирта и 25 мл воды (по 2 столовых ложки) и добавить 100 г слегка разогретого меда. Все хорошо перемешать до однородной массы. Маску держать на коже лица 10-12 минут. Такая маска очищает кожу лица, оказывает дезинфицирующее действие, смягчает кожу.

5. 90 г ячменной муки, 35 г меда и 1 яичный белок, предварительно взбитый до пены, тщательно перемешать. Маска нано-

сится на 10-15 минут. Рекомендуется для предупреждения морщин при сухой и нормальной коже.

Весьма полезна для кожи лица и медовая вода (1 столовая ложка меда на 2 стакана теплой воды). Рекомендуется в течение 5-7 минут мыть ею лицо на ночь, после чего ополаскивать теплой водой без мыла. Медовая вода хорошо питает кожу лица, делает ее бархатистой и в какой-то мере сглаживает морщины.

Мед в смеси с другими веществами хорошо смягчает кожу рук, устраняет сухость и шелушение, делает их нежными и приятными. Вот один из таких наиболее распространенных рецептов:

глицерин - 3 столовых ложки,
нашатырный спирт - 1 чайная ложка,
бура - на кончике ножа,
мед - 1 чайная ложка,
воды - 1/2 стакана.
Все смешать, перед употреблением взбалтывать.

ПРОСТЕЙШИЕ СПОСОБЫ ПРОЯВЛЕНИЯ ПРИМЕСЕЙ В МЕДЕ

Часто наблюдаются на рынках, особенно в последнее время, случаи добавления к меду различных примесей и добавок, например, сахарного сиропа, крахмальной или свекольной патоки, сахарина, сорбита и др.

Такие примеси к меду, как сахар, крахмал и другие, нетрудно обнаружить. Для этого надо растворить мед в воде. Если мед без примесей, раствор получается слегка мутный, без осадков. При наличии примесей образуется осадок. Если в меде содержится крахмал, прибавление к раствору меда несколько капель настойки йода вызывает синее окрашивание.

Примесь мела можно обнаружить, воздействуя на осадок какой-либо кислотой или уксусом; в этом случае произойдет вспенивание вследствие выделения углекислого газа.

Для обнаруживания в меде картофельной и сахарной патоки или тростникового и свекловичного сахара необходимо ставить уже более сложные пробы в специальных лабораториях.

ПЧЕЛИНОЕ МАТОЧНОЕ МОЛОЧКО

Пчелиное маточное молочко - секрет аллотрофических желез рабочих пчел, вырабатываемый для питания личинок, обеспечивающий их быстрый рост и развитие.

Личинка рабочей пчелы питается этим молочком только первые три дня, и ее средняя продолжительность жизни 45 дней. Матка питается молочком на протяжении всей своей жизни, продолжительность которой 4-5 лет.

Для нормального роста и развития организма человека необходимы незаменимые аминокислоты, которые организм не может синтезировать сам и должен получать в готовом виде. Маточное молочко содержит незаменимые кислоты (аргинин, гистидин, валин, метианин, триптофан и др.), биологически активные вещества (ацетилхолин, холинэстеразу и др.), витамины B_1, B_2, B_6, B_{12}, B_c, С, Н, РР, Е, фолиевую кислоту, никотиновую кислоту, биотин и др.

В частности, биотин необходим для нормального жирового обмена; витамин Е стимулирует половую деятельность. Из микроэлементов, содержащихся в молочке, особый интерес представляют железо, марганец, цинк и кобальт, необходимые для нормального кроветворения (способствуют регенерации и выработке красных кровяных телец). Пантотеновая кислота способствует укреплению и росту волос, исцелению ожогов, трофических язв и ран. Маточное молочко обладает бактериостатическим и бактерицидным действием. В нем содержится 40-45% белка, 20% свободных аминокислот, 20% углеводов, 13-15% жиров.

БИОЛОГИЧЕСКАЯ РОЛЬ И ФИЗИЧЕСКОЕ ДЕЙСТВИЕ МАТОЧНОГО МОЛОЧКА

Тонизирующее, антимикробное, противорадиационное, иммуногенное, стимулирующее обмен веществ, повышающее жизненный тонус организма, нормализующее артериальное давление, состояние сосудов и функции органов.

Эффективно при неврастениях, астениях, депрессиях, снятии психического и физического перенапряжений, атеросклерозах, при стенокардии, энцефалитах, ожирении и истощении организма. Его применять показано после хирургических вмешательств, родов с большой кровопотерей и при анемии. Препараты пчелиного маточного молока показаны также в комплексе лечения гриппа, для способствования рассасывания при пневмонии.

УПОТРЕБЛЕНИЕ

Как профилактическое средство по одной капсуле за 30 минут до еды в течение 10-20 дней до 2-3 капсул в сутки.

Эффективно при повторении курса употребления через 2-3 месяца.

Желательно капсулу с молочком положить под язык утром, не вставая с постели, лежа на правом боку. Необходимо лежать, чтобы не проглотить капсулу. В желудке маточное молочко теряет свою активность.

Хранить в сухом, прохладном и затемненном месте при температуре не выше +14 °C. Срок хранения 2 года.

Примечание: при повышенной чувствительности к пчелиному маточному молочку консультироваться с лечащим врачом.

Имеется целый ряд клинических наблюдений[*], свидетельствующих о хорошем терапевтическом эффекте при лечении больных, страдающих сердечно-сосудистыми заболеваниями (гипотоническая болезнь, стенокардия), маточным молочком. Благоприятный эффект маточного молочка при этих заболеваниях связан с угнетением атеросклеротических изменений в стенке сосудов за счет уменьшения содержания в крови холестерина. Маточное молочко назначалось по 20 мг (под язык) 3 раза в день в течение 10-20 дней.

Хороший лечебный эффект наблюдали,[*] назначая маточное молочко (10-20 мг 2 раза в день) больным с артритом нижних конечностей.

ЦВЕТОЧНАЯ ПЫЛЬЦА

Коротко о цветочной пыльце. Целебные свойства пыльцы, которую пчелы приносят в ульи, хорошо изучены, но все же, наверно, никогда никто не сможет сказать, что ее тайны полностью раскрыты. Наиболее солидное исследование - книга французского ученого Алена Кайяса "Пыльца", изданная в 1968 г. Можно из этой книги узнать о роли пыльцы в регулировании, балансировании нормального обмена в организме. Многие ее составляющие, например, рутина, влияют на повышение сопротивляемости стенок капилляров, улучшают сердечную деятельность.

Автор пишет, что при употреблении пыльцы любое заболевание в короткий срок ослабевает или исчезает. Он объясняет, что мнение об аллергичности пыльцы является ошибочным: "Аллергию может вызвать пыльца, разносимая ветром, но пчелы, собирая ее, добавляют немного нектара и слюны, которые разрушают аллергены."

В магазинах "Пчеловодство" продается пыльца двух видов - в смеси с медом и в гранулах. Так как пыльца очень гигроскопична, то для нее опасна сырость, разрушающая ее и даже делающая

[*] Е.Д. Мищенко, 1960.

[*] Г.И. Зайцев, В.Т. Перядин, 1961.

вредной для здоровья. Поэтому хранить пыльцу, смешанную с медом, очень сложно (это возможно лишь короткое время). Пыльца в гранулах (прибалтийского производства) сохраняется лучше и более удобна для потребления. Ален Кайяс подчеркивает, что цветочную пыльцу должны принимать все люди, а не только больные. Однако продукт этот концентрированный, поэтому достаточно принимать пыльцу в течение месяца несколько раз в год, особенно в начале каждого сезона, по 1 чайной ложке в день, лучше натощак, смешивая ее с медом и запивая теплой или прохладной водой. Пыльцу не рекомендуется принимать на ночь или поздно вечером.

Пыльца обязательно должна быть свежей: через год хранения она теряет 75 процентов своей ценности, а через 2 года становится бесполезной. Хранят ее в холодильнике при температуре 9°C. Пыльца - биологический стимулятор, прекрасно действующий на половые гормоны, как иногда считают.

При приеме пыльцы необходимо снижать количество потребляемой пищи, особенно животных белков. Есть исследования, доказывающие, что 20 г пыльцы соответствуют 1 кг мяса, но это в несчетное число раз более ценный белковый продукт.

Известный специалист по пчеловодству Н.П. Йориш сказал: "41 г пыльцы содержит столько суточных доз витамин Р (рутина), что может предохранить несколько человек от кровоизлияния в мозг, сетчатку глаза и сердце."

Цветочная пыльца - это мужской элемент цветка, представляет собой естественный, высококачественный, концентрированный, питательный и биологически активный продукт питания.

Цветочная пыльца содержит все основные вещества, необходимые для построения, развития и существования живого организма: белки, жиры, углеводы, витамины, аминокислоты, глюкозид-рутин, антибиотики, стимулятор роста и др. Цветочная пыльца является пчелиным полуфабрикатом, имеет огромное значение в сохранении здоровья человека.

ПОКАЗАНИЯ К ПРИМЕНЕНИЮ

Цветочная пыльца применяется как концентрированный продукт питания с целью дополнить обычные продукты питания теми веществами, которых в них мало или вообще нет, а организму человека необходимы.

Кроме того, цветочная пыльца применяется в медицине:
- улучшает аппетит,
- улучшает состояние организма при похудении,
- при заболевании кишечного тракта,
- действует как антибиотик,

- улучшает психическое и неврастеническое состояние организма,
- улучшает общее состояние организма,
- возвращает физические силы и стимулирует умственный труд,
- действует благоприятно на рост,
- лечит ослабевших детей,
- при заболеваниях детей,
- при заболеваниях простатитом.

СПОСОБ ПРИМЕНЕНИЯ И ДОЗЫ

Дневную дозу лучше принимать за 10-15 минут до еды утром или перед вторым завтраком (особенно детям, больным или слабым лицам). Можно также принимать и во время еды, но ни в коем случае на ночь или поздно вечером.

Доза взрослым: поддерживающая - 20 табл. по 0,5 г в день, ударная - 40 табл. по 0,5 г в день.

Доза детям: от 3 до 5 лет - 12 табл. по 0,6 г в день, от 6 до 12 - 16 табл. по 0,6 г в день.

После 12 лет - доза для взрослых.

Курс приема - один месяц. Повторять нужно несколько раз в год, особенно в начале каждого сезона. Иногда стоит продолжать весь год (при заболеваниях простатитом), делая время от времени перерыв.

От гипертонической болезни рекомендуется применять цветочную пыльцу. Н.П. Йориш (1958) с этой целью назначал больным пыльцу, смешанную с медом в соотношении 1:1 и 1:2, по одной чайной ложке 3 раза в день и получал хорошие результаты лечения.

УСЛОВИЯ ХРАНЕНИЯ

Хранить следует в сухом и чистом помещении при температуре не выше +20 °C и влажности не выше 75%. Лучше в холодильнике, в отделении для овощей.

ПЧЕЛИНЫЙ ЯД

Применение пчелиного яда в лечебных целях в народной медицине многих стран было основано на случайных простых опытах и наблюдениях. Например было доказано, что люди, занимавшиеся пчеловодством, редко болели подагрой и ревматизмом.

Пчелиный яд опасен (токсичен) как для человека, так и для животных и насекомых, так как он в больших дозах вызывает двигательный паралич.

Несмотря на то, что яд может вызвать тяжелые последствия, вплоть до смертельных случаев, в умеренных дозах он является важным средством для лечения ряда болезней, трудно излечимых медикаментами.

Лечение пчелиным ядом должно проводиться в чистом виде или в комплексе с другими медикаментами только под наблюдением знающего врача. Имеется немалое количество наблюдений свидетельствующих о большой эффективности лечения ядом.

Введение пчелиного яда осуществляется посредством ужаливания пчелами, внутрикожной или подкожной инъекции апитоксина, иногда местно - наложения мазей, содержащих пчелиный яд.

По специальной схеме* для ужаливания используют те же участки тела, что и при введении лекарственных веществ посредством инъекций: наружные поверхности плеч и бедер. В 1-й день больной подвергается ужаливанию одной пчелы, на 2-й день - двух пчел, на 3-й трех, и так до 10 дней, в течение которых больной получит 55 ужаливаний. После этого следует перерыв на 3-4 дня, а затем ежедневно по 3 ужаливания. В течение второго курса лечения (1,5 месяца) больной должен получить примерно 150 ужаливаний, а всего за два курса - 200 ужаливаний пчел.

Более точная дозировка пчелиного яда достигается при подкожном введении его по 0,1, 0,2, 0,3 мл, что соответствует 1, 2 или 3 ужаливаниям.

Данный метод дает хорошие результаты лечения заболеваний периферической нервной системы при введении пчелиного яда посредством электрофореза.

Пчелиный яд обычно хорошо переносится, 1-5 и даже 10 ужаливаний одновременно у здорового взрослого человека чаще всего вызывают лишь местную реакцию в виде покраснения и припухлости, ощущение жжения. 200-300 ужаливаний одновременно вызывают тяжелую интоксикацию организма, характерными признаками которой является острое нарушение сердечно-сосудистой деятельности.

Наиболее чувствительны к этому яду дети, лица пожилого возраста, женщины, а также лица, склонные к аллергическим заболеваниям. Лицам, имеющим повышенную реакцию на пчелиный яд, данный метод противопоказан.

При заболеваниях периферической нервной системы (невралгия, миозиты, полиневриты и др.), ревматизме, ревматоидных артритах рекомендуется комплексное лечение пчелиным ядом и маточным молочком. При этом фармакологический эффект значительно усиливается, повышаются и защитные силы организма.

_____

*Схема предложена Н.П.Йоришом.

318

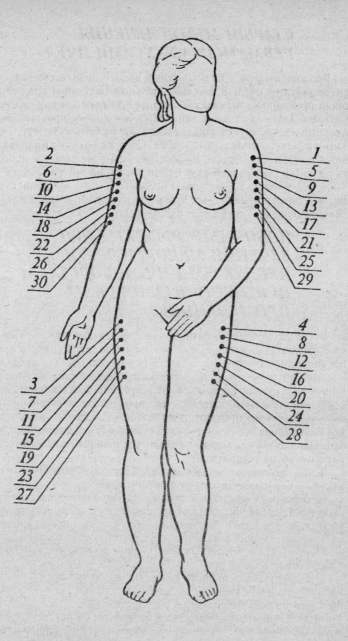

Рис. 3. Лечение пчелиными ужаливаниями (цифры указывают дни лечения).

СТАРЫЙ МЕТОД ЛЕЧЕНИЯ
РЕВМАТИЗМА УКУСАМИ ПЧЕЛ

Русские знахари с незапамятных времен лечили своих пациентов укусами пчел. Врачи официальной медицины ряда стран стали применять этот способ лечения при тяжелых случаях ревматизма. Техника лечения этим способом крайне проста. Обыкновенно пчелу берут за крылья и сажают на больное место. Пчела почти всегда немедленно кусает. Следующий укус производят через сутки после первого на расстоянии 4-8 см от места первого укуса. В 1-й день делают укус одной пчелы, на 2-й день - двух, на 3-й - трех и так до 5. Затем дают больному 2 недели отдыха, перед тем как подвергать его 3-му курсу лечения, если таковой является необходимым, что бывает очень редко.

ПОБОЧНЫЕ ЭФФЕКТЫ ПРИ
ЛЕЧЕНИИ МЕДОМ И ДРУГИМИ
ПРОДУКТАМИ ПЧЕЛОВОДСТВА И
ПРОТИВОПОКАЗАНИЯ К ИХ
ПРИМЕНЕНИЮ

Встречается немало случаев непереносимости меда. Побочные эффекты при его применении проявляются чаще всего в виде повышения температуры, аллергических реакций (крапивница, кожный зуд, насморк, головная боль, расстройства желудочно-кишечного тракта, удушье). Чаще всего они появляются у людей с повышенной чувствительностью при первом в жизни приеме меда или другого продукта пчеловодства (пчелиный яд и т.д.) - так называемая идиосинкразия. Таким людям мед противопоказан. Однако иногда может проявляться непереносимость только какого-нибудь сорта меда.

Тогда необходимо подобрать такой сорт, который лучше переносится, без каких-либо побочных явлений.

Непереносимость меда и других продуктов пчеловодства может быть установлена посредством предварительно собранных данных. Ее можно определить постановкой внутрикожной пробы (подобно на чувствительность к антибиотикам группы пенициллина).

Основные противопоказания к применению меда и других продуктов пчеловодства:

а) сверхчувствительность к ним (идиосинкразия);

б) ограничение углеводов (касается меда) во всех случаях, когда больным по роду заболевания оно предписано;

в) введение меда посредством ингаляции (через дыхательные пути) больным с выраженной эмфиземой легких, бронхиальной и сердечной астмой, "легочным сердцем", миокардитом, клапанными пороками сердца, туберкулезом легких.

МУМИЕ

Ряд ученых считают, что мумие, или как иногда называют, "горный воск"*, входит в состав продукта дикой медоносной пчелы, получившего также название "мумие асиль" или "мумийон, мумийа". Этот продукт применяется в народной медицине с древности. О лечебных свойствах мумие знал и писал еще Авиценна (Абу Али Ибн Сина).

В народной медицине древности мумие применялось при самых разнообразных травматических повреждениях. В последнее время мумие привлекло внимание и медиков.

В Узбекистане была организована специальная экспедиция с участием геологов и медиков по изысканию мумие. Бальзам среднеазиатских гор был обнаружен в пещерах на высоте 2000 - 3000 над уровнем моря.

В последние годы на страницах газет и журналов запестрело слово "мумие", которое называют чудодейственным бальзамом, эликсиром жизни. Действительно, такое мнение существовало в прошлом у народов Востока, да и теперь мумие как лечебное средство широко применяется в некоторых азиатских странах. Это и привлекло внимание отечественных медиков, заставило их заняться изучением бальзама.

Первым широким циклом научных изысканий явилась диссертация на соискание ученой степени доктора медицинских наук ташкентского хирурга А.Ш.Шакирова. Врач исследовал мумие, испытал его действие на животных и в клинике при переломах костей. Установлена высокая эффективность препарата, что способствует успешному заживлению переломов и улучшает общее состояние больных. Исследования Шакирова положили начало научному изучению мумие и в других областях медицины. Интерес к мумие - пахучему, смолистому веществу, добываемому в горах, вырастает из года в год. Древние медики приписывали ему многие целебные свойства. Сейчас в ряде клиник нашей страны мумие также используется для ускорения заживления костей после переломов и лечения других болезней. Однако до сих пор происхождение мумие остается загадкой. На этот счет существует множество гипотез. Одни исследователи связывают природу мумие с различными видами микроорганизмов, другие рассматривают его, как мед диких пчел, сок тутовника, арчи и даже экскременты различных животных.

Выписка из докторской диссертации А.Ш.Шакирова (хранится в Российской государственной библиотеке, в Москве).

*Кузьмина К.А. Лечение пчелиным ядом и медом. - Саратов, 1981.

"...По утверждению древних медиков, самое высококачественное мумие - черного цвета, блестящее, мягкое. Оно пахнет подобно нефти, но имеет особый, специфический запах. Под мумие они понимают различные природные образования на стенках гротов, похожих на смолу веществ... или они сообщают, что пчелы запечатывают свой мед и летку воском и покрывают запечатанное место чем-то черным, с острым запахом трав, похожим на воск... или мумие готовят из трав... или это продукт брожения навоза..."

В настоящее время существуе несколько теорий происхождения мумие: одна нефтяного, другая биогенного (разложения экстракта навозной жижи различных животных, разложение смолы арчи, лишайников и других растений, разложение воска диких пчел). Пока что экспедициями советских специалистов установлено, что мумие натечного типа от коричневого до черного цвета со специфическим острым запахом. Бальзам просачивается из разломов горных пород, скапливается на сводах и стенках пещер, часто свисает с потолка темными сосульками.

Свыше 70 источников с сообщениями о мумие обнаружил А.Ш.Шакиров в литературе прошлого. Мумие, как указано в восточных рукописях, дает силу всему организму и особенно сердцу. Его применяли также при болезнях печени, желудка, туберкулезе, бронхиальной астме, параличах, воспалительных процессах, помогает также при отравлениях, укусах скорпионов, язвах мочевого пузыря, слоновости, заикании, вялости органов, рассасывает опухоли, нормализует функции внешних и внутренних органов, усиливает половую деятельность, помогает при головной боли, мигрени, диабете, оказывает общее укрепляющее действие на организм. Но главным образом способствует успешному заживлению костей и ран. "Лишь мумие спасает от смерти", - гласит восточная пословица.

Мумие[*] - горькая на вкус твердая масса темно-коричневого или черного цвета с блестящей поверхностью. При нагревании мумие размягчается. В состав этого продукта входит много органических веществ и разнообразных микроэлементов. Это вязкая клейкая масса, размягчается от тепла рук, имеет смолистый специфический запах, в воде растворяется с небольшим осадком.

В своем составе мумие содержит около 28 химических элементов, 30 макро- и микроэлементов, а также 10 различных окисей металлов, 6 аминокислот, ряд витаминов - B_{12}, Р-617, B_1 и другие, эфирные масла, пчелиный яд, смолоподобные вещества, каждое из которых способно повлиять на соответствующие об-

---

1) из научных трудов Шакирова, Исмайлова, Вишневского, Нуралиева и др.

2) Кузьмина К.А. Лечение пчелиным медом и ядом. Саратов, 1981.

менные процессы организма, усиливать регенеративные процессы в различных тканях. Как противовоспалительное, антитоксическое, общеукрепляющее средство, восстанавливающее пониженную функцию периферических нервных стволов или анализаторных центров головного мозга, положительно участвует в биосинтезе клетки ДНК, что приводит к усиленному делению и увеличению количества клеток.

Мумие лечебно действует на множество заболеваний, и этот механизм действия средства представляется весьма сложным, влияет многосторонне на всю жизнедеятельность организма, на различные его процессы и т.д. (например, в любом фармацевтическом лекарстве сочетаются лишь 5-6 элементов, химически подобранных искусственным путем, а здесь имеют место 50 компонентов, подобранных природой). Для определения качества мумие его разминают: хорошее мумие при этом быстро размягчается, а некачественное остается твердым.

Мумие является малотоксичным веществом:прием внутрь 30 мг/кг или введение внутривенно и подкожно 4% раствора мумие в количестве 250 мг/кг веса не вызывает у экспериментальных животных никаких токсических проявлений. Мумие обладает бактерицидным и бактериостатическим действием. Под влиянием приема мумие усиливается минеральный обмен, ускоряется заживление переломов костей, костная мозоль образуется на 8-17 дней раньше обычного.

В Узбекском научно-исследовательском институте травматологии и ортопедии проводятся работы по изучению возможного применения мумие в лечебных целях у человека. Наблюдения над большой группой больных с инфицированными переломами костей, остомиелитами, ожогами, длительно незаживающими язвами и др. показали, что мумие обладает высоким лечебным эффектом.

Мумие спомобствовало не только более скорому заживлению ран и формированию костных мозолей, но одновременно у больных нормализуется кровь, улучшается общее состояние, появляется хороший сон, аппетит, исчезают боли, быстро происходило восстановление функции пораженной конечности.

Мумие назначается 1 раз в день утром натощак в дозе 0,15 - 0,20 г. Курс лечения 10 дней, после чего рекомендуется сделать перерыв на 5-10 дней, затем лечение можно повторить вновь. Количество курсов колеблется от 3 до 4.”

Дозы мумие для детей: в возрасте от 3 месяцев до 1 года - 0,01 - 0,02 г, до 9 лет - 0,05 г, 9-14 лет - 0,1 г в день.

Лечебные свойства мумие подтверждены наблюдениями врачей в целом ряде лечебных учреждений страны. В настоящее время на протяжении ряда лет продолжается исследование мумие в Ленинградсков химико-фармацевтическом институте (ЛХФИ, на кафедре фармакологии и аптечной технологии лекарства), а также в Московском ХФИ и в Ташкенте, Душанбе, Самарканде и др.

Это дорогостоящее средство особенно часто используется в народной медицине в клиниках в Таджикистане, г. Ташкенте и на Кавказе.

При регулярном и правильном применении мумие успех всегда будет обеспечен. В народной медицине мумие величиной с пшеничное зерно (0,15 - 0,2 г) назначают по 1-2 раза в сутки, чаще всего перед сном.

В период лечения мумие принимать алкоголь противопоказано.

Противопоказаний по применению в умеренных дозах мумие не имеет, а наоборот, защитно-адаптогенные свойства положительны, снимают чувство усталости и действуют на организм человека обшеукрепляюще, способствуют прибавлению и восстановлению утраченной силы, энергии.

Ряд исследователей в последнее время считают, что поскольку мумие включает в себя биологически активные вещества развивают (умножают) клетки предполагаемых опухолей, если они имеются в организме пожилых людей.

Ценнейшее лекарственное средство мумие жизненно оправдало себя на протяжении ряда столетий, и его применение научно обосновано экспериментаторами в клиниках при лечении больных.

Оно применяется внутрь непосредственным приготовлением с соками, на воде, меде, чае, молоке и т.д. благодаря хорошей растворимости.

Применяется также наружно смазыванием, закапыванием с различными соками, спиртом, медом и т.д.

Ниже мы приведем дозировки и способы применения мумие против ряда заболеваний, когда достигаются хорошие результаты.

НЕКОТОРЫЕ ДАННЫЕ О МУМИЕ

(из других источников)

Удельный вес - 2,13. В воде растворяется без остатка. Цвет густо заваренного чая. При выпаривании водного раствора мумие образует липкий экстракт, горящий без копоти и оставляющий 3,6% золы. На воздухе сгущается, уплотняется.При нагревании размягчается, даже разжижается.

Мумие широко использовали медики Востока при лечении нервных заболеваний, сердечно-сосудистых, желудочно-кишечных, а также болезней печени, селезенки, легких, при переломах и для стимулирования защитных регенеративных и репаративных процессов в организме.

Мумие при постоянном введении в организм нетоксично. Результаты исследований показывают обоснованность применения мумие при лечении гнойно-воспалительных процессов.

При исследовании радиоактивности мумие получены результаты, которые почти равны показателям фона, т.е. радиоактивность мумие ничтожна, поэтому оно может быть использовано в медицине. Особую ценность радиоактивность мумие приобрела в качестве регенератора костной ткани.

Мумие широко применяется в Индии при лечении астмы, туберкулеза, хронического бронхита, мочекаменной болезни, водянки, диабете, паразитических заболеваниях кожи и в качестве антисептика. По мнению врачей Индии, мумие является весьма эффективным средством лечения диабета: исчезают жажда, панурия, чувство жжения, усталости и повышается ассимиляция сахара. Назначают его с молоком или с фруктовым соком. В Бирме мумие под названием "час-тум" ("кровь из горы") считают укрепляющим, противотуберкулезным, а также способствующим долголетию средством. Его употребляют при заболеваниях желудочно-кишечного тракта, в качестве отхаркивающего средства. В древние времена врачи применяли мумие при артритах, опухолях и различных воспалительных процессах. Есть различные виды мумие (индийское, бирманское, монгольское, японское и др.), сходные по качественному химическому составу, но отличающиеся соотношениями отдельных составных частей.

ПРИЕМ МУМИЕ ПО ШАКИРОВУ

Детям до 14 лет - 0,05 г, взрослым - 0,2-0,5 __ __ в день натощак за 1-2 часа до еды. Запивать сладк__ __ __ __ ком, медом. Всего на лечение - 6 г. Курс лечен__ __ Перерыв 10 дней, затем повторить еще 2 р__

Лечит заболевания нервной системы, __ ные заболевания, переломы. При суста__ вправления вывихов, при растяжения__ 0,75 г мумие с розовым или другим м__ бобов и 3-4 желтка. Можно примен__ 0,2 г один раз в день натощак. Пос__ курс. Изучается в узбекском НИ__

А.А.Шакиров исследовал на__

мие отрицательного влияния на те или иные внутренние органы, нет ли у него канцерогенных свойств. Оказалось, что и в этом отношении мумие не вызывает перерождения тканей. Мумие практически нетоксично и нерадиоактивно. Биохимические исследования подтвердили усиление процесса обмена веществ под влиянием мумие. Мумие повышает тонус, стимулирует жизненные функции, положительно влияет на деятельность желудка, на функции некоторых эндокринных органов и печени, оно антибактериально и особенно эффективно при инфекциях и лучевой болезни.

В "Крабиде Кабире" приводится следующий способ смешивания мумие. Для смешивания мумие с различными маслами, розовой водой, соками и отварами трав пользуются водяными банями, которые умеренно подогревают. Затем смешивают стеклянной палочкой. Когда образуется однородная масса, верхний сосуд снимается и смесь хранится до употребления в прохладном месте.

В восточной медицине мумие употребляется в виде пилюль, состав которых разнообразен. Здесь приводится только один, помогающий при общей слабости, переломах, ушибах, растяжении: 3 части мумие смешивают с розовой водой, затем 2,5 части гуммиарабика (не клей) и кристаллический сахар в количестве, равном мумие, растирают в порошок и добавляют мумие, растворенное в розовой воде.т Все смешивают до тестообразного состояния и из этого густого теста скатывают пилюлю. Так как доза приема 0,2 г в день, то каждая пилюля должна соответствовать 1/4 этой дозы. Для получения розового масла лепестки красной розы смачивают водой, сверху наливают растительное масло, все это смешивается и кипятится. Вода испаряется и остается масло, которое фильтруется через марлю.

БОЛЕЗНИ И РЕЦЕПТЫ

ЯЗВЕННЫЕ БОЛЕЗНИ ЖЕЛУДКА, КИШЕЧНО-ЖЕЛУДОЧНОГО ТРАКТА ОРГАНОВ ПИЩЕВАРЕНИЯ (ЖЕЛУДКА, ПЕЧЕНИ, СЕЛЕЗЕНКИ), МОЧЕВОГО ПУЗЫРЯ (ПРИ ЗАДЕРЖКЕ МОЧИ), КОЛИТЫ, ГАСТРИТЫ

...ать внутрь, желательно натощак, 1-2 раза в день ...еред сном в течение 25-28 дней 1-й курс лечения и повторный через 10 дней при запущенной стадии заболевания.

Необходимое количество мумие для единовременного употребления - 0,02-0,5 г в зависимости от веса тела: до 70 кг - 0,2 г, 80 кг - 0,3 г, до 90 кг - 0,3-0,4 г, более 90 кг - 0,4-0,5 г.

Разводить желательно в молоке в соотношении 1:20 (2-3 столовые ложки), можно в воде, и добавить по вкусу мед либо чередовать разведение мумие с соками (виноградным, огуречным), травами петрушки, черники, тмина, с желтками яиц. Необходимое количество экстракта мумие на курс лечения составляет 0,2-0,5 г - 10-25 г (в зависимости от веса тела).

В период лечения язвенных болезней, кишечно-желудочного тракта и органов пищеварения (печени, селезенки) и т.п. следует соблюдать диету и умеренность в пище. Алкоголь противопоказан.

2. При травмах, если повреждена печень, больному дают пить 0,2 г мумие вместе с 0,1-0,2 г армянской глины и 0,5 г шафрана, соком маслины или соком листьев цикория.

3. Заболевания печени и почек - 3 г мумие растворить в 3 л кипяченой воды. Принимать по 20 мл раствора 3 раза в день за 30 минут до еды. Желательно запивать соком сахарной свеклы. 10 дней принимать, 3 дня отдыхать. На курс лечения - 15 г мумие.

4. Атония кишечника (запоры) - 2 г мумие на 1 л кипяченой воды, пить натощак по 100 мл раствора. Запивать сырой водой. Принимать 10 дней.

5. При язвенных заболеваниях мочевого пузыря и мочеточников - пить 3 раза по 0,2 г мумие с теплым молоком, а на ночь раствором 1 г мумие на 100 мл теплой воды сделать спринцевание. На курс лечения 15 г мумие.

ДИСПЕПТИЧЕСКИЕ ЯВЛЕНИЯ (ИЗЖОГА, ТОШНОТА, ОТРЫЖКА, РВОТА)

Принимать внутрь по 0,2 г мумие с молоком или медом либо растворить в столовой ложке чая или кипяченой воды 2 раза в день утром и вечером перед сном в течение 24-26 дней. Излечение наступает на 10-15-й день.

ПРИ ВОСПАЛИТЕЛЬНЫХ И АЛЛЕРГИЧЕСКИХ ХРОНИЧЕСКИХ ЗАБОЛЕВАНИЯХ, АНГИНЕ, НАСМОРКЕ, КАТАРЕ ВЕРХНИХ ДЫХАТЕЛЬНЫХ ПУТЕЙ, ЧИХАНИИ, КАШЛЕ

1. Принимать мумие по 0,2-0,3 г в смеси с молоком либо с коровьим жиром и медом внутрь натощак и вечером перед сном (в соотношении 1:20), а также смазывать на ночь поверхности воспаленного участка ноздри, горла тем же составом посредство посредством тампона или же полоскания горла (при ангине).

Всего необходимо 1-3 курса лечения в зависимости от формы заболевания. Курс лечения продолжать 25-28 дней с 10-дневным перерывом.

2. При болезнях верхних дыхательных путей: астме, кровохарканье, ангине, некоторых заболеваниях пищеварительного тракта, печени, почек, а также половой слабости - мумие смешивают с салом коровы, медведя, волка, свиньи, соком паслена, тмина, петрушки, желтком яйца, маслом кокосового ореха, чечевицы, солодковым корнем и т.п. лекарственными компонентами растительного происхождения.

ПРИ КРОВОТЕЧЕНИИ ИЗ НОСА

1. Закапывать в каждую ноздрю смесь 0,1 г мумие с камфарным маслом в соотношении 1:5, 1:8 (по 0,2 г за прием). Проходит после 2 курсов лечения в течение 25 дней на курс при 10-дневном перерыве.

2. От носовых болезней, особенно кровотечения, мумие также лечит. Его смешивают с камфарой или добавляют сок майорана и закапывают в нос.

ГНОЙНЫЙ ОТИТ, ВОСПАЛЕНИЕ СРЕДНЕГО УХА, ПОНИЖЕНИЕ СЛУХА

1. Закапывать мумие по 0,4 г в смеси с маслом в соотношении 1:10 по 2 раза в день утром и вечером перед сном. Одновременное употребление мумие внутрь 0,2-0,3 г в смеси с молоком и медом усиливает отток гноя и противовоспалительную функцию.

2. 0,35 г мумие смешивают с чистым розовым маслом, прибавляют сок неспелого винограда и закапывают в ухо. Это помогает при глухоте, язве и гниении уха. Мумие также смешивают с несоленым свиным салом и капают в ухо. Это помогает при врожденной глухоте.

3. Воспаление среднего уха. Раствор мумие: 2 г на 100 мл воды. Вставлять тампон в ухо. Повторять несколько раз.

ТРОМБОФЛЕБИТ, А ТАКЖЕ ТРОМБОФЛЕБИТ ГЛУБОКИХ ВЕН НИЖНИХ КОНЕЧНОСТЕЙ

Принимать внутрь по 0,25-0,3 г 2 раза в сутки в течение 25 дней с добавлением мумие в смесь с медом и молоком в соотношении 1:20 в течение 20-25 дней с 10-дневным перерывом на курс лечения.

Уменьшает чувство боли, отечность и объем больной конечности, увеличивается количество эритроцитов, нормализуется РОЭ, а также лейкоцитарная формула, исчезают и другие симптомы заболеваний, увеличивается содержание гемоглобина.

ПРИ САХАРНОМ ДИАБЕТЕ

Пить 2 раза в день (утром за час до еды, вечекром перед сном) по 0,2 г мумие в растворе. 10 дней пить, 5 дней отдыхать. На курс лечения 10-12 г мумие.

ПРИ ГОЛОВНОЙ БОЛИ, МИГРЕНИ, ОЗНОБАХ,ГОЛОВОКРУЖЕНИЯХ, ЭПИЛЕПСИИ,ПАРАЛИЧЕ ЛИЦЕВОГО НЕРВА

1. Днем мумие принимать внутрь по 0,2-0,3 г в смеси с молоком и медом в соотношении 1:20 2 раза в сутки утром натощак и вечером перед сном в течение 25 дней, а при запущенной стадии - с повторениями через 10 дней после курса лечения.

2. При головной боли, мигрени, эпилепсии, параличе тела или лицевого нерва, вялости органов: 0,07 г мумие смешивают с со ком или отваром майорана (трава) и дают пить: при летаргии - 0,125 г мумие смешивают с отваром чабреца ползучего и девяси-

л ом высоким и употребляют после кипячения.

3. Головная боль - пить по 0,2 г мумие на ночь 10 дней, 5 дней отдых.

ПРИ ЗАИКАНИИ

1 Необходима смесь мумие с медом в пропорции 1:5, 1:8 по 0,2 г экстракта Лечение необходимо вести в течение 4-х месяцев.

2 При заикании язык смазывают раствором мумие с медом.

ПРИ КРОВОТЕЧЕНИИ ИЗ ЛЕГКИХ

Принимать внутрь в смеси 0,2 г мумие с сиропами (вишневым, персиковым и т.д.) в соотношении 1:20 2-3 раза в сутки (вечером обязательно перед сном). Необходимы 3-4 курса лечения по 25 дней с 10-дневным перерывом. При тяжелой форме лечение продолжить. Можно употреблять смесь мумие с медом и молоком в тех же пропорциях.

ПРИ БРОНХИАЛЬНОЙ АСТМЕ

1. Прием мумие по 0,2-0,3 г в смеси с молоком либо с коровьим жиром и медом внутрь натощак и вечером перед сном (в соотношении 1:20) с полосканием. Всего необходимо 1-3 курса лечения в зависимости от формы заболевания. Курс лечения 25-28 дней с 10-дневным перерывом.

2. Примочки от опухоли и ран. 3 г мумие на 100 мл воды. Делать компрессы 1 раз на ночь и принимать внутрь 0,2 г.

ПЕРЕЛОМЫ КОСТЕЙ, СУСТАВОВ, ТРАВМЫ ГРУДНОЙ КЛЕТКИ, ВЫВИХИ, УШИБЫ, РАСТЯЖЕНИЯ МЫШЦ, ТРОФИЧЕСКИЕ КОЖНЫЕ ЯЗВЫ, СВИЩИ, ОПУХОЛИ, ОЖОГИ, ПОРЕЗЫ, РЕВМАТИЗМ

1. Принимать препарат внутрь в дозах 0,2-0,5 г наряду с растиранием пораженного места (в зависимости от участка поражения), курс лечения 25-28 дней и повторять через 10 дней при

необходимости, растирание продолжать весь период лечения без остановок.

2. При ушибах с повреждением грудной клетки и ее органов рекомендуется пить 0,2 г мумие с отваром тмина аигона, тмина обыкновенного.

3. 0,5 г мумие смешивают с розовым маслом и дают пить, а также смазывают место перелома. Кости срастаются очень быстро.

ПРИ СУСТАВНОМ РЕВМАТИЗМЕ

1. При суставном ревматизме, после вправления вывихов, при растяжении, переломах, после ушибов и других травм восточные медики рекомендуют аналогичные рецепты: от 0,5 до 0,75 г мумие смешать с розовым маслом или, по желанию, с другим маслом. Смесь принимать вместе с отваром крымских бобов и желтков 3-4 яиц. Эту же смесь можно положить на поврежденную поверхность тела.

2. Боли в суставах. 100 г жидкого меда смешать с 0,5 г мумие. Делать компресс на ночь и принимать по утрам за час до еды по 0,2 г. в течение 10 дней, 5 дней перерыв. Прием внутрь 6 г на курс. Для полного лечения - 2-3 курса.

ПРИ ЗАБОЛЕВАНИЯХ ПЕРИФЕРИЧЕСКИХ НЕРВНЫХ СТВОЛОВ, ОПОРНО-ДВИГАТЕЛЬНЫХ ОРГАНОВ (РАДИКУЛИТАХ, НЕЙРОДЕРМИТАХ, ПЛЕКСИТАХ, НЕВРАЛГИИ)

1. Втирание (в течение 5-6 минут) 8-10%-ного раствора парата (лучше всего спиртового) в болезненные участки ние 20 дней для курса лечения и чередования через 10 одновременном приеме внутрь с молоком и медо нии 1:20 (0,2 г) и растирании болезненных участ массаже участка отмечается более быстрое паленной мышцы, исчезают боль, зуд и вания.

2. Радикулит. 2 г мумие смеш на ночь в виде компресса. П

ПРИ ЭКЗЕМЕ КОНЕЧНОСТЕЙ

Необходимо в водной бане пропаривать конечности рук или ног в 5-6%-ном растворе мумие, а также одновременно принимать вовнутрь по 0,2 г 2 раза в день утром и вечером перед сном с соком облепихи или с соком смородины (пропаривание конечностей лучше всего также осуществлять перед сном за 30-35 минут в течение 25 дней и продолжать после 10-дневного перерыва). Это заболевание требует методического регулярного лечения. При экземе можно также вместо пропаривания конечностей осуществлять натирание больных участков раствором мумие с облепиховым соком, спиртом и т.д.

ПРИ БЕСПЛОДИИ У МУЖЧИН И ЖЕНЩИН, УМЕНЬШЕНИИ ПОЛОВОЙ ФУНКЦИИ, ПРИ ГИПОЛЕПЕРЕМИИ (НЕКАЧЕСТВЕННЫЕ СЕМЕНА У МУЖЧИН)

Принимать внутрь по 0,2-0,3 г мумие с соком моркови либо с соком облепихи, либо с соком черники по 1-2 раза в день натощак утром и вечером перед сном (в соотношении 1:20). Курс лечения продолжать в течение 25-28 дней. Желаемых результатов иногда достигают при с... ... и мумие с желтками яиц либо с соками некоторы... ... растений. Усиление половой функции ...

... БОЛЕВАНИЯХ,
... ЖЕНСКИХ
... (ЭРОЗИИ
... КИ МАТКИ
... ЕЛЬНЫХ

...а эрозионное место ... 4% раствором му- ...рс лечения состав- ...ряется при необ- ...ия рекомендует- ...ения. Во время лечения рекомендуется воздерживаться от полового акта. лечение желательно проводить на ночь.

2. Эрозия матки - раствор 2,5 г мумие на 100 мл воды. Тампоны на ночь.

ПРИ ВОСПАЛЕНИИ МОЛОЧНОЙ ЖЕЛЕЗЫ

Прием мумие по 0,2-0,3 г в смеси с молоком либо с коровьим жиром и медом внутрь натощак и вечером перед сном (в соотношении 1:20), в первые дни - по 0,2 г мумие 3-4 раза в день (5-6 дней), а далее - как описано.

ПРИ ГНОЙНО ВОСПАЛИТЕЛЬНЫХ И ИНФИЦИРОВАННЫХ РАНАХ, ОЖОГАХ, ГНОЙНЫХ ЯЗВАХ

1. Смазывать раны 10%-ным раствором мумие пораженные места либо 2-3% раствором или мазью.

2. Ожоги, нарывы. Растворить 3 г мумие на 200 мл воды. Смазывать.

КОСТНО-ТУБЕРКУЛУЗНЫЕ ПРОЦЕССЫ (ТАЗОБЕДРЕННОГО, КОЛЕННОГО СУСТАВОВ, ПОЗВОНОЧНИКА)

Прием внутрь по 0,1-0,2 г 2 раза в сутки в течение 25 дней с повторениями после 10-дневного перерыва в смеси с молоком, медом в соотношении 1:20.

ПРИ ГИПЕРТОНИИ

Принимать 1 раз в день на ночь после еды через час 0,15-0,2 г мумие в растворе в течение 10 дней, 5 дней перерыв. После приема 6 г мумие месяц отдыхать. 2-3 курса.

ПРИ КАМНЕ В ЖЕЛЧНОМ ПУЗЫРЕ

На 1 л воды - 1 г мумие. Пить 3 раза в день за 30 минут до еды по 200 г раствора в течение 10 дней, 5 дней перерыв. На курс лечения 12 г мумие.

ПРИ ГЕМОРРОЕ

Прием внутрь натощак 2 раза в день (утром и вечером перед сном) по 0,2 г мумие за один прием. Самое обязательное при этом - постоянное смазывание заднепроходного отверстия вглубь до 10 см (мумие в смеси с медом в частях 1:5 - 1:8).

Прием вовнутрь повторить через 25 дней после 10-дневного отдыха, а смазывание продолжать по 3-4 месяца с месячным перерывом. При запущенном геморрое излечение наступает через 6-8 месяцев или гораздо раньше. Наилучший результат также достигается в смеси с мумие персикового масла или коровьего жира в тех же пропорциях для одновременного приема внутрь и смазывания (при этом необходимо значительное количество мумие на курс).

ПРИ ПАРАДОНТОЗЕ: ДЕСНА, ЗУБЫ, СЛИЗИСТАЯ ОБОЛОЧКА ПОЛОСТИ РТА, МЕСТНЫЕ ВОСПАЛИТЕЛЬНЫЕ РЕАКЦИИ И Т.Д.

1. Прием мумие по 0,2 г внутрь 1-2 раза в день (обязательно на ночь перед сном) в течение 25 дней (курс лечения) с молоком и медом либо с водным раствором в частях 1:20 с одновременной аппликацией мумие в виде 5%-ного раствора.

2. Парадонтоз (оголение десен) - 2,5 г мумие на 100 мл воды. Полоскать утром и на ночь. Раствор проглотить.

ПРИ ЦИСТИТЕ

На стакан горячей воды развести 2-3 г мумие, сделать спринцевание. Снимает боли, рези в течение 10 минут.

ПРИ ГЛАУКОМЕ

Прием внутрь по 0,2 г мумие 2-3 раза в день за 30 минут до еды в течение 10 дней, затем 5 дней перерыв. 3-4 курса.

ПРИ ТУББРОНХОДЕИТЕ

Принимать по 0,2 г мумие в растворе по утрам за 30 минут до еды в течение 10 дней, затем 5 дней перерыв. 3-4 курса.

ПРИ ВЫПАДЕНИИ ВОЛОС, ОЖОГОВОЕ ОБЛЫСЕНИЕ

1. Выпадение волос (облысение) - 1%-ный раствор мумие (1 г на 100 мл воды) на настое лопуха и мяты. Смесь равных частей корней лопуха и мяты. 1 столовую ложку смеси на стакан кипятка заварить как чай. 1 раз в день втирать в кожу головы.

2. Ожоговое облысение - 3 г мумие на 150 мл воды. Добавить 150 г дистиллированной воды. Раствор втирать 1 раз в день.

АЛЛЕРГИЯ

Одно из сильных средств лечения аллергии. Мумие разводится в концентрации 1 г на 1 л теплой воды (хорошее мумие мгновенно растворяется без признаков мути).

Принимать утром один раз в сутки: детям 103 лет по 50 мл. - 7 лет - по 70 мл; 8 лет и старше - по 100 мл раствора мумие.

Если аллергия очень сильная, нужно повторить прием днем. но дозу уменьшить вдвое. Мумие обладает мочегонным и послабляющим действием. При экземе смазывать высыпания более концентрированным раствором: 1 г на 100 мл воды.

Действие мумие обычно бывает очень сильным: даже отеки слизистой оболочки горла, приводящие к ночному храпу у самых маленьких детей, проходят в первые же дни лечения. Но нельзя довольствоваться этими быстрыми результатами. Необходимо проводить курс лечения не менее 20 дней. Если принимать по 100 мл раствора (1 г на 1 л) в день, то 1 г мумие хватит на 10 дней.

Авиценна рекомендовал проводить курсы лечения по 20 дней весной и осенью.

При бронхиальной астме особенно хорошо помогает мумие. растворенное в отваре солодки (лакричного корня). В 500 мл отвара солодки растворить 0,5 г мумие. Принимать отвар по 200 мл (детям до 8 лет порцию уменьшить) утром 1 раз в день. Отвар хранить в холодильнике. Через два дня готовить новый.

"ЖИВАЯ" И "МЕРТВАЯ" ВОДА

В начале 1981 года автор* прибора для приготовления "живой" и "мертвой" воды заболел воспалением почек и аденомой предстательной железы, вследствие чего был направлен в урологическое отделение Ставропольского медицинского института. В этом отделении он находился более месяца. Когда ему предложили сделать операцию аденомы, он отказался и был выписан. Будучи еще больным, он в течение 3 дней доделывал устройство для получения "живой" и "мертвой" воды, о котором были опубликованы статья В.М.Латышева в журнале "Изобретатель и рационализатор" №2 за 1981 г. под заголовком "Неожиданная вода" и интервью в №9 спецкорреспондента Ю.Егорова с академиком АН УзССР Вахидовым под заголовком "Активизированная вода перспективна".

Первое испытание полученной воды он провел на незаживающей более 6 месяцев язве на руке сына.

Проведенная проба лечения превзошла всякие ожидания: рана на руке сына зажила на вторые сутки. Сам он начал пить "живую" воду по 0,5 стакана перед едой 3 раза в день и почувствовал бодрость. Аденома за неделю исчезла, так же как радикулит и опухоль ног.

Для большей убедительности после недели приема "живой" воды он прошел обследование в поликлинике со всеми анализами, при которых не обнаружилось ни одной болезни, нормализовалось давление.

Однажды его соседка обварила руку кипятком, получив ожог 3-й степени. Для лечения она использовала полученную им "живую" и "мертвую" воду, и ожог за 2 дня исчез.

У сына его знакомого, инженера Гончарова, в течение 6 месяцев гноилась десна, в горле образовался нарыв. Применение различных способов лечения не дали желаемого результата. Для лечения он порекомендовал 6 раз в день полоскать "мертвой" водой горло и десну, а после принимать внутрь по стакану "живой" воды. В результате - полное выздоровление мальчика в течение 3 дней.

Автор обследовал более 600 человек с различными заболеваниями, и все они дали положительный результат при лечении активизированной водой. В конце этого материала имеется описание устройства, которое позволяет получить "живую" (щелоч-

*Автор - Кратов.

ную) и "мертвую" (кислотную) воду любой крепости. Проведенное испытание воды в лаборатории ставропольского водоканала ("живой" крепостью 11,4 ед. и "мертвой" - 4,21 ед.) показали, что крепость за месяц снизилась на сотые доли единиц, причем температура на снижение активности воды не влияет.

Использование активизированной воды автором, членами его семьи и многими людьми дали возможность автору составить практическую таблицу процедур лечения и проследить ход выздоровления.

(Советуем не заниматься самолечением без консультации лечащего врача).

ИСПОЛЬЗОВАНИЕ "ЖИВОЙ" И "МЕРТВОЙ" ВОДЫ ДЛЯ ЛЕЧЕНИЯ РЯДА БОЛЕЗНЕЙ

№ пп.	Наименование болезни	Порядок проводимых процедур	Результат
1.	Аденома предстательной железы	В течение 5 суток 4 раза в день за 30 минут до еды принимать по 1/2 стакана ЖВ	Через 3-4 дня выделяется слизь, нет желания часто мочиться, на 8-е сутки опухоль проходит
2.	Ангина	В течение 3 суток 5 раз в сутки после еды полоскать горло МВ и после каждого полоскания выпить 1/4 стакана ЖВ	Температура снижается в 1-й день, на 3-й - болезнь проходит
3.	Боль в суставах рук и ног	3 раза в день перед едой принимать по 1/2 стакана МВ в течение 2 суток	Боль прекращается в 1-й день
4.	Воспаление печени	Ежедневно в течение 4 дней принимать 4 раза по 1/2 стакана: в 1-й день только МВ, в последующие - только ЖВ	
5.	Воспалительные процессы, закрытые нарывы, фурункулы	В течение 2 суток прикладывать компресс к воспаленному участку, смоченный подогретой МВ	Заживление происходит в течение 2 суток

6.	Геморрой	В течение 1-2 суток утром промывать трещины МВ, а затем прикладывать тампоны с ЖВ, меняя их по мере высыхания	Кровотечения прекращаются, трещины заживают в течение 2-3 суток
7.	Гипертония	В течение дня принимать 2 раза по 1/2 стакана МВ	Давление нормализуется
8.	Гипотония	В течение суток 2 раза принимать по 1/2 стакана ЖВ	Давление нормализуется
9.	Гнойные раны	Рану промыть МВ, а через 3-5 минут смочить ЖВ, затем 5-6 раз в сутки смачивать только ЖВ	В течение 5-6 суток происходит заживление
10.	Головные боли	Выпить 1/2 стакана МВ	Боль проходит через 30-50 минут
11.	Грипп	В течение суток 8 раз полоскать нос и рот МВ, а на ночь выпить 1/2 стакана ЖВ	В течение суток грипп исчезает
12.	Запах ног	Вымыть теплой водой ноги, вытереть насухо, смочить МВ, а через 10 минут - ЖВ и дать высохнуть	Неприятный запах исчезнет
13.	Зубная боль	Полоскать полость рта МВ в течение 5-10 минут	Боль исчезает
14.	Изжога	Выпить 1/2 стакана ЖВ	Изжога прекращается
15.	Кашель	В течение 2 суток пить 4 раза в день по 1/2 стакана ЖВ после еды	Кашель прекращается
16.	Кольпит	Подогреть МВ и ЖВ до 37-40°С и на ночь спринцевать сначала МВ, а через 15-20 минут - ЖВ. Процедуру повторять 2-3 дня	После одной процедуры кольпит проходит

17.	Гигиена лица	Утром и вечером после умывания протереть лицо сначала МВ, потом ЖВ	Пропадают прыщи, лицо становится нежнее
18.	Лишай, экзема	В течение 3-5 суток пораженный участок смачивать МВ и дать просохнуть, после чего 5-6 раз в сутки смачивать ЖВ. (Утром смачивать МВ, через 10-15 минут ЖВ и еще 5-6 раз ЖВ в течение суток)	Вылечивается за 3-5 суток
19.	Мытье волос	Вымыть голову с шампунем, вутереть, смочить волосы МВ, а через 3 минуты ЖВ	Пропадает перхоть, волосы становятся мягче
20.	Ожоги	При наличии пузырей - водянок их необходимо проколоть, пораженный участок смочить МВ, а через 5 минут ЖВ. Затем в течение суток 7-8 раз смачивать ЖВ. Процедуры проводить 2-3 дня	Ожоги заживают за 2-3 дня
21.	Опухшие руки	В течение 3 суток принимают воду по 4 раза в день за 30 минут до еды: 1-й день - МВ по 1/2 стакана, 2-й - 3/4 стакана МВ, 3-й день - 1/2 стакана ЖВ	Опухоль спадает, боль проходит
22.	Понос	Выпить 1/2 стакана МВ, если в течение часа понос не прекращается, процедуру повторить	Боль в животе прекращается через 20-30 минут
23.	Порез, укол, разрыв	Промыть рану МВ и перевязать ее	Рана заживает в течение 1-2 суток

24.	Простуда шеи	Сделать на шею компресс, смоченный в теплой МВ, и пить 4 раза в день по 1/2 стакана перед едой	Болезнь проходит в течение 1-2 суток
25.	Радикулит	В течение суток 3 раза перед едой выпить 3/4 стакана ЖВ	Боль проходит в течение суток, иногда через 20-40 минут
26.	Расширение вен, кровотечение из разорвавшихся узлов	Промыть вздувшиеся и кровоточащие участки тела МВ, затем смочить кусочек марли ЖВ и приложить к вздувшимся участкам вен. Внутрь принимать по 1/2 стакана МВ, а через 2-3 часа начать прием по 1/2 стакана ЖВ с промежутками 4 часа 4 раза в день. Процедуру повторить в течение 2-3 дней	Участки вздувшихся вен рассасываются, раны заживают
27.	Стерилизация и дезинфекция	Любые предметы, овощи, фрукты смачивают или протирают тампоном, смоченным в МВ	
28.	Удаление отмершей кожи со ступней ног	В мыльной воде попарить ноги, обмыть их в теплой воде, затем не вытирая намочить ноги в подогретой МВ, растирая участки с наростами, удалить отмершую кожу, промыть ноги в подогретой воде, насухо вытереть	
29.	Улучшение самочувствия, нормализация организма	Утром и вечером после приема пищи полоскать рот МВ и выпить 1/2 стакана ЖВ щелочностью 6-7 ед.	

ЖВ - "живая" вода
МВ - "мертвая" вода

Примечание. При употреблении внутрь только ЖВ возникает жажда, ее надо утолять компотом или подкисленным чаем. Интервал между приемами МВ и ЖВ должен быть не менее 2 часов.

Щелочная вода: PH = 10-11 ед., с белым осадком.
Брезентовый мешок: диаметр 50 - 70 мм, H = 160-200 мм.
Кислотная вода: PH = 4-5 ед.

Процесс приготовления воды длится 3-8 минут в зависимости от необходимой крепости. После приготовления, отключив вилку от сети и вынув устройство, быстро вытащить мешочек и вылить МВ в другую посуду.

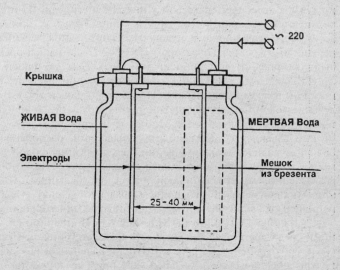

Живая вода (щелочная) (-)
Мертвая вода (кислотная) (+)

Рис. 4. Прибор для получения "живой" и "мертвой" воды. Электрод - 2 шт. Нержавеющая сталь 0,8x40x160 мм. Вместимость 1 л. Продолжительность обработки 3-8 минут.

ВОДОЛЕЧЕНИЕ

НАРОДНАЯ МЕДИЦИНА И ВОДОЛЕЧЕНИЕ

Издавна было известно, что кожа - самый обширный орган выделения шлаков, и вопросам водолечения посвящена многочисленная литература. Очень хорошая историческая справка о водолечении представлена в книге В.Т.Олефиренко "Водолечение" (1986).

Первые сведения о водолечении дошли до нас в индийском эпосе Ригведа (1500 лет до нашей эры). Вода применялась не только как средство омовения тела с гигиеническими целями, но и служила лечебным средством у индусов и египтян. В литературе имеются указания на то, что с лечебной целью ее применяли ассирийцы, вавилоняне и иудеи. Из Египта метод лечения был перенесен в Грецию Пифагором (582-507 гг. до нашей эры), где был усовершенствован Гиппократом (460-377 гг. до нашей эры)

Из Греции учение Гиппократа о водолечении было перенесено в Рим врачом Асклепиадом (114-59 гг. до нашей эры). В Риме лечение водой получило широкое распространение, о чем свидетельствуют многочисленные остатки древнеримских терм.

Рим славился общественными купальнями, располагавшими большим количеством помещений: для умывания теплой водой, мытья горячей водой, купания в холодной воде, для отдыха и развлечений. Эти купальни носили название "бальниум". От слова этого и произошла в дальнейшем "бальнеотерапия". Особенно ценились купальни-бальниум, располагавшие минеральной водой.

В "Каноне", созданном в XI в. Абу Али Ибн Синой (Авиценной), среди других лечебных средств также упоминается вода как средство сохранения здоровья. В Индии бальнеологические процедуры предписывались больным как при наружных, так и при внутренних заболеваниях. Очень распространено было потогонное лечение при отеках на лице, конечностей, при общей водянке и во всех случаях, когда, по мнению врача, организм больного переполнялся сыростью, влагой и мокротой. Популярными были грязелечение, втирание, ванны, окуривание дымом и парами, согревающие компрессы, горячие влажные и сухие припарки; при кожных болезнях, в особенности если они сопровождались зудом, больных купали в искусственных серных ваннах или природных минеральных источниках.

В период средневековья, сменившего античную культуру, развитие водолечения, как и ряда других достижений Древнего мира, приостановилось.

342

Возрождение водолечения относится ко второй половине XVII и первой половине XVIIIвв., когда оно начало развиваться в ряде европейских стран. Однако даже к концу XIX в. этот метод лечения не получил еще достаточного научного обоснования. Длительное время применение водолечебных процедур строилось лишь на чисто эмпирических представлениях. Эмпирики, упоенные успехом своих терапевтических мероприятий, как отмечал А.А.Лозинский (1916), нередко доходили в своих методиках до курьеза. Они предписывали больным потеть в парной бане или в горячей печи 15 дней подряд, держали больных в воде не только днем, но и ночью или заставляли их выпивать в день до 80 стаканов минеральной воды. Чтобы разнообразить длительное пребывание больных в воде, в бассейне для водолечения помещали плавучие столики с закусками. Такой фанатизм не мог способствовать развитию водолечения как науки.

ВОДА

Все мы знаем, что вода играет очень важную роль в жизни человека. Но мы знаем также, что вода различается по своему составу в зависимости от источника: речная, подземная, колодезная, опресненная, минеральная и др.

В этом разделе речь пойдет о минеральной воде, широко распространенном среди горожан виде питьевой воды, хотя таковой ее нельзя назвать.

Люди часто увлекаются употреблением минеральной воды, не учитывая, что в ее состав входит свой неповторимый набор химических элементов, что и определяет ее пользу или вред.

Большинство любителей минеральной воды пьют ее из-за наличия в ней углекислого газа. Особенно ею увлекаются люди, страдающие от повышенной кислотности, и гурманы, покупая любую минеральную воду без разбора, не думая, что данная минеральная вода вредна для его организма и предназначена не для той болезни, которой страдает больной. Минеральная вода предназначена только для лечебных целей и может нанести вред организму, особенно детскому.

МИНЕРАЛЬНАЯ ВОДА

Лечебными свойствами обладает вода, насыщенная минеральными солями, органическими и биологически активными веществами, а также различными газами. Такие воды называются минеральными. В зависимости от содержания в минеральной воде тех или иных ингредиентов и электрического заряда ионов она обладает различными целебными свойствами. Кроме того, физиологическое действие той или иной минеральной воды определяется ее температурой (которая колеблется в широких пределах - от 1 до 40°С и более) и способом приема воды (залпом или небольшими глотками, задолго до еды или непосредственно перед едой).

Основные лечебные свойства минеральной воды зависят от ее химического состава. Например, гидрокарбонатный ион участвует в поддержании кислотно-щелочного равновесия в организме. Такая вода, как нарзан, боржоми, обладая щелочной реакцией, нормализует моторную и секреторную функции желудочно-кишечного тракта, уменьшает диспептические расстройства. Она полезна не только при заболеваниях органов пищеварения, но и при воспалительных процессах в мочеполовой системе.

При застое желчи в желчном пузыре и при пониженной кислотности желудочного сока полезна минеральная вода с содержанием иона хлора типа Ессентуки №4.

При запорах рекомендуются сульфатные минеральные воды (Баталинская, Арзни), раздражающие слизистую оболочку кишечника, благодаря чему усиливается его перистальтика.

Железистые минеральные воды (Марциальная, Джермук) стимулируют образование крови, и поэтому их полезно принимать при малокровии.

Йодистые минеральные воды используются при атеросклерозе. При неврозах назначают минеральные воды, в состав которых входит бром (например, талая). Вода с кремниевой кислотой оказывает болеутоляющий, антитоксический и противовоспалительный эффект.

В последние годы получают распространение радоновые минеральные воды в качестве питьевых, так как было установлено, что в небольших количествах они полезны при пиелонефрите и нарушении функций желудочно-кишечного тракта.

Содержащийся во многих минеральных водах углекислый газ стимулирует двигательную и секреторную активность желудка и кишечника, что полезно при заболеваниях, для которых характерны сниженная желудочная секреция и вялая перистальтика кишечника.

Правильное применение минеральных вод позволяет снижать или повышать кислотность желудочного сока, улучшать кровообращение в желудке и печени, усиливая приток артериальной крови и отток венозной, что весьма благоприятно для деятельности органов, в частности, потому, что при этом уменьшается или полностью ликвидируется гипоксия - кислородное голодание тканей, что повышает их устойчивость к воздействию болезнетворных факторов.

В результате приема минеральных вод в печени нормализуются обменные процессы, ликвидируется застой желчи, в желудке ускоряется процесс заживления язвы, восстанавливаются функции желудочных желез. Минеральные воды оказывают благотворное воздействие и на поджелудочную железу, в частности, при панкреатите - воспалении поджелудочной железы.

Важное значение придается минеральным водам как стимуляторам секреции кишечных гормонов - гастрина и секретина, которые необходимы для нормального пищеварения. Кроме того, минеральные воды действуют на желудочно-кишечный тракт и рефлекторно. Следовательно, можно говорить о нейрогуморальном механизме влияния минеральных вод на пищеварительную систему.

Первым в России был открыт источник марциальных вод на северо-западе страны при Петре I. Он очень верил в целебные свойства минеральных вод, не раз бывал вместе с женой (будущей Екатериной I) на курорте, возникшем в районе источника, и рекомендовал лечиться там заболевшему А.Д.Меньшикову. В одном из документов той эпохи читаем: "Царь по обычной церемонии, разсуждая о болезни его светлости, изволил объявить о неслыханном действии минеральных вод".

В нашей стране лечение минеральными водами на курортах получило большое распространение.

К пищевым веществам относится и вода, без которой жизнь невозможна. Именно в водной среде протекают биохимические реакции, что обусловлено уникальными физико-химическими свойствами воды - этой поистине удивительной жидкости. Не случайно именно в ней зародилась жизнь.

Живая клетка на 60-99,7% состоит из воды, что позволило Дюбуа утверждать: "Живой человек - это одушевленная вода". Организм взрослого человека массой 65 кг содержит в среднем 40 л воды. Больше всего (25 л) находится в клетках, остальные 15 л составляют внеклеточную жидкость. Чем моложе организм, тем больше в нем жидкости, с возрастом количество воды в организме уменьшается.

Вода - единственная на Земле жидкость, которой присущи особые физико-химические свойства. Молекулы воды легко распадаются на ионы - положительно заряженный водород (H^+) и отрицательно заряженный гидроксил (OH^-). Именно эти ионы и определяют пространственную структуру белков, липидов, нуклеиновых кислот и других органических веществ. Полярности молекул вода обязана свойством растворять разнообразные вещества: минеральные соли, простые спирты, сахара и др. Потому-то вода и служит средой, где протекают многочисленные химические реакции, в совокупности создающие жизнь.

Вода играет ведущую роль в теплорегуляции организма, поддерживает тепловой гомеостаз, что позволяет адаптироваться к перепадам температуры окружающей среды. При повышении температуры увеличивается испарение воды с поверхности тела и оно охлаждается. Понижение температуры воздуха и окружающей среды резко сокращает испарение воды, и тепло в организме сохраняется.

Потеря большого количества воды (путем испарения, в результате рвоты, поноса, усиленного диуреза) нарушает постоянство внутренней среды (вместе с водой теряются и соли). Нормальная жизнедеятельность организма немыслима без сохранения водно-солевого баланса.

Важно учитывать количество не только введенной в организм воды, но и выделенной. Если количество выделенной воды меньше введенной, то это может свидетельствовать, например, об ухудшении функций почек, недостаточности сердечно-сосудистой системы.

Естетсвенно, изменение химико-физического состояния воды, ее электропроводности приводит к изменению обмена веществ, усиливая либо тормозя ход биохимических реакций. Подобные изменения наблюдаются в талой, намагниченной воде и в воде, получаемой с помощью электролиза. Прблема влияния на организм ионизированной воды в последние годы интенсивно изучается, и уже получены интересные результаты.

Исходя из того, что растительная пища ощелачивает организм (что благоприятно влияет на физиологические функции), можно ожидать, что и отрицательно заряженная вода, обладая щелочными свойствами, также благотворно действует на организм. Специальные эксперименты на животных и наблюдения за людьми подтверждают эти предположения.

Наш краткий рассказ о роли воды в живой природе закончим словами Антуана де Сент-Экзюпери: "У тебя, вода, нет ни вкуса, ни цвета, ни запаха, тебя невозможно описать, тобой наслаждаются, не ведая, что ты такое... Ты самое большое богатство в мире".

О ТАЛОЙ ВОДЕ*

При употреблении талой воды:

"...Животные делаются вдвое более стойкими к возможным случайным инфекциям... Кошки, потерявшие способность к де-

*Выписка из статьи доц. А.К.Гумана "Новое о талой воде", 1959 год, статья А.К.Гумана от 5 апреля 1965 г.
Доклад был опубликован в трудах Общества естествоиспытателей при ЛГУ, т. XX, вып. 1-й, 1959 г. В жулнале "Звезда", № 8, 1960 г. опубликован очеерк П.Жура "Могучая вода".

торождению (от старости), приобрели снова эту способность и родили котят... При замачивании семян в талой воде и поливе ею растений урожай увеличился от 1,6 до 2,1 раза (рожь, пшеница, гречиха)... Ускоряются сроки созревания зерен...

По предварительным данным, талая вода является сосудистым средством, способствует уменьшению сердечных болей и даже рассасыванию тромбов коронарных сосудов сердца. Она прекращает сильные геморроидальные кровотечения, снимает геморроидальные боли, улучшает кровообращение после тромбозов нижних конечностей и облегчает течение болезни при варикозном расширении вен. У сердечно-сосудистых больных значительно снижается содержание холестерина в крови и улучшается обмен веществ. Талая вода может служить весьма эффективным средством против патологической тучности. (Случай: за три месяца вес снизился с 90 до 75 кг.) Талая вода повышает спортивные качества спортсмена и сокращает время вхождения в форму.

После охлаждения льдом "омолодились" старые самцы крыс, они оказались повышенно стойкими к холоду, перегреванию, резкому звуку, вызывающему у крыс судороги.

В тесном контакте с биологическими молекулами, даже при температуре теплокровного организма, часть воды находится как бы в "замороженном" состоянии, состоянии "льда". Эти ледяные структуры воды, по Сент Дьерди, являются "матрицами жизни", без которой невозможна сама жизнь.

Только их наличие делает возможным протекание важнейших для жизни биофизических и биохимических реакций, в частности, транспорт энергии от места ее нахождения до места ее потребления в живом организме... Вода внутри орагнизма, которая должна бы в данной зоне "замерзнуть" (при температуре организма!), может статься в "переожлажденном" состоянии, чтобы заставить переохлажденную воду "замерзнуть", надо либо еще охладить ее, либо внести в нее центры кристаллизации (затравку). Тогда превращение воды в "лед" идет по цепной реакции. Такой затравкой является талая вода. По причинам, аналогичным тем, которые действуют на воду и вне организма, в живом организме, в зонах, где должен быть "лед", во многих случаях будет образовываться и сохраняться "переохлажденная" вода. Структура этой воды не упорядочена. "Лед", необходимый для жизненных процессов, отсутствует. Жизнь нарушена. В частности, нарушены пути подвода энергии к тем живым молекулам, где она потребляется... Примерно одинаковый эффект производят на "переохлажденную" воду талая вода и простое охлаждение организма. Надо лишь, чтобы охлаждение коснулось "переохлажденной" зоны... Охлаждение, несмотря на последующее отогревание, оставило остаточные изменения. Эти изменения стойкие.

Структура льда важна в одном отношении: она идеально подходит к структуре биомолекул, т.е. крупных молекул белковых веществ и нуклеиновых кислот, несущих функции жизни. Живые молекулы могут быть вписаны в ледяную решетку, при замораживании даже до абсолютного нуля без нарушений их жизненных функций (после оттаивания). В организме живые молекулы вложены в ледяную решетку, как в идеально подходящий к ним футляр. Поэтому оводнение биомолекул и прочность удержания ими воды намного выше, когда вода, образующая с ними систему, имеет структуру "льда".

Если структура "льда" искажена, как она искажена в "переохлажденной" воде, то "футляр" уже не подходит. Живые молекулы уже не помещаются между молекулами воды, и поэтому они будут все хуже и хуже удерживать воду. Но прогрессирующее снижение процента связанной в организме воды - один из характернейших признаков наступления старости.

Все худшее удержание воды - работа Кройта - ведет ко все худшей стойкости белковых веществ (коллоидов) живого организма: они все легче повреждаются, все легче осаждаются. Осаждение коллоидов внутри сосудистой стенки приводит к неполноценности сосуда.

Снеговая вода может иногда иметь преимущества перед другой талой водой. Она содержит особенно мелкодисперсные примеси - мельчайшие пузырьки газов, она лишена солей и поэтому, в частности, быстрее всасывается. Газированность воды увеличивает число центров кристаллизации.

УПОТРЕБЛЕНИЕ ТАЛОЙ ВОДЫ
(инструкция)

В течение дня желательно выпивать от 2 до 3 стаканов возможно более холодной талой воды (с кусочками льда). Выпивать стакан надо сразу, в один присест (предварительно приучив себя к ледяной воде). Первый стакан выпивать рано утром за час до очередной еды. Остальные стаканы - в течение дня, также за час до очередной еды. В зимнее время талую воду можно получить, замораживая водопроводную воду на балконе в эмалированной кастрюле (затем внести в комнату и дать ей растаять). Частично растаявшую воду поставить в нижнее отделение холодильника.

В летнее время делать лед в морозильнике. Минимальная доза, оказывающая эффект, - 4-6 г талой воды на 1 кг веса. Это 2-3 стакана в день. Нестойкий, но заметный эффект может наблюдаться даже от 3/4 стакана один раз утром натощак (2 г на 1 кг веса).

В ряде случаев все время или периодически доза выпиваемой воды должна быть большей.

К горячей и кипяченой воде человек приучает себя долго и мучительно, с пеленок, и потом становится наркоманом чая, кофе, кипятка. Его тянет к кипятку, как к любимому привычному яду.

Пить надо прохладную родниковую или талую воду вместо чая. Она должна быть не теплой, а прохладной и со временем просто холодной, какую пьют на севере очень здоровые люди.

ПРИМЕНЕНИЕ ВОДЫ ДЛЯ ЛЕЧЕНИЯ
(водные процедуры)

Применение воды при лечении разделяется на следующие виды: компрессы, ванны, пользование паром, обливание, обмывание и питье воды.

В данном разделе приведены рекомендации Севастьяна Кнейппо, автора книги "Моя вода" - лечение, составленной на основании 40-летней практики.

КОМПРЕСС

а) КОМПРЕСС НА ТУЛОВИЩЕ
Компресс на туловище оказывает воздействие при скоплении газов. Необходимо плотное покрывало смочить водой, покрыть туловище так, чтобы оно все было плотно прикрыто, сверху укутаться шерстяным одеялом и держать 45-60 минут. Такой компресс можно повторить несколько раз, вновь и вновь смачивая покрывало.

б) КОМПРЕСС НА СПИНУ
Оказывает благоприятное действие при болях в спине, остеохондрозах. Смоченное покрывало положить на постель, предварительно подложив клеенку, лечь на спину и укрыться шерстяным одеялом. На компрессе лежать 45 минут.

в) КОМПРЕСС НА ТУЛОВИЩЕ И СПИНУ
Эффективен при большом жаре, скоплении газов, приливах крови, ипохондрии и других заболеваниях. Компресс можно делать один за другим, или одновременно.

Лечь на спинной компресс, наложить другой на туловище и укрыться шерстяным одеялом. Продолжительность 45-60 минут.

г) КОМПРЕСС НА ЖИВОТ
Полезен при тяжести в желудках, коликах и других заболева-

ниях. Смоченную в воде плотную ткань накладывают на низ живота и покрывают сверху теплым одеялом.

НОЖНЫЕ ВАННЫ

Очень полезно при параличе принимать ножные ванны.

а) ХОЛОДНАЯ НОЖНАЯ ВАННА

Очень важна для здоровья как освежающее и укрепляющее средство, снижает кровяное давление.

б) ТЕПЛАЯ НОЖНАЯ ВАННА

существует несколько способов применения:

а) в теплую воду положить 1 столовую ложку соли на 1 л воды Продолжительность 12-15 минут;

б) в 3-5 горстей сенной трухи налить кипяток, закрыть посуду и дать остыть. Эти ванны полезны при болях, открытых ранах, опухолях, ушибах, подагре и т.д.;

в) овсяную солому варить 30 минут и охладить, 20-30 минут держать ноги в этом отваре;

г) в местах, где разводят виноград, тем, кто страдает ревматизмом, полезно держать ноги 20-30 минут в виноградных выжимках.

ПОЛУВАННЫ

Под полуваннами подразумеваются ванны, при которых вода доходит не выше середины живота.

Способ применения их бывает трех видов:

1 Стоять в воде так, чтобы она была выше икры или колена.

2. Стоять в воде на колкенях, чтобы бедра были в воде.

3. Сидеть в воде так, чтобы вода достигала до середины живота, до пояса.

Эти ванны холодной воды принимаются для закаливания организма. Продолжительность не более 1/2 - 3 минут

СИДЯЧАЯ ХОЛОДНАЯ ВАННА

Холодная сидячая ванна улучшает пищеварение, регулирует кровообращение, помогает при гинекологических заболеваниях. Нужно налить воду в ванну так, чтобы она доставала до нижней части живота. Продолжительность 1/4 - 4 минуты. Помогает также при бессоннице и неврозе.

ТЕПЛАЯ СИДЯЧАЯ ВАННА

Лучше всего делать с отварами полевого хвоща, овсяной соломы или сенной трухи. Помогает при наружных опухолях, при слабости желудка, запоре, геморрое, коликах и т.д. Продолжительность 1/4 часа. Отвар можно использовать неоднократно. Такие ванны можно повторять 2-3 раза в неделю. вперемежку с холодными ваннами.

ХОЛОДНАЯ ПОЛНАЯ ВАННА

Всем телом погрузиться в воду и обмывать мочалкой верхнюю часть туловища. Продолжительность не менее 1/2 минуты и не больше 3 минут.

Такие ванны полезны и больным и здоровым, летом и зимой. Они способствуют укреплению здоровья, очищению кожи, освежают, оживляют весь организм.

ТЕПЛАЯ НОЖНАЯ ВАННА

Могут принимать и здоровые и больные люди. Погружаться ванну всем телом и оставаться 25-40 минут. Затем принять холодный душ в течение 1 минуты. Не вытираясь, одеться быстро делать движения по комнате или на свежем воздухе.

Можно эти ванны разбавлять настоем сенной трухи, овсяной соломы или сосновых веток.

СМЕШАННЫЕ ВАННЫ

Смешиваются отвары из сенной трухи и овсяной соломы, причем нужно, чтобы они варились вместе.

МИНЕРАЛЬНЫЕ ВАННЫ

Не следует злоупотреблять сильнодействующими средствами. такими как минеральные воды (внутренне или наружно). Умеренность - основное условие. Нужно помогать больному организму спокойно и ровно, а не резко.

ВАННЫ ДЛЯ ОТДЕЛЬНЫХ ЧАСТЕЙ ТЕЛА

а)РУЧНАЯ ВАННА (ДЛЯ КИСТИ И ВСЕЙ РУКИ).

В случае, если болит палец или кисть руки, нужно делать компресс или ванну всей руки. Продолжительность от 2-3 минут до 15 минут.

б) ГОЛОВНАЯ ВАННА.

В тех случаях, когда пациент страдает сильными головными

болями, очень полезны головные теплые или холодные ванны. Продолжительность таких ванн - 1 минута - холодной и 5-7 - теплой. После ванны необходимо голову вытереть и не выходить на улицу с мокрыми волосами без головного убора.

ГЛАЗНАЯ ВАННА

Бывает теплая и холодная. Погрузить лицо в холодную воду и открыть глаза на 15 секунд, затем поднять голову и через 15-30 секунд снова погрузить, и так 3-4 раза.

Если это теплая ванна, то после нее необходимо погрузить лицо в холодную ванну.

К теплой ванне хорошо примешать отвар разных растений.

Холодные и теплые ванны благоприятно действуют на слабые глаза и укрепляют зрительный аппарат.

ПАРОВЫЕ ВАННЫ

Пользоваться паровыми ваннами следует умеренно и осторожно, иначе они вместо пользы принесут вред. Паровые ванны весьма полезны, они очищают организм от накопившихся шлаков. После пара следует обмыться холодной водой, что укрепляет и закаляет тело.

При заболеваниях отдельных частей тела следует принимать ванны для этих частей.

а) ГОЛОВНАЯ ПАРОВАЯ ВАННА.

Необходимо наполнить тазик кипятком и прикрыть крышкой. Сесть на стул, накрыться плотным покрывалом и наклонить голову над тазом. Верхняя часть тела должна быть обнажена. Затем крышку с тазика снять, чтобы горячие пары устремились к голове и на грудь, оказывали воздействие. Продолжительность ванны 20-24 минуты. Держать открытыми рот, нос и глаза. После ванны верхнюю часть тела обмыть свежей водой, проделать гимнастические движения. Хорошо в ванну добавить травы: укроп, шалфей, подорожник, липовый цвет и т.д.

После ванны следует остыть, и лишь затем выходить на свежий воздух. Хорошо также после принятия головной ванны погрузиться в холодную ванну на 1 минуту. Головные паровые ванны эффективны при головных болях, простудах, ревматических и конвульсивных болях в верхней части тела, при катарах горла и т.д.

б) НОЖНАЯ ПАРОВАЯ ВАННА.

Таз (или ведро) наполнить кипятком, поставить ноги на край таза и прикрыть плотным покрывалом, можно употреблять отвары разных трав. Продолжительность 15-20 минут. Чтобы продлить ванну, необходимо положить в воду раскаленный кирпич.

Пользуются ножными ваннами при отеках ног, мозолях, сильном ножном поте и т.д. Следует делать ванны не более 1-2 раз в неделю.

в) ПАРОВАЯ ВАННА НА НОЧНОМ СТУЛЕ (ГОРШКЕ)

Применяется при болезнях мочевого пузыря, почек и камнях. В ночной горшок наливают кипяток с добавлением отваров овсяной соломы, полевого хвоща и садятся на стул (горшок). Продолжительность не более 15-20 минут. После этого обливание.

Отвар сенной трухи применять при конвульсивном и ревматическом состоянии живота, нарывах в мочевом пузыре и при водянке.

г) ОСОБАЯ ПАРОВАЯ ВАННА ДЛЯ ОТДЕЛЬНЫХ БОЛЬНЫХ МЕСТ

Паровые ванны очень полезны во многих случаях. При укусах ядовитых насекомых, змей, собак. Паровые ванны выводят ядовитые вещества из организма.

Продолжительность не более 20 минут.

Пары для вдыхания, глаз, ушей и т.д. не должны обжигать.

ОБЛИВАНИЯ

При ослаблении организма после заболеваний полезно делать обливания ног. Сесть, обнажить ноги до колен, поставить их в тазик и садовой лейкой (или душем с гибким шлангом) поливать (особенно коленки) холодной водой. Поливать необходимо несколько раз снизу вверх, сверху вниз.

а) ОБЛИВАНИЕ БЕДЕР

Необходимо облить быстро ноги, а затем обливать бедра. Это обливание делается стоя.

б) ОБЛИВАНИЕ НИЖНЕЙ ЧАСТИ ТЕЛА

Тело обливают вначале сзади начиная от ног до бедер и выше, а затем обливают равномерно нижнюю часть тела, главным образом область поясницы. Это обливание всегда должно следовать за паровой ножной ванной.

в) ОБЛИВАНИЕ СПИНЫ

Необходимо облить сзади все тело от затылка до пят и повторить 3-5 раз. Заканчивается эта процедура обмыванием груди и живота. Обливание спины благотворно влияет на позвоночник, кровообращение.

г) ОБЛИВАНИЕ ВСЕГО ТЕЛА

Делать обливания попеременно сзади и спереди 3-4 раза. Особенно рекомендуеся это обливание здоровым полным людям. Оно

12—3048

закаляет, улучшает циркуляцию крови. Можно делать при нормальной температуре. Слабым и больным рекомендуется обливание теплой водой.

д) ОБЛИВАНИЕ ВЕРХНЕЙ ЧАСТИ ТЕЛА

Обливание делается так, чтобы вода не стекала на нижние части тела. Нужно низко наклониться над тазиком или ванной и поливать так, чтобы вода стекала по плечам вниз. Повторить обливание 3-4 раза. После этого обмыть руки, лицо и быстро одеться.

е) ОБЛИВАНИЕ РУК

Положено обливать только руки начиная с кистей вверх по плечу. Эта процедура применяется для закаливания рук и полезна для устранения застоя крови в руках, для излечения от ломоты и ревматизма.

ж) ОБЛИВАНИЕ ГОЛОВЫ

Лить воду так, чтобы струя текла за уши, на щеки и на закрытые глаза. Повторять 2 раза. Волосы вытереть насухо.

ОБМЫВАНИЯ

Обмывание будет эффективным, если оно равномерно, и самое короткое должно продолжаться 1-2 минуты. Рекомендуется только при нормальной температуре.

а) ПОЛНОЕ ОБМЫВАНИЕ ДЛЯ ЗДОРОВЫХ

Необходимо взять грубое полотенце, смочить в холодной воде и начать обмывать с груди и живота, затем переходить на спину и наконец обмыть ноги. Продолжительность не более 2 минут, избегать сквозняка. Лучше всего такое обливание делать по утрам.

б) ПОЛНОЕ ОБЛИВАНИЕ ДЛЯ БОЛЬНЫХ

Необходимо равномерно обмыть все тело. Приподнять больного с постели и быстро обмыть спину, затем грудь и живот. Продолжительность не более 1 минуты. Для слабых больных вместо воды употребить уксус.

в) ОБМЫВАНИЕ ОТДЕЛЬНЫХ ЧАСТЕЙ ТЕЛА

Грубое полотенце смочить водой и делать по правилам, указанным выше.

ОБЕРТЫВАНИЯ

а) ОБЕРТЫВАНИЕ ГОЛОВЫ

Полить голову так, чтобы вода не капала с волос, плотно повязать голову сухим платком. Через полчаса волосы будут сухими. Повторить 2-3 раза. После обертывания обмыть шею и голову холодной водой. Перед каждым обертыванием голова должна быть сухой.

Эти процедуры помогают при головных болях ревматического характера.

б) ОБЕРТЫВАНИЕ ШЕИ

Мягкое полотенце смочить холодной водой. Обернуть шею и покрыть сухой грубой повязкой в 3-4 оборота так, чтобы не было доступа воздуха. Обертывание продолжается 1-1,5 часа.

в) ШАЛЬ

Шаль применяется для груди и верхней части спины. Плотную ткань сложить шалью, намочить и накинуть на голое тело, сверху накрыть сухой тканью (из шерсти или холста). Продолжительность 0,5-1,5 часа. Мочить шаль через 1/2 - 3/4 часа, чтобы не высыхала.

Помогает в случаях прилива крови, катара, воспалительных процессов, болезни дыхательных путей.

г) НОЖНОЕ ОБЕРТЫВАНИЕ

Поверх мокрых носков надеть шерстяные, лечь в постель, укрывшись теплым одеялом. Продолжительность 1-1,5 часа. Обязательно ложиться в постель.

Оказывает благотворное влияние при воспалении легких, улучшает кровообращение, снижает жар.

д) ОБЕРТЫВАНИЕ ДО КОЛЕН

Обернуть ноги мокрым бинтом до колен и плотно укутать шерстяным одеялом. Продолжительность и правила те же, что и первом случае.

е) НИЖНЕЕ ОБЕРТЫВАНИЕ

Назначается при болезни ног и живота. Обертывание начинается с подмышек, так чтобы голова, шея, плечи, руки были свободными. Они должны быть прикрыты чем-нибуди теплым. Плотчая ткань должна быть настолько большой, чтобы ею можно было обернуть 2-3 раза, сложие в два раза. Намочить эту ткань, выжать, разложить на шерстяное одеяло. На нее ложится пациент, и ткань оборачивают вокруг всего тела, затем плотно оборачивают шерстяным одеялом.

Продолжительность 1-1,5 часа. Помогает при опухолях на ногах, ревматизме, вздутии живота и т.д.

ж) КОРОТКОЕ ОБЕРТЫВАНИЕ

От подмышки до колен. Намочить плотную ткань и обернуть в несколько слоев, а сверху обернуть шерстяным одеялом.

Продолжительность 1-1,5 часа. Это обертывание очищает почки, печень, живот. Помогает при болезни сердца и желудка.

МОКРАЯ РУБАХА

Одеть мокрую длинную рубаху, лечь в постель и укрыться теплым одеялом.

Продолжительность 1-1,5 часа. Действует успокаивающе, вытягивает болезненные соки.

"ИСПАНСКИЙ ПЛАЩ"

Длинный широкий халат намочить, выкрутить, надеть и укрыться теплым одеялом. Продолжительность 1-1,5 часа. Расширяет поры и способствует выводу из организма вредных веществ.

ПИТЬЕ ВОДЫ

Организм человека нуждается в жидкости. Это необходимо для работы желудка и жизнеобеспечения. Применять воду следует умеренно. Полезны для человека настои целебных трав, экстракты, масла и т.д.

ЭКСТРАКТЫ

Из трав или ягод выбрать самые лучшие и спелые, сушить на доске на открытом воздухе в тени. После сушки измельчить, положить в бутылку, налить в нее хлебного вина (спирта, водки), закупорить и поставить в теплое место. Принимать по каплям.

НАСТОИ

Из засушенных трав нужно взять столько, сколько можно захватить тремя пальцами, положить в чашку и залить кипящей водой. Через несколько минут слить и настой готов.

МОЧЕВАЯ ТЕРАПИЯ

ИСТОРИЯ МОЧЕВОЙ ТЕРАПИИ

Мочевая терапия не является чем-то новым. Это не фантазия мошенника и не мистификация. Наоборот, это проверенный временем метод лечения болезней, передававшийся из поколения в поколение.

Люди с незапамятных времен знали о целебных свойствах мочи, и следы этих знаний сохранились в народной медицине.

В начале прошлого столетия в Англии, Шотландии и Ирландии была одновременно издана книга "Тысяча замечательных вещей". Вот некоторые причудливые выдержки из нее:

- универсальное и отличное средство от всех внешних и внутренних расстройств здоровья; по утрам пей свою собственную воду в течение 9 дней, и она вылечит цингу, сделает тело легким, радостным;

- она хорошо помогает против водянки, желтухи; пей, как указано выше;

- теплой мочой мой уши: она хорошо действует против тухлости и других нарушений в области уха;

- мой и массируй ею руки, и она снимет онемение, удалить трещины и ссадины, расправит суставы;

- мой глаза своей собственной водой, и она излечит больные глаза, очистит их и укрепит зрение;

- обмой ею свою рану - удивительно хорошо помогает;

- обмой любое место, которое свербит, и она снимет зуд;

- мой нижнюю часть тела, хорошо помогает от геморроя и других болячек."

Эти высказывания свидетельствуют о том, что нельзя признать правильным обычный взгляд на мочу как на грязный и ядовитый продукт, который нельзя принимать как лекарство.

Даже в настоящее время можно встретить случаи применения мочевой терапии в глухих деревнях. Старые бабушки дают пить детям их мочу в случае лихорадки, поноса и т.д.

Сохраняя здоровье своим детям, не имея лекарств, они сослужили полезную службу в том смысле, что позволили сохранить знания, которые при других обстоятельствах были бы утеряны.

Не только люди, но и животные инстинктивно применяют мочевую терапию. Если бык или собака нездоровы, они обычно лежат на одном месте и время от времени пьют свою мочу. Через несколько дней они здоровы.

В Индии широко употребляются коровяк и моча коровы.

Индусы принимают внутрь коровяк и коровью мочу для само-очищения перед выполнением важных ритуальных процедур, а также если им приходится есть что-то плохое и грязное. В медицине аюрведов (индийские врачи) моча коровы считается очень сильным средством для лечения тяжелых болезней, особенно печени. Аюрведы признают мочу человека также сильнодействующим средством для лечения многих болезней.

Согласно Вагбаате, в мире нет ничего, что нельзя было бы использовать для лечения. Необходимо только использовать это разумно.

Человеческая моча - противоядие. В Индии есть много йогов, которые регулярно употребляют мочу. Они выглядят молодыми даже в очень пожилом возрасте. Они считают мочу священной жидкостью. Они ее называют шивамбу, что в переводе означает "вода Шивы, вода здоровья".

У секты Капаянка, поклоняющейся богу Шиве, эта йоговская техника называется "амароли"

Наиболее древним и, пожалуй, наиболее полным источником в лечебном аспекте является глава из Дамара Тантры, озаглавленная "Практика использования мочи для восстановления тела" Она включает первую ступень амароли, поскольку физическое здоровье является непременным условием для любой духовной практики.

Дамар Тантра была написана около 5000 лет назад и носит форму диалога между Шивой и Парвати[*].

Ниже следуют некоторые из самых важных высказываний данного текста.

"...О, Парвати! Теперь я расскажу тебе, какая утварь подходит для достижения успеха. Сосуд должен быть изготовлен из золота, серебра, меди, железа, цинка, глины, бамбука, кости, кожи или листьев. О, деви, глиняные горшки лучше всего для этой цели"

"Практикующийся должен воздержаться от соленой и острой пищи, должен есть немного, не переутомляться, работая, и избегать лишних движений. Он должен владеть своими чувствами и должен спать на земле"

"Практикующийся должен вставать рано утром (а именно, между 3 и 4 часами утра) и испускать мочу, стоя лицом к Востоку"

"Начальная и конечная порции мочи должны выбрасываться, а средняя порция собирается. Это лучшая порция мочи для питья".

"Необходимо принимать свою собственную мочу, она называется шивамбудхара".

---

[*] Шива - Бог, Парвати - его жена.

"Шивамбу (моча) как божественный нектар, она рассеивает болезнь и старость. Мистик должен сначала выпить свою мочу, а затем приступить к своим священным упражнениям медитаций".

"Встав с постели, прежде всего приведи в порядок рот, справь свои естественные нужды, а затем выпей свою мочу. Если делать это в течение месяца, то не только исчезнут болезни, но и тело очистится внутри".

"Путем втягивания мочи через нос каждое утро можно избавиться от всех болезней, вызываемых вата, питти и кафа (аюрведические элементы тела - газы, желчь, слизь). Пищеварение улучшается, и организм становится сильнее".

"Тот, кто втирает мочу во все тело три раза в день и три раза ночью, долго живет. Все суставы его тела укрепляются, он освобождается от болезней и остается жизнерадостным".

"О, Парвати, тот, кто пьет мочу раз в день и втирает ее в тело в течение трех лет, обретает тело, полное силы и блеска, знание в искусствах и науках, обретает дар красноречия и живет до тех пор, пока существуют на небе звезды и луна".

Если мы даже оставим в стороне гиперболы и упоминания о сверхъестественном, одна вещь остается совершенно ясной: моча, несомненно, очень эффективное и безвредное средство для укрепления тела и лечения болезней.

Итак, мочевая терапия имеет старые и прочные традиции. Были времена, когда люди использовали мочу без колебаний в качестве лекарства. Но потом появилась медицинская наука, аллопатия, индийские аюрведы. Много важных исследований провели алхимики. Были детально изучены свойства трав и минералов и их воздействие на тело и мозг. Люди были поражены этими открытиями. Они решили, что растения и минералы, а также другие искусственно созданные вещества более пригодны и действенны для лечения различных заболеваний. И в то же время люди отдалились от природы, и идея о том, что моча - грязный продукт (иными словами - отходы жизнедеятельности организма), отложилась в их сознании.

Так мочевая терапия стала устаревшим видом лечения, и во многих частях света практически немыслимой. К счастью, всегда находились люди, стремившиеся любой ценой установить правду. Такими людьми были Джон Армстронг в Англии и Раоджибхай Манибхай Пател в Индии. Они установили и доказали, что моча - прекрасное целительное средство. Можно легко себе представить, каким надо было обладать мужеством и какой убежденностью, чтобы исследовать на себе и применить на практике мочевую терапию, несмотря на резко отрицательное общественное мнение.

ДЖОН У. АРМСТРОНГ

Трудно найти более преданного делу человека, чем Джон Армстронг. В 1944 году Джон Армстронг написал свою знаменитую книгу по мочевой терапии "Вода жизни".

Книга написана очень кратко, но содержит столько материалов, что заставляет действительно поверить в целительное действие мочи. Сначала Джон У. Армстронг испытывал это средство на себе, а затем вылечил тысячи людей. Его успехи были поразительными.

В книге сказано, что родители Армстронга были простыми людьми. Его отец лечил домашний скот, давая им мочу. Это занятие было его хобби, а не профессией. Основываясь на этих воспоминаниях, Армстронг описывает метод мочевой терапии для животных и птиц. Затем опыт мочевой терапии Армстронг испытал на себе. Первым пациентом был он сам. Во время первой мировой войны, когда автору было 34 года, он был освобожден от службы в армии комиссией из 4 врачей, которые признали у него туберкулез. Врачи рекомендовали свежий воздух, солнце и обильную питательную диету. За год Армстронг прибавил в весе 28 фунтов. В конце концов он стал страдать от диабета, пришлось перейти на совершенно иной режим питания, вследствие чего стали болеть зубы, ротовая полость, а язык сильно опухал. Вдобавок к этим неприятностям появилась еще бессонница, раздражительность.

В конце концов Армстронг почувствовал себя очень слабым и больным. И тогда, в одно утро, автор вспомнил текст из Писания "Пей воду из своей собственной цистерны". Этот текст напомнил ему, как один отец вылечил свою дочку от дифтерита за три дня, напоив девочку собственной мочой. Пришли на память и еще случаи заболеваний, которые были излечены тем же путем. Армстронг был уверен, что надо пить свою мочу для восстановления здоровья. Армстронг постился 45 дней и только пил свою мочу и воду из-под крана. И это несмотря на уверения врачей, что человек не может продержаться без еды более 11 дней! Также втирал в кожу мочу (весьма важный фактор лечения). Наконец Армстронг нарушил пост, съев бифштекс с кровью, это вызвало приступ дикого голода, ел он некоторое время с осторожностью. В это время он продолжал пить свою мочу и при этом заметил, что она меняется по температуре, количеству, вкусу и т.д. почти в полной зависимости от еды, питья и от степени физической нагрузки. В конце лечения Армстронг чувствовал себя действительно новым человеком. Весил 140 фунтов, был полон энергии, выглядел 25-летним, т.е. на 11 лет моложе своего тогдашнего возраста, и стал обладателем девичьей кожи. Армстронг писал свою книгу в 60 лет, но был совершенно здоров и выглядел намного моложе своих лет.

Армстронг лечил своим методом 40000 пациентов и полностью вылечил большинство из них. В своей книге он описывает успешные случаи лечения таких тяжелых болезней, как гангрена, туберкулез и рак.

РАОДЖИБХАЙ МАНИБХОЙ ПАТЕЛ

Манибхой Пател Раоджибхай был выдающимся исследователем XX века. Он был искателем правды, служил обществу и своему народу. Он приобрел эти качества, работая в тесном контакте с Ганди. Раоджибхай родился в 1888 году в штате Гуджарат. В 1907 году присоединился к движению Конгресса. Вскоре по семейным обстоятельствам переехал в Южную Африку, где поддерживал связь с Ганди, жившим в то время также в Южной Африке. С тех пор активно участвовал в движении ненасильственного сопротивления, с 1915 года снова проживая в Индии. Он был в первых рядах борцов, много раз сидел в тюрьме.

Но наиболее важным делом его жизни стало возрождение в Индии мочевой терапии. С молодых лет, будучи еще в Африке, он стал твердым последователем натуропатии, вдохновляясь в этом идеями Махатмы Ганди. В 1954 году у него был сердечный приступ. Обычно лечение давало лишь временное улучшение состояния здоровья. В это время ему попалась книга Армстронга "Вода жизни". Он успешно испытал это средство на себе, затем по его совету таким образом вылечились многие из его друзей. Затем он описал свои исследования в печати, пропагандировал метод мочевой терапии по всей стране, несмотря на первоначально крайне отрицательное отношение большинства медиков. Впоследствии ряд известных врачей, непредубежденно изучивших факты, признали эффективность мочевой терапии и поддерживали Раоджибхая.

1. СУЩНОСТЬ МОЧЕВОЙ ТЕРАПИИ

Вначале проанализируем составные элементы мочи с точки зрения химии и биологии.

Моча - продукт выделительной системы человека, е е химический состав и биологические компоненты· сложны. Почки - наиболее важный орган, ответственный за "производство" мочи. Но химические вещества, обнаруживаемые в моче, выделяются различными частями тела и важны сами по себе.

Химический состав мочи. Согласно биохимии, 100 см³ мочи нормального человека содержат:

Компоненты	Количество в мг
1. Мочевина № (азот)	682,00
2. Мочевина	1459,00
3. Креатин №	36,00
4. Креатин	97,20
5. Мочевая кислота №	12,00
6. Мочевая кислота	36,00
7. Амино №	9,7
8. Аммиак №	57,00
9. Натрий	212,00
10. Калий	137,00
11. Кальций	19,50
12. Магний	11,30
13. Хлориды	334,00
14. Общие сульфаты	91,00
15. Неорганические сульфаты	83,00
16. Неорганические фосфаты	127,00
17. кислота №/10	27,89
18. PH мочи	6,40

Следует помнить, что эта таблица непостоянна и содержание компонентов мочи у разных людей разное, а у отдельных людей зависит от времени. Если человек болен и принимает лекарства, состав мочи меняется. Это помогает врачам в диагностике болезни. Если употреблять много специй, особенно красный перец, то моча вызывает раздражение. Люди, принимающие поливитамины, имеют красноватую мочу. У тех, кто принимает много сахара, его можно обнаружить в моче, хотя это не означает, что эти люди диабетики. Изменение времени года влияет на цвет и количество мочи: летом она темнее и ее меньше, зимой выделяется больше мочи, следовательно, состав мочи зависит от многих внутренних факторов.

Существует множество аргументов как за, так и против использования мочевой терапии. Однако множество взглядов "за" и "против" часто развиваются без рациональной основы и без обращения к реальной действительности. Мы, человеческие существа, имеем тенденцию скорее верить в то, во что хотим верить, чем верить в истину. Возможно, мы подвергаемся влиянию друзей или рекламы. Мы остаемся верными нашим взглядам, защищая их до конца. Если мы хотим подвергнуть ценность мочевой терапии научному анализу, мы должны собрать все "за" и "против" применения мочи, затем мы должны обобщить все эти факты, взвешивая все "за" и "против", а потом выбрать возможный путь теоретизирования и проведения экепериментов.

Теперь необходимо рассмотреть два аспекта влияния рассудка и диеты на мочу и ее состав. Например, мы знаем, что состояние нашего ума влияет на нервно-эндокринное равновесие. Когда мы волнуемся, мы вырабатываем большое количество адреналиновых гормонов и, таким образом, с мочей выделяется больше адреналина. Аналогично этому, когда мы возбуждены, мы вырабатываем большое количество природного гормона (гормона щитовидной железы) и, следовательно, в моче будет обнаружено больше этого гормона.

Исследователи утверждают, что рассудок является важным фактором в нашей жизни, определяющим каждое наше действие, каждую мысль и, следовательно, стиль жизни. Таким образом, мы должны определить влияние разума в мочевой терапии по двум критериям:

1) влияние разума на тело, посредством этого на состав мочи,
2) роль разума в исцелении, т.е. исцеление за счет веры.

Разум влияет на тело и меняет составные части мочи. Различные аспекты разума - спокойный, в волнении, невротический, психастенический - и различные аспекты сознания должны оказывать влияние на тело и, таки образом, на соотношение и природу веществ, выделяемых мочой.

Немаловажное значение имеет в период применения мочи диета. Следует придерживаться строгой вегетарианской диеты. Это означает воздержание от всех молочных продуктов, а также от мяса и других продуктов животного происхождения. Это правило особенно важно при длительном лечении с периодическими голоданиями, а также в тех случаях, когда потребляется большое количество мочи.

2. ТЕХНИКА МОЧЕВОЙ ТЕРАПИИ

Вначале следует подчеркнуть тот факт, что мочевая терапия всегда подразумевает аутомочевую терапию, т.е. пациенту дается всегда его собственная моча. Только в особых случаях, когда мочи пациента нет, ее можно заменить мочей других людей.

Применение мочи можно разделить на две основные категории.

I. Внутреннее применение, которое включает прием мочи внутрь от одного стакана в день до всего количества, выделяемого во время голодания.

II. Наружное применение от втирания свежей мочи в порезы и синяки до массажа и примочек со специально приготовленной мочой.

Мы представим несколько практических программ и правила для каждой из них Эти программы дают основные направления, и вы можете изменять их в соответствии с требованиями своего организма. Каждый человек лучше, чем кто-либо другой, знает потребности своего организма, и это является лучим критерием для определения времени приема и количества принимаемой мочи.

ОСНОВНЫЕ ПРАВИЛА

1) Следует использовать среднюю порцию мочи, за исключением случаев голодания, когда мочеиспускание происходит каждые 10-15 минут. Из первой мочи (утренней) всегда следует брать только среднюю порцию.

2) Мочу следует прихлебывать, как чай, а не пить залпом, как воду. Это поможет предотвратить дополнительные проблемы, такие как появление очищения организма (жидкого стула).

3) Первая дневная моча (утренняя) является наиболее важной, и лучше всего принимать ее между 3 и 4 часами утра, особенно если вы занимаетесь йогой.

4) Выпивайте по крайней мере один литр воды в день.

5) Пряной и соленой пищи, а также избытка белка следует избегать.

6) Мочу, полученную ночью до 3 часов утра, использовать не следует.

7) Что касается количества потребления мочи, то этот вопрос решается каждым индивидуально.

ПЕРВОНАЧАЛЬНАЯ ФАЗА ПРИВЫКАНИЯ

В течение этого периода необходимо преодолеть несколько препятствий.

Для некоторых смелых людей, лишенных предрассудков, этот первый шаг может быть легко выполнен, в то время как другим, все-таки стремящимся поверить в терапевтическую ценность мочи, может понадобиться на это больше времени. В любом случае процесс привыкания необходит, и лучшим способом приступить к фазе привыкания является следующий.

Подготовьте себя морально, приняв решение, по крайней мере, попробовать осуществить этот процесс и изучить свои реакции, мысли и ощущения.

Когда вы почувствуете себя морально подготовленными к практической попытке, соберите небольшое количество свежей мочи и начинайте втирать ее в кожу рук. Ощутите ее текстуру, запах, посмотрите, действительно ли она может очищать кожу, как утверждают некоторые. Примерно через пять минут смойте мочу холодной водой и посмотрите, оказали ли моча какое-либо воздействие на кожу. Не применяйте мыла.

Следующая фаза приспособления тела и ума состоит в том, что вы наносите одну каплю мочи на язык. Вкус и запах играет важную роль в постижении ее природы.

В дальнейшем следует увеличивать количество выпиваемой мочи до тех пор, пока вы не выпьете полный стакан средней порции мочи и при этом не ощутите нейтрального состояния тела и ума. Тогда вы будете готовы приступить к следуюшим программам, приведенным ниже.

ПРАКТИКА ВНУТРЕННЕГО ПРИМЕНЕНИЯ

Данную практику можно разделить на три основные программы:

1) один раз в день,
2) три раза в день,
3) голодание.

Вы можете изменить эти предложения, например выпивать два или четыре стакана в день. Однако эти основные правила и предложения, сложившиеся из опыта, должны оставаться для вас незыблемыми.

ОДИН РАЗ В ДЕНЬ

Используйте среднюю порцию первой мочи, выбросив первые и последние 10 мл. Остальное соберите. Лучшее время приема с 3 до 4 часов утра. Прежде чем принимать мочу, совершите свой утренний туалет, т.е. почистите зубы и т.д. Мочу следует прихлебывать как чай.

Это следует выполнять каждое утро, так что это станет частью ваших повседневных забот. Вы можете попробовать делать это либо в течение одной или двух недель в связи с каким-нибудь заболеванием, либо неограниченно долго, чтобы, как предлагают некоторые, добиться еще более крепкого здоровья.

Диета

Для данной программы не существует ограничений в пище, однако низкосолевая диета с пониженным содержанием белка сделает вашу мочу гораздо приятней на вкус и на запах.

ТРИ РАЗА В ДЕНЬ

Средняя порция мочи принимается:
1) первая моча дня (предпочтительно от 3 до 4 часов утра),
2) в полдень или через час после обеда,
3) через час после ужина.

Диета

Эта форма является более эффективной и требует низкосолевой диеты с пониженным содержанием белка. Говорят, что моча, полученная через час после еды, содержит больше ферментов и ценных веществ организма.

ГОЛОДАНИЕ

Голодание уже само по себе является мощным средством борьбы с болезнями. Сочетание приема мочи с голоданием является еще более мощным средством, поэтому к этой практике следует подходить медленно и поэтапно.

1) Подготовка к голоданию, во время которой следует приучить себя к моче и почувствовать себя готовым к ее приему в период голодания.

2) Предголодание: за два дня до начала настоящего голодания необходимо сократить количество потребляемого белка и тяжелой пищи, особенно жареного и жирного. Большое количество фруктов и сырых овощей помогает очистить кишечник и делает начало голодания легким и управляемым. Кроме того, в этот период можно также увеличить количество принимаемой мочи.

3) Настоящее голодание - это прием только мочи и воды. Никакой другой пищи или жидкости принимать нельзя. Во время голодания не следует работать, так как полный отдых способствует беспрепятственному процессу очищения.

Начиная с раннего утра, следует собрать среднюю порцию мочи и выпить ее. Затем нужно выпить чистой воды. Как только начнется голодание и моча будет выделяться очень часто, можно выпивать ее полностью. Последнюю мочу дня следует вылить, чтобы можно было хорошо выспаться и отдохнуть, давая возможность действовать восстановительным процессам организма. Если на каком-то этапе появится тошнота, прекратите практику на некоторое время, пока тошнота не исчезнет, а затем вновь приступите к ней.

Продолжительность голодания зависит от типа излечиваемой болезни. Некоторые энтузиасты утверждают, что иногда необходимо продолжать голодание неделями под наблюдением, чтобы достичь желаемых результатов. Они говорят, что моча избавляет от чувства голода, обычно связанного с голоданием, и приписывают это щелочной реакции организма. Скорее всего, это связано с воздействием на мозговые центры голода и насыщения.

Во время голодания как терапевт, так и практикующийся должны внимательно следить за тем, чтобы все протекало нормально. Надо избегать крайностей, необходимо обладать определенным запасом здравого смысла. Лучше предпринять несколько коротких голоданий в течение более продолжительных периодов времени, чем одно длительное голодание, которое требует гораздо большего напряжения. Большинство авторов настойчиво рекомендуют применять во время голодания массаж старой или кипяченой мочой.

4) Этап после голодания требует большой осторожности в возобновлении нормальной диеты. По крайней мере, в течение одной недели необходимо соблюдать большую осторожность, постепенно возобновляя и контролируя все привычки и аспекты диеты.

Лучший путь выхода из голодания - это полностью прекратить прием мочи и воды, предпочтительно во время ужина. Через час после этого следует выпить стакан апельсинового или лимонного сока, или стакан сока из черного винограда, или бульон из фасоли, слегка подсоленный. В полдень следующего дня можно снова выпить виноградный сок или что-либо другое из вышеупомянутого. Вечером можно съесть папайю или какой-нибудь другой сочный фрукт. На третий день можно съесть чечевичный суп, а вечером - вареные овощи с рисом. Таким образом, постепенно вы должны восстановить свою нормальную диету, исключив старые дурные привычки.

АЛЬТЕРНАТИВНОЕ ГОЛОДАНИЕ

Если полное голодание на моче и воде слишком трудно для вас, то хорошей альтернативой будет голодание с одноразовым приемом пищи. При этом режиме используются те же основные правила, что и при полном голодании, но имеются следующие различия.

1) Можно съесть легкое блюдо, состоящее из трех лепешек (без дрожжей), или небольшое количество риса с вареными овощами, или свежие овощи и фрукты. Желательно принимать пищу между 17 и 18 часами, перед заходом солнца.

2) В течение часа до и после еды ни моча, ни вода, ни какая-либо другая жидкость или твердая пища не должны приниматься. Затем можно вновь приступить к мочевой терапии.

Такой режим можно соблюдать в течение длительного времени, особенно при лечении.

ПРАКТИКА НАРУЖНОГО ПРИМЕНЕНИЯ

Мочу прикладывают почти на все наружные порезы, синяки, укусы насекомых, опухоли, отеки, ожоги, инфекции, грибковые поражения и т.д. Если приложить сразу же после травмы, то это, как утверждают, предохраняет от инфекции. Говорят, что компрессы с мочой залечивают пораженные участки кожи. Этот аспект мочевой терапии легко проверить путем эксперимента. Когда вас укусит какое-нибудь насекомое, сразу же вотрите мочу в место укуса и посмотрите, принесет ли это облегчение. Если вы начнете с таких экспериментов, то это вселит в вас веру в практическое использование мочи.

ТЕХНИКА СМАЗЫВАНИЯ ТЕЛА МОЧОЙ

За исключением порезов, ран, больших нарывов и опухания кожи лечение болезни начинается со смазывания тела мочой. Для этой цели лучше некоторое время выдержать мочу, а не использовать свежую. В "Шивамбу Калпа" рекомендуется выдержка - 36 часов. Армстронг использовал мочу, выдержанную 5-7 дней. Последний совет выглядит более убедительным, так как в старой моче высвобождается больше аммиака, что помогает быстрому поглощению мочи через кожу. Человеку среднего сложения для смазывания ежедневно требуется примерно 1/4 литра мочи. Мочу надо заранее собирать в бутылки и закупоривать их, чтобы не проникли насекомые. В виду бактерицидных свойств мочи микробы в собранной моче не размножаются. Бутылки для удобства надо пронумеровать. Перед употреблением, особенно зимой, мочу немного подогреть. Половину мочи, предназначенной для процедуры, вылить в стеклянный сосуд и смазать половину тела. Стекающую мочу удалить, так как она в ходе процесса загрязняется. Затем другую порцию мочи использовать для смазывания остальной части тела. При смазывании применять легкие поглаживания рукой так, чтобы пациенту было удобно и приятно. Если смазывание проводится раз в день, то идеальная продолжительность - 2 часа. Если процедура проводится два раза в день, то достаточно 75 минут для одного смазывания. Наибольшее внимание надо уделять голове, шее, лицу, подушечкам ступней.

Если лечение болезни начать со смазывания мочой, то выздоровление обеспечено. Иногда после 4-5 дней яды начинают выходить из организма в виде кожных болезней или маленьких волдырей. В связи с этим не нужно беспокоиться или лечить эти кожные проявления с помощью лекарств. Надо спокойно продолжать процедуры смазывания мочой. Чесотка, стригущий лишай и экзема проходят через 10-15 дней в результате процедуры. Однако другие упорные и длительные болезни требуют дополнительного голодания на воде и моче. Такое голодание бывает особенно желательным для очистки тела, если пациент длительное время принимал много лекарств.

После одного-двух смазываний мочой необходимо принимать ванну с прохладной или теплой водой, не используя при этом мыло. Армстронг придавал очень большое значение смазыванию мочой. Если во время голодания на моче и воде не применять смазывания, то положительный эффект голодания реализовать не удается. Во время лечения голоданием на моче и воде почки нагружаются больше обычного и в результате сердечный пульс учащается. Это испытал на себе Армстронг во время своего первого голодания. Когда же тело смазывается мочой, кровообращение улучшается и пульс нормализуется. Смазывание мочой делает кожу мягкой и блестящей.

ПРИМЕНЕНИЕ ВЛАЖНЫХ ПОВЯЗОК С МОЧОЙ

В случае пореза, раны, волдыря на любой части тела требуется наружное лечение. Для этого надо взять кусочек чистой материи, сложить вдвое и хорошо смочить мочой, чтобы повязка оставалась влажной. Лечение продолжается столько, сколько понадобится для заживления. Эта процедура применяется и в случае длительных кожных заболеваний, и при глазных болезнях (инфекциях).

ПРЕДУПРЕЖДЕНИЯ И ПРЕДОСТЕРЕЖЕНИЯ

1. Смазывание мочой в течение 5-6 дней приводит к зуду кожи. Это проходит само по себе при дальнейшем смазывании.

2. Иногда по всему телу появляются маленькие волдыри с белой сердцевиной. Это признак очищения тела. Тело надо смазывать мочой и проводить втирание энергично, чтобы волдыри вскрылись и моча проникла в сердцевину и там поглотилась. Через два часа принять теплую ванну без мыла. Через 1-2 дня волдыри исчезнут.

3. Яды из организма выходят посредством рвоты, жидкого стула

или сыпи на коже. При этом надо сохранить спокойствие и дать возможность природным силам делать свое дело.

4. При недостаточном мочеиспускании у пациентов в теле образуются вздутия-отеки. Прикладывание увлажненных мочой повязок в области таза устранит это явление.

5. Человек, применяющий мочевую терапию, должен внимательно изучать свои привычки, особенности и возможности. При этом методе лечения он должен быть своим собственным врачом.

6. Все другие лекарства и процедуры необходимо отменить не позднее чем за 4 дня до начала мочевой терапии; во время мочевой терапии прием лекарств не допускается.

7. Если у человека давление понижено и сердце слабое, то он должен придерживаться альтернативного голодания.

8. После излечения пациенту следует вести естественный, умеренный образ жизни и помнить, что законы природы едины для всех и самое лучшее - подчиниться этим законам.

9. Не следует слушать тех, кто будет вас отговаривать от применения мочевой терапии. Надо спросить, какие у них основания для критики, пробовали ли они сами этот метод. Если нет - то зачем их слушать.

Армстронг в своей книге "Живая вода" перечисляет следующие заболевания, которые, как утверждают, можно излечить с помощью мочевой терапии: рак, лейкемия, туберкулез, легочные, сердечные заболевания, болезни мозга, возникающие в результате тромбоза или эмболии, гангрена, лихорадка, простуда и кашель, ожирение, глубокие раны, катаракты, ожоги, астма, нефрит, глаукома, язва желудка, колит, экзема, псориаз, проказа.

Приведем некоторые примеры.

АСТМА

1) Чтобы предотвратить приступ астмы в зимний или дождливый сезон или в весенний период, если вы реагируете на пыльцу, вам следует выполнять следующее, прежде чем начнутся ваши проблемы. Хорошо подходят для этого теплые осенние дни. В течение 2-7 дней принимайте только мочу и воду. Затем медленно возвращайтесь к обычной диете, но продолжайте принимать, по крайней мере, один стакан мочи ежедневно, предпочтительно утренней. Массируйте грудь и спину старой или кипяченой мочой. Регулярно промывайте носоглотку мочой.

2) При остром приступе важно как можно скорее выполнить следующую программу.

Прекратите прием пищи и приступайте к голоданию на воде

и моче. В этот период разрешается выпить горячего черного кофе. Массаж мочой поможет снять напряжение в груди и спине.

АТЕРОСКЛЕРОЗ

Это заболевание требует длительного применения мочи, чтобы она обратила вспять процесс дегенерации. Голодание и ежедневный прием мочи в сочетании с диетой прекратят разрушение тканей.

ДИСПЕПСИЯ

В этом случае мочу следует принимать утром натощак и за час до еды. Количество потребляемой пищи следует сократить и пережевывать ее более тщательно.

ЭКЗЕМА

Следует применять и внутренне и наружно.
а) Утреннюю мочу принимать внутрь.
б) Старую или кипяченую мочу следует втирать в пораженные участки дважды в день, после душа без мыла.

ГЕМОРРОЙ

Прием мочи внутрь и голодание помогают в случае болей, воспаления и сильного кровотечения. Хорошо действует также прием внутрь от 1 до 3 стаканов мочи в день. Мочу, которая является хорошей смазкой, следует втирать в геморройные шишки.

ГЕПАТИТ

Когда моча становится темной из-за присутствия желчи, ее очень трудно пить. В этом случае для того, чтобы моча лучше циркулировала через почки, требуется больше жидкости. В соответствии с полученным опытом после начала приема мочи она быстро приобретает более приятный вкус.

Приступайте к мочевой терапии, втирая мочу в ступни и ладони, давая возможность привыкнуть к ней. Затем попытайтесь выпить ее в небольшом количестве, запивая, если необходимо, водой. Если первая утренняя моча очень концентрирован-

ная, то выбросьте ее и используйте следующую мочу, полученную после обильного питья или фруктового сока.

ОЖИРЕНИЕ

Регулярный прием мочи внутрь снижает аппетит, и поэтому
она оказалась полезной для страдающих ожирением. Вначале
рекомендуется выпивать один стакан мочи в день, желательно
утренней, а затем дозу постепенно увеличивать до 3 стаканов в
день с соответствующими ограничениями в диете. Один день в
неделю следует проводить полное голодание с мочой. Как правило, прием пищи ограничивают до 2-разового питания. 1-й прием
пищи между 9-12 часами утра, а 2-й - между 5-7 часами вечера.

РЕВМАТИЗМ

Больные ревматизмом получают облегчение уже только от
диеты, применяемой в мочевой терапии. Рекомендуется голодание
и прием внутрь мочи, перемежающиеся с периодами ежедневного
приема мочи от 1 до 3 стаканов в день и специальной диетой.

Мы перечислили лишь немногие терапевтические применения мочи, однако вы можете исследовать эту область сами, попытайтесь найти еще другие, более практические применения
Испытайте на себе все различные аспекты мочевой терапии и
реакции на нее вашего организма, а затем сами решите, что вер-
но, а что неверно, что помогает, а что нет. Это единственный
путь достичь истинного знания.

ГОЛОДОТЕРАПИЯ

ЛЕЧЕНИЕ ГОЛОДОМ
(по доктору М.О.Гартэну)

Одним из самых важных и наименее понятных путей к сохранению здоровья и его восстановления является продолжительное добровольное голодание. История указывает, что голодание, т.е. полное воздержание от пищи, издавна рекомендовалось и является частью обрядов великих религий: христианской, ислама, буддийской.

Библия говорит нам, что Христос постился 40 суток, а у мусульман ежегодный пост "рамадан" продолжается целый месяц полного воздержания от пищи от восхода и до захода солнца. Даже теперь многие племена Востока придерживаются строгого поста.

Медицинская наука Запада осудила постничество на том основании, что оно нужно было только для чисто религиозных целей, как содействие очищению души, но никакой пользы для тела не давало. На самом же деле голодание, без сомнения, может восстановить здоровье большому телу быстрее всего. Возможно, что идея воздержания от пищи для борьбы с болезнью так проста, что правоверные медики относятся к ней отрицательно.

Рассмотрим так называемые неизлечимые болезни. Голод совершенно вылечил проказу в 21 день, а такие болезни, как рак и сердечные заболевания часто совершенно излечиваются голодом (хотя это относится к не слишком застарелым болезням). Малокровие и Брайтова болезнь, т.е. различные виды нефрита, детский паралич, язва желудка, пиорея, синусит и катаральное состояние - все облегчаются и совершенно излечиваются голодом... Было сказано, что "простуда, если ее лечить, пройдет в 14 дней, а если ее не лечить, то в 2 недели". Но это положение ошибочно, что доказали мне мои клинические наблюдения. Полный голод от 1 до 4 дней достаточен для того, чтобы вылечить обыкновенную простуду, если позаботиться о гигиене толстой кишки и других оздоравливающих мерах, указанных в этом курсе.

Конечно перспектива голода многих пугает. "Как же я смогу работать?" - спрашивает один, или: "Как я смогу устоять на ногах, если перестану есть?" - беспокоится другой. В таких случаях, конечно каждый ощущает приступы голода, пропустив 2-3 приема пищи, но такое состояние продолжается недолго. Фактически муки голода человек чувствует только первые 2 дня, а после появляется чувство легкости и обострение всех органов чувств. Желание поесть иногда приходит на 5-й день голодания, но после этого периода обыкновенно постящемуся бывает даже неприятно смотреть на пищу. Были случаи, когда постящегося тошнило при виде пищи. После первых дней голодовка становится совершенно легкой и таковой остается до самого конца, когда возвращается нормальный аппетит.

Обыкновенно плохой вкус во рту и толстый налет на языке сопровождается дурным запахом изо рта. Часто учащается биение пульса до 120 или падает до 40 ударов в минуту. Случаются также тошнота, головокружение, накопление слюны, слабость, першение в горле, небольшая простуда и понос, появляющиеся на самое короткое время. Хотя все эти симптомы и неприятны, настоящей опасности они собой не представляют, потому что являются вспомогательными процессами очищения организма.

Естественно, что дальше следует потеря в весе. Такая потеря очень быстра в начале голода и постепенно уменьшается: тучные люди гораздо быстрее теряют вес, но средняя потеря бывает 360-720 г в день.

Отдых крайне желателен во время голодания. Поэтому для такого процесса омоложения санатории являются наиболее желательным местом. Но это совсем не значит, что нужно сохранять и экономить энергию. При кратком голодании можно продолжать легкую работу, но не переутомляться.

Главное, что нужно при голодании, - это держать тело в тепле. Ни в коем случае вы не должны чувствовать холода: это не только неприятно, но и опасно. Рекомендуется пользоваться бутылками с горячей водой у ног в холодную погоду, чтобы избежать холода.

Часто возникает вопрос: "Сколько воды нужно пить во время голодания?" Существует несколько мнений по этому поводу: одни советуют голодание без воды, другие рекомендуют пить не меньше 4,5 л воды в день. Практически опыт показал, что пациент сам решит, что именно нужно ему в данном случае. Как только пациенту захочется пить, он должен выпить стакан свежей чистой воды.

В связи с этим возникает и другой вопрос: "Можно ли при голодании пить фруктовые соки, бульоны и прочее в добавление к воде?" Голодание означает воздержание от пищи, это не значит - воздержание от воды, но также не значит, что с водой можно пить и фруктовые соки (это составляет особый вид диеты). И ни в коем случае это не означает, что пациенту можно пить молоко.

В некоторых местностях трудно достать хорошую, чистую и свежую воду. В таких случаях рекомендуется пить дистиллированную. Для улучшения вкуса к ней можно добавить немного минеральной воды. Минеральную воду можно приготовить дома, прибавляя к дистиллированной воде зелень корневых овощей: моркови, свеклы, сельдерея и др. По традиционной глупости, эту зелень овощей выбрасывают, хотя во многих случаях она содержит больше минералов, чем сами корнеплоды.

Возвратимся к нашей минерализованной воде. Мы накрошим зелень овощей кусочками в 4 см шириной и опустим ее в дистиллированную воду на ночь. За ночь вода впитает определенные магнетические силы, поглощенные растениями из солнечных лучей. Вкус такой воды будет освежающим. Кроме того, в воде растворяются также минералы и частицы элементов от растения.

Возникает также вопрос о промывании желудка во время голода. Наблюдения укрепили в убеждении, что время от времени промывание толстой кишки не только не принесет вреда, но и очень поможет общему процессу очищения. Это особенно полезно в самом начале голода. Навряд ли промывания сильно ослабят пациента или же впоследствии ослабят мускулатуру кишечника настолько, что могут повлечь за собой закрепление желудка.

Где кончается голодание и начинается настоящий голод? Когда человек больше не принимает пищи, его тело просто питается своими запасами.

Когда истощаются эти запасы, мы обыкновенно находим, что организм избавился от токсинов, заражающих нашу кровь, которых было много в организме до начала голодания. В этот момент голодание закончилось и начинается истощение голодом. Голодание закончилось, ибо очищение организма и его омоложение уже закончено. Теперь тело может снова строить новые здоровые клетки. Как долго должно продолжаться голодание? Это всецело зависит от здоровья пациента, его образ жизни, а самое главное - от свойства его заболевания.

Разумеется, истощенные и ослабленные болезнью пациенты не должны прибегать к длительному голодание, хотя люди, не выдержавшие полный курс голодания, не достигнут благоприятных результатов. В случае застарелой болезни, обострявшейся годами и вылившейся в тяжелую форму, ясно, что кроме законченного курса голодания, ничто в мире не поможет.

После голодания всегда возвращается здоровый нормальный аппетит, налет на языке исчезает вместе с неприятным вкусом во рту и плохим запахом изо рта. Моча, которая могла быть цветной, снова становится чистой, а температура и биение пульса возвращаются в нормальные рамки.

Весьма важен переход от голода к нормальному питанию. Известны случаи, когда голодающий человек вчера объедался, а следующий день был его последним днем, как и следовало ожидать.

Меня часто спрашивали, почему голоданию придается такая исключительная важность. Ответ очень прост. Голодание является самым радикальным способом для возвращения больного тела в состояние вибрирующего здоровья. Тело человека можно сравнить с машиной окисления. За 24 часа в нем сгорает топливо, равное 360 г жира. Если мы прекратим подачу такого топлива, организм сразу же меняет процесс своего снабжения. Процесс окисления должен продолжаться. И снабжение этим топливом происходит за счет запасов внутри тела. Из чего же они состоят? Экономика, созданная природой, употребляет в топливо частицы, наименее нужные организму. Сперва идут на топливо совершенно ненужные и лишние ткани, такие как наросты, струпья, срастания, которые накопились и только мешают правильной работе организма. Человек, весящий 57 кг, в среднем теряет около 360 г в день во время голодания. Как просто и эффективно можно излечиться, только прекратив прием пищи на короткое время!

Как чувствует себя человек во время голодания? Обыкновенно, чувство голода в 1-й день сопровождается раздражительностью. Можно подумать, что природа подготовляет человека к искуплению той громадной пользы, которую он должен как-то заслужить. Обыкновенно самыми трудными бывают первые два дня голодания. После этого, к великому удивлению пациента, наступает период легкости, и чувство голода совершенно исчезает. Часто пациенту бывает неприятно даже смотреть на еду. Во второй и третий дни голодания чувствуется иногда слабость, иногда легкое головокружение или чувство лености, такой период редко продолжается до 5-го дня голодания. Затем наступает период, когда пациент чувствует себя сильнее и бодрее, и мысли его становятся ясней. Потеря в весе у пациентов колеблется между 180 г и 1,5 кг в день, но в среднем потеря веса равна 360 г в день, как уже говорилось ранее.

Как ни странно, голодание вылечивает одинаково такие противоположные состояния, как чрезмерную тучность и чрезмерную худобу. После законченного голодания тело человека приобретает свой нормальный вес. Чрезмерно полные люди после правильного голодания не возвращаются к прежнему весу, а слишком худые люди обыкновенно прибавляют в весе через несколько дней.

СУЕВЕРИЕ И БОЯЗНЬ

Лечение голодом сопряжено с известными опасностями. Первая и самая существенная - это страх. Никто не должен приниматься за 2-недельное голодание, если не убежден, что именно это ему нужно.

Поэтому лучше длительное голодание проводить в санаториях, где этот метод лечения практикуется. Голодание дома осложняется тем, что наши родственника, друзья и домашний доктор обыкновенно протестуют против него. Они уверяют, что вы выглядите как покойник, что ваш пульс очень слаб и ваше сердце может перестать биться в любой момент. Страх охватывает мнительного человека и мешает лечению. Суеверие, что человек без пищи может погибнуть, очень сильно, но практика показывает совсем обратное.

ПРОДОЛЖИТЕЛЬНОСТЬ ПОСТА

Голодать ли 3 дня? 13 дней или 45? как долго человек может оставаться без пищи?

Большинство людей не знает разницы между лечением голодом и изнурением в результате вынужденного голода. Некоторые думают, что не пообедав 2-3 раза, они уже начинают голодать. В действительности же дело обстоит иначе. Человек может оставаться без пищи месяцами. Истощение от голода начинается тогда, когда все лишние ткани, все запасы исчерпаны и деятельность организма продолжается уже за счет нужных ему тканей. Но в организме имеется значительное количество ненужных тканей в форме жира, и употребление этого жира в топливо совершается без всякой для здоровья опасности. Освобождаясь от лишней тяжести, организм ничего не теряет из того, что могла бы помешать нормальной деятельности организма.

Голод был одним из древнейших явлений в жизни человека, и применение его как метода лечения так же старо, как само человечество. Лечение голодом не является прерогативой только человека. Низшие животные руководствуются инстинктом. Что делают собака, кошка или лошадь, когда они заболевают? Продолжают ли они есть? Конечно, нет! Животное прежде всего перестает есть, оно начинает лечение голодом. Это делается инстинктивно, и животное не станет есть, пока болезнь не пройдет, и сама природа подскажет ему, что можно возвратиться к нормальному питанию. И животное выздоравливает. Единственное, что больное животное станет есть - это какая-нибудь слабительная травка. Это тоже делается инстинктивно, но все это является лечением голодом, а не истощением от голода.

Обратим внимание на животных, погружающихся в зимнюю спячку (медведи, барсуки). За лето они нагуливают обильные запасы жира. С наступлением холодов они удаляются в пещеры, закапываются в норы и спят всю зиму. Они голодают месяцами, расходуя излишки накопленного жира, но совсем не истощаются. С наступлением весны они выходят из своих берлог в великолепном состоянии и ищут пищу, чтобы начать снов накопление для следующей голодовки. Осенью они были слишком жирными и неповоротливыми, ленивыми; теперь же стали поджарыми, бдительными и энергичными.

Продолжительность голодания должна быть от 3 до 45 дней. От 3 до 7 дней голод рекомендуется людям, занимающимся тяжелым физическим трудом; такая голодовка может быть повторена с промежутками от 1 до 3 недель, пока наконец не будут достигнуты желаемые результаты.

Бесспорно, что длительный голод дает более решительные и эффективные результаты. Но для этого необходимы: соответствующая обстановка, опытное наблюдение и, главным образом, желание самого голодающего. От него требуется понимание процесса лечения и искреннее желание улучшить свое здоровье.

ЧТО ТАКОЕ БОЛЕЗНЬ?

Фактически существует только один род болезни: нервное истощение и токсемия, т.е. отравление организма. Чем оно вызывается? Обыкновенно причиной болезни является употребление возбуждающих наркотиков вроде кофе, чая, шоколада, газированных вод, алкоголя, табака. Эмоциональная неустойчивость - страхи, ненависть, волнения, ревность и жадная погоня за деньгами - выматывает нервную систему и ослабляет запасы нашей нервной энергии. В результате функции наших гланд и пищеварительные соки не могут соблюдать необходимый метаболический баланс, и следующей стадией болезни является токсемия.

Большинство из нас питаются неполноценной пищей. Недостаток в ней минералов заставляет нас есть гораздо больше, чем нам необходимо. Излишек пищи откладывается в тканях организма в форме жира, в то время как часть принятой пищи остается непереваренной в организме и ложится на него тяжелым бременем, которое порождает токсины, в результате появляется заболевание.

Весь вопрос в том, как освободить организм от этих токсинов. Принимать ли лекарства или медикаменты? Очищают ли они наш организм? Ответ очевиден: нет такого лекарства, которое могло бы очистить наш организм от токсемии. Единственный путь освободиться от ядов, образовавшихся вследствие неправильного питания или от излишков в пище, - это голод. Голодание - самый сильный и радикальный способ и скорейший метод победы над болезнью.

Кровь наша совершает свой полный кругооборот в среднем за 24 секунды. Это значит, что наши органы извержения и очистки имеют возможность очистить кровь механически и химически. Число таких кругооборотов нашего кровоснабжения за сутки легко вычислить. Когда пища не поступает в нашу систему, вся энергия тела устремляется на очищение крови, которая, между прочим, находится все время в контакте со всеми клеточками нашего тела. Все пути освобождения, таким образом, действуют наиболее производительно. Наше дыхание приобретает неприятный запах, так как масса отбросов выводится из организма через легкие. Слизистая оболочка дыхательного тракта тоже засоряется, и язык покрывается коричневым налетом. Моча становится цветной, и в ней появляются осадки. Усиленные выделения проходят также через толстую кишку: вот почему рекомендуют ежедневную клизму в первые дни голодания.

ИСТОРИЯ ЛЕЧЕНИЯ ГОЛОДОМ

Не только Христос, но также и Моисей и Илья голодали 40 дней. Давид часто постился, и один период его поста в 12 дней нам известен. Иосафат узаконил голодание как средство оздоровления во всей Иудее. Как мы знаем из притчи о Мытаре и Фарисее (Евангелие от св. Луки), Фарисей гордился тем, что он постится дважды в неделю. Более двух тысяч лет тому назад лечение голодом было предписано философом природы Аскрепидом. Плутарх однажды сказал: "Вместо лекарства лучше поголодай день-два". Во многих древних писаниях, индусских и китайских, часто рекомендуется то же. Древнехристианские монахи зачастую отказывались от пищи главным образом по религиозным соображениям. Среди древних народов можно найти много похвал лечению голодом как одному из ценнейших даров жизни, до включения его в их верования и религиозные обряды. Вот почему лечение голодом часто упоминается и рекомендуется в Библии.

Каббала - секретная наука и мистическая философия евреев - тоже предписывает голодание. У всех почти древних народов отказ от пищи считался способом очищения тела. Со времени, когда человек научился записывать историю, мудрость религии распространилась на всю Азию, а оттуда и на Европу. Тысячи лет она процветала в Египте, Греции, Риме, Вавилоне, Иудее, Персии и Скандинавии, как среди кельтов, так и готов. Каждый желающий принять звание священнослужителя проходил долгий период моления и поста. Друндские жрецы кельтов должны были проходить через продолжительный пост, приготовляясь к посвящению в следующую степень их культа. Солнцепоклонники Персии подвергали себя 50-дневному посту. То же практикуется в Индии и по сей день. Махатма Ганди, знаменитый духовный вождь Индии, часто постился, иногда подолгу. В его записках, которые, между прочим, могут быть названы образцовой литературой современности, Ганди неоднократно предписывает голодание не только для исцеления тела, но и как средство умственного и духовного развития человека.

Правда, более древние предписания голода были связаны с какой-либо формой покаяния и обыкновенно являлись частью определенного религиозного обряда, но, несомненно, должна была существовать какая-то цель в умах законодателей, предписавших его. Вероятно, это было результатом суммы наблюдений над благотворным влиянием голодания поневоле. В X и XI веках великий лекарь арабов и Востока Авиценна часто предписывал голодание своим пациентам, особенно больным оспой и сифилисом.

Во время французской оккупации Египта были зарегистрированы многие случаи излечения сифилиса в арабских госпиталях путем голодания. Это было в 1822 г. Немного позже нам известны такие знаменитые доктора, как Сильвестр Грахам, который положил начало "грахамской науки", и другие, которые рекомендовали голод как средство лечения от многих болезней. Точно изучено лечение голодом только благодаря д-ру Э.Хоккару, который определил голодание как особый отдел новой науки. Не только при острых, но и в случае хронических болезней он предписывал голодание и весьма с большим успехом. Приблизительно в то же время д-р Г.Таннэр придавал большое значение лечению голодом. Он сам голодал дважды по 40 дней, чтобы только показать другим, что человек может без всякого ущерба для своего здоровья оставаться без пищи на протяжении такого длительного срока.

В совсем недавние времена было сделано очень много, чтобы увеличить наши знания о голоде. Тысячи случаев голодания от 1 до 90 дней были наблюдаемы, и в каждом случае, когда голод применяли для борьбы с болезнью, получались только благоприятные результаты. Многие тысячи людей восстановили свое здоровье, следуя этому простому и рациональному методу лечения.

ДЕЙСТВИЕ ГОЛОДА НА ОРГАНИЗМ

Большинство медиков согласны с тем, что законам природы отжившие частицы организма первыми удаляются из тела. Это более всего заметно в отношении ногтей, заусенцев и волос и особенно ясно демонстрируется у змей, когда те сбрасывают свою старую кожу. Во время голода процессы освобождения и очищения происходят гораздо быстрее, и жизненная сила, которая обыкновенно тратится на процесс пищеварения, употребляется тогда на выбрасывание из организма нежелательных тканей.

Вот хорошая мысль, которую рекомендуется усвоить пациенту при лечении голодом. Каждый раз, когда вами пропущен обычный прием пищи, ваш организм очищается от нечистот. Иначе говоря, мы сжигаем около 360 г тканей, жиров, наростов, слизи и прочего, если мы не едим, что легко можно сравнить с уничтожением болезни. Средний обыватель не отдает себе отчета в том, что для процесса пищеварения наш организм употребляет громадное количество энергии. Это становится еше более очевидным, если принять во внимание, что помимо пищи также и токсины должны быть удалены из организма, не говоря уже о том, что вся пища должна быть протолкнута через 9 м кишечника. Кроме того, нормально и излишне усвоенные элементы должны быть пропущены сквозь каждый кровеносный сосуд в теле снова и снова, много раз. Работа сердца должна быть увеличена, а также и работа печени, селезенки, почек, кожи и гланд: все они участвуют в процессе полного усвоения пищи.

Многие люди изнуряют свой организм, тратя свою энергию (нервную) на чрезмерный пищеварительный процесс.

Самоотравление является прямым результатом излишнего пищеварительного процесса, ибо непрерывно частицы подвергаются своего рода загниванию и отравляют ткани и нервные сосуды во всем теле. Многие из нас замечают этот процесс отравления, когда чувствуют себя усталыми и вялыми, даже утром, несмотря на ночной отдых. Вот почему, между прочим, существует такое привычное для большинства людей желание выпить чашку кофе, которое создает ложное ощущение бодрости и силы, а фактически парализует некоторые контролирующие нервные сосуды. Совершенно очевидно, что если мы воздержимся от пищи на некоторое время, то громадная доля энергии, которая бы тратилась на новый процесс пищеварения, окажется высвобожденной для процесса очищения организма.

Мы теперь знаем, что во время голода ненужные и мертвые частицы всегда выбрасываются первыми, оставляя здоровые ткани для нормальных функций. Д-р Дюн очень метко выразился: "Отнимите пищу у больного, и вы начнете морить голодом не больного а его болезнь". Гиппократ много столетий тому назад сказал: "Чем больше вы кормите больное место, тем более ухудшается его состояние".

Наше тело можно сравнить с цепью, которая только постольку крепка, поскольку крепко его слабейшее звено. Многие думают, что желудок является самым главным органом пищеварения.

В действительности же все органы тела играют важную роль в процессе обмена вещества, называемом метаболизмом. В больном теле функции всех органов ослабляются. Как и в случае поломки всякой машины, для того, чтобы начать ее починку, машину нужно прежде всего остановить. Больное тело является испортившейся машиной. Не лучше ли довести ее работу до возможного минимума, пока происходит процесс починки-оздоровления? Этот процесс оздоровления требует от организма большой затраты энергии. Ясно, что всякая ненужная работа должна быть приостановлена насколько возможно, пока происходит процесс оздоровления.

Во время лихорадки мы наблюдаем, что разрушительный процесс гораздо сильнее созидательного. Несмотря на количество потребляемой пищи (больше пищи поступает - больше ее выбрасывается), видно ясно только одно: мы морим голодом пациента и отравляем в то же самое время. Самой грубой ошибкой считаю - кормить пациента, больного лихорадкой. Без сомнения, миллионы жизней были потеряны благодаря заблуждению, что больного надо усиленно кормить, чтобы "поддержать его силы". Во всех случаях повышения температуры мы должны помнить самое главное: не пытаться кормить больного.

КРОВЯНЫЕ ШАРИКИ

Интересно отметить, что во время голода улучшается качество крови и увеличивается количество красных кровяных шариков. Зарегистрирован случай, когда после 12-дневного голодания у пациента количество красных кровяных шариков увеличилось на 2,5 миллиона на 1 кубический мм крови, количество гемоглобина поднялось с 50 до 85%, а количество белых кровяных шариков упало с излишне высокого до нормального. Другими словами, тут был типичный случай острого малокровия. Число красных кровяных шариков повысилось более чем на 100%. Ясно, что и качество самой крови пропорционально улучшилось.

МУСКУЛЫ - СЕРДЦЕ - СИЛА

Нужно ожидать, что при продолжительном голоде будет происходить и потеря в объеме мускулов, хотя самая незначительная. Мы уже знаем, что больные ткани употребляются в топливо первыми, потом сгорают мускульный сахар (гликоген) и жиры, а затем уже следует сгорание протеинов. Потеря жиров и части мускулов никакого вреда здоровью не причинит. Непродолжительный голод не влечет за собой уменьшения числа мускульных клеточек. Уменьшение же мускулов в объеме объясняется сокращением мускульных клеточек. Что же касается мышц сердца, то сокращение их не превышает 3%, ибо питание организма всегда происходит за счет наименее важных клеточек. Голодание снимает большую тяжесть со всех органов, так что им остается преодолевать гораздо меньше сопротивления для того, чтобы накачивать больше крови для внутреннего омывания всего тела. Пониженная напряженность помогает сердцу ремонтировать себя и усилить свою работу. Вот почему и функциональные и органические заболевания облегчаются и даже излечиваются голоданием. Одновременно и кровообращение улучшается в высокой степени.

ЖЕЛУДОК И КИШЕЧНИК

На них голод сказывается прежде всего: они получают отдых. Они были перегружены работой, а во время голода отдыхают и восстанавливают свои силы. Ненормальные выделения удаляются из них и когда голодовка окончена, их пищеварительная способность бывает сильно повышена. Язвы и воспаления залечиваются, расширение желудка исчезает, так как он принимает свой нормальный объем и занимает свое нормальное место. Болезненные ощущения и повышенный аппетит исчезают. Голод является самым быстрым и верным способом очищения от бактерий разложения в пищеводе. В недельный срок тонкие кишки очищаются от бактерий и становятся стерильными. Немного больше времени требуется для такой же очистки толстой кишки, хоть и в ней процесс разложения сильно сокращается.

Почему принято думать, что нужно набивать желудок пищей до отказа; что он должен работать все время, днем и ночью, чтобы не "ослабеть", оставшись на минуту пустым, - это трудно понять. Желудок представляет собой мускульный мешок, и, как все мускулы тела, он тоже нуждается в отдыхе. Основной закон природы требует отдыха для каждого органа. Единственный способ дать отдых желудку - это не принимать больше пищи. Немедленно же он приступит к ремонту клеточек и исправлению повреждений, а затем оправляется от чрезмерной работы, ранее на него возложенной. Это приводит нас к другому важному соображению. Желудочный сок во время голода не выделяется. В нормальных условиях желудочный сок и особенно хлористоводородная кислота вызываются в пропорции не к количеству поступающей пищи, а сообразно с требованиями организма на вещества из данного химического ее состава. Например, принимая протеины (яйца, мясо и пр) желудку нужно больше этой кислоты, чем понадобилось бы для освоения крахмалов (хлеб, макароны и пр.). Во время голода эти выделения совершенно прекращаются, и нет никакой опасности, что стенки желудка будут разъедены этой кислотой или что в результате перепроизводства этой кислоты могут образоваться язвы.

В моей практике было много случаев, когда язвы желудка были излечены именно голодом. Как только последний кусочек пищи переварен, желудок освобождается и начинается процесс ремонта, ибо отжившие клеточки заменяются новыми, здоровыми, в чем заключается система оздоровления организма, самообновление.

Не следует смешивать диету фруктовых соков с голоданием. Я имею в виду диету апельсинового, виноградного или иного фруктового сока или однородной жидкости. Диета - не голодание. Диеты полезны в борьбе со многими болезнями, но в случаях желудочных заболеваний мы должны быть крайне осторожны и не вызывать выделений хлористоводородной кислоты из стенок желудка такой фруктовой диетой.

При желудочных заболеваниях мы не должны ни в коем случае заменять свежую воду фруктовыми соками. Причина этого запрета проста. Когда фруктовые соки поступают в желудок, они вызывают обильное и постоянное выделение кислоты из стенок желудка, и так как в желудке при такой диете нет достаточного количества твердых веществ, особенно протеинов, которые должны быть растворены, кислота может действовать непосредственно на слизистую оболочку, и через несколько дней может появиться язва. Во время голода желудок быстро перестает вообще выделять хлористоводородную кислоту, и в результате через 2 или 4 дня всякое раздражение исчезает и желудок получает возможность начать омоложение.

Ясно, почему в результате голодовки желудок сокращается до нормальных размеров и почему организм не требовал больше пищи, чем следовало. Сразу же процессы пищеварения и усвоения пищи улучшаются и потребность в пище падает, часто до половины объема прежней. Самым главным объяснением такого сокращения является то, что раньше желудок был ненормально расширен. Таким образом, голод возвращает желудку его первоначальную эластичность и нормальный размер.

Печень и почки тоже очищаются в процессе голодания, несмотря на то, что вначале на них возлагается двойная работа. Расширенная селезенка тоже возвращается к нормальным размерам. Нарывы и гнойники печени неоднократно были вылечены голодом. Это легко понять, потому что эти органы, на которых лежит главная работа по очистке организма, совершенно освобождаются от нее во время голода. Легкие тоже поправляются самым радикальным образом, так как на них лежит работа по очистке крови. Всякое накопление "отбросов" в легких исчезает в самом начале голода, и воздух получает свободный доступ к кровеносным сосудам. При бронхитах, воспалении легочных полостей, простудах и гриппе даже непродолжительный голод дает блестящие результаты.

ИСТОЩЕНИЕ ПРИ ГОЛОДАНИИ

При голодании происходит потеря в весе, и, разумеется, истощенному человеку продолжительный голод не рекомендуется, хотя есть свидетельство поразительных результатов при лечении губеркулеза голодом. В Швейцарии, где так много санаториев, которые гордятся результатами лечения голодом, зарегистрировано много таких случаев.

Мозговая и нервная системы заметно поправляются при голоде, что было неоднократно доказано научными исследованиями. Надо видеть самому, чтобы поверить поразительным результатам голодания в случаях ментальных и нервных болезней. Паралич и даже психоз были излечены голодом. У большинства пациентов мышление проясняется. Это объясняется тем, что вторгнувшиеся "цементирующие" частицы изгоняются из нервных тканей путем процесса очищения. В результате большее количество клеточного мозга соприкасается с очищенной кровью и производится больше мозговой энергии. Мышление обостряется и появляется склонность к оптимизму.

Д-р А.Хэг так говорил об этом действии голода: "Я верю, что в результате рациональной, естественной и правильной голодовки, дающей лучшее кровообращение в громадной машине человеческого организма, мы не только освобождаемся от бремени болезни, но мы также разовьем наши душевные, духовные и умственные способности, а также повысим нашу мораль и здравое суждение, которые в будущем будут так же отличаться от прежних, как свет от тьмы. И я верю, что в будущем будет больше согласия, силы, красоты, бескорыстия, любви; одним словом, будет больше истины и здравого смысла.

Все умственные способности обостряются от голода. Внимание, ассоциация идей и способность мышления улучшаются. Память укрепляется, интуиция и другие духовные способности усиливаются. Это, между прочим, является самым ценным даром голода. Мы не только становимся физически крепкими, не только освобождаем наше тело от болезни; голод поможет нам жить в созвучии с вибрацией мира Божьего. Поэтому голод приближает нас к Богу. В Евангелии сказано, что когда ученики спросили Христа, что они должны делать, чтобы получить Его силу, Он ответил, что этого можно достигнуть только путем поста и молитв.

Благотворное влияние голода на наши пять чувств удивительно. Часто зрение необычайно обостряется. Я лично наблюдал несколько случаев катаракты, которая буквально растворилась во время голода. Голодом были совершенно излечены многие случаи глухоты. Может быть, это объясняется тем, что евстафиева труба, соединяющая внутреннее ухо с носовой полостью, тоже освобождается от загрязнений и катаральных отложений. Обоняние сильно обостряется, о чем свидетельствуют многие мои пациенты. Притупленные вкусовые ощущения становятся в большинстве случаев обостренными.

Ничто в мире так не восстановит острый слух, как продолжительный голод. Короче говоря, мы можем суммировать, что зрение обостряется, обоняние возвращается, удовольствие от вкусовых ощущений восстанавливается, как и удовольствие от обостренного слуха.

Возникает вопрос, в чем же заключается механизм этого процесса, который является результатом голода. Что же, собственно говоря, происходит в организме человека? Для того чтобы ответить на этот вопрос, возвратимся к самому организму. Мы уже знаем, что наша кровеносная система самым сложным образом переплетена со всеми органами и тянется на 1500 км, проникая во все ткани настолько плотно, что если удалить все наши мышцы, кости и нервную систему, то мы все-таки получим в остатке полный контур тела человека. Нужно помнить, что эта замечательная сеть вен, артерий и лимфатических сосудов утончается в бесконечное количество мельчайших капиллярных сосудов, видимых только под микроскопом. Микроскопическое исследование показывает, что самые мелкие капилляры, в свою очередь, бесконечно разветвляются на еще более мелкие и окружены меридианами мельчайшей сети - нервов. Эта-то сеть нервов и контролирует мельчайшие кровеносные сосуды.

Жизненный процесс обмена веществ, называемый метаболизмом, состоит в циркуляции основной жидкости. Такой процесс ни в какой степени не влияет на форму капиллярных сосудов. Но такая абсолютно чистая жидкость теоретически может находиться в абсолютно здоровом теле, каким, конечно, не является тело современного человека. Наш образ жизни, потребление консервов, суррогатов и наше невежество в вопросах правильного питания дают совершенно другую картину. Нужные нам минералы, витамины и энзимы не изобилуют в нашей пище, а всякие химические вещества, прибавленные для ее сохранения, представляют собой яды для окислительного процесса пищеварения. Таким образом, становится ясным, что избыток крахмала в лимфатической плазме постепенно затрудняет правильные функции околощитовидных желез, контролирующих подачу кальция в плазму. Клеточки кальция собираются в сгустки и засоряют капиллярную сеть. Со временем эти сгустки в соединении с раздражителями (лекарства, кофе, никотин и другие наркотики) образуют отложения на стенках лимфатических каналов. В результате такого накопления получается высокое давление крови, затвердение артерий и то состояние изнашивания организма, которое мы называем старостью.

Вопрос теперь в том, как избежать этого цементирующего материала, отложение которого на внутренней поверхности сосудов останавливает питание сосудов и всего организма. Есть один только путь, не совсем приятный, - голод. Возможно, что в этом проявляется мудрость Творца, что всякое благо нужно заслужить. Может быть, идея "борьбы за существование" тоже сюда относится?

Я глубоко убежден, что это так. Здоровье не продается в магазине. Если бы продавалось, то богатые люди поражали бы нас своим пышным здоровьем. Дело обстоит иначе.

Вернемся к восстановлению нормальной деятельности наших пяти органов чувств. Мы знаем, что сильный поток крови постепенно засоряется и выделяет известковые отложения на стенках кровеносных сосудов. Мы знаем, что нет лекарства, которое могло бы остановить этот процесс, цементирующий сосуды.

Голод и только голод исполняет эту работу. Мы должны помнить, что поток крови разносит питание по всему телу. Во время голода питание прекращается. Кровь и плазма инстинктивно регулируют процесс питания. Это-то и является благословением Божиим. Возможно, что с потерей сознательного инстинкта человек выжил только благодаря бессознательному. Этот инстинктивный процесс и заставляет клеточки моментально реорганизовать процесс питания для сохранения жизни.

Кровяной поток сейчас же должен найти другой источник снабжения горючим для процесса окисления. Он начинает "разрабатывать залежи" цемента, добывая его с внутренних стенок сосудов. В случаях высокого давления крови я с большим удовольствием констатировал у пациента понижение артериального давления до нормального, иногда всего в недельный срок голодания. Удаляемые потоком крови частицы идут на топливо или отбрасываются. Процесс очищения не ограничивается только кровообращением, хотя жидкая плазма проникает во все мельчайшие клеточки тела. Вот почему взбухшие суставы человека, страдающего суставным ревматизмом, уменьшаются и вспухшие железы приобретают первоначальную эластичность, избавляясь от цементирующих и жировых покровов.

В результате растворения засорений глазные мышцы и зрительные нервы освобождаются для нормальных функций. Вот почему так много зарегистрировано случаев, когда после 10-дневного голода пациент не нуждался больше в очках, которыми пользовался годами. Нужно иметь в виду, что зрительные восприятия глаза принимаются в большом мозгу, в тыльной его части. Засорение в мозговых тканях происходит так же, как и в кровеносных сосудах. И таким же благотворным действием в клеточках мозга является очистительный процесс голода, результатом чего является обострение зрения.

Из предыдущего мы знаем, что в отравленном организме носовые перепонки служат для выбрасывания вредных для организма веществ. Голод освобождает от загрязнения все ткани обонятельной слизистой оболочки, обонятельных волосков и тканей и обостряет самым эффективным образом обоняние. То же самое происходит и с органами синуса.

То же происходит и в ухе человека. Звук воспринимается барабанной перепонкой и передается путем ее вибрации маленьким косточкам позади нее. Известные отложения в больном организме цементируют этот хрупкий аппарат и замедляют взаимодействие перепонки и самих косточек (стремя, молот и наковальня), которые перестают действовать в унисон. Во внутреннем ухе улитка, полукружные каналы и особенно пузырек преддверья еще больше страдают от засорения, и человек перестает слышать. Голод возвращает ухо в нормальное состояние. Зацементированные полукруглые каналы дают себя знать, когда человек теряет чувство равновесия.

Голод не только самым эффективным способом восстанавливает физическое здоровье, но и обостряет четкость и ясность мышления. Я так ярко помню наш разговор с великим Бернардом Шоу за несколько месяцев до его кончины. Вряд ли кто станет оспаривать, что Бернард Шоу был одним из выдающихся умов нашего века, он сам приписывал успех своих литературных трудов благотворному влиянию голода. Ведь так ясно, что по удалении засорения вокруг серого мозгового вещества усиленная подача крови к мозгу проясняет мышление.

И, наконец, голод необходим для нашего духовного и душевного здоровья. Мне это стало ясно, когда я посетил Учителей Востока и Индии. Голодание требуется от всех аспирантов на посвящение в высшую степень. Это еще раз доказывает, что голодание - лучший путь к контролю над телом и душой. Некоторые степени посвящения требуют 50-дневного поста.

Голод приближает человека к Богу. Может быть, поэтому люди племени хундза в северной Индии известны своим душевным равновесием и спокойствием. Они голодают по несколько недель подряд в июле, пока не настанет время сбора урожая. Они живут в полной гармонии с вибрациями природы и не знают страха, болезней и сумасшествия; они бодры и приветливы.

Разрушительные привычки цивилизованного человека - жадность, ненависть, зависть - все они покажутся совершенно в другом свете человеку, освеженному голодом. Эти дары доступны каждому. Лучший мир, населенный лучшими людьми, так легко осуществим! Отдадим должное голоду.

ОБЩИЕ КЛИНИЧЕСКИЕ НАБЛЮДЕНИЯ ПРИ ГОЛОДАНИИ

Каждый решившийся на лечение себя голодом должен знать о нескольких предосторожностях. В некоторых случаях естественной реакцией голодающего в первый раз бывает страх. Тучный пациент, пропустивший несколько обедов, часто жалуется на головную боль и подавленное состояние духа. Иногда это сопровождается тошнотой и головокружением, раздражительностью. Все это надо знать заранее, чтобы противопоставить этому решительность и силу воли.

Благотворное перерождение всего человека, физическое и духовное, так велико, что было бы неразумным бояться небольших затруднений на пути к нему. Совершается сложнейший процесс в миллиардах клеточек, очищающий все тело и возвышающий человека как духовное существо. Голодающий испытывает общение с вибрацией высшего порядка, какую испытывали гиганты духа в прошлом.

Ничто в жизни не дается даром, каждое "достижение" покупается определенной ценой. В этом непреложный закон природы. Без твердого желания и затраты усилий было бы неразумно ожидать больших благотворных результатов. И победа над привычкой обжорства и комфорта необходима для их достижения.

В Писании сказано, что человек сотворен по образцу и подобию Божьему, и голод является лучшим способом, чтобы пробудить в человеке эту "искру Божью". Христос доказал истинность, воскрешая мертвых и исцеляя больных.

Нужно ли напрягать наше воображение, чтобы понять всю громадную пользу голодания? Конечно, гораздо легче жаловаться и находить предлоги, почему мы "не можем" голодать. В борьбе побеждает более сильный, а в человеке постоянно борются два начала - Божеское и человеческое.

ПРАКТИЧЕСКИЕ СОВЕТЫ

Почему так мало докторов предписывают лечение голодом? - Отчасти потому, что голодание недостаточно и не всесторонне изучено, а отчасти потому, что доктор боится, что голод является слишком сильным потрясением для больного организма.

Клинический опыт показал, что доктору нетрудно убедить пациента в необходимости голодания. Нужно только, чтобы он всесторонне понял этот сложный процесс. Нужно, чтобы он верил, что голод может освободить его от недруга и возвратить здоровье в цветущее состояние. Нужно также, чтобы пациент знал и об умственном и духовном здоровье, которое следует за физическим.

Если пациент был тучен, весил слишком много и страдал от несварения желудка, сперва прописывали 3-дневную диету фруктовых или овощных соков, чтобы освободить его кишечник. В эти 3 дня прописывали слабительное рано утром. После этого пациент пьет апельсиновый, помидорный, ананасовый, виноградный или другой фруктовый или овощной сок. В случае небольшого воспаления кишечника фруктовый сок нужно заменить только овощным.

После 3 дней жидкой диеты пациент может перейти к голоданию и ему разрешается пить только чистую, свежую, "мягкую" воду, свободную от хлора (т.е. не городскую воду из водопровода). Дистиллированная вода в количестве 7-8 стаканов в день рекомендуется, но только по мере жажды у пациента.

Такой пост продолжается от 3 до 50 дней, смотря по состоянию здоровья пациента, роду болезни и в зависимости от обстановки, его окружающей. В связи с этим необходимо предупреждение: продолжительный голод должен происходить под наблюдением врача, знакомого с этим процессом и всеми его симптомами. Вот почему голодание дольше 10-дневного должно происходить не в домашней обстановке, а в специальном учреждении. Голодающий должен воздержаться от утомляющей активности, отдыхать и держать ноги в тепле. Усиленно рекомендуется днем лежать на солнце*, что помогает процессу очищения через поры кожи.

В серьезных случаях сердечных заболеваний и при болезни почек у пациента наблюдается прилив воды к ногам, вокруг над-

---

*Если это позволяет здоровье пациента

пяточной кости и лодыжек, что заметно по опухолям вокруг суставов конечностей. В таких случаях "сырой" мед (нагретый), принять внутрь с водой, очень помогает деятельности сердца и почек преодолеть это затруднение. В таких случаях мед является единственной пищей, разрешенной, кроме воды, пациенту в размере от 2 до 10 столовых ложек в день.

В большинстве случаев такое скопление воды в конечностях наблюдается у пациентов, которые были подвергнуты лечению лекарствами. К таким медикаментам относятся дигиталис, адреналин и другие, что очень затрудняет лечение. Я убедился, что организм таких пациентов нужно постепенно отучить от привычки лечиться лекарствами, на что иногда уходит несколько месяцев. Во всех случаях практика показала, что при голодании очень помогают правильный массаж и "разминание" суставов по системе хиропрактики.

Многочисленные примеры из практики доказывают правильность изложенного выше. Хочу привести интересный случай из своей практики.

52-летний мужчина, исхудалый и истощенный постоянной кровавой рвотой и кровавым стулом. Кровь темно-красная и видом напоминает кофейную гущу - указание на язву, кровоточащую толстую кишку.

В таком состоянии голодание можно начинать только после того, как кровоизлияние остановлено и восстановлено производство новой крови. Пациент начал жидкую диету на морковном соке. Вдобавок ему давали молоко из сырых индийских орехов "кашпо", подсолнуха и кунжута с медом. Поразительно, что кровотечение остановилось на 2-й же день этой диеты и через 10 дней не было никакой боли. Дальше следовала специальная диета, куда, кроме морковного сока, входила и твердая пища в виде моркови, орехов, лука, яиц и миндаля. Кунжутное семя, миндаль, протертая морковь и орехи, в равных пропорциях измельченные, смешивались с сырыми яйцами и образовывали однородную массу, которая слегка запекалась в духовке. Эта диета продолжалась еще месяц, и пациент выздоровел, прибавив в весе 5,8 кг.

ДИЕТОТЕРАПИЯ
(И ПРАВИЛЬНОЕ ПИТАНИЕ)

Многие опасности окружают здоровье человека в повседневной его жизни. Одна из этих опасностей, если не главная, это неправильное питание. Поэтому правильная организация питания является одним из важнейших условий здорового образа жизни.

Знаменитый диетолог З.М.Эвенштейн в своей книге "Популярная диетология" говорит: "Пищевой рацион человека практически постоянно должен содержать более шестисот веществ, или, как их сейчас принято называть, - нутриентов. Примерно 96% из них обладают теми или иными лечебными свойствами. От того, сколько их в продукте, в каких пропорциях они сочетаются, и зависит его диетическое действие".

Для правильного питания и, следовательно, правильного использования свойств продуктов надо знать их химический состав, пищевую ценность и способы обработки (приготовления), правильно составлять рацион питания, соблюдая благоприятный для течения болезней и профилактики режим питания.

Для диетотерапии необходимо грамотно приготовить пищу, поскольку она является неотъемлемой частью комплексного лечения многих заболеваний. В последние годы в ходу многие диеты разных авторов, разные направления, среди которых находим полезные предложения, но и часто неправильное сочетание пищи, а также неполезные рационы, даже иногда вредные для той или иной болезни.

Поэтому рекомендуются специально разработанные, апробированные и рекомендованные в диетологии пищевые рационы.

Министерством здравоохранения СССР утверждена групповая номерная система диет, обязательная для всех лечебно-профилактических учреждений. Эти диеты разработаны Институтом питания АМН СССР. Ниже читатель найдет наиболее распространенные диеты[*].

Диеты № 1, 1а, 1б, 1д

Это специальное лечебное и противорецидивное питание при болезнях желудка, иногда - тонкого кишечника. В зависимости от остроты и тяжести болезненного процесса оно включает жидкую, полужидкую или пюреобразную протертую еду, которая должна обеспечивать механическое, химическое и термическое щажение слизистой оболочки желудка и двенадцатиперстной кишки.

---

[*] Эвенштейн З.М. Популярная диетология, - М., 1991.

По набору продуктов (пшеничный хлеб, сухари, вермишель, нежирное мясо, нежирная рыба, овощи, кроме капусты и бобовых, крупы, протертые или цельные, куриное яйцо, молоко, сливки, нежирный творог, некислая сметана, слабый чай, плодо-овощные соки, несоленое сливочное масло) эти диеты полноценны. Однако в них ограничиваются пищевые волокна, экстрактивные вещества мяса, рыбы, грибов. При обострении заболеваний необходимо также ограничить употребление поваренной соли; питание частое, небольшими порциями. По наиболее строгим диетам № 1а и 1б отварное мясо лучше давать только протертым.

Кулинарная обработка - все блюда отварные или приготовленные на пару.

Диета № 2

Назначается несколько реже, чем диеты № 1, 1а, 1б, 1д, главным образом для нормализации моторной и секреторной функции желудочно-кишечного тракта при хроническом гастрите с секреторной недостаточностью. В частности, она показана при выраженных бродильных процессах в кишечнике и при запорах. Это также физиологически полное питание, но с ограничением в рационе цельного молока, поваренной соли, пряностей, грубых пищевых волокон. Отварное мясо перед употреблением можно слегка обжарить. Жареные котлеты из говядины готовят без панировки. И все же предпочтительнее пюреобразные и протертые блюда, что и является главным в кулинарной обработке.

Диеты № 4, 4б, 4в

Эти диеты преимущественно показаны при заболеваниях тонкого кишечника - энтерита, когда необходимо обеспечить щажение его слизистой оболочки. Такое питание содержит сравнительно мало углеводов и соответственно менее калорийно. Грубые растительные волокна, цельное молоко, первые и вторые блюда на молоке, поваренная соль и пряности в зависимости от состояния больного существенно ограничиваются или исключаются вовсе. Кроме того, исключаются также очень холодные и горячие блюда. По набору продуктов диета № 4 -полноценная.

Кулинарная обработка - все блюда отварные или паровые.

Диета № 5, 5а, 5п

Все они - эффективное средство в лечении многих заболеваний печени, желчевыводящих путей, поджелудочной железы, толстого кишечника. Эти диеты сдерживают ожирение печени (липотропная функция), способствуя одновременно накоплению в ней гликогена, и вместе с этим стимулируют желчевыделение, перистальтику кишечника. Отличают их также достаточное количество белков, пищевых волокон, жидкости и легкоусвояемых углеводов. А вот содержание тугоплавких жиров, продуктов, богатых холестерином, поваренной соли и азотистых экстрактивных веществ в этих диетах ограничивается, и даже существенно переохлажденная еда нежелательна.

Кулинарная обработка - все блюда отварные или паровые. Первые блюда - вегетарианские или на очень слабых бульонах.

Диеты № 7, 7у, 10, 10и, 10а

Как правило, это особо строгие диеты, которые должны обеспечивать щажение сердечно-сосудистой системы, почек и вместе с этим всех органов пищеварения. Они способствуют созданию и поддержанию благоприятных условий для кровообращения, удаления из организма недоокисленных продуктов обмена веществ и азотных шлаков. Считаются они также полезными для профилактики воспалительных процессов.

Главное требование ко всем этим диетам - отсутствие или резкое ограничение на тот или иной период веществ, которые возбуждают нервную систему и способствуют удержанию в организме лишней жидкости. Поэтому они не включают соленья, копчености, маринады, натуральный кофе, шоколад, какао, крепкий чай, грибы, жареные вторые блюда и первые блюда на мясных, рыбных и грибных отварах, колбасные изделия, капусту белокочанную, бобовые овощи, газированные воды. Строгость и длительность таких ограничений зависят от характера, тяжести заболевания, возраста, общего состояния больного и во всех случаях регламентируются лечащим врачом. Полезна курага, урюк, изюм, яблоки, черная смородина, некрепкий зеленый чай с молоком.

Наиболее строгая из этих диет - № 7у, которая назначается при тяжелых формах почечной недостаточности и предусматривает исключение из рациона не только соли, но и белковых продуктов.

Кулинарная обработка - все блюда отварные, паровые и готовятся малосолеными или несолеными вовсе. Первые блюда - только вегетарианские или молочные.

Диета № 8 и 8а

Они в равной мере и лечебные, и профилактические, поскольку способствуют снижению избыточной массы тела. Чтобы именно так воздействовать на обмен веществ, эти диеты бедны углеводами, содержат меньше, чем обычно, жиров и несколько больше физиологической нормы белков. Поваренная соль, жидкости, пряности, азотсодержащие экстрактивные вещества - мясо, рыба, грибы, копчености - резко ограничиваются. Калорийность суточного рациона диеты № 8 обычно не должна превышать 1900 ккал, но только с разрешения врача.

Кулинарная обработка в зависимости от общего состояния больного и наличия сопутствующих заболеваний - обычная или вторые блюда готовятся отварными на пару.

Диета № 9 и 9а

По набору продуктов и кулинарной обработке они мало чем отличаются от диеты № 8, так как в основном предназначены для больных сахарным диабетом. При этом заболевании вреден избыток углеводов, жиров, поваренной соли и азотсодержащих экстрактивных веществ. Легкоусвояемые углеводы, и в первую очередь сахароза, из рациона исключаются

Диета № 15

В больницах ее также называют общим столом. Это полноценное питание для многих выздоравливающих больных, например, после инфекционных заболеваний, пневмонии, неврозов, перенесенных повреждений и травм опорно-двигательного аппарата. Назначается такая диета и как переходное питание от больничного к домашнему.

Кулинарная обработка - обычная, но желательно с ограничением поваренной соли, жареных мясных и рыбных блюд, колбасных изделий, копченостей, специй

Существует еще много узкоспециализированных лечебно-профилактических, лечебно-реабилитационных диет. Одни из них входят в комплекс лечебных мероприятий по выхаживанию тяжелых больных. Другие предназначаются для профилактики и лечения какого-то одного заболевания или его осложнений

Одна из таких диет - диета Ф.К.Карелля. Основана она на свойствах снятого коровьего молока предупреждать и устранять отеки при недостаточности сердечно-сосудистой системы

Профессор В.М.Дильман совсем недавно предложил питание способное предупреждать злокачественные новообразования. Так. например, установлено, что если у кого-либо в роду из женщин был рак молочной железы, то всем девочкам из этой семьи следует опасаться ожирения. Кроме того, им до полового созревания показаны ежедневно достаточно большие физические нагрузки. Если же кто-то из ближайших родственников лечился по поводу рака желудка, кишечника, печени, то пищевой рацион остальных членов этой семьи должен больше, чем обычно, содержать витаминов А, С и пищевых волокон

Большинство людей, которым показано после перенесенной болезни реабилитационное диетическое питание или же питание, имеющее целью предупредить осложнение излеченной болезни, как правило, завтракают и ужинают дома. Следовательно, основная нагрузка на диетические столовые в обеденное время. Поэтому именно в обед в каждой из них должен быть в первую очередь набор блюд по диетам № 1, 5 и 9

В диетических столовых промышленных предприятий для рабочих с хроническими заболеваниями желудочно-кишечного тракта считается также целесообразным готовить диету № 2.

Пищевая биологическая ценность и калорийность диетических рационов в столовых промышленных предприятий, разумеется, должны соответствовать энергетическим затратам и нервно-эмоциональным нагрузкам на рабочих местах. Так, по рекомендациям Института питания АМН СССР, калорийность основного варианта унифицированной диеты (по схеме диеты № 2) для больных гастроэнтерологического профиля составляет 3455 ккал, а калорийность дневного рациона щадящего варианта (по схеме диеты № 1) - 3499 ккал.

Применение унифицированной диеты, по мнению специалистов, сокращает сроки психической медико-биологической адаптации рабочих и служащих к диетическому питанию, в целом повышает эффективность комплекса мер, обеспечивающих полное выздоровление человека, для которого это питание организуется столовой.

Только диету № 5 надо готовить несоленой, тогда она будет отвечать и требованиям диеты № 10.

Чтобы диета № 9 соответствовала требованиям диеты № 8, она должна исключать паровые и отварные блюда, а часть первых блюд не должна готовиться на мясных, рыбных и грибных отварах. Кроме того, все первые и вторые блюда должны быть недосолеными.

Теперь несколько подробнее рассмотрим диеты № 1, 5 и 9.

Оптимальная пищевая ценность диеты № 1 (в г): белков - 100, жиров - 100, углеводов - 400-450. Калорийность рациона - 2030-3130 ккал. Поваренная соль - 10-12 г, кальций - 0,8, фосфор - 1,6, железо - 15 мг, магний - 0,5 г. Хлеб - вчерашней выпечки или подсушенный.

Супы: молочный с протертой крупой; пюреобразные из моркови, картофеля; молочный с вермишелью. Мука для заправки супов с жирами не пассеруется.

Вторые блюда из мяса и птицы: сваренные или приготовленные на пару котлеты из говядины (нежирной, нежилистой и нестарой); бефстроганов из отварной такой же говядины; отварная курица.

Вторые рыбные блюда: отварные судак, окунь, треска, серебристый хек; паровые котлеты из тех же рыб.

Гарниры и вторые блюда из овощей: пудинги из протертых овощей; пюре из отварных ранних кабачков, тыквы, из картофеля с морковью.

Вторые блюда из круп: каши, пудинги, вермишель, лапша отварные. Крупы (кроме манной) перед варкой измельчаются.

Яйцо куриное всмятку или омлет паровой.

Из молочных продуктов используются молоко цельное пастеризованное, молоко сухое, сгущенное, сливки, свежая некислая сметана, свежий некислый протертый творог.

Соусы разрешены только молочный или молочно-яичный.

Из плодов в рацион включаются спелые сладкие яблоки, груши, земляника, черешня, бананы и цельные доброкачественные соки из сладких плодов.

Яблоки предпочтительнее запеченные, а если свежие, то без кожуры.

Третьи блюда: кисели, муссы, желе, в том числе и молочные. Чай слабый с молоком или сливками. Масло сливочное несоленое, подсолнечное, обязательно все свежее.

Оптимальная пищевая ценность диеты № 5 (в г): белки - 90-100, жиры - 80-100, углеводы - 350-400. Калорийность суточного рациона - 2800-3000 ккал. Поваренная соль 5-10 г. Кальций - 0,8 г, фосфор - 1,6 г, магний - 0,5 г, железо - 15 мг. Витамины: С - 100 мг, B_1 - 4, B_2 - 4, РР - 15, А - 2 мг (без учета провитамина А).

Первые блюда: вегетарианские супы с крупой, овощами, макаронными изделиями. Мука и овощи для первых блюд не пассеруются.

Для приготовления вторых блюд используются: говядина нежирная, нежилистая, нестарая; кролик, нежирная курица, индейка, рыба с содержанием не более 5% жира (треска, пресноводный и морской окунь, навага, корюшка, серебристый хек, щука, судак). Мясные блюда предпочтительнее порционные, отварные, как и рыбные. Но допускаются и паровые котлеты, кнели, фрикадельки.

Овощи для гарниров: практически все вареные, в том числе и лук репчатый. Можно закуски из тертой или нашинкованной моркови со сметаной или растительным маслом, свежий огурец, мелко нашинкованную белокочанную капусту, винегреты без уксуса и свежего лука.

Блюда и гарниры из круп: любые каши на молоке.

Яйцо куриное всмятку - одно в день или омлет из одного яйца.

Все спелые и сладкие плоды и цельные соки из них.

Молоко и практически все молокопродукты, кроме брынзы, соленых сыров, кислых сметаны и творога.

Соусы ко вторым блюдам только молочные, сметанные, на овощных отварах и фруктово-ягодные подливки. Мука для соусов с маслом не пассеруется.

Чай обычной заварки, с молоком и со сливками. Какао противопоказано, кофе натуральный - очень слабый или исключается совсем.

Масло сливочное несоленое, масло подсолнечное (все обязательно свежее).

Хлеб пшеничный из муки второго сорта, хлеб ржаной из муки сеяной, хлеб из муки обойного помола - все вчерашнее или подсушенное. Разрешена в небольшом количестве несдобная выпечка. Блины и оладьи не рекомендуются. Специи не показаны.

Оптимальная пищевая ценность диеты № 9 (в г): белки - 100, жиры - 80, углеводы - до 300. Максимальная калорийность суточного рациона - 2200 ккал. Как уже упоминалось, основное ее назначение - способствовать нормализации углеводного обмена при лечении сахарного диабета с использованием или без применения препаратов инсулина. Нормализация углеводного обмена является также одной из главных задач в профилактике и лечении элементарного ожирения. Поэтому важнейшее отличие диеты № 9 - исключение сахарозы и замена ее (с разрешения врачей) небольшими количествами натурального меда или чистой фруктозы. Очень часто приходится включать в эту диету сахарозаменители - ксилит или сорбит. Избыток поваренной соли для больных сахарным диабетом также нежелателен, как и при ожирении. Поэтому вся еда по диете № 9 включает разнообразные продукты животного и растительного происхождения. Только манную и рисовую каши употреблять не рекомендуется.

Если используются препараты инсулина, то в завтрак и ужин включают рекомендованное врачом определенное количество гречневой, овсяной каши или картофельно-морковное пюре.

Первые блюда и гарниры ко вторым мясным, рыбным блюдам в обед готовятся из отварной моркови, капусты, брюквы, кабачков, зеленого горошка, иногда - репы.

Хлеб к диете № 9 лучше подавать ржаной или из пшеничной муки 2-го сорта. Тот и другой - вчерашний. Больше 275 г хлеба включать в рацион не рекомендуется.

В 1981 г. доктор медицинских наук В.А. Оленева предложила следующее меню по диете № 8, которое вполне подходит и для питания больного сахарным диабетом. Особенно, если у этого больного избыточная масса тела.

Наименование блюд	Выход готового блюда, г	Пищевая ценность блюд, г			Калорийность, ккал
		Белки	Жиры	Углеводы	
Первый завтрак Творог кальцинированный	100	13,8	11,8	8,8	174,6
Морковь тушеная	200	4,2	11,9	16,4	189,5
Кофе суррогат без сахара или чай с молоком	200	1,4	1,7	2,2	33,7

Блюдо					
Второй завтрак					
Салат из свежей капусты со сметаной без соли	155/15	2,6	5,6	8,4	94,4
Обед					
Щи вегетарианские со сметаной без соли	200/10	1,8	6,8	9,5	106,2
Говядина нежирная отварная	90	13,6	8,9	-	134,5
Зеленый горошек	50	1,3	0,1	3,4	19,7
Яблоко свежее	100	0,3	-	11,5	47,2
Полдник					
Творог кальцинированный	100	13,8	11,1	8,8	174,6
Отвар шиповника без сахара	180				
Ужин					
Треска (морской окунь, серебристый хек, судак, щука) отварная без соли	100	16,0	4,6	0,1	105,8
Рагу из овощей	125	2,6	6,8	15,2	130,4
За два часа до ночного отдыха					
Кефир	180	5,0	6,3	8,1	109,1
Хлеб ржаной	150	8,4	1,7	69,9	328,5
Хлеба ржаного к столу на весь день	50	2,7	0,6	23,3	109,5
Всего		87,8	70,5	197,1	1557,7

К сожалению, не всегда есть возможность строго и систематически следовать в домашних условиях диете № 8. Как исключение, в таких случаях можно снизить объем привычного питания. Если в целом уменьшить массу блюд завтрака, обеда, ужина на четверть, треть, а иногда и наполовину, то ожидаемое действие редуцированного таким образом питания не сразу, но обязательно скажется. Только надо набраться терпения, быть убежденным в необходимости "сбросить лишние килограммы и верить, что это обязательно случится. Некоторые диетологи, психологи считают, что отказаться от больших порций еды помогают неглубокие тарелки для первых блюд, небольшие тарелки для вторых блюд, небольшие стаканы, чашки. Кроме того, лучше взамен столовых ложек использовать десертные, а хлеб нарезать тончайшими ломтиками. Конечно, эти ухищрения не лишены здравого смысла, но только на них полагаться желающим похудеть, пожалуй, не стоит.

Было бы несправедливо не упомянуть мнения М.В. Оганяна о роли питания в жизни человека в его здоровье с точки зрения современной науки. Может быть, специалист-диетолог или просто читатель найдет ряд противоречий между диетой, предложенной Институтом питания АМН СССР, и высказываниями М.В. Оганяна в своей лекции,* прочитанной в Доме культуры им. Горбунова в июле 1982 г. Необходимо подчеркнуть, что много интересного и поучительного найдем в упомянутой лекции, которая приводится с некоторым сокращением.

РОЛЬ ПИТАНИЯ В ЖИЗНИ ЧЕЛОВЕКА

Роль питания в жизни человека огромна.

Биохимия питания связана со здоровьем людей. Примеры для подтверждения этого многочисленны.

2000 лет назад Гиппократ определил медицину как искусство подражать лечебному воздействию природы и пищевые вещества назвал нашими лекарствами, а лекарства - нашей пищей.

От качества продуктов зависит весь комплекс метаболизма в организме, весь комплекс обмена веществ.

Аутотрофия - наука о правильном питании.

Организм и пища - одна система. Нельзя воздействовать на одно звено системы, если болен весь организм.

Пища - независимая переменная величина, а организм - функция от независимой переменной. Пищу мы можем менять по желанию, а состояние организма меняется строго в зависимости от пищи. Тип реакций, происходящих в организме, зависит от того, каковы исходные продукты, входящие в реакции. Каждый продукт питания обладает фармакологической активностью. Но активность бывает разная: продолжительная (полезная) и отрицательная (вредная).

С 1948 года в течение 25 лет в столице, в НИИ психиатрии, существовало отделение лечебного голодания, возглавляемое Ю.С.Николаевым. Сейчас проф. Ю.С.Николаев - руководитель отдела разгрузочной диетотерапии.

В 1975-1976 годах состоялась конференция по лечению методами разгрузочной диетологии (РДТ). В 1978 г Министерства здравоохранения СССР и РСФСР издали методические письма по проведению РДТ.

Во второй половине жизни снижается чувствительность гипо-

---

*Оганян М.В. Биохимия, биоритмы и питание. Лекция, прочитанная в Доме культуры им. Горбунова с добавлением информации из лекции в клубе "Факел", Дворце культуры АЗЛК и филиале Московского городского клуба туристов в Москве в июне 1982г.

таламического центра к перееданию. Переедание вреднее, чем неправильное питание, и само по себе является следствием зашлакованности организма из-за неправильного питания.

Регулятор биохимических процессов - пища. Из-за нарушений качества пищи нарушается обмен веществ. Нарушения функциональные ведут к нарушениям морфологическим, а последние, закрепившись в поколениях, переходят в генетические, наследственные. Человеку известны 5 видов энергии: биохимическая, физическая, химическая, тепловая и механическая. Самые качественные виды энергии - первые два.

Мертвое от живого отличается понижением всех видов энергии и сведением их до энтропии, то есть до тепловой энергии, которая рассеивается в пространстве.

Живое насыщено нэкэнтропией. Растения в своих белках, жирах и углеводах содержат нэкэнтропийную солнечную энергию.

Белки растений распадаются до аминокислот, идущих на построение наших собственных белков; жиры - на жирные кислоты; углеводы - на моносахариды, накапливающие макроэргические связи.

Пищеварение совершается неправильно, если человек питается животной, вареной и смешанной пищей.

Мы не можем использовать солнечную энергию непосредственно. Мы используем не тепловую, а химическую и фотохимическую энергию растений. Получая энергию непосредственно от растений, мы приобретаем энергию на порядок выше, чем энергия, взятая от животных, съевших растения раньше нас. Хищников мы в расчет не принимаем, так как практически их не едим. Макроэргические соединения растений, чтобы усвоиться животными, должны распасться и окислиться, то есть претерпеть длительные превращения. Только тогда медленно, квантами, выделяется энергия, необходимая животному.

Структура сырой растительной пищи - носитель фотохимической энергии. Разрушая варкой и дроблением структуру пищи, мы обеспечиваем энергетику, которую несет эта структура.

Наше питание не обосновано научно, а обусловлено нашими извращенными вкусами и привычками, унаследованными от недалеких предков. Но мы забываем, что очень давно человек питался по-другому.

В ледниковый период человек вынужден был перейти почти на абсолютно мясную пищу. Возник ряд ферментативных надстроек для обезвреживания мясных продуктов. После того как ледник отступил, возможности питания резко расширились, но привычка к мясу закрепилась.

С употреблением мясной пищи началось систематическое перераздражение рецепторов и появились вкусовые извращения. Мясо стало матерью всех наркоманий.

Живая или сырая растительная пища содержит минеральные ионы, микроэлементы, органические кислоты, витамины и другие соединения. В вареной пище ионизированные минеральные вещества выпадают в осадок. Ионы кальция, например, без которых невозможна работа сердца, выпадают в осадок в виде солей кальция. В результате развиваются геморрой, полиартрит, остеохондроз и т.д.

Вареная пища теряет витамины, выщелачивается и становится пресной, поэтому нуждается в добавлении солей и пряностей.

Энзиматическое, ферментативное пищеварение и переваривание продуктов в желудочно-кишечном тракте - разные понятия и процессы.

При варке распадаются 3 структуры продуктов: четвертичная, третичная и вторичная, несущие биологическую энергию. Остается мертвая первичная аминокислотная цепочка, которой снова надо придать энергию Солнца. Мы делаем это, расходуя и уменьшая энергию своих мышц, и тем самым в неблагоприятных условиях очень быстро подвергаемся заболеваниям.

Кушая вареную пищу, мы выбрасываем валюту - солнечную энергию. Понижается наш энергетический потенциал. Это очень дорого обходится государству. От того, какого вида пищу мы употребляем, зависит производство и экологическое будущее нашей планеты.

Мы говорим о фермент-субстратной специфичности. Фермент подходит к субстрату, как ключ к замку.

Каждый фермент имеет свой субстрат и хорошо знает тот субстрат, на который он действует.

Сырая растительная пища - это тот субстрат, к которому подходит ключ ферментов человеческого организма.

Болезни тесно связаны с качеством пищи. Питаясь животными продуктами, мы вводим в организм много токсических веществ. Кроме того, микроэлементы, образующиеся при термической обработке пищи, попадая в организм, не выводятся, а оседают в тканях в виде различных солей.

У людей нет уриказы - фермента птиц, способного растворять кристаллические соединения мочевой кислоты. Поэтому люди должны заботиться о том, чтобы избежать прежде всего поступления с пищей кислотообразующих животных продуктов, провоцирующих появление мочевой кислоты.

Если человек перегружен мочевой кислотой, желудок его тоже начинает выделять много кислоты, чтобы излить ее избыток через какой-нибудь канал. Истечение кислоты через желудок называется ацидореей.

Наибольшее количество мочевой кислоты образуется при употреблении мяса.

В древности на Востоке существовала казнь, в процессе которой человека кормили только вареным мясом в неограниченном количестве, и на 28-30-й день он обязательно умирал.

ОТВЕТЫ НА ВОПРОСЫ

- При нагревании до температуры +42 °C и выше начинается денатурация белков, теряется вода продуктов. Трудно сказать, что ценнее: структура белков, жиров и углеводов или структура воды фруктов и овощей. Если есть фрукты и овощи в достаточном количестве, не надо вообще пить воду.

Одна из причин старения - старение соединительной ткани. А без естественной нативной структурированной жидкости - кисломолочной сыворотки, соков фруктов и овощей - соединительная ткань стареет гораздо быстрее.

Сыворотка - это та же структурированная вода. Из молочных продуктов она предпочтительнее всех.

Вода родниковая, как правило, если она в горах, - ледниковая. В ней много солей. Самая биологически ценная вода - талая. Это и есть та структурированная вода, которая лечит атеросклероз. Основная причина атеросклероза - белковое гниение в кишечнике. Творог вызывает атеросклероз именно по этой причине. Мечников вводил микрофлору из толстого кишечника больного животного в толстый кишечник здоровому и получал атеросклероз. Если нет гниения, брожения в желудке и кишечнике, не будет при встрече с инфекционным агентом и болезни.

- Перерожденные гнойные миндалины у массы детей - результат повсеместного неправильного кормления. Можно питаться только грудным молоком и в 6 месяцев заболеть ангиной, потому что неправильно питается мать: ест мясо и мало зелени.

Пища не должна быть дефицитом по отношению к организму. Она не должна быть энтропийной.

- Молоко нельзя с чем-нибудь смешивать. Молоко - это еда, а не питье. Молочные продукты относятся к белковым и употреблять их можно в небольшом количестве. В желудке молоко створаживается. Когда оно до конца переварится, можно съесть хлеб.

Ягоды с молоком не сочетаются еще больше, чем хлеб с молоком.

- Вместо резкого стимулятора кофе лучше есть мягкие стимуляторы - фрукты, зелень, огурцы, арбуз. Кофе - ядовитое растение. Как и чай, кофе - источник мочевой кислоты. Лучше пить настой мяты, чабреца, душицы...

- Овощи сочетаются с кислыми молочными продуктами. Известно, что капусту лучше сквашивать кислым молоком.

- Если нет гниения в желудочно-кишечном тракте и не есть мясо, можно съедать ежедневно с хлебом немного масла. То же относится к невареному сыру и творогу.

- Говорят, что свиное сало, как и сливочное масло, не так уж вредно. Но его недостаток в том, что оно для хранения засаливается. Мясо свиньи не может быть хорошей пищей: свинья питается отбросами, поэтому свинина располагает к гниению и другим неприятностям.

- Мясо - источник витамина B_{12}. Когда человек не ест мясо, собственная микрофлора его кишечника способна вырабатывать этот витамин. Теперь понятно, почему при переходе на сырую растительную пищу нельзя питаться дрожжевым хлебом. Термофильные дрожжи, на которых пекут хлеб, подавляют кишечную микрофлору, и мы очень просто получаем гарантию иметь малокровие. Деревенские хмелёвые дрожжи не подавляют кишечную микрофлору, и ими вполне можно заменить при выпечке хлеба термофильные дрожжи. Не обязательно хлеб печь. Можно смешивать с маслом свою муку (из раздробленных цельных зерен), разбавить горячей водой. Получается мучной кисель - ценный белковый продукт.

- Геркулес - полностью убитая пища. Лучше использовать сырой ячмень и овес.

- Каши с сухофруктами не сочетаются, потому что в размоченных сухофруктах - низкомолекулярные быстроусвояемые сахара, а в кашах - высокомолекулярные вещества. Каши лучше употреблять размоченными в сырой воде или маловарёными.

- Мед и орехи не совместимы. Орехи лучше сочетаются с овощами, в крайнем случае - с кислыми фруктами.

- Картофель лучше мяса, яиц, но лучше его есть мало. Сырой картофель - не пищевой продукт, но картофельный сок вполне приемлем. Баклажаны и картофель лучше всего готовить запеканием.

Яйца - то же мясо. Если уже очень хочется, лучше есть только сырой желток. В нем много витаминов, лецитина. А сырой белок - страшный яд.

- Мясо с хлебом - недопустимая смесь. Хлеб можно есть не раньше, чем через час после употребления мяса.

- Творогом, молоком и простоквашей не увлекайтесь.

- Яйцо, мясо и рыба - это ядовитые продукты.

- Яблочный уксус, рекомендованный Джарвисом, очень полезен.

- Диетический сахар - денатурированный продукт.

- Соду лучше не использовать совсем. Но ее вместо дрожжей можно смешивать с простоквашей и зерном для выпечки хлеба. Простокваша нейтрализует соду.

- Соки не надо замораживать, чтобы не нарушать их структуру. Нужно пить свежеприготовленные соки.

- Конский щавель содержит в листьях полноценный белок, который очень насыщает. В Армении его сушат в тени косичками, зимой крошат, замачивают на ночь в воде, а утром настой смешивают с размоченной гречкой и с небольшим количеством лука. Едят его также самостоятельно.

- Кислые фрукты дают организму щелочной резерв. Не надо смешивать фрукты с медом. Мед можно есть в небольшом количестве (1-2 чайные ложки), ни с чем не сочетая, только на голодный желудок.

- Все грибы очень токсичны. Белки грибов неадекватны белкам человека.

- Из изюмов самый лучший - черный изюм с косточками. Косточки надо жевать. Пережеванные косточки растворяются, и никогда от них не будет аппендицита. Аппендицит возникает от продуктов гниения мясной пищи.

- От вина возникает брожение. Вино понижает энергетику организма. Лучше есть виноград, изюм, в крайнем случае - пить виноградный сок. Из консервированных соков он самый лучший. Алкоголь - токсин, яд. При употреблении натуральной пищи снимается проблема алкоголизма и курения. к табаку, вину, морфину влечет мясо - мать всех наркоманий.

И.Акимушкин в книге "Чудо природы" описал попугаев, которые не были агрессивными, пока питались вегетарианской пищей. Как только их стали кормить отбросами овцеводства, они превратились в хищников.

О том, что к мясу в ледниковый период люди не сразу привыкли, свидетельствует судьба изолятов - народов, до сих пор оторванных от цивилизации. Они живут долго и без болезней, не питаясь животной пищей.

Племя хунзы, например, проживающее в горной лощине на севере Пакистана, питается в основном абрикосами, пророщенным зерном и овечьей брынзой в небольшом количестве. Абрикосы у них величиной с персик. Ядра абрикосовых косточек сладкие и содержат очень ценное масло. У племени хунзы удивительная ясность ума, средняя продолжительность жизни - 120 лет, и совсем нередкое среди них явление, когда прабабушка кормит грудью правнучку. С виду они европейцы, с европеидным типом лица. Говорят, что это потомки солдат армии Александра Македонского.

- Бобовые вызывают большое гниение, потому что их белки сконцентрированны. Не мешает напомнить, что самые полноценные белки находятся в зеленых листьях растений.

- Система ОЗАВЫ - это восточная философская система макробиотики. Мы много в ней не понимаем, поэтому лучше пока ее не касаться, а пользоваться тем, что ближе к нам. Когда мы научимся глубоко понимать понятия ИНЬ или ЯНЬ и многие другие, мы сможем конкретно поговорить и об этой системе.

- Меньше есть более целесообразно, чем много. Но при выборе пищи нужно еще учитывать сочетание твердого и жидкого в человеческой клетке. Концентрация белков в растительных клетках очень сходна с концентрацией белков в клетках человека.

- Лук и чеснок нужны, чтобы избавиться от гниения в результате неправильного питания.

- На зиму не надо заготовлять пастеризованные и другие консервы, если даже они из растительных продуктов. Лучше обеспечить себя разнообразными сухофруктами, а ушедшую из них при сушке структурированную воду восполнить кисломолочной сывороткой. Правильно сушить фрукты полагается не на солнце, а в тени.

- Детей до года надо обязательно кормить грудным молоком, а с 6 месяцев и раньше давать фруктовые и овощные соки: морковный, апельсиновый, яблочный, потом абрикосовый, виноградный, лимонный, томатный, гранатовый. После года ребенок уже самостоятельно может есть цельные ягоды.

Не давайте детям мясо и каши. Мясо, вызывая гниение в желудке беременной и кормящей матери, делает то же в тканях плода и грудного младенца.

Не заставляйте детей есть, если они не хотят.

- Еду запивать водой нельзя. Если так делать, то смываются соки, железы работают с нагрузкой, замедляется пищеварение и продукты сбраживаются.

Сладкий чай очень вреден. Он вызывает также замедление пищеварения и сбраживание. Ощущение сытости наступает только тогда, когда пища задерживается в желудке, но не вымывается.

- Что касается температуры питьевой воды, то лучше пить сырую воду комнатной температуры.

Горячая вода не нужна. А холодная вода не так уж вредна, как кажется.

Воду для питья лучше предварительно замораживать, а потом оттаивать.

406

Не надо пить дистиллированную воду. Она не структурированная. Периодически ею можно пользоваться накануне голодания, поскольку она вымывает шлаки.

- Дневной режим питания можно представить следующим образом.

Если вы встали в 5-6 часов, позавтракайте фруктами в 11 часов. Помните завет древних: не смешивать прием пищи с дневной работой. Энергетика организма расщепляется по нескольким каналам, и перегрузка едой во время работы дает состояние стресса.

В 16-17 часов пообедайте печеным картофелем, овощным салатом. к салату можно добавить семечки и любые орехи. Арахис не ешьте, так как он содержит много токсических веществ и к орехам не относится.

Ужин при таком распорядке можно приурочить к 19-20 часам. Третий прием пищи, когда основная работа уже закончена, имеет право быть белковым и более насыщенным, чем завтрак и обед. На ужин ешьте каши, творог с овощами, хлеб с маслом, простоквашу, травы, орехи...- ужин позволяет большой выбор продуктов. Фруктовый завтрак дает энергию, а обед и ужин в основном идет как строительный материал клеток.

В древности в Вавилоне, Греции и других государствах люди ели один раз в сутки вечером после работы.

- Голодание - это микрохирургия клетки, но клетки больной. Когда человек здоров, в голодании нет необходимости, При голодании распадаются патологические структуры организма.

При газах и других признаках несварения полезно голодать по 3 дня каждый месяц. При этом начинать голодание надо с приема слабительного и встречной клизмы; после голодания сначала принимать только фрукты, потом добавлять овощи и только после этого - молочные продукты.

При голодании более длительном рекомендуется 2 раза в неделю или накануне принимать английскую соль.

Голодание можно заменять соками: несколько дней пить фруктовые соки, потом несколько дней - овощные (из зеленых листьев).

Массаж и водные процедуры вполне сочетаются с голоданием. Практикуется также сначала 3-дневное голодание, за ним 3-дневный прием только фруктов и овощей, потом 5-дневное голодание и за ним - 5-дневный прием фруктов и овощей.

Предварительным голоданием и сыроедением можно вылечить склеродермию, бесплодие и дисфункцию яичников, аллергический ринит, сенную лихорадку, эпидермофитию, мастопатию, простатит, миому.

При рините первое голодание может быть восьмидневным.

Во время голодания лучше пить воду с лимонным соком. На 3-4-й день начнутся гнойные выделения.

В клинике Б.Беннера небольшим предварительным голоданием лечили диабет.

- Некоторые утверждают, что от растительных белков может быть аллергия. Аллергия здесь, как и простуда - разрешающий фактор. Если организм очищен, растительная пища не вызовет аллергии. При наличии аллергии надо начать лечение с голодания. Голодание подавляет избыточное образование иммунных тел. (Для борьбы с иммунными телами в клиниках назначают иммунодепрессанты и кортикостероиды).

- Из-за неправильного питания возникают разные симптомы проявления какой-нибудь болезни. Паралич и полиартрит, например, - классический пример авитаминоза В. Японцы страдали параличом и полиартритом, когда их долго кормили очищенным рисом. Наши неврозы - это тот же авитаминоз В. Его длительно лечат в клиниках, а больным надо дать всего-навсего цельное зерно.

Бронхиты, пневмонии, ангины - это проявление авитаминоза С. Авитаминоз С чреват тягой к алкоголю, и наоборот, алкоголь вызывает авитаминоз С.

- Мясо, кофе и чай - провокаторы накопления мочевой кислоты, проявляющейся в мигрени, пародонтозе, полиартрите. Мочевая кислота разрушает цитоплазму клеток и вызывает диабет, болезни щитовидной железы и т.д.

Мигрень часто выступает предшественником диабета или подагры.

При многих болезнях мы назначаем индометацин, золото, кортикостероиды. А надо перевести человека на правильное питание, и болезнь зачастую отступает. Надо, однако, помнить, что переход должен быть осторожным. Растворяясь, мочевая кислота и другие аммонийные соединения в хлопьевидном состоянии выводятся в кровь, потом в почки, потом наружу. При большом их скоплении происходит закупорка капилляров и наступает криз: часто повышается температура, появляются головная боль, воспаление суставов, т.е. обостряются болезни, которыми человек страдал раньше.

- У здорового человека реакция мочи должна быть слабокислой. Это проявление естественного распада собственных белков организма. Щелочная реакция мочи свидетельствует о воспалительных процессах.

- Сырая растительная пища излечивает многие болезни. Например, худоба, - это тоже болезнь, следствие интоксикации организма. Очень помогают в этом случае овощи и орехи. Изжога лечится шпинатом, соком сельдерея, морковным и свекольным соками, щавелем.

Сыроедением лечат наследственные болезни.

Остеохондроз можно вылечить сыроедением за 2-3 года. При остеохондрозе, заболеваниях почек и костной системы помогает почечный чай.

- Человек - непьющее млекопитающее Ему не показано вино, подавляющее нервную систему, точнее, нервную энергию. Но виноградолечение, напротив, очень полезно и помогает при туберкулезе, сердечно-сосудистых кризах. Во время лечения ничего, кроме винограда, не надо есть.

- Проросшее зерно лечит хронические бронхиты (за 0,5 часа до еды 3 раза в день есть кашу с небольшим количеством сливочного масла).

Детям с болезнями дыхательных путей 2 раза в день дают проросшую пшеницу, а в перерывах между этими приемами - овощи.

- Если у человека злокачественное новообразование, орехи исключаются из диетического питания. Но не орехи - причина болезни. Опять-таки, если каналы очищены, орехи пойдут только на пользу

- Не употребляйте слишком горячую или слишком холодную пищу Лучше всего пища комнатной температуры.

- Грязи можно принимать только с нормальным обменом веществ.

- Для перехода на правильное питание потребуется примерно полгода.

Дочь Атерова, тегеранского армянина, пропагандирующего сыроедение, 25 лет от роду, замужем, имеет ребенка. Она ничем никогда не болела, хороша собой. Питается все 25 лет строго вегетарианской пищей. На вегетарианском рационе ее ребенок Вегетарианка даже ее собачка.

- Очень важно правильно чередовать время сна и бодрствования. Самый полноценный сон с 20 часов 30 минут - 21 часа до 24 часов, в крайнем случае - до 4 часов. Если время начала сна отодвигается на более поздний срок, человек за то же количество сна, но пришедшееся на другое время, не успевает отдохнуть, просыпается разбитым и быстро потом утомляется днем.

Зимой меньше солнечной энергии и меньше продуктов, поставляющих солнечную энергию, поэтому зимой надо спать дольше, чем летом.

Б.Беннер говорил, что ночной образ жизни не физиологичен для человека.

- Правильное питание, омовение, дыхание, движение не позволяют быть здоровым, если организм находится в состоянии длительного стресса. В 1972 году "Литературная газета" сообщила о том, как погибли олени на одном из островов Благоденствия только лишь от того, что резко возросло их количество. Их застойный стресс вызвал полную атрофию надпочечников. Устойчивый стресс может привести даже к злокачественным новообразованиям.

Чтобы организм пришел в норму, нужен психологический, физиологический и психический покой.

Самые полезные движения - пешие прогулки и плавание.

Наше 3-е легкое и 3-ю почку - кожу надо обмывать водой по меньшей мере 2 раза в день. Помните при этом, что душ отнимает биоэнергетику, и с этой точки зрения полезна ванна.

- В походе дневной рацион питания немного сокращается. Достаточно на один день похода брать с собой, например, 250 г неочищенных орехов, 80 г меда, 250 г сухофруктов, 150 г лимона и 150 г моркови.

- Член-корреспондент АМН СССР агрохимик Азербайджана Волобуев разработал учение о биоэнергетике почв в связи с биоэнергетикой растений. Он очень доказательно обосновал, что солнечные почвы наиболее биоэнергетичны.

Несколько слов надо сказать о сочетании пищевых продуктов.

Субстрату белка соответствует один фермент, а субстрату углевода - другой, и сочетать белки с углеводами недопустимо. Углеводы перевариваются в основном в щелочной среде кишечника, а белки в кислой среде желудка. Если смешать то и другое, сахара вместо того, чтобы превратиться в моносахариды - фруктозу и глюкозу, - превращаются в спирты и уксусные кислоты, вызывающие брожение.

Фрукты нельзя есть с хлебом. Хлеб - это поли-, а не моносахарид. Это крахмал, для расщепления которого требуется больше времени. После хлеба с сыром нельзя есть фрукты. Фрукты лучше съедать за 0,5 часа до еды и на голодный желудок. А хлеб лучше есть не с сыром, а с маслом, а еще лучше употреблять отдельно одно от другого, потому, что белок сыра приравнивается к животному белку и переваривается сложнее и в иной среде, нежели хлеб. Так же несовместим мед и изюм с орехами.

Следствие подобных сочетаний - колит и геморрой. Такие продукты - антигены, на которых вырабатываются антитела организма. А для подавления антител активизируются железы, вырабатывающие кортикостероиды. Зачем же создавать условия для выработки антител, а потом из подавлять?!

Не ешьте 3-4 раза в день вареную пищу, не злоупотребляйте

иммунными реакциями! А от животных белков **откажитесь совсем** или сократите их употребление до минимума.

Мы не плотоядны и произошли не от хищников, желудок которых приспособлен переваривать животные белки.

Резюме.

Обмен веществ зависит от метаболизма.(Метаболизм - это совокупность химических реакций) Нельзя его изменить, не изменяя качество исходных продуктов.

Пища должна быть научно обоснована, но не научно приготовлена, т.е. искусственно обработана с потерей биоэнергии как следствие.

При варке из продуктов уходит структурированная вода - растворитель белков и других коллоидов цитоплазмы. Это относится и к щавелевой кислоте. Сырая щавелевая кислота как любая органическая кислота фруктов и овощей диссоциирует, как щелочь с выделением ОН-групп, а не Н-групп, повышает щелочные резервы организма и выводит шлаки. Но при варке она соединяется с ионами кальция и получается оксалат кальция, который откладывается в органах и вызывает холецистит, мочекаменный диатез и другие болезни.

Вода сырых продуктов имеет структуру двенадцатигранника, структуру белков. При ее отсутствии пища становится концентрированной. В результате повышается осмотическое давление, появляется жажда. Это признак интоксикации, и поэтому жажду надо удовлетворить.

Вода, сохранившая кристаллическую решетку льда, - биостимулятор. Она лечит даже атеросклероз.

Структура протоплазмы и льда организована подобно Пить деструктурированную кипяченую воду - значит тратить свою энергию на ее повторную организацию в организме

ДИЕТА, КОТОРОЙ НАДО ПРИДЕРЖИВАТЬСЯ В ТЕЧЕНИЕ ВСЕГО ПЕРИОДА ЛЕЧЕНИЯ КОЛИТА

Диета при лечении колита - первостепенное условие. Многие доктора-травники уверенно заявляют, что даже лучшие в мире лекарства не принесут излечения, если больной не будет придерживаться описываемых диетических правил. Если больной не будет придерживаться данной строгой диеты, то грубые вещества попадут в толстую кишку и вызовут ее раздражение. При этом болезнь пойдет на ухудшение гораздо скорее, чем она будет излечиваться. Принимайте серьезную болезнь по-серьезному - выполняйте все правила диеты, и только при соблюдении диеты и потреблении настоек из целебных трав каждый больной освободится от этой жестокой болезни.

Пища, которая должна быть исключена из диеты

Исключите из диеты отруби в любом количестве: они царапают и режут внутреннюю оболочку больной толстой кишки. Не ешьте очень горячей и очень холодной пищи. Потребляйте все умеренно в теплом виде. Избегайте очень горячих и очень холодных напитков. Не пейте лишней жидкости (и воды - тоже). Держитесь подальше от неудобоваримых сортов мяса, таких как свинина, телятина и другие темные сорта мяса. Не употребляйте в пищу никаких сырых овощей. Это автоматически исключает все салаты, ибо целлюлоза в овощах будет царапать и раздражать толстую кишку. Не потребляйте фруктовых соков (самих по себе), а съедайте фрукты в их цельном виде. Не ешьте фрукты со шкуркой, ибо шкурка яблока и груши неудобоварима и содержит целлюлозу, которая будет раздражать больную внутреннюю оболочку толстой кишки. Избегайте пищи со специями, не ешьте с приправами и пряностями, не ешьте овощей и фруктов с семенами, помидоры, винные ягоды (фиги), малину, ежевику и все ягоды, которые в английском языке оканчиваются на "берри". Не ешьте жареной пищи. Не ешьте свежего хлеба. Избегайте кофе.

Чем следует питаться

Можно есть все зерновые, за исключением отрубей и отрубных зерновых. Ешьте куриное мясо и молодую баранину. Годны для пищи все овощи, в которых нет семян, при условии, что эти овощи были сварены, пропущены под паром или приготовлены на огне. Чернослив, яблоки и груши, сливы и все фрукты без семян, при условии, что эти фрукты были сварены или испечены. Торт с фруктами без семян и без специй. Желе и желатин. Йогурт, молоко, пудинги. Чистые и густые супы нормальной температуры. Хлеб для здоровья и хлеб, продаваемый в магазинах здоровья. Хлеб должен быть не свежий, а черствый, получерствый, с минимальным количеством масла. Жиры могут быть потребляемы, но в очень минимальном количестве. Молоко коровье или козье можно пить сколько желательно (однако помня, что потребление жидкостей не должно быть чрезмерным).

Стакан воды, не совсем холодной, следует выпивать перед завтраком. и еще по стакану воды между завтраком и лечением и между лечением и обедом. Это еще не значит, что можно потреблять столько воды, не считая тех жидкостей, которые поглощаются с пищей.

Если больной точно и неукоснительно будет соблюдать диету и принимать лекарство, то выздоровление наступит полное.

412

Помните, что ранний диагноз сохранит вас от страданий и мучений позднее.

Помните, что в лечении колита есть 2 очень важных "НЕ".

Не потребляйте слабительных. Помните, что потребление слабительных часто приводит к колиту. Можете принимать часто низкую клизму, если хотите. Очень хорошо прибавлять к 0,5 л воды столовую ложку жидкого экстракта.

В течение всего периода лечения колита не рекомендуется принимать колоники. Не принимайте высокой клизмы. Низкую клизму можно принимать с водой не больше 0,5 л.

Если больной заметит, что излишняя озабоченность задерживает прогресс лечения, то он может принять 1 капсулу или 1 таблетку успокоительного, но только из целебных трав, а не из химикалий, при каждом приеме лекарств.

*СЕРДЕЧНЫЕ БОЛИ И ВЛИЯНИЕ ДИЕТЫ**

Более 800 тыс. человек в год умирает в США от болезни сердца. 85-90% из этого числа умирают от заболеваний сердечных сосудов; 1/3 мужчин в США умирают от болезни сердца.

Понятно, почему прогресс в наших знаниях о причинах этой болезни и ее лечении так важен. Основная причина болезни сердца - это "частичный" артериосклероз сердечных сосудов - разновидность артериосклероза, когда сужение сосудов является последствием отложения холестерола на внутренней оболочке сосудов. Что такое холестерол? Это желто-белое жировое вещество (химически находимое в изобилии в яичных желтках, мясе, сливочном масле, молоке и сыре). Так как организму необходим холестерол для построения собственных клеток и выработки важных гормонов, то организм вырабатывает свой собственный холестерол, главным образом, в печени.

Когда жировой обмен ухудшается и усвоение холестерола понижается, то капельки неусвоенных жировых веществ могут оседать на стенках сосудов и постепенно суживать просвет сосудов и делать их твердыми.

55% мужчин в США получают сердечный припадок из-за заболеваний сердечных сосудов. Артериосклероз сердечных сосудов неминуемо ведет к недостаточному кровообращению, а недостаточное кровообращение не может снабжать сердечную мышцу кислородом, который ей нужен для нормальной работы.

---

* Из лечебника П.М.Куреннова

413

В результате этого недостатка или кислородного голодания появляются сердечные боли.

Сердечные боли в огромном большинстве случаев являются признаком грудной жабы, болезни весьма серьезной и наиболее часто встречающейся - это болезнь нашего времени - у мужчин старшего возраста, хотя может поражать и более молодые возрастные группы. 1000 40-летних ежегодно умирают от этой болезни.

У женщин с прекращением менструаций это заболевание так же часто, как и у мужчин.

Такие заболевания, как повышенное кровяное давление, тучность, сахарная болезнь предрасполагают к преждевременному развитию атеросклероза и появлению первых симптомов грудной жабы. Характерным признаком грудной жабы является приступ жестокой агонизирующей боли, которая внезапно возникает в предсердечной области, и как бы сковывает больного необъяснимым страхом и тревогой за свою жизнь. Не всегда, однако, грудная жаба проявляется в виде таких характерных приступов. Иногда боль появляется в виде сжатия, стеснения в груди, чувства полноты грудной клетки, тупой боли, жжения под ложечкой, удушья. Боли режущие, колющие, стреляющие, продолжающие несколько секунд; по большей части эти боли даже не от грудной жабы. Больные обычно не в состоянии описать свои боли, и это, пожалуй, является одним из характерных признаков этой болезни. Внезапное появление болей продолжительностью в несколько секунд или минут, проходящих, как только больной отдохнет или примет таблетку нитроглицерина, является очень убедительным признаком такой болезни.

По большей части боль концентрируется позади средней части рукоятки грудной кости, отдающей в левую часть сердечной области, в левую руку или в шею, как бы сковывая ее, отдает в челюсть, плечо, спину, подложечную область, создавая ложное впечатление, что больного распирают газы или что он переел.

Обстоятельства, вызывающие боли, более важны, чем локализация или характер болей. У большинства больных причиной возникновения болей является физическое напряжение или нервное возбуждение. У многих боли наступают после еды или при прогулке против ветра, или в холодную погоду. Некоторые больные отмечают появление болей в лежачем положении во время отдыха или сна. Независимо от того, где концентрируется сердечная боль и какой характер она имеет, причиной ее является спазм сосуда, который и так уже сужен благодаря артериосклеротическим изменениям и неспособности сердечной мышцы справиться с непосильной работой вследствие недостаточного притока кислорода. Если больные грудной жабой стараются изменить

414

свой образ жизни, избегают лишних движений и волнений и при первых предвестниках припадка принимают нитроглицерин, который расширяет сосуды, то эта болезнь не так страшна.

Каковы шансы больного на продолжительность жизни? Больной может прожить 15 лет и больше, все зависит от того, как будет прогрессировать артериосклероз и насколько успешно будет развиваться коллатериальное кровообращение.

С целью предупредить и задержать развитие болезни и чтобы дать возможность развиться, расшириться маленьким сосудам и этим самым компенсировать недостаточность пораженного артериосклерозом сосуда и дать достаточный приток крови к мышце сердца, необходимо выполнять следующие рекомендации.

1. Изъятие из диеты всех жиров животного и растительного происхождения.

2. Запрещение продуктов животного происхождения, особенно богатых холестеролом (мозги, яичный желток, сливочное масло, сметана, сыры, сливки, печень, почки, икра, устрицы).

3. Ограничение питания, чтобы поддерживать на уровне стандартов, установленных для 20-25-летнего возраста, так как удивительно благоприятные результаты наблюдаются при потере веса.

4. Маленькие прогулки 2 раза в день очень хорошо влияют на больных грудной жабой. Прогулки надо начинать с маленьких расстояний, даже в том случае их выполнять, если нужно положить одну таблетку под язык.

5. Приступы болей нужно предупреждать принятием таблеток нитроглицерина, а также перед всяким физическим, нервным напряжением, вообще перед всяким моментом, который, по опыту самого больного, может вызвать приступ.

6. Рекомендуется не доводить себя до переутомления и даже до обыкновенной усталости. Надо избегать волнений, сдерживать нервные вспышки. Есть рекомендуется небольшими порциями, чтобы перегруженные желудок и кишечник не давили бы на сердце, не говоря уже о том, что пищеварение увеличивает работу сердца на 30-40%.

7. От курения надо отказаться, так как никотин является сильным сосудосуживающим ядом; наблюдается табачная грудная жаба.

8. Запрещается подниматься по крутым лестницам на верхние этажи, совершать прогулки в горы, гулять при холодном ветре носить тяжелые пакеты.

9. Следить за опорожнением желудка; если нужно, прибегати даже к слабительным средствам.

10. Необходимо избегать простуды и энергично бороться со всякими инфекционными болезнями, так как это повышает работу сердца.

Теперь сообщим важные для каждого сведения о том, как сохранить свое сердце, и коснемся очень важного для всех взрослых вопроса: имеет ли диета какое-либо отношение к заболеванию сердечных сосудов?

1. Проблема диеты имеет свою историю - 50 лет, когда кроликов держали на диете, высокой по содержанию холестерола, и искусственно вызывали артериосклероз сердечных сосудов. Эти опыты несколько лет тому назад повторили в Москве и Ленинграде под другим углом. Правда, обмен веществ холестерола немного отличается у людей от кроликов и немного рискованно подводить итоги. Тем не менее эти опыты обратили внимание ученых на этот вопрос.

Здесь, в Америке, 12 лет назад начались наблюдения над голодающими молодыми людьми: проводили исследования содержания холестерола в крови, которое понизилось с голоданием; после голодания содержание холестерола повысилось опять.

Потом пришли наблюдения из Норвегии, Голландии; во время второй мировой войны население принуждено было изменить диету, и заболевания сердца резко понизились в любой стране, где понизилось употребление жиров.

Мировая статистика показывает, что чем больше в стране употребляется жиров, тем больше сердечных заболеваний. Япония потребляет 8-10% из всего количества калорий; Италия - 20%; Швеция, Англия - 35% Канада и Австралия - 37-38%, США - более 40%.

Каждый, кто хочет избежать сердечных ударов от заболевания сердечных сосудов, не должен есть богатую жирами пищу. Это относится ко всем без исключения расам, ко всем профессиям, физически активным или сидячим.

2. Есть ли разница между различными видами жиров в свете их влияния на повышение уровня холестерола в крови?

- Когда я говорил о глобальной мировой статистике сердечных заболеваний в связи с употреблением жиров, я имел в виду жиры молочных продуктов и мясо. 2/3 жиров, употребляемых здесь, в США, относятся к этой категории. Это жиры животного происхождения.

Некоторые жиры растительного происхождения имеют такое же действие: коконат ойл (кокосовое масло) имеет такое же влияние, как жиры животного происхождения. Корн ойл (кукуруза, маис) не увеличивает содержания холестерола в крови. Механизм действия еще не известен: наблюдения показали, что если корн ойл был заменен сан флаур сид (подсолнечное), уровень холестерола поднимался, коттон сид ойл (хлопковое масло) подобно рыбьему жиру, и корн ойл имеет наибольший эффект в понижении холестерола в крови. Это не значит, что к нашей диете мы должны прибавить корн ойл для понижения холестерола. Тогда мы должны были бы дойти до 70% жиров в нашей диете и все страдать ожирением.

- Я рекомендую своим больным ограничить общее количество жиров и где необходимо, перейти на корн ойл. Пиннат ойл при питании кроликов давало в результате артериосклероз.

- Как вы относитесь к олив ойл?

- Оливковое масло в умеренных количествах не имеет особенного стимулирующего влияния на увеличение уровня холестерола. Не вижу никакого основания запретить его для салатов. В Италии и Испании, где главным образом употребляют оливковое масло, заболевание закупоркой сердечных сосудов встречается в 2 раза меньше, чем у нас. Объяснение заключается в том, что общее потребление жиров в 2 раза меньше, чем у нас. Маргарин поднимает уровень холестерола в крови.

3. Кроме жиров на состояние сердца влияют, быть может, другие факторы: нервное напряжение, перегрузка работой, связанное с войной лишение крова, бомбардировки...

Жители Норвегии и Финляндии во время оккупации имели нагрузку работой и нервные переживания, связанные с войной, и, конечно, диета была пониженная в отношении жиров, заболевания сердечных сосудов резко понизились по сравнению с довоенными нормами.

Дания, которая сохранила свою богатую жирами диету (главным образом животного происхождения), несмотря на оккупацию страны немцами, нервные переживания, выселение из квартир, перегрузку работой, также сохранила высокий уровень сердечных приступов.

4. Физическая работа, физическая активность или сидячий образ жизни - имеют ли какое-либо отношение к заболеваниям сердца?

- Физическая активность - не особенно важный момент. Это неправда, что занятые тяжелым физическим трудом редко заболевают коронарным тромбозом. В Японии, где коронарные заболевания сердца редки, преобладающая часть населения ведет сидячий образ жизни так же, как у нас, в Америке. Наоборот, в Финляндии, где ведутся сейчас наблюдения, коронарные заболевания крайне часты в сельскохозяйственных районах и в речных районах Восточной Финляндии, где население занято тяжелой физической работой и не имеет треволнений городских жителей.

5. Алкоголь

В больших госпиталях, где умирают алкоголики, почти не находят следов артериосклероза в их сосудах. Это объясняется странностью их диеты.

6. Табак

Табак не является прямой причиной коронарных заболеваний; курят одинаково много в Японии с малым процентом коронарных заболеваний и в США с большим количество сердечных заболеваний. Приблизительно 50-60% мужчин - курильщики во всех странах, и, конечно, курение как сосудосуживающий яд может быть усугубляющим фактором для людей, страдающих уже артериосклерозом.

7. Наследственность

Наследственность, несомненно, играет роль. Ясно, что лица, имеющие такую наследственную предрасположенность, должны быть осторожны и разумны в своей диете.

8. Как в отношении половых гормонов?

Мы знаем, что коронарные заболевания сердца преобладают больше у мужчин. Женщины, наоборот, в менструальном периоде почти иммунны, а с наступлением климактерического периода заболевания учащаются. Женщины, которые в молодые годы были оперированы (удаление яичников), болеют чаще, чем те, у которых яичники остались нетронутыми.

9. Пониженная функция щитовидной железы

Ведет к увеличению холестерола в крови, и наоборот: уровень холестерола низок у лиц с активной работой этой железы. Кортизон повышает уровень холестерола.

10. Артериосклероз венозных сосудов

Повышает их чувствительность к импульсам, идущим со стороны центральной нервной системы, и вызывает их наклонность к спазмам или к извращенным реакциям. Учащение приступов связано с прогрессированием артериосклероза. <' Из доклада д-ра В.Х. Чилингарьян.>

ДИЕТА И ЗДОРОВЬЕ. ФИЗИОЛОГИЯ ПРАВИЛЬНОГО ПИТАНИЯ. ОТЧЕГО ЛЮДИ РАНО УМИРАЮТ, ЧАСТО БОЛЕЮТ И НЕ ЗНАЮТ ПРИЧИН СВОИХ НЕДОМОГАНИЙ?

На вопрос читателей, какая диета считается лучшей, Куреннов неизменно отвечает: "ТА ДИЕТА СЧИТАЕТСЯ ЛУЧШЕЙ, КОТОРАЯ ИМЕЕТ БУДУЩНОСТЬ!"- Диету будущего можно назвать также диетой XXI века.

Среди адептов здоровья есть три самые лучшие диеты.

1. Сырая вегетарианская диета (сырые овощи, сырые фрукты сырые овощные соки и сырые фруктовые соки и орехи).

418

2. Та же самая вегетарианская диета, но с добавлением вареных овощей и печеных фруктов. Обе диеты суть бескрахмальные и безмолочные.

3. Диета мясная. Это модная диета. Она хотя и для мясоедов, но так же, как и две предыдущие диеты, бескрахмальная и безмолочная. Автор не предлагает свою диету каждому, но организмы разные, и диета может чуть-чуть варьироваться! Самое главное в диете для здоровья, лечения болезней и предупреждения болезней - диетические правила, или ПРАВИЛА ДИЕТЫ БУДУЩЕГО.

1-е правило. Нельзя есть протеины (мясо, рыбу, яйца и пр.) за один присест с крахмалами (хлеб, картошка, рис, горох, бобы и прочие крахмалы).

2-е правило. Если есть возможность, избежать жидкой пищи (суп, борщ и все жидкое). Есть много разновидностей жидкой пищи, очень хорошей и желательной для диеты, но весь трагизм в том, что 99% людей проглатывают жидкую пищу, не пережевывая! Это в конце концов приводит к болезням пищеварительного тракта, пища поступает в желудок без пищеварительной слюны.

3-е правило. следует очень долго жевать пищу перед проглатыванием, памятуя, что в желудке зубов нет. Многие страдающие болезнями пищеварительного тракта (диспепсией и другими) не могут никак осознать, что им не помогут никакие специалисты и никакие лекарства, а поможет только САМОДИСЦИПЛИНА. НАУЧИТЕСЬ ЖЕВАТЬ МЕДЛЕННО, и ваши неполадки с пищевым трактом будут покончены (если они были от недостаточного пережевывания пищи).

Всему миру известен случай с американцем Флетчером. Флетчер в свои 60 лет был так сильно болен болезнью пищевого тракта, что все доктора отказались его лечить. Тогда он решил лечить сам себя очень тщательным и длительным пережевыванием пищи. Он полностью вылечил себя. После этого во всех книгах о здоровье навык тщательного пережевывания пищи стали называть флетчеризмом.

Один американский изобретатель изобрел прибор вроде наручных часов для слепых с механизмом для правильного лечения флетчеризмом. При пользовании этим прибором пациент набирает пищу в рот и ставит стрелку прибора на 0. Когда верхняя челюсть над нижней пройдет 150 раз, то прибор маленьким шпеньком колет руку. Это означает, что пора проглатывать. Обычно публика высмеивает изобретателя, но... хорошо смеется тот, кто смеется последним. Конечно, изобретатель сильно перегнул палку в одну сторону.

Однако трагично то, что 99% людей перегибают эту же "палку" в диаметрально противоположную сторону, проглатывая пищу после того, как верхняя челюсть пройдет над нижней от 5 до 8 раз!

По исчислениям ученых почти всех стран мира, при жевании пищи верхняя челюсть над нижней должна пройти от 15 до 30 раз (а иногда и больше) в зависимости от рода и твердости пищи.

Нельзя ни в коем случае забывать, что самое главное в пищеварении, или назовем правильнее - основа основ здорового пищеварения и в то же время профилактика и лечение болезней пищеварительного тракта - жевание пищи.

Один фармацевт в США на вопрос: "От каких болезней вы здесь, в США, приготовляете больше всего лекарств?" ответил: "95% лекарств мы приготовляем от болезней пищеводного тракта и только 5% от всех остальных болезней..." Считаем, что фармацевт несколько преувеличил первую цифру. Вдумайтесь в эти цифры: 95 и 5, и вы поймете, почему диета XX века очень ущербна... Поэтому здесь описывается диета будущего или диета XXI века. Запомните: все то, что не имеет будущности, - бесславно умирает!

Опять обратимся к ужасным цифрам 95 и 5. Можно с колоссальной уверенностью сказать, что минимум 40 из 95 приходится на газы в желудке и кишках. Очень неумно пытаться врачевать газы аптекой и химикалиями. Содой, содовой водой и сельтерскими препаратами. Надо знать причину образования газов в желудке и кишках, исправить диету и диетическим путем избавиться от газов!

Газы образуются от приема пищи протеиновой и крахмальной в один присест. Наш организм и пищеварительная энигма устроены так, что когда в желудок поступает протеиновая пища (мясо, рыба, яйца и пр.), то организм организует и направляет в желудок "медиум" характера № 1. Если в это же время в желудок поступает, скажем, хлеб и другая крахмальная пища, то организм направляет в желудок "медиум" № 2, который по своему характеру диаметрально противоположен "медиуму № 1. Эти медиумы предназначены растворить в желудке пищу так, чтобы она вошла в кишки (тонкие) в жидком виде. Но оба медиума, будучи противоположного свойства (кислотность одного и щелочность другого), вступают в борьбу друг с другом и... уничтожают друг друга. Вследствие этого наша пища вместо жидкой входит в тонкие кишки "куском" или, вернее кусочками и...гниет и бродит! Это гниение и брожение начинаются еще в желудке.

После лекций автора неоднократно слышались возражения и неодобрения диеты будущего. Оппоненты говорят, что в какой бы дом или ресторан вы ни зашли, везде кушают мясо и хлеб (за

420

один присест). Приходится отвечать, что это делают по недостатку знания законов физиологии правильного питания в этом нашем XX веке и не будут этого делать в XXI веке. Смешивание протеиновой и крахмальной пищи за один присест создает страшные цифры 95 и 5.

Слушатели многочисленных лекций Куреннова задавали часто такой вопрос: "Наши деды и прадеды всегда ели протеины и крахмал за один присест и доживали до 90 и 95 лет и редко когда болели..." Приходилось отвечать, что мой прадед по матери умер в 107 лет, а его отец - мой прапрадед - умер в возрасте 114 лет. Но эти Мафусаилы были довольно редким исключением, а как правило, люди умирали в 40, и в 50, и в 60 и редко чуть больше. Огромный процент этих рано умерших приходился на страдавших долгие годы при жизни болезнями пищеводного тракта и почти непременно имевшими газы в желудке и кишках...

Выше мы говорили о двух причинах болезни пищеводного тракта: смешивании протеиновой и крахмальной пищи. Теперь укажем несколько причин, от которых получается печальная стадия болезни пищеводного тракта - ДИСПЕПСИЯ (между прочим, с диспепсией надо непременно справиться, так как потом она может превратиться в гастрит, язву желудка и язву 12-перстной кишки, болезни тонких кишок, колит и пр.)

Диспепсия от разных причин.

3. От приема пищи в нерегулярное время.

4. От переедания

5. От быстрого поглощения пищи.

6. От нервного напряжения.

Поясним эти пункты от 3-го до 6-го.

Пункт 3-й. Начать принимать пищу в строго определенные часы дня, и диспепсия кончится. Если диспепсия или гастрит появились у рабочего, работающего в 3 смены (каждую неделю другая смена), то единственный выход покончить с болезнью пищеварительного тракта - оставить работу в переменных сменах и поступить на работу в одной смене.

Пункт 4-й. Прекратить переедание и довольствоваться минимальным количеством пищи.

Пункт 5-й. Он сходен с пунктом о жевании, о котором мы уже говорили.

Пункт 6-й. Успокоить нервы отчасти самовнушением и самодисциплиной, отчасти правильной диетой и обратиться к врачу-гербалисту, который порекомендует препарат из целебных трав от нервности.

Примечание. Все вышеизложенные неполадки с пищеварительным трактом требуют лечения самодисциплиной и, конечно, диетой будущего, диетой XXI века, описанной здесь..

О МОЛОКЕ

- Молоко, ты молоко, молоко коровье,
От тебя мне, молоко, только нездоровье...

Читатели книг сего автора и слушатели лекций часто спрашивали: "Почему ваша диета будущего немолочная?" Чтобы без лишних слов ответить на этот вопрос, сошлемся на утверждение д-ра Вокера, который в своей книге "Диета и салаты" сказал: "Иногда полуправда бывает хуже самой наглой лжи; есть поверье, что коровье молоко - один из самых полезных продуктов нашей диеты... А опыт многих веков ясно доказывает, что коровье молоко служит источником получения слизи и с младенчества до глубокой старости служит причиной заболевания людей простудой, гриппом, астмой, бронхитом, сенной лихорадкой, воспалением легких, туберкулезом и синусом".

После лекции к автору подошла пожилая чета и рассказала такой случай. У их дочери сыновья 2 и 3 лет почти всегда болели, и они не знали, что с ними делать. После прочтения его книги для детей перестали совсем покупать молоко и стали давать детям овощные и фруктовые соки. И с тех пор мальчики ни одного дня не болели.

Уже замечено, что замена коровьего молока овощными и фруктовыми соками дает своего рода иммунитет людям против простудных и многих иных болезней. Оно и понятно: ни Бог, ни природа никогда не предназначали коровье молоко, да еще пастеризованное, для потребления взрослыми людьми (да и грудными младенцами). Коровье молоко годно только для теленка, и то только в первое время после его рождения, а потом становится негодным для него.

ОБ ОДНОЙ ЗАГАДКЕ

Люди, приехавшие в США из восточных стран: Афганистана, Ирана, Ирака и пр., - интересуются, почему в их странах умирают в уборных... Само собою разумеется, что причина их смерти - непроходимость толстой кишки.

На всех своих лекциях Куреннов демонстрировал 4 плаката в рост человека. На каждом плакате изображена толстая кишка, страшно деформировавшаяся настолько, что жизнь при такой кишке или кончилась, или кончится очень скоро. На своих лекциях автор этих строк часто говорит: "Длительность жизни человека зависит от степени деформированности его толстой кишки". Если деформированность толстой кишки достигла предельной степени, то надо считать, что над этим человеком нависла угроза смерти. Такую сильно деформировавшуюся толстую кишку (по-английски "колон") можно до некоторой степени исправить только при помощи "колоник машины". Это - машина для автоматической клизмы. Здесь скажем о маленькой подробности устройства этой машины. В задний проход вставляют два конца резиновых трубок. Через один рукав вода вливается, а через другой вода после промывания толстой кишки уходит в канализацию. Вода из машины входит под очень маленьким давлением, примерно в 275 г на 1 см¤, что соответствует силе нашей перистальтики.

Некоторое время врачи не одобряли промывания толстой кишки "колоник машиней", утверждая, что при этом способе очистки толстой кишки вымывается слизь с внутренней оболочки толстой кишки (по-английски эта слизь называется "интестинал флора").

Авторитеты всего мира блестяще доказали, что эта кишечная флора восстанавливает организм максимум в 30 дней. Организм человека приспособлен к восстановлению, скажем, новой кожи и других частей тела после болезни или операции, в том числе и кишечной флоры.

НЕТРАДИЦИОННЫЕ МЕТОДЫ ФИЗИОТЕРАПИИ

ДЫХАНИЕ ПО СИСТЕМЕ БУТЕЙКО

ЗАНЯТИЕ ПЕРВОЕ

К болезням глубокого дыхания относятся:

1. Бронхиальная астма, астматический бронхит, эмфизема легких, бронхоэктатическая болезнь, пневмосклероз, гипертония малого круга (болезнь сердца).

2. Гипертоническая болезнь, стенокардия, нарушения мозгового кровообращения, облитерирующий эндартериит, болезнь Реймо, старческий диабет, хронический нефрит (склероз сосудов почек), склероз сосудов головного мозга.

3. Исход перечисленных болезней - склероз отдельных органов, завершающийся, соответственно, инфарктом мозга, инфарктом миокарда.

Ведущим во всех этих заболеваниях является:

1. Повышение тонуса гладкой мускулатуры и их спазм.

2. Конечный результат всех этих болезней - гипоксия тканей.

Следовательно, эти болезни являются следствием нарушения тканевого дыхания. Они составляют приблизительно 70-80% всех болезней А/Д и Т.

Таковы константы болезни.

Отсюда можно сделать вывод, что болезнь - это сдвиг жизненно важных констант за границы физиологической нормы. Чем важнее константа, тем с большей точностью организм ее поддерживает на неизменном уровне. Цель системы внешнего дыхания поддерживать на должном уровне O_2 и CO_2 в альвеолах.

Какая же константа важнее для организма: O_2 или CO_2? В воздухе 21% O_2, если количество O_2 уменьшить до 15% или увеличить до 80%, то организм практически на это не реагирует.

Если же изменить количество CO_2 на 0,1% в ту или иную сторону, то организм сразу же это замечает и старается вернуть CO_2 к норме.

Следовательно, CO_2 в 60-80 раз важнее для организма, чем O_2, а функция внешнего дыхания может быть определена по уровню CO_2 в альвеолах. Недостаточная функция внешнего дыхания ведет к увеличению CO_2 в альвеолах, а избыточная функция - к его снижению.

У здорового человека объем внешнего дыхания - 5 л, а у астматика - 10-15 л. Таким образом, у астматика не ослабленное дыхание, как мы пишем, а усиленное. Бронхиальная астма - это защитная реакция, направленная на то, чтобы удержать CO_2 на уровне 6,5%, в то время как у астматика CO_2 составляет 4-4,5%.

Симптомы гипервентиляции.

1. Перевозбуждение нервной системы, выражающееся в раздражительности, вспыльчивости, бессоннице, необоснованном страхе.

2. Вегетативные нарушения - потливость, приступы слабости, диэнцефальные симптомы.

3. Истощение или ожирение, связанные с нарушением регуляции жирового и другого обмена.

4. Гипертиреоз.

Все, что у больного было связано с гипервентиляцией, при нормализации дыхания по методу ВНД (волевая нормализация дыхания) вначале обостряется, а затем исчезает (худые полнеют, полные худеют и т.д.). Умные волевые люди вылечиваются. Симптомы бронхоспазма - чувство давления за грудиной: хронические бронхиты, частые простуды, заболевания и т.д. Гипервентиляция - это своеобразное воздушное обжорство! У астматиков дыхание не имеет пауз (нет автоматической задержки на выдохе), у них глубокий вдох чередуется с быстрым выдохом, при этом происходит удаление CO_2 из организма, содержание CO_2 падает ниже нормы (норма 6,5%), а гладкая мускулатура бронхов чувствует снижение CO_2 даже на 0,5%, она пытается затормозить удаление CO_2 - происходит очередной приступ астмы.

Нормальное дыхание здорового человека - это медленный неглубокий вздох (2-3 секунды), медленный выдох (3-4) и затем пауза (3-4 секунды), во время которой легкие отдыхают после выдоха. Все внимание должно быть обращено на уменьшение глубины вдоха и увеличение паузы после выдоха. Помимо этого необходимо провести периодические максимальные задержки дыхания. Чем чаще будут задержки (особенно при приступе астмы), тем лучше. Астматикам рекомендуется делать задержки через 5 минут, гипертоникам через 15 минут. Вначале продолжительность задержки небольшая - до 10 секунд, затем продолжительность увеличивается. У здорового человека она доходит до минуты и больше. Начать тренировку надо с 5-8 часов в день с перерывами на 1-1,5 часа.

ЗАДЕРЖКА ДЫХАНИЯ ДЕЛАЕТСЯ ТОЛЬКО ПОСЛЕ ВЫДОХА

Во время тренировок необходимо следить, чтобы вдох был неглубокий, т.е. неполный, чтобы грудная клетка не поднималась и все время оставалось чувство нехватки воздуха.

При проведении задержки дыхания желательно закрывать нос, а после задержки вдох делать небольшой. Женщинам можно сделать грацию, а мужчинам потуже затянуть ремень. Если приступы бывают ночью, то приблизительно за час перед приступом необходимо встать и провести тренировку дыхания. Утром тренировка проводится еще раз. При приступах через каждые 3-4 вдоха делается максимальная задержка на выдохе (без большого напряжения). Задержка дыхания быстро снимает приступ.

Схема ВНД по К.П.Бутейко

Вдох Выдох Пауза	Задержка дыхания	
	Первая часть легкая, контрольная	Вторая часть трудная, волевая, лечебная, желаемый вдох
Вдох		
Полный выдох		
Дополнительные выдохи		
Пауза = 1/10 максимальной задержки	Требуемый вдох	

ЗАНЯТИЕ ВТОРОЕ

Реакция выздоровления (ломка болезни)

Любое заболевание начинается скачками, в виде кризов. Например, бронхиальная астма (хотя она подготавливается годами), гипертоническая болезнь, стенокардия и т.д. Иногда симптомы гипервентиляции начинаются еще с детства (спазмофилия, диатез, пневмония, коклюш, кожный круп и т.д. Болезнь начинается с криза и должна кончаться кризом. Астма ломается приступом астмы, стенокардия - приступом стенокардии, гипертоническая болезнь подскоком А/Д и т.д. Задержка и частота дыхания - два показателя, определяющие болезнь, и за ними постоянно надо следить. Самочувствие больного здесь ни при чем. Во время ломки при бронхиальной астме приступы легче и короче и выделяется большое количество мокроты, при стенокардии во время ломки вместо ноющих болей в области сердца появляются ощущения жжения за грудиной. Перед ломкой больной ощущает как бы сопротивление (неприятно тренировать дыхание, отвращение, страх), укорачивается задержка, учащается дыхание, показатель несколько ухудшаются.

Общие симптомы ломки: бессонница, головные боли, тошнота, рвота, отвращение к пище, слабость, апатия, боли в икронож ных мышцах, грудной клетке, боковых поверхностях шеи, шум в ушах, пульсация, нарушение стула - жидкий и даже со слизью - 2 недели.

У астматиков усиливается кашель с обильными гнойными пробочками. Боли разного характера всех участков тела, почечные и печеночные боли, частые мочеиспускания, рези, жажда, слюнотечение. Кожные проявления - кожный зуд, крапивница, отек Квинке. Уменьшается отечность, снижается вес, уменьшаются боли в деснах, глазницах, ладонях, подошвах, кровотечения из десен, носа, усиливается менструация.

В мокроте кровь (у сосудистых больных в течение месяца), плаксивость, температура до 40 °C. У большинства астматиков озноб.

Стул - черный, происходит перестройка капиллярных сетей кишечника. Повышается А/Д, особенно у коронарных больных, у которых была скрытая гипертония. Обострение этих явлений указывает на то, что эти явления связаны с неправильным глубоким дыханием.

Все старые переломы костей начинают сильно болеть. Ломка может начаться через сутки от начала занятий или через месяц.

Время ломки зависит от тяжести и давности заболевания и от того, как больной занимается. Симптомы ломки появляются необязательно в одно время. То, что тянулось годами, исчезает в течение нескольких дней. Если больной сменит обстановку или место жительства, то ломка может повториться. Поэтому желательно оставаться на одном месте в течение года (цикл ломки). После ломки болезни состояние больного сразу улучшается. В период ломки можно давать лекарства, но в половинной дозе. Избегать АКТГ и белковые препараты. Если больной принимал гормоны, то в период ломки можно дать кортикостероидные гормоны, сердечнику - слабодействующие сердечные препараты.

При появлении отвращения к пище не забывать есть, не желательно применять питание (молочное), рыбные и куриные бульоны.

Не глотать слюну, полоскать рот обычной водой. Прием жидкости не ограничивать. Избегать минеральные воды. У тучных больных поддерживать голодовку, избегать сахар. Желательно продукты применять в слабо проваренном виде. В течение месяца это питание расширять. Во время ломки болезни обязательно продолжать тренировку дыхания, иначе ломка затянется и может превратиться в обострение. Тяжелым больным, если нет печеночной недостаточности, давать хлористый калий (по 0,5 г три раза в день), поваренную соль уменьшить до 5 г. Давать продукты с фосфором (пшено, гречку). Тренировку дыхания перед сном делать на животе.

ЗАНЯТИЕ ТРЕТЬЕ

Утром обязательно делать задержку дыхания - проверять себя (так всю жизнь). Если задержка укорачивается, то значит приближается болезнь.

Мировой рекорд задержки - 5 минут. (Для сравнения: кашалот может задерживать дыхание на 150 минут, йоги - 30 минут, но это уже вид спорта, а не нормальное дыхание).

Для повторяющихся пневмоний защитная реакция - астма, но пневмония прекращается, а приступы астмы вызывают глубокое дыхание и ведут к легочно-сердечной недостаточности. При появлении легочно-сердечной недостаточности приступы астмы прекращаются (защитный синдром сохранения CO_2), но уже поздно, дело идет к смерти. Смерть наступает не от астмы, а от легочно-сердечной недостаточности.

Если утренняя задержка растет, то количество часов тренировки через месяц можно сократить до 2 часов - один час утром и один час вечером.

БАРЬЕРЫ ПРЕПЯТСТВИЙ

1-й барьер - 30-40 секунд, в течение которых кровь из легких пройдет малый круг и часть большого круга и дойдет до тканей. Если этот барьер будет пройден, то задержка в 50-60 секунд будет легкой.

2-й барьер - 70 секунд, в течение которых кровь проходит все больший круг и возвращается назад в легкие. Его тоже трудно перешагнуть.

Последующие барьеры через 50 секунд.

3-й барьер - 120 секунд.

4-й барьер - 180 секунд.

5-й барьер - 240 секунд.

6-й барьер - 600 секунд и т.д.

НЕМНОГО ИСТОРИИ

Земля родилась около 4,5 миллиардов лет тому назад, тогда еще не было атмосферы. Затем начался процесс дегазации мантии, который продолжается до сих пор. В то время O_2 в воздухе еще не было.

Около 2 миллиардов лет тому назад начала появляться первая жизнь, бескислородная, или анаэробная жизнь. Такая жизнь есть еще и сейчас. Процессы анаэробики продолжались около 1 миллиарда лет в среде, где было много CO_2, но не было кислорода.

Появившиеся земные органические вещества (водоросли) стали выделять CO_2 как отброс своего существования, в результате в земной атмосфере стал накапливаться кислород. Уровень кислорода в атмосфере начал повышаться, а уровень CO_2 - снижаться. В настоящее время уровень CO_2 составляет 21%, а уровень CO_2 - 0,03%.

Когда содержание CO_2 в воздухе и в воде составляло 1%, а CO_2 - 7%, начала появляться живая клетка. Она стала поглощать кислород из воздуха и выделять углекислый газ (растения делают обратное). В результате в атмосфере наступило равновесие, а на Земле появился новый процесс - аэробная фаза дыхания, или кислородное дыхание.

Воздух, окружающий нас, содержит в 250 раз меньше углекислоты, чем надо.

Поэтому окружающий нас воздух, если его вдыхать полной грудью, становится ядовит для наших клеток. Нас спасает защитный барьер - кожа, непроницаемая для газов, и бронхи, имеющие кожистый вид. Тем не менее усиленное дыхание приближает нас к гибели.

БИОЛОГИЧЕСКАЯ РОЛЬ КИСЛОРОДА И УГЛЕКИСЛОГО ГАЗА

Кислород вошел в нашу жизнь поздно, он необходим для окислительных процессов с целью удовлетворения энергетических узлов организма. Если в тканях уменьшить уровень кислорода, то они не погибнут, а уменьшение содержания углекислоты приводит к параличу. Углекислый газ в организме регулируется системой дыхания, сосудодвигательным центром, его содержание связано с обменными процессами. РН крови регулируется содержанием углекислого газа (важный фактор). Если дышать чистым воздухом, то появляется поражение легких - итиротициальная пневмония. В горах кислорода меньше, поэтому там обычно лечат астматиков. Вероятно, для астматиков достаточно 15% кислорода, а не 21% как в атмосфере.

ЗАНЯТИЕ ЧЕТВЕРТОЕ

Эволюция дыхания в патогенезе (плода)

Все девять месяцев внутриутробной жизни в крови плода кислорода содержится в три раза меньше, чем в крови взрослого человека. Говорят, плод синюшный. такое нормальное содержание кислорода в крови плода полностью обеспечивает развитие тканей.

Большое содержание кислорода приводит ткани к гибели. В артериальной крови взрослого человека 97% кислорода, в венозной крови - 70%, у плода - 30% кислорода. Система дыхания присоединяется к системе кровообращения уже на третьем этапе эволюции. Эти две системы возникли для того, чтобы обеспечить правильный обмен в организме, определить уровень углекислого газа и кислорода. Содержание углекислого газа регулируется в альвеолах в точностью до 0,1%. Содержание кислорода можно изменить, и при этом ничего существенного не произойдет. О важности CO_2 в системе регуляции дыхания можно судить по концепции Анохина. Вся система дыхания регулируется CO_2. Наиболее важной константой в системе регуляции дыхания является CO_2. При глубоком дыхании из организма удаляется CO_2 и развивается поражение основных жизненно важных органов. Для предотвращения этого организм вырабатывает механизм защиты (адаптации) от выветривания CO_2.

ЗАЩИТА ОТ ВЫВЕТРИВАНИЯ CO_2

1. Полипы на слизистой оболочке носа не дают возможности глубокого дыхания.
2. Аллергический вазомоторный ринит.
3. Ларингоскопы.
4. Бронхоспазмы.

Критический уровень CO_2 в альвеолах составляет 4,75%; если этот уровень будет занижен, то наступает бронхоспазм. В неприступном периоде CO_2 в альвеолах - 4,75%. Бронхоспазм до некоторой степени повышает CO_2, но не нормализует его. Тонус бронхов является важным фактором регуляции альвеол.

Гладкая мускулатура бронхов регулирует дыхание. Концепция Анохина заключается в следующем: если содержание CO_2 близко к норме, то его дальнейшая регуляция в организме осуществляется дыхательным центром, если же содержание CO_2 уменьшено, то подключается аварийная система - бронхоспазм. Уровень CO_2 воздействует на мускулатуру бронхов уже через 20 секунд. Неравномерная вентиляция альвеол дает картину блуждающих хрипов. Если бронх, который питает альвеолы, спазмирован, то воздух разрывает альвеолу и получается спонтанный пневмоторакс. У больного с бронхоспазмом просвет бронхов уменьшается, наступает не только бронхоспазм, но и повреждение легочной ткани - пневмосклероз. В процессе жизнедеятельности меняется состав клеток. Только нервная клетка не меняется, фермент регулирует рассасывание образовавшихся рубцов на тканях.

ЗАНЯТИЕ ПЯТОЕ

Защита от выветривания CO_2 (продолжение)

5-й барьер. Вследствие пневмосклероза уменьшается проницаемость клеточной мембраны, что затрудняет выветривание CO_2.

6-й барьер. Сосуды малого круга при гипервентиляции у больного сужаются. Загрубевают альвеолы и капилляры, которые ранее омывались кровью, теперь кровь идет в малый круг, минуя альвеолы. Развивается поражение легочной ткани, защищенной от гипервентиляции.

7-й барьер. Функциональный, он связан с функцией сосудов малого круга. Развивается легочная гипервентиляция, появляется спазм артерии, повышается А/Д малого круга и еще больше сбрасывается крови в малый круг, в результате появляются функциональные мунты и кровь, протекающая по ним, не вентилируется.

Симптомы посинения астматика объясняются: спазмом бронхиол, спазмом артерии, повышением А/Д в малом круге. Происходит увеличение количества неокисленной крови в большом круге, и человек синеет.

8-й барьер. Генодинамический, связан с реакцией большого круга кровообращения. При глубоком дыхании А/Д у гипертоника в первые 3-5 секунд снижается, а потом вновь повышается, а здорового человека глубокое дыхание приведет к гипотоксии и перейдет в шок. Затем может наступить смерть. Гипотония является первой стадией гипертонии.

Смысл гипертонии сводится к тому, чтобы через сосуды проходило меньше крови ,и тогда CO_2 будет меньше вымываться и станет задерживаться в тканях.

9-й барьер. Спазмы гладких мышц артериальных сосудов. Спазмирует вся артериальная система, особенно в артериолах, так как там стенки меньше и они являются как бы кранами, регулируя поступление крови.

ЗАНЯТИЕ ШЕСТОЕ

CO_2 действует на гладкую мускулатуру двояко: а) центральное действие, б) периферийное или местное действие. Эти два действия прямо противоположны. Центральное действие - сужение сосудов, местное - расширение. их. Чем дальше от центра, тем меньше влияние центральное и больше периферийное (местное). Местное влияние на сосуды уменьшает их тонус, расслабляет их. Проявляется местное действие длительно и стойко. При гипервентиляции появляется спазм всего тела, а при уменьшении гипервентиляции сосуды расширяются. Глубокое дыхание чистым кислородом хуже, чем воздухом, так как быстро наступает гипоксия мозга. Количество O_2 в тканях не зависит от O_2 в окружающей среде. Количество O_2 в тканях прямо пропорционально количеству CO_2 в тканях и в крови. Чем больше CO_2 в тканях и в крови, тем больше O_2 и наоборот. Определяющим фактором является CO_2, но нельзя сказать, что чем больше O_2, тем больше CO_2.

Чем глубже дыхание, тем меньше O_2 попадает в организм и наоборот, чем меньше дыхание, тем больше O_2 попадает в организм.

Воздух портится от ядовитых продуктов, выделяемых производством, а не от того что где-то больше CO_2, а где-то меньше. (CO_2 в воздухе всего лишь 0,03%, а в организме человека 4,5% и больше). Незначительные колебания атмосферного CO_2 никакой роли не играют. Чтобы повысить содержание O_2 в тканях, надо повысить CO_2 в крови. Только при острой пневмонии необходимо давать O_2, так как при этом легкие почти полностью не работают и O_2 необходим, но давать O_2 надо не часто, так как он повреждает ткани.

При спазме сосудов ни в коем случае не давать спазмолитики (дибазол, ауфилин и др.), так как они мгновенно снимают спазмы сосудов и тем самым усиливают выделение CO_2, что ведет к инфаркту, инсульту и др. патологии. Чем больше O_2 в крови, тем уже сосуды.

Спазмы сосудов вызывают уменьшение CO_2 и увеличение O_2. CO_2 является основным сосудодвигательным фактором. Если в альвеолах в крови O_2 меньше нормы, то кислород надо давать, если норма - то не надо, так как это увеличивает кислородное голодание.

СОПУТСТВУЮЩИЙ ФАКТОР ВЕРИГО-ВЕРИ

Если в крови уменьшить CO_2, кровь начинает прочно удерживать O_2 и не отдает его в ткани. Окисленный гемоглобин является слабой кислотой, а восстановленный - слабой щелочью, когда в кровь добавляют CO_2, углекислота расщепляет окисленный гемоглобин и кровь отдает свой кислород в ткани.

Чем глубже дыхание, тем меньше O_2 пойдет в ткани - 2-й фактор тканевой гипоксии. 3-й фактор гипоксии - нарушение деятельности дыхательных ферментов. Этот фактор уменьшает CO_2 в тканях, вызывает нарушение тканевого обмена, так как вызывается тканевая гипоксия, несмотря на спазм сосудов, понижает содержание CO_2 в тканях. Тканевая гипоксия опасна, она нарушает обмен в клетках, тем самым повреждая их.

Все ниже перечисленные симптомы тканевой гипоксии являются следствием недостатка CO_2 в тканях. Сюда относятся: атеросклероз, нефрит, астма, ринит, эндакрит, мигрень, краниница, отек Квинке, экзема. Эти симптомы исчезают при нормализации CO_2.

АЛЛЕРГИЧЕСКАЯ ТЕОРИЯ БРОНХИАЛЬНОЙ АСТМЫ

Поиск аллергена - неоправданный труд. Сама аллергия является вторичным признаком на гипервентиляцию.

Факторы, связанные с понижением CO_2 в крови (гипокарбия):

1-й фактор - спазм гладкой мускулатуры;

2-й фактор - повреждение сосудистой ткани, увеличение ее проницаемости.

Сосудистую стенку повреждает недостаток CO_2. При гипервентиляции CO_2 попадает как в артериальную, так и в венозную кровь, отсюда возникает тромбофлебит;

3-й фактор - повышение холестерина (гиперхолестерина). Синтез холестерина идет только в печени и только 1/5 его попадает из пищи. Холестерин - это биогенный изолятор для обволакивания клеток с целью сохранения в них CO_2. При повреждении стенок сосудов в них проникает холестерин и там откладывается.

CO_2 регулирует отложение холестерина. Уменьшение CO_2 на 1/10 в альвеолах и в крови увеличивает содержание холестерина в крови на 10%;

4-й фактор - повышение свертываемости крови.

Этот фактор является причиной многих болезней.

ГИПЕРТОНИЯ

Повышение А/Д - компенсационный фактор на тканевую гипоксию. Большинство врачей придерживаются мнения, что А/Д повышается с возрастом, но это неверно.

Гипертония и стенокардия исправляются. Средние цифры А/Д не зависят от возраста и равны 130/80 (жизненная константа).

У женщин они ниже на 5 мм. Хроническая гипервентиляция ведет к снижению CO_2, что приводит ко всей последующей патологии.

ЭТИОЛОГИЯ

1-й фактор - понятие о пользе глубокого дыхания.

2-й фактор - отрицательные эмоции и нервная система. Особенно вредны неотреагированные отрицательные эмоции, они резко усиливают глубокое дыхание.

3-й фактор - отсутствие средств напряжения - гиподинамическая болезнь. Эта болезнь обусловлена отсутствием постоянного физического труда.

4-й фактор - усиление дыхания в горизонтальном положении. Спать лучше в кресле, больше сидеть, ходить, стоять. Во сне дыхание усиливается.

5-й фактор - наши привычки. Кофе, чай, никотин усиливают дыхание. Сигареты снижают CO_2 за 1-1,5 часа на 0,25%.

6-й фактор - белковые вещества и жиры усиливают дыхание, вегетарианские блюда - уменьшают.

7-й фактор - голодание уменьшает дыхание.

8-й фактор - интоксикация тяжелыми металлами (ртуть, свинец).

9-й фактор - хронические инфекции (стрептококк, стафилококк).

10-й фактор - сон на спине увеличивает глубокое дыхание (нормальный сон на животе или на левом боку).

ЗАНЯТИЕ СЕДЬМОЕ

Уменьшает дыхание - ментол, валидол, мята, бромиды, валериана, препараты раувольфия, снотворное.

Кодеин, диспин, героин повышают тонус гладкой мускулатуры. Отхаркивающее - подорожник.

У здоровых людей дыхание во сне уменьшается. Болезнь гипервентиляции полиэтилогична.

ПАТОГЕНЕЗ ГИПЕРТОНИЧЕСКОЙ БОЛЕЗНИ

При гипервентиляции CO_2 в крови понижено, отсюда происходит спазм артериальных сосудов. В капиллярах O_2 уходит, и клетка больше забирает O_2. Водные процедуры уменьшают дыхание, при этом температура воды должна быть приятная. Физические упражнения необходимы, но без глубокого дыхания. Загорать рекомендуется в марте, апреле, сентябре и октябре, когда солнце ослаблено.

Угнетать дыхательный центр можно силой воли. Гипервентиляция уменьшает CO_2 в нервных клетках, что приводит к их возбуждению, усилению их чувствительности, острее воспринимаются эмоции. Усиление дыхания снижает CO_2 - порочный круг

У астматиков гипервентиляция ведет к поражению легких. В крови уменьшается содержание CO_2, а это возбуждает дыхательный центр, он усиливает дыхание и приводит к снижению CO_2 в альвеолах, вызывает гипоксию крови. Гипоксия крови, непрерывно возбуждая дыхательный центр, усиливает дыхание и в конечном счете ведет к пневмонии, пневмосклерозу, их эмфиземе Нет астмы без эмфиземы. Первый приступ астмы подготавливается годами.

Задержка после выдоха является основным показанием при астме, гипертонии, стенокардии.

СПОСОБЫ УДЛИНЕНИЯ ЗАДЕРЖКИ

1 Использование симптома (закатывание глаз вверх).
2. Отвлечение (самомассаж, поглаживание).
3. Лыжные движения.
4. Принятие водных процедур.
5. Задержка дыхания на свежем воздухе.
6. Полное расслабление мышц перед задержкой дыхания и резкое их напряжение к концу задержки.

ПАРАДОКСЫ ДЫХАНИЯ

1. Глубокое дыхание, считающееся панацеей от всех болезней, наоборот является источником этих болезней.

2. Чем глубже дыхание, тем меньше кислорода поступает в клетки организма.

3. Чем больше углекислоты в клетках, тем больше кислорода.

4. Чем глубже дыхание, тем сильнее болен человек.

5. Углубить дыхание легко (замыкается порочный круг или, другими словами, возникает положительная обратная связь), а сделать его поверхностным трудно.

6. Знать норму своего дыхания очень важно, но нигде об этом не написано.

7. У здоровых людей во сне дыхание становится реже, у больного, наоборот, углубляется.

8. При физической нагрузке CO_2 у здоровых людей увеличивается, а у больных уменьшается.

Примечание. В настоящем экземпляре возможны описки из-за неточности конспектирования и размножения.

ЭЛЕКТРОТЕРАПИЯ*

Для лечения электротерапией из эбонита изготавливается кружок диаметром 110 мм и толщиной 10 мм. Сверху прикрепляется ручка из эбонита или дерева. Марка эбонита "А" или "Б". При трении эбонита о тело создаются биотоки. Биотоки вырабатывает и тело. Создается поток биотоков, которые действуют на болезненное место.

МЕТОД ЛЕЧЕНИЯ

Идея открытия - "электромагнитное биостимулирование противоплазменного метаболизма при пониженной реакции организма" - заключается во введении дополнительной биоплазменной электроэнергии через кожу с помощью поглаживания по коже в течение 15 минут.

Отрицательные заряды статического электричества кружка эбонита переходят в биоплазму, образуя в организме биотоки 5-8-10 мА, энергия которого через молекулы стимулирует трофические функции клетчатки.

Взять кружок в руку так, чтобы пальцы касались верхней части, приложить к больному месту. Производить легкое трение о тело. Движение по часовой стрелке. Если процедуру производите не сами, а второй человек, то для создания замкнутой цепи второй человек в одной руке держит кружок, а другой рукой касается тела больного в любом удобном месте, движения круговые. Для хорошего скольжения посыпать тело тальком или детской присыпкой.

Один сеанс лечения - не более 15 минут.

Для детей - не более 10 минут.

Для страдающих сердечным заболеванием - 10 минут.

ПРАКТИКА ЛЕЧЕНИЯ

Панариций - нарыв на конечностях. Лечение проводится так. лечащий должен взять в свою ладонь палец, а второй рукой выше кисти больного проводить массирование эбонитовым кружком в течение 15 минут. Через 3-12 дней панариция не будет.

Необходимость в операции отпадает. При массировании через 3-5 минут почувствуются легкие удары в ладонь, а больной - подергивание в больном пальце. Боль прекращается. Процедуру

---

* Из статьи в журнале "Нива" № 1-2 - 1976 г. Об изобретении
П.Т. Гончарова.

проводить 1 раз в день. После процедуры кружок положить на больное место, перевязать полотенцем, платком, одеть и держать всю ночь.

Воспаление среднего уха. Определено, что самый тепловой палец на руке - средний. Лечащий должен средний палец (предварительно помыв) вставить в ухо больному, второй рукой водить кружок по кругу: лоб, левая щека, подбородок, правая щека. Продолжительность процедуры 15 минут. Повторять до прекращения болей (3-10 дней).

После процедуры нужно приложить к уху и завязать платком. Во время процедуры дремлется, хочется спать. После 4-7 минут нужно приподнять кружок на 1-2 мм над телом и продолжать движение по воздуху. Почувствуете ощущение легкого покалывания, продолжать 1 минуту. Потом снова массировать тело 8-10 минут.

Эпидемия гриппа. Перед эпидемией гриппа за 2 дня проводить массаж лица (как воспаление уха) по 15 минут, а потом приложить кружок на рот и на нос по 3-5 минут. Если не сделали до эпидемии, то делать эти процедуры при заболевании.

Запоры, колиты. Лечащий проводит кружком движения по животу строго по часовой стрелке, через 2-3 минуты может возникнуть урчание в животе, выделение газов, а через 10-15 минут позывы в туалет. Вторую руку лежащего можно положить под поясницу или касаться любой части тела. Продолжительность процедуры 15 минут. Через 10 дней прекратить на 5 дней. Потом по мере надобности. Такие процедуры можно проводить на детях, у которых плохой аппетит.

Аппендицит. Очень осторожно и только при начальных болях. При незначительных болях и болях в правом боку (паху) можно проводить легкое поглаживание 10-15 минут. Можно оставить кружок на всю ночь. Лечащий держит руку на пояснице.

Камни в печени, почке, мочеточнике. Массирование поясницы по 10-15 минут. Движение небольшими кругами. Вторая рука лечащего ниже пупка. Камни рассасываются. Может выделиться песок. Количество процедур - 10-15.

Язва желудка, кишок. Движение небольшими кругами. Вторая рука лечащего на пояснице или против желудка. Массирование живота строго по часовой стрелке 10-15 минут.

Воспаление легких. Помогает выделению мокроты и отхаркиванию. Массирование лопаток (со спины) 10-15 минут, вторая рука на груди.

Астма, одышка. Как при воспалении легких. Можно изготовить пластинки и носить их как бусы, ниже шеи, толщина 2 мм. Связка по 15 штук. Массаж делать через день со стороны груди и лопаток. Один день - грудь, второй - лопатки, продолжительность 10-15 минут.

Заболевание печени. массаж печени со стороны живота. Вторая рука на пояснице. Полезно ночь поспать с кружком. Сеанс 10-15 минут.

Полиартрит. Помощник (пол и возраст не имеют значения) гладит кружком, держа его в правой руке, туловище больного, живот или спину круговыми движениями, левой рукой держит больного за пальцы левой стопы (замыкание электроцепи) - 5 минут. Затем - пальцы другой ноги - 5 минут, продолжая гладить туловище. Замыкая цепь, держит левую, потом правую руку. При отсутствии помощников - самопоглаживание больных суставов по кругу. На ночь прибинтовать кружок эбонита к наиболее болезненным суставам.

Радикулит. Массаж поясницы 10-15 минут. Вторая рука - где удобнее. Хорошо носить пояс из пластин эбонита, толщина 3-4 мм, 10-15 минут. Носить под рубашкой на голом теле. Делать массаж и носить пояс до прекращения болей. На ночь прибинтовать к болезненной области позвоночника.

Ревматизм, ревмокардит. При небольших нагрузках на сердце - массирование мест 10-15 минут.

Гайморит. Массирование лица, как при воспалении среднего уха, 10-15 минут. Положить кружок на ночь на область лба и носа.

Ячмень на глазу. При покраснении или нелопнувшем нарыве массаж лица и вокруг глаза 10-15 минут. Когда вскроется нарыв, потереть кружок на ладони и приложить ее к глазу, на глаз наложить марлечку на 10-15 минут.

Фурункулы. Лечащий должен положить руку на фурункул (предварительно положить марлечку), а другой рукой с кружком массировать часть тела недалеко от фурункула. Можно массаж делать самому, если удобно достать больное место. В начале нагноения или покраснения, когда еще есть затвердение, можно массировать само больное место 10-15 минут в день, пока не замокнет, не прорвет, а до заживления - 7-10 минут.

Миозит (продуло плечо). Массаж плеча 10-15 минут, 5-7 процедур. И на ночь прибинтовать кружок к больному месту.

Все нагноительные процессы прекращаются при массировании под действием эбонита.

После инфаркта. Пользоваться эбонитом можно, но очень осторожно. При легком покалывании в области сердца массирование прекратить на 2 дня, потирание 5-10 минут.

Тромбофлебит (заболевание вен). Тромб - воспаленный или покрасневший участок натирать, можно легко поглаживать вблизи участка. Можно одеть эбонитовый пояс на больное место или

438

приложить на ночь кружок и прибинтовать.

Гангрена. После 10-15 процедур по 15 минут каждая появится ощущение тепла в больном месте. Массирование обычное, как сказано ранее.

Геморрой. Сделать из эбонита свечу. Свечу и анус смазать вазелином и легонько ввести внутрь. Держать всю ночь, чтобы свеча не выпала, привязать бинтом за бортик и вокруг тела. При трещинах и болях при введении свечи - положить ее между ягодицами на 2-4 ночи, а потом вводить внутрь. Процедуры повторять до прекращения болей или кровотечения. Прекращаются запоры, мягкий стул.

Воспаление миндалин, ангина. Массируется горло, лицо, лоб по 10-15 минут. Можно изготовить бусы из эбонита и носить на шее.

Таким же образом лечатся: ларингит, фарингит, лимфоденит, тонзилит, конъюктивит, лобные пазухи, гайморит, голосовые связки.

Гипотония. Массируется верхушка плеча, затылок, затылочная часть головы, лицевая часть головы - до 10 минут. Через 10 дней перерыв.

Гипертония. Легкое поглаживание лица не более 10 минут, при появлении покалывания в области сердца прекратить.

Онемение конечностей, заболевание суставов. Массировать больные суставы. Через 10-15 дней сделать перерыв на 5-7 дней. Не следует подвергать эбонит прямому солнечному попаданию (освещению), от этого он стареет и зеленеет.

Эбонит при трении на ладони издает запах резины, что подтверждает его эбонитовое происхождение.

Головные боли, зубная боль, гипертоническая болезнь I и II степени, респираторные и вирусные заболевания, гайморит, фронтит и т.п. Поглаживание по лицу кружком круговыми вращениями (лоб, левая щека, подбородок, правая щека) - по часовой стрелке. Грипп - 2 раза в день по 15 минут. Все остальное - 1 раз в день по 15 минут. При сильном гриппе на ночь прибинтовать к груди или лопатке (при пневмонии) эбонитовый кружок.

Воспаление легких и дыхательных путей. Помощник по кругу гладит спину правой руки, левую руку положив на грудь больного ближе к шее.

Облитерирующий эндартериит. Прибинтовать кружок к больному месту.

ЛЕЧЕБНЫЙ КРУЖОК ГОНЧАРОВА ДЛЯ ЭЛЕКТРОТЕРАПИИ

Гладить по коже медленно. Одно движение в секунду по кругу, без лишних усилий, нежно. При появлении неприятных ощущений прекратить.

Процедура 15 минут. Ручку кружка приклеить или прикрепить на винтовой резьбе. Для лучшего скольжения - тальк. Мыть горячей водой с мылом.

Размеры кружка: диаметр 110 мм, толщина 1 см. Отклонения в 1 миллиметр несущественны.

Курс - 10 дней. Можно потом повторить.

Эбонит на солнце не класть - стареет (зеленеет).

Определение действия - при трении запах жженой резины.

Из опыта - эбонитовый кружок в каждой семье нужен для мобилизации внутренних сил организма и предупреждения извращений в нем.

МЕТАЛЛОТЕРАПИЯ*

Последние годы XX столетия характеризуются поисками неспецифических способов лечения, так как современная медикаментозная терапия, особенно седативные гормоны и антибиотики, привели к появлению лекарственной болезни. Возникновение лекарственной болезни заставило медиков обратиться к лечению травами, иглотерапией, точечным массажем и др. способами для повышения сопротивляемости организма. Еще Аристотель и Глен знали о металлотерапии. Аристотель писал, что прикладывание меди на ушиб предупреждает синяк и что здесь что-то еще действует кроме меди, что медь лечит отечность и что при лечении язв кладут медные пластины.

В Древней Греции медь применяли для излечения глухоты и при воспалении миндалин. Во Франции в наше время лечат медью расстройство слуха.

Русский врач Григорьев работал над тем, как задержать действие металла при металлотерапии, так как если металл долго держать на теле, то образуются жар, боль, краснота, язвы. Несколько десятков лет у нас ведутся работы по изучению влияний металлов на организм животных и человека, но до сих пор металлотерапия недостаточно изучена и практически не применяется, за исключением нескольких врачей в городах СССР, которые используют медь для лечения.

При контакте меди, золота, цинка, свинца с кожей человека ток идет от металла к коже. При контакте серебра и олова идет в обратном направлении, т.е. от кожи к металлу. Металлы способны притягиваться и отталкиваться. Перед медиками встала задача: сколько времени можно держать металл на больном месте. Изучение меделечения началось с середины XIX века, но никаких законов выявлено не было.

С 1958 г. Сафоновой, а с 1975 г, другими врачами стали применяться медные диски при кожных болезнях. Они применяли аппликации из меди тогда, когда есть сцепление металла с кожей (присасывание металла к коже), так как ими замечено, что организм в больном месте притягивает металл и держит его, а когда че надо, то организм отторгает металл.

Надо прекращать металлотерапию, когда окончательно отторгнется металл. Для установки этого проводится проверка.

При назначении металлотерапии вначале тщательно устанавливают диагноз, причем больные часто обращаются к врачу по

*Из доклада Сафоновой Нины Михайоловны в Институте курортологии 19.02.82 г.

поводу вторичного заболевания (например тромбофлебит), но врач должен найти первичное заболевание (ушиб). Металл сначала накладывается или на два дня, или на ночь для проверки. При этом нужна внимательность к тому, как реагирует больной на металл. Так, например, одному больному приложили металл, сцепления с кожей не было и закрепили его лейкопластырем. Больному стало хуже. Под металлом появились краснота, припухлость, во рту привкус металла, слабость, головокружение. Поэтому нужно руководствоваться следующим: если в данном месте есть сцепление с металлом, то можно прикладывать, а если нет, не надо. При хронических заболеваниях особенно важно выявление первичного очага, если он и не беспокоит, так как прикладывание меди на вторичный очаг может спровоцировать заболевание или не получится должного эффекта. Первичный очаг будет давать сигналы бедствия при этом. Следовательно, при лечении нужен тщательный диагноз (найти правильно очаг).

Например, одна женщина после безуспешного лечения обратилась для лечения металлотерапией. Было установлено, что 15 лет назад она ушибла поясницу и у нее осталась скованность движений. Ей положили по обе стороны от крестца 7 медных дисков однокопеечных монет 1961 г., МАГ-1, т.е. медно-алюминиевый сплав, через 17 дней она танцевала, однако через 3 месяца ей стало хуже, началось обострение, вновь был проведен курс лечения. Так повторялось несколько раз до полного излечения. И, вообще, при хронических заболеваниях время от времени нужно прикладывать металлические диски, так как центральная нервная система "помнит", что здесь заболевание. Аппликация меди снижает температуру, снимает боль, действует кровоостанавливающе, является сильным бактерицидным средством, активизирует водный и минеральный обмен, улучшает сон, успокаивает центральную нервную систему, активизирует действие инсулина в крови, усиливает лейкоцитные функции. Аппликация меди рассасывает доброкачественные опухоли (уплотнение грудной железы, фибромы матки, маститы и др.), излечивает туберкулез, все воспалительные процессы в организме (хронический отит, хронический бронхит, бронхопневмонию, воспаление мочевого пузыря, воспаление почек, легких, гайморит воспаление в организме, инфекционные артриты, почечно-каменную болезнь, холецистит, полиартрит, диабет, кожные заболевания и др.). Излечивает радикулит, фолликулярный конъюктивит, травмы различного происхождения, сердечно-сосудистую систему (сердце, вены тромбофлебиты), улучшает послеинфарктное состояние, болезни гастроэнтерологические (т.е. болезни желудочно-кишечного тракта, язвы желудка, 12-перстной кишки гастриты, колиты). Ап

442

пликация меди восстанавливает слух, снимает шум в ушах, изле
чивает тендовагитин, послеоперационные грыжи, геморрой, хо
лодные абсцессы, улучшает послеоперационные состояния, ле
чит ревматоидный артрит

В Москве в поликлинике № 150 (в Черемушках отоларинго
лог Отроко лечит больных медью Педиатр Белова для лечения
грудных детей применяет бесконтактный способ лечения медью
через марлевую прокладку) Сафоновой получен из Киева офи
циальный документ от врачей общества "Спартак" об эффектив
ности металлотерапии при ушибах, травмах, радикулитах

Больному с удаленной почкой и воспалением мочеточников
проводили лечение металлотерапией. На область мочевого пузы
ря положили 20 монет На следующее утро температура снизилась. Состояние улучшилось.

В Донецком медицинском институте было установлено, что
медь проходит через кожу и при этом дезинфицирует Медь в
организме связывает токсины, склеивает бактерии (агглотипация
бактерий), при этом медь образует соединения, очень трудно рас
творимые

Так, был вылечен от туберкулеза почек больной, которому врач
положил медные диски на область, где расположены почки.

При фолликулярном конъюнктивите девочке присосали копеечные монеты в углах глаз, зрение ее нормализовалось.

При воздействии медных дисков в организме происходит ак
тивизация лейкоцитов. Медь лечит быстро. Если при воспалении
легких наложить монеты на ночь, то температура к утру
снижается.

У одного больного болел шов, к нему приложили медь, оттуда
вышло уплотнение - забытая врачами нитка.

У женщины болела рука, она не мога согнуть ее до плеч, стали
лечить руки (первичный очаг инфекционного артрита), наложили
медь на руки, рука после этого распухла, появился жар, но скоро
все прошло.

Больная 15 лет страдала почечно-каменной болезнью. В течение 3 месяцев она носила под поясом (только днем) 2 медные
монеты, когда уменьшился диурез и РОЭ с 32 снизилось до 4,
она прекратила лечение.

Медь хорошо обезболивает, когда в почках оксалатные камни.
Если болит сердце, то монету кладут в подключичную ямку и
пробуют: сидит или нет? Если сидит, то носить ее нужно кругло-
суточно (закрепив пластырем) 10 дней. Боли пропадают.

В результате ушиба ног часто бывает тромбофлебит, чтобы его
не было, нужно в ботинок под чулок положить медную монету.
Медь хорошо лечит варикозное расширение вен. Монета должна

прилепиться к ноге и носить ее нужно, пока она не станет скатываться под пятку. При ушибах груди появляется уплотнение. На него нужно положить монеты. Также можно вылечить фиброму матки. Монеты прикладываются к низу живота.

Медь снимет вредный эффект радиации при облучении раковых больных. Медные монеты излечивают геморрой. При этом монету надо класть ребром непосредственно на анальное отверстие, а вторую монету зажать выше ягодичными мышцами, но так, чтобы не соприкасались друг с другом. Медь излечивает послеоперационную грыжу, так как уменьшает прочность соединительной ткани сухожилий.

При хронических заболеваниях нужны повторные курсы меделечения на ночь. Медь хорошо вылечивает отит гайморит трахеобронхит При гайморите надо прикладывать копеечные монеты на глаза на ночь. При трахеобронхите прикладывают на шею Нельзя в начале заболевания применять медь до прихода врача так как она меняет картину заболевания и трудно поставить правильный диагноз.

Медь излечивает глухоту Для этого одну 2-копеечную монету прилепить на выпуклую кость за ухом а другую к уху со стороны лица При лечении монеты накладываются по мере сцепления с кожей

При стуке в ушах монету прикладывают сзади на шею

Так как медь снижает действие инсулина о при лечении диабета можно снижать дозу инсулина

При болях после перелома костей находящийся в медных монетах 1961 г алюминий участвует в построении соединительной и костной ткани и снижает боль

Медь ликвидирует бессонницу так как успокаивает центральную нервную систему, придает днем бодрость организму снимает головную боль, монету прикладывают к очагу боли

Существует тренировка на сцепление монет с кожей. У женщины болело колено. Надо было приложить 6 монет. Прилипла только одна, тогда остальные наложили на колено, привязали и они постепенно все присосались и держались 2 недели. Они сами отлетели, когда произошло излечение

При ушибах при прикладывании меди бывают временные ухудшения потом все проходит

При головной боли она проходит через 15-20 минут после приложения монеты на лоб виски затылок 5-копеечных монет в зависимости от того где болит Лечение медью облегчает послеинфарктное состояние а при инфракте их надо класть в подключичную область (ямку

При меделечении применяются медные монеты выпуска до 61-го года Такая монета называется МАГ-1 (медно-алюминие

444

вый сплав). Применяются медные пластины шириной 50-60 мм и толщиной в соотношении 1:10. Медь применяется вакуумная МВ, МОБ, МОО, МГ. Лучше всего МВ но только из листовой меди, а не из прутка. Размер монеты или пластины берется такой, чтобы не было провисания над кожей, так как в случае провисания вокруг появляются точечные кровоизлияния, которые потом исчезают, но могут появиться на морозе. Металл при применении периодически обжигают или смачивают соленым раствором.

При болях в пищеводе были наложены две монеты на пищевод, когда они отвалились, состояние пищевода нормализовалось.

Врач Иванченко проверил метод металлотерапии и находит его очень действенным. При ишемической болезни сердца нужно делать аппликации медью на воротничковую область в течение 4 дней. При общей слабости по утрам нужно накладывать медные пластины на болеактивную точку хэ-гу и болевую точку узу-сан-ли.

Справка. Болевая точка хэ-гу находится у лучевого края основания первой фаланги указательного пальца (в ямке между указательным и большим пальцами тыльной стороны кисти руки), болевая активная точка узу-сан-ли находится ниже коленной чашечки, несколько ниже головки и внутрь от малоберцовой кости, между большой берцовой мышцей и длинным разгибательным пальцем.

Древняя медицина Китая, Японии и индийских йогов утверждает, что в живом организме энергия течет по каналам и задержка ее в каком-то канале и недостаточность в другом приводят к нарушению гармонии в организме и начинается заболевание (нарушения энергии в этих каналах).

Все болезни относятся к 2 типам: болезни положительного типа (воспалительные), болезни отрицательного типа (хронические и образующие злокачественные опухоли).

Медики упустили из виду, что движение электрической энергии в организме идет по каналам.

В старину тромбофлебит лечили ходьбой босиком по росе. Этим спускали электроэнергию в землю.

Воздействие через активные точки на состояние болезни положительного типа увеличивает сдвиг в сторону нормализации. Золото и серебро могут лечить болезни отрицательного типа, медь больше лечит болезни положительного типа. Это происходит потому, что электрический потенциал меди равен электрическому потенциалу тела человека.

Болевые активные точки тела имеют пониженые электрические потенциалы, и они пропускают направление тока одного знака. Таким образом, ток меди сам выбирает нужную больную точку. Это большое преимущество перед иглотерапией, где точно нужно знать активную точку.

У одного больного была травма: двойной перелом голени. На ноге пластырем он закрепил 6 монет по 3 копейки. Они держались 2 недели, потом он их снял, т.е. боль и опухоль исчезли. Когда болезнь возвратилась, он снова привязал 9 монет к ноге и все прошло.

Метод аппликации пластинами может быть использован при лечении людей любого возраста, в том числе беременных женщин, маленьких детей, стариков. Металл накладывают на несколько дней, затем перерыв до 2 недель, потом снова накладывают.

Можно накладывать при повторении курса другой металл. В среднем срок, когда металл находится на теле, 3-5 суток. Накладывать монеты или пластины нужно на активные точки кожного покрова, где ощущается наибольшая болевая чувствительность по данному заболеванию.

МАГНИТОТЕРАПИЯ

Юбилейные заботы не помешали профессору В.И.Классену готовиться к очередному турниру по теннису. Вот уже скоро 40 лет он числится в неизменных участниках соревнований теннисистов-перворазрядников. Летом он тренируется пять раз в неделю, зимой чаще двух раз не получается. Иногда, правда, его беспокоит левое колено. Суставы - это возрастное. Избавляется от болей он за два дня. Берет в руки по обыкновенному подковообразному магниту и водит ими с обеих сторон колена. 15 минут утром и 15 минут вечером. К концу второго дня все неприятности проходят.

Естественно объяснить эти чудеса гипнотерапий, предположив, что чудаковатый профессор убедил себя в целебных свойствах магнитов. Каждый знает, как хорошо влияет на человека любое средство, если человек поверит в него. Но профессору Классену нет нужды убеждать себя верить, достаточно того, что он знает, точно знает оздоравливающее влияние магнитного поля. ведь омагниченная вода - это его научная специальность.

- Вся жизнь человеческая, - говорит профессор, - связана с водой. Мы сами состоим из нее, общаемся с ней на каждом шагу, но знаем о воде до обидного мало. И вовсе не потому, что не изучаем ее. Исследований во все времена было немало. Однако предмет этих исследований столь непостоянен, столь неожиданно меняет свои свойства, что великий Борнал воскликнул однажды: "Вода, эта древнейшая из тайн, вечно ставила в тупик физиков и химиков!" Замечу, что удивляться приходится и ученым других специальностей. Во многих лабораториях засвидетельствованы изменения физико-химических и биологических свойств воды, обработанной магнитным полем, ультразвуком, электрическим током, дегазацией, замораживанием и оттаиванием. Изменения эти сводятся прежде всего к активации воды, и любопытны они в высшей мере. Однако нельзя сбрасывать со счетов два неприятных момента: неполную воспроизводимость экспериментов и недостаточную теоретическую обоснованность гипотез о причинах изменения свойств воды.

Тем не менее практика - критерий истины - не желает ждать, пока теоретики обоснуют причины. Она настойчиво стучится в сегодняшний день, требуя срочных мер. Нежелание ждать естественно и закономерно. Оно порождает поток просьб о помощи. Вот одна из таких конкретных просьб: "Расскажите, пожалуйста об омагниченной воде. Говорят, она очень полезна. Но хотелось бы знать не слухи, а мнение специалистов. Как омагничивать воду в домашних условиях, какова допустимая напряженность поля при омагничивании воды, можно ли пить эту воду? Умель-

447

цы сами делают установки для омагничивания воды. Мне показали кустарный чертеж: две магнитные пластины, между мини диамагнитная трубочка диаметром 4 мм. Эта система монтируется на выходе из водоразборного крана. Проходя через нее, обычная водопроводная вода омагничивается. С уважением Анатолий Карпухин, город Ялта".

Да, пройдя между магнитными полюсами, обычная вода обретает замечательные свойства. Поле, орошенное такой водой, дает урожай, на 15-20 процентов превышающий стандарты. Бетон, замешанный на омагниченной воде, обретает повышенную прочность и морозоустойчивость. Магнитная вода снимает накипь в паровых котлах. И, конечно, зафиксировано влияние омагниченной воды на человека.

Доктор медицинских наук Евгений Васильевич Утехин в 1971 году переехал из Ленинграда в Сочи по настоянию врача-уролога, считавшего, что ему, Утехину, страдавшему от почечнокаменной болезни, следует отаказаться от невской воды. Переезд совпал с некоторой переориентацией в научных интересах Утехина. Евгений Васильевич заинтересовался воздействием магнитных полей на человека и вскоре возглавил отделение магнитотерапии сочинского санатория имени Кирова. У себя дома он смонтировал с водопроводным краном стандартное устройство для магнитной обработки воды СО-2, выпускаемое в Ленинграде для садоводов-любителей. Максимальная напряженность поля в этой системе равна 1000 эрстед (100 миллитесл), что полностью отвечает принятым санитарным нормам. "О своей болезни я давным-давно забыл, - рассказывает доктор Утехин. - Песок отошел, камни растворились. У меня дома употребляют только омагниченную воду, другой просто нет. Ни на что не жалуемся, давление у всех нормальное. Моей маме 85 лет, у нее тоже АД в норме, прекрасная память, хорошее самочувствие".

Между прочим, профессор В.И.Классен рассказывает, что тоже страдал от камней в почках. 15 лет назад он устроил себе полуторамесячный курс приема омагниченной воды. От камней не осталось и следа. Дома профессор пьет обычную воду, какую пьем и мы с вами, но рецидивов болезни не было.

Профессор осторожен. Он считает, что Утехин несколько рисковал, делая у себя дома постоянную установку для омагничивания питьевой воды. "Свойства этой воды нередко подвержены изменениям, - говорит он. - Один из фактовор изменчивости - солнечный ветер, магнитные бури. Кто знает, как они повлияют на воду в этот раз. Пока нет сведений о негативном воздействии такой воды на человека, но исследований все-таки маловато, чтобы рекомендовать тотальное использование омагниченной воды. Я

448

бы ограничился советом проводить двухмесячные курсы приема такой воды внутрь. Здесь полная гарантия безопасности, а польза тоже несомненна"

О свойствах магнитной воды узнали не сегодня, не вдруг

70 лет назад у нас была переведена книга француза Дюрвилля об этом феномене. Потом об этом, конечно, забыли, а вот сейчас изучают весьма интенсивно. За последние годы в Советском Союзе было проведено несколько научно-практических конференций, симпозиумов по магнитотерапии и свойствам омагниченной воды, вышло немало печатных трудов. Самый заметный-монография В.И.Классена "Омагничивание водных систем" (Москва, 1982 г). Научные работы, если они пишутся вдохновенно, порой с интересом читаешь, даже не будучи специалистом. О своей воде Классен пишет словно о живом существе - добром сильном, но и капризном, не всегда понятном: "А теперь о коррозийной агрессивности невской воды Под влиянием магнитной обработки эта агрессивность по отношению к железу снижается до 50 процентов" Или: "Вода, содержащая примеси обладает памятью на различные физические воздействия"

Память у магнитной воды не очень долгая. Она помнит воздействие поля примерно сутки. Предполагается,что ее оздоравливающее воздействие связано с повышением проницаемости биологических мембран, бактерицидными особенностями. Растениям она помогает лучше усваивать питательные вещества почвы Человеку - очищать сосуды от чуждых соединений. А если это так, то магнитная вода должна стать неоценимым помощником при физических упражнениях, резко увеличивая их действенность.

Непостоянство свойств, а также памяти омагниченной воды связывают с тем, что в разных географических точках наша привычная вода имеет самые разные примеси, от которых собственно и зависит степень омагниченности.

Но сам факт оздоравливающего влияния такой воды бесспорен. В Ростовском областном врачебно-физкультурном диспансере применили проверенный способ "плацебо" больным назначали два вида ванн - с омагниченной водой и обыкновенной но якобы активированной постоянными магнитами. Очевидный эффект дала только омагниченная вода.

Вот лишь ряд примеров, включающий уже имеющийся опыт оздоравливающего воздействия омагниченной воды.

Благодаря курсу ванн из омагниченной морской воды (10 сеансов по 10 минут каждый) Е.В.Утехину удается снижать артериальное давление (до 30 мм), снимать головные боли, боли в области сердца, нарушения сна, утомляемость

Кандидат медицинских наук Р.И.Михайлова в Центральном научно-исследовательском институте стоматологии установила, что орошение (полоскание) омагниченной водой способствует удалению зубного камня, устранению пародонтоза, лечению флегмон. Омагниченная вода предотвращает образование зубных отложений, очищает эмаль от мягкого налета, прекращает кровоточивость десен.

В.В.Лисин и Е.Н.Иванов (г.Саратов) отметили улучшение состояния больных атеросклерозом при использовании омагниченной воды. Профессор Э.М.Шимкус (г.Симферополь) получил в клинике весьма обнадеживающие результаты при лечении мочекаменной болезни. С.И.Довжанский (г.Саратов) достиг значительных успехов в использовании этой воды при различных заболеваниях кожи.

Восхищают не только целебные качества омагниченной воды, но и легкость, с какой обретаются эти качества. Стоит обычной воде в оптимальном режиме пересечь силовые линии магнитов, как она на сутки становится "живой водой". Оптимальный режим - это достаточно сильная струя воды из-под крана, средняя напряженность поля, температура обычного диапазона (от самой холодной до кипятка). "Вода, прошедшая обработку магнитным полем, напряжение которого не превышает 2000 эрстед (200 миллитесл), отвечает санитарным нормам, - говорит доктор Утехин. - В некоторых городах такая вода поступает из паровых котлов через водопроводную сеть в квартиры жилых домов. В централизованном порядке омагничивают таким образом лишь горячую воду. Насколько я знаю, это делают в Сочи, Саратове, некоторых других городах".

Хотелось бы поговорить немного еще об одной удивительной разновидности H_2O - о талой воде. Издавна известно, что лучшие луга - альпийские, орошенные талой водой. Именно здесь самые яркие цветы, самые густые и сочные травы. Коровы, вспоенные талой водой, дают рекордные надои. Куры несутся лучше, чем прежде. После долгой зимы жадно пьют выбивающуюся из-под снега воду воробьи и вороны, олени и лошади, собаки и кошки. Агрономы засеяли два равноценных участка: один - низкосортными семенами пшеницы, другой - точно такими же, но принявшими в день посева полуторачасовую снеговую ванну. С каждого гектара контрольного участка сняли по 11 центнеров, а с опытного - 18,3 центнера пшеницы.

Лабораторные исследования показали, что талая вода отличается от обыкновенной прежде всего своей структурой, сходной с молекулярной структурой льда. Подобной структурой обладает и вода, связанная с клеточной протоплазмой нашего организма. Вода с упорядоченной структурой активно участвует в биоэнергетических процессах клетки. Возможно, талая вода не только повышает физические ресурсы организма, но и препятствует уменьшению содержания воды в клетках, что непосредственно связано с процесом старения. Не в этом ли секрет долгожительства горцев, постоянно пьющих воду, стекающую с тающих ледников и горных снегов?

Нам, живущим в средней полосе, далековато до белых шапок горных вершин. Однако холодильники есть в каждом доме, они помогут получить достаточное количество льда даже в самую жаркую погоду. Следует лишь учесть, что оттаивать воду лучше в плотно закрытом сосуде, нагревать ее надо до температуры не выше комнатной и, кроме того, (согласно данным О.А.Ласткова), память свежеталой воды со временем слабеет. За 12 часов ее биологическая активность снижается примерно наполовину. Приблизительно с такой же сокростью, с какой падает активность омагниченной воды.

Надо полагать, магнитное поле только начинает свою оздоровительную карьеру. Ленинградец С.А.Фефер создал наборы маленьких магнитиков - магнитофоры. Это своеобразные аппликаторы, которые применяют при различных остеохондрозах, сосудистых заболеваниях и других недугах. Они фактически дублируют воздействие магнитной воды и утверждены Минздравом СССР в качестве лечебного и профилактического средства. Свойства этих магнитофоров столь же удивительны, сколь и неожиданны. К примеру, если ловить рыбу на блесну с прикрепленным к ней маленьким эластичным магнитом, то клев увеличивается нередко в несколько раз.

Вот как работает маленький магнит. А самый большой - это наша земля. Изменения в магнитном поле Земли связаны прежде всего с солнечной активностью. Создатель гелиобиологии А.Л. Чижевский в своей знаменитой книге "Земное эхо солнечных бурь" насчитал 27 земных явлений и процессов, зависящих от периодической активности Солнца. В этом перечне: урожаи кормовых трав, качество вина, миграция насекомых, уровень кальция в крови, распространение психопатических явлений, частота несчастных случаев, нервная возбудимость, ухудшение в течении заболеваний, распространение эпидемий, вековой и годовой ход рождаемости и смертности.

Наблюдения и эксперименты последних лет показали, что человек очень чувствителен к слабым магнитным воздействиям. Эти воздействия не фиксируются нашими органами чувств, и поэтому представляются нам весьма загадочными. Но бесстрастные приборы регистрируют магнитные атаки достаточно четко, а ученые уже умеют нейтрализовывать излишнюю солнечную активность.

Доктор Е.В.Утехин обрудовал три палаты с устройством, гасящим воздействие солнечных вспышек. Телстайп, установленный в московском НИИ прикладной геофизики, отстукивает прогноз магнитного возмущения, и за день до бури в эти палаты переводят наиболее тяжелых больных. На них вспышки не повлияют.

Однако не следует думать, что от магнитных полей один вред. Еще Чижевский заметил, что ослабление магнитного поля укорачивает жизнь подопытных крыс. В наши дни знаменитая группа ростовских исследователей (Л.Гаркави, Е.Квакина и М.Уколова) обнаружила, что двухмесячное воздействие магнитным полем на мозг подопытных животных резко омолодило их, увеличило подвижность и бодрость.

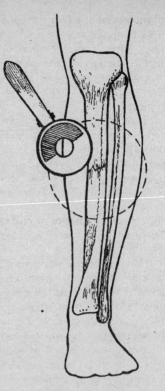

Рис.5. Магнитный прибор для лечения переломов.

МАГНИТ ПОМОГАЕТ ПРИ ПЕРЕЛОМАХ

Сращивание костей можно значительно ускорить, если на зону перелома воздействовать тороидальным полем постоянного кольцевого магнита диаметром около 50 мм. Такой магнит вы найдете в старых 1-3-ваттных динамических головках громкоговорителей и в устройствах для магнитной обработки воды типов СО-2, СО-3, которые продаются в хозяйственных магазинах. Необходимо извлечь магнит невредимым.

Найдите чистую пластмассовую баночку из-под обувного крема, прикрепите к ней тоже пластмассовую ручку длиной 120-150 мм. Кольцевой магнит поместите в баночку на клей типа "Момент-1", "Феникс". Устройство готово, остается удалить мелкие частицы магнитного сплава, так как они токсичны для кожных покровов.

452

Воздействие осуществляется круговыми перемещениями прибора по часовой стрелке над зоной травмы (рис.4) по 20 минут 2-3 раза в день. Половину времени магнит должен быть обращен к телу одной плоскостью, затем другой. Магнитное поле проникает без потерь через гипс и одежду, что упрощает процедуру. Через 15-25 дней в большинстве случаев исчезают боли и отечность, активизируются регенерационные процессы в мягких тканях и сосудах. Повторные курсы домашней магнитотерапии вы можете проводить в случае необходимости с интервалом 1-1,5 месяца.

Противопоказание: магнитные поля могут быть противопоказаны при гипотонии, инфаркте, инсультах, опухолях, заболеваниях крови и остеомиелите.

МАГНИТНЫЙ БРАСЛЕТ

Магнитный браслет считается безлекарственным методом профилактики и лечения путем воздействия высокоградиентного магнитного поля на биологически активные точки запястья руки человека. Необходимо отметить, что этот метод разрешен для применения в медицинской практике Минздравом СССР еще в 1988 г.

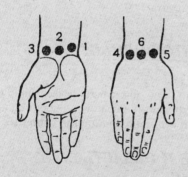

Рис.6,а Проекция органов на запястье руки

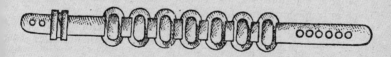

Рис.6,б Магнитный браслет

Такие браслеты атравматичны и предназначены для длительного использования. Хорошо сочетаются с рефлексотерапией, лечебной физкультурой и спортивными тренировками.

Необходимо отметить, что магнитотерапия применяется для коррекции состояния сердечно-сосудистой системы, при гипертонии ранней стадии, головных болях, болезнях органов дыхания, лекарственных токсикозах, переутомлениях, стрессовых состояниях, для повышения адаптационных функций при акклиматизации, гелиомагнитных возмущениях и резких колебаниях погоды. Магнитный браслет также создает хорошее настроение, повышенный тонус организма, стабилизирует артериальное давление.

Браслет надевается на лучезапястный сустав левой или правой руки. Он назначен для длительного ношения при ухудшении самочувствия в дневное время суток.

По данным древнекитайской медицины на лучезапястном суставе расположены жизненно важные точки меридианов, как показано на рис.6,а.

Ношение браслета противопоказано: при беременности (любые сроки), остром инфаркте миокарда, инфекционных заболеваниях, системных заболеваниях крови, индивидуальной непереносимости. Очень важно отметить, что не рекомендуется магнитный браслет хранить вблизи от сильных магнитных источников и вместе с точными приборами.

ПОЯС МАГНИТОФОРНЫЙ ЛЕЧЕБНЫЙ*

Магнитофорный лечебный пояс может быть эффективно использован для лечения и профилактики болезней опорно-двигательного аппарата, нервной и сердечно-сосудистой системы.

НАЗНАЧЕНИЕ И ОБЛАСТЬ ПРИМЕНЕНИЯ

Пояс с эластичными магнитами може быть использован для лечения и профилактики следующих заболеваний.

Артроз-артрит крестцово-позвоночных сочленений - рекомендуется ношение на позвоночно-крестцовой области 30 минут 3-4 раза в день. Курс лечения 14-21 день.

---

*Разрешен для применения МЗ СССР в 1986 г.

Болезненные менструации - рекомендуется ношение на надлобковой области от 1 до 2 часов в день, 1-2 дня.

Остеохондроз позвоночника - рекомендуется ношение 30 минут в день. Курс лечения 10-15 дней.

Радикулит - рекомендуется постоянное ношение на болевом участке (точка выхода пострадавших корешков) до снятия болевого синдрома, но не более 6-7 дней. После 4-5-дневного перерыва курс лечения можно повторить.

При всех перечисленных заболеваниях дозировка лекарственных препаратов может быть уменьшена на 1/3 от исходной или отменена полностью.

ПРОТИВОПОКАЗАНИЯ К ПРИМЕНЕНИЮ:

все виды электролечения;
беременность (любые сроки);
системные заболевания крови;
индивидуальная непереносимость.

УХОД ЗА ПОЯСОМ

Допускается стирать пояс, предварительно вынув из кармашков-ячеек эластомагниты.

После стирки эластомагниты устанавливать в ячейки гладкой (рабочей) стороной к телу.

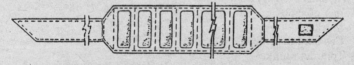

Рис. 7. Пояс магнитный лечебный

МАГНИТНЫЕ КЛИПСЫ*

Магнитные клипсы тоже применяются как безлекарственный метод лечения и профилактики путем аурикулярной магнитотерапии и акупрессуры в амбулаторных и домашних условиях.

---

*Разрешены для применения в медицинской практике Минздравом СССР в 1988 году.

НАЗНАЧЕНИЕ И ОБЛАСТЬ ПРИМЕНЕНИЯ

Клипсы магнитные атравматичны и являются устройствами многократного пользования.

Хорошо сочетаются с рефлексотерапией, лечебной физкультурой и спортивными тренировками.

Аурикулярная магнитотерапия и акупрессура применяются для коррекции состояния сердечно-сосудистой системы, при головных болях, головокружении, начальных стадиях гипертонии, болезнях органов дыхания и простудных заболеваниях, лекарственных токсикозах, тошноте, при укачивании, стрессовых состояниях, переутомлении, для повышения адаптационных функций при акклиматизации, гелиомагнитных возмущениях и резких колебаниях погоды.

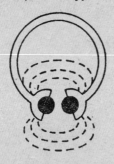

Рис. 9. Магнитный клипс

Клипсы ставятся на точки проекции внутренных органов на ушной раковине, которые показаны на рис.8.

НАИМЕНОВАНИЕ БИОТОЧЕК, УКАЗАННЫХ НА УШНОЙ РАКОВИНЕ

1. Пальцы стопы, голеностопная область
2. Матка
3. Седалищный нерв
4. Толстая кишка
5. Аппендикс
6. Тонкая кишка
7. Диафрагма
8. Рот
9. Трахея
10. Сердце
11. Легкие
12. Три части туловища
13. Зрение I
14. Язык
15. Глаза
16. Пальцы кисти
17. Запястье
18. Колено
19. Почки
20. Живот
21. Поджелудочная железа
22. Локоть
23. Печень
24. Плечо
25. Область груди
26. Желудок
27. Селезенка
28. Шейный отдел позвоночника
29. Плечевой сустав
30. Лопатка

456

31. Шея
32. Точка тхан-мон
33. Ягодица
34. Геморрой
35. Наружные половые органы
36. Мочеточник
37. Нижняя часть прямой кишки
38. Пищевод
39. Вершина козелка
40. Горло
41. Нос
42. Надпочечник
43. Носовая полость
44. Зрение II
45. Яичко (мошонка)
46. Регулирующая дыхание
47. Лоб
48. Обезболивание при удалении верхних зубов
49. Обезболивание при удалении нижних зубов
50. Внутреннее ухо
51. Миндалины

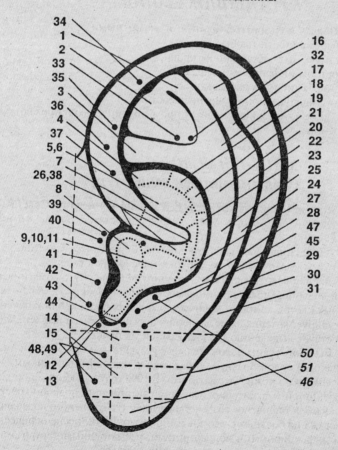

Рис.8. Проекция внутренних органов на ушной раковине

Если в течение 5-10 минут лечебный эффект не наступит, необходимо клипсы развернуть на 180° (т.е. поменять полярность) поочередно.

При длительном ношении клипс магнитных рекомендуется один раз в час осуществлять 10-15 вращательных движений на 90-120° относительно оси расположения магнитов.

Эти клипсы долговечные, так как уровень магнитной индукции сохраняется более 10 лет.

Не рекомендуется клипсы магнитные хранить вместе с точными приборами и часами

ПРОТИВОПОКАЗАНИЯ

Нельзя пользоваться клипсами магнитными при:
беременности (любые сроки);
системных заболеваниях крови;
остром инфаркте миокарда;
инфекционных заболеваниях;
индивидуальной непереносимости.

Такие клипсы выпускаются промышленностью и продаются в магазинах.

МАГНИТНАЯ ВОДА
(Сила магнитных ванн)

Доктор медицинских наук Е.В.Утехин написал в "Советской индустрии" 14 ноября 1984 г. следующую статью о силе магнитных ванн.

- Омагниченная вода становится биологически активной и поэтому может оказывать терапевтическое действие.

Эксперименты показали, что употребление внутрь омагниченной воды повышает проницаемость биологических мембран тканевых клеток, снижает количество холестерина в крови и печени, регулирует артериальное давление, повышает обмен веществ, способствует выделению мелких камней из почек.

Были отмечены положительные результаты и при лечении омагниченной водой больных, страдающих экземой и различными заболеваниями кожи - дерматитами. В 1990 году на Всесоюзной конференции по магнитобиологии и магнитотерапии подробно обсуждалось благоприятное воздействие ванн и турбулентного подводного массажа на больных с затяжными пневмониями, неспецифическими инфекционными полиартритами, ревматоидными артритами и некоторыми другими заболеваниями суставов.

Поскольку омагниченная вода оказывает нормализующее действие на нарушенных холестериновый обмен при атеросклерозе и положительно влияет на течение заболевания, то ряд ученых рекомендует пить ее не только в лечебных целях, но и для профилактики атеросклероза.

Необходимо отметить, что физико-химические свойства при магнитной обработке изменяются в большей степени у воды, в которой расторено больше солей, следовательно, и лечебное действие ее будет выше. На основании этого в санаториях Сочи в 1973 году впервые стали применять метод леченияомагниченной морской водой. Ванны назначались больным, страдающим гипертонической болезнью. После проведенного курса лечения у большинства больных исчезли жалобы на головные боли, шум в ушах, быструю утомляемость и боли в области сердца. Почти у всех пациентов снизилось артериальное давление и нормализовался ночной сон. Сегодня минеральные ванны с омагниченной водой применяются на многих курортах страны. Однако необходимо организовать эти ванны в домашних условиях. Вот что предлагается для омагничивания минеральных ванн в домашних условиях.

Необходимо купить в хозяйственном магазине устройство для магнитной обработки воды УМОВ-4008 (рис.10).

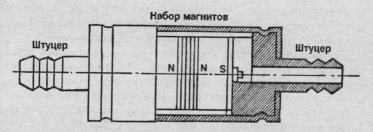

Рис. 10. Устройство для магнитной обработки воды.
Состоит из корпуса, двух штуцеров и набора магнитов.

Данное устройство, предназначенное для магнитной обработки воды на садовых участках, можно использовать для указанных ванн.

Устройство монтируется на шланг внутренним диаметром 20 мм. И вода при прохождении через устройство омагничивается. Давление воды, пропускаемой через устройство, не должно превышать 2 атмосфер, что вполне подходит для его применения в домашних условиях.

Примечание. Во избежание размагничивания постоянных магнитов устройство не должно соприкасаться со стальными и чугунными деталями, подвергаться ударам.

Затем необходимо достать или самому изготовить простое приспособление для растворения морской соли в воде. На рис.11 показано устройство приспособления. Корпус (коробка) должен быть неметаллическим.

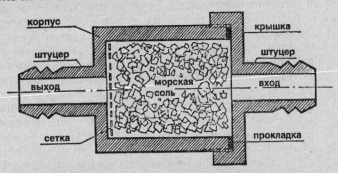

Рис. 11. Приспособление для растворения морской соли в воде

КАК ОРГАНИЗОВАТЬ ВАННУ

Необходимо иметь: 1) устройство для магнитной обработки воды; 2) приспособление для растворения соли; 3) шланг с отверстием 20 мм; 4) морскую соль (продается в аптеках).

Таким образом, когда открываете кран, вода проходит через приспособление для растворения морской соли, затем проходит через устройство для магнитной обработки воды, после чего выходит соленая омагниченная вода. Необходимо, чтобы вода выходила из крана медленно, чтобы соль успевала раствориться. Также вода должна быть не очень горячая. Время от времени открывать приспособление и добавлять морскую соль.

Рис. 12. Схема ванны.

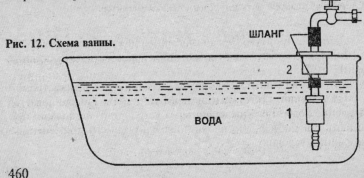

460

ЧЕЛОВЕК И МАГНИТНЫЕ БУРИ

Магнитные бури*, перепады атмосферного давления, смена температур оказывают неблагоприятное действие на здоровье людей.

Большое число людей чувствует предстоящее изменение погоды. Накануне люди с ослабленным здоровьем чувствуют боли в суставах, сердце, головную боль, плохо спят и т.д.

СЕРДЕЧНО-СОСУДИСТАЯ И КРОВЕНОСНАЯ СИСТЕМЫ

Во время магнитных бурь наблюдается ухудшение состояния больных, страдающих сердечно-сосудистыми заболеваниями, повышается артериальное давление, ухудшается коронарное кровообращение. Магнитные бури вызывают в организме человека, страдающего заболеваниями сердечно-сосудистой системы, обострения (инфаркт миокарда, инсульт, гипертонический криз и т.д.).

Сейчас, когда мы заранее узнаем время наступления магнитных бурь, то можем заранее предупредить эти обострения. Чтобы уберечь организм человека от ухудшения здоровья, нужно еще до наступления неблагоприятной погоды любыми способами укреплять здоровье. Это достигается не только медикаментозными средствами.

ОРГАНЫ ДЫХАНИЯ

Магнитные бури оказывают неблагоприятное влияние на больных, страдающих заболеваниями органов дыхания. Под действием магнитных бурь изменяются биоритмы. Состояние одних больных ухудшается до магнитных бурь, а других - после. Приспособляемость таких больных к условиям магнитных бурь очень мала.

ЦЕНТРАЛЬНАЯ НЕРВНАЯ СИСТЕМА

Во время магнитных бурь наблюдается ухудшение состояния людей, страдающих психическими заболеваниями. Увеличивается число несчастных случаев и травматизма на транспорте.

Центральная и вегетативная нервные системы очень чувствительны к геофизическим явлениям.

---

*Мизун Ю.Г.. Магнитные бури и здоровье, Москва, 1990 г.

ДРУГИЕ ЗАБОЛЕВАНИЯ

Чем дальше на север, тем интенсивнее возмущенность магнитного поля во время магнитных бурь и тем сильнее их влияние на состояние здоровья людей.

Возрастает число преждевременных родов, токсикозов, в этот период наибольшая заболеваемость раком, обострение глазных болезней.

КАК СОХРАНИТЬ ЗДОРОВЬЕ В НЕБЛАГОПРИЯТНЫЕ ДНИ

Главное правило состоит в том, чтобы повышать резервные возможности организма. Для того чтобы не реагировать на метеоусловия, необходимо постоянно укреплять здоровье, для чего пользоваться не только медикаментозными средствами, но и заниматься физкультурой, правильно организовать режим работы и отдыха, питание.

МЕДИКАМЕНТОЗНОЕ ЛЕЧЕНИЕ

У больных, страдающих ишемической болезнью сердца, нарушается адаптация к новым более тяжелым условиям. Таким больным рекомендуется накануне магнитной бури применение медикаметнозных средств - психовегетативные регуляторы, снотворные препараты, беллатон и белюид, дибазол, аскорбиновая и глютаминовая кислоты.

В составах лечебных препаратов включать аспирин и препараты никотиновой кислоты. Больные, страдающие ишемической болезнью сердца, не должны пользоваться лечебными физиотерапевтическими процедурами.

Больным, страдающим сердечно-сосудистыми заболеваниями, рекомендуется:

1) во время магнитных бурь ограничить физическую нагрузку;

2) увеличить дозировку лекарств, назначенных больным врачами;

3) подключить такие препараты, как настойка валерианы, пустырника, пиона, седуксен, элениум;

4) больным, страдающим нейроциркулярной дистонией, рекомендуется применение диуретиков;

5) в связи с повышением свертывающего потенциала крови и усилением функции тромбоцитов рекомендуется принимать дезагенеренты (аспирин, трентал, никотиновую кислоту);

6) в связи с тем, что во время магнитных бурь ускоряются

процессы окисления, необходимо это компенсировать уантиоксидными препаратами (глютаминовой кислотой, аскорбиновой кислотой и т.д.);

Для предупреждения обострений гипертонической болезни и ишемии сердца накануне неблагоприятных геофизических и метеорологических дней рекомендуется:

1) в период магнитных бурь и в весенне-зимний и осенний периоды применять валериану, пустырник, седуксен, мепробомат, триоксазин, тазепам и др.;

2) для усиления профилактической терапии лицам с выраженной дисфункцией гипоталамуса (вегетативно-сосудистые кризы) целесообразно использовать пирроксан, аминозин, бетаадреноблокаторы;

3) больным с признаками циркулярной гипоксии мозга и цереброциркулярной недостаточнисти из-за шейного остеохондроза или атеросклероза во время магнитных бурь следует использовать препараты, улучшающие кровообращение мозга (кавинтон, компламин, гизентал, эуфиллин, стугерон, циннаризин) в сочетании с анальгином или амидопирином, горчичниками, легким массажем шейно-воротниковой зоны;

4) больным, страдающим ишемической болезнью сердца, следует увеличить прием пролонгированных нитратов (нитронг, сустак-форте или нитросорбид) до 5-7 раз в сутки, снижая дозу в спокойные дни до 1-2 раз.

ЗАНЯТИЯ ФИЗИЧЕСКОЙ КУЛЬТУРОЙ

Занятия физической культурой способствуют повышению устойчивости организма к действию неблагоприятных внешних факторов и креплению приспособляемости организма. Физические нагрузки способствуют улучшению обмена и кровообращения, активизации восстановительных процессов, питанию организма, укреплению нервной системы. Предлагается комплекс упражнений.

Упражнение № 1. Исходное положение - стоя, руки на бедрах. Сделать медленный, умеренной глубины вдох, втянуть живот, резко и сильно выдохнуть.

Упражнение № 2. То же исходное положение. Сделать резкий и сильный выдох, максимально втянуть живот и задержать дыхание на 6-8 секунд. Свободно расслабить мышцы брюшной полости.

Упражнение № 3. Исходное положение - сидя на полу с поджатыми ногами. Спина выпрямлена руки на коленях. Голова опущена, глаза закрыты или подняты вверх, мышцы лица, шеи, плеч, рук и ног полностью раслаблены. Сделать медленный, умеренной глубины вдох вновь задержать дыхание на 1-2 секунды.

Упражение № 4. Медленное вдохнуть 1-2 секунды, задержать дыхание на 2 секунды. Несколько раз повторить.

Циркулярные упражнения.

1) Ходьба на месте в быстром темпе или бег на месте.

2) Руки с эспандером вытянуть вперед. Растянуть эспандер - вдох, отпустить - выдох. Повторить 15-20 раз.

3) Поставить ноги шире плеч, руки с эспандером поднять над головой. Растянуть эспандер, наклониться вперед - вниз.

4) Лежа на спине, руки за головой. Сесть, достать руками пальцы вытянутых ног, втянуть живот. Сгибание - выдох. Повторить 15-20 раз.

5) Лежа на спине, руки вытянуть вдоль туловища. Поднять выпрямленные ноги, продолжая движение, коснуться пола пальцами ног за головой.

6) Ноги на ширине плеч, руки за головой, локти в сторону. Не отклоняя туловища вперед или назад, перенести вес тела на согнутую ногу. Сделать глубокий полуприсед - выдох.

АКУПРЕССУРА

Акупрессура является дальнейшим развитием акупунктуры Она использует те же точки (и меридианы), что при акупунктуре однако вместо игл используются большой и указательный пальцы рук. Эффект одинаковый.

Нажатие на правильные точки освобождает от многих недугов.

Акупрессура не только утоляет боль, но и сокращает также время болезни, устраняет нарушение функциональной деятельности органов, ликвидирует органические последствия неврозов (тревоги, беспокойства, болезни) и напряжение (стрессовое состояние)

Плакаты, издаваемые миллионными тиражами, поясняют подробности способов лечения

Каждый, кто будет выполнять легко запоминающиеся правила акупрессуры сможет помочь сам себе

Знание важнейших точек на теле и лечебных показания - это то что должны знать больные

Акупрессура снимает боль и лечит те болезни которые вызваны недостаточностью нервной системы а это в наше лихорадочное время - каждая вторая болезнь

Но прежде всего она является надежным, безопасным и действенным средством против боли и это без какого-либо побочного действия.

Акупрессура не причиняет боли от укола иглы, не вызывает кровотечения и исключает внесение инфекции при надавливании пальцами в организм, она проста, надежна и безопасна.

Акупрессура является методом самолечения

Между тем специалистам-экспертам известно уже 1030 точек - мест акупунктуры на теле человека, но в то же время открытие специальных, полных секретности точек до сих пор не завершено

Наряду с основными линиями (меридианами) и давно испытанными точками постоянно открываются новые "специальные" точки, которые (при воздействии на них) оказывают положительный эффект при определенных расстройствах и нарушениях функциональной деятельности органов человека. Сюда можно отнести открытие новых наркозных точек, локализуемых воздействием на ушную раковину

КАКИЕ ИМЕЮТСЯ ВИДЫ ТОЧЕК

Места расположения точек акупунктуры и акупрессуры известны давно. Они расположены на 14 линиях (меридианах), которые давно уже исследованы. Эти меридианы имеют определенные наименования, например, "Большой сердечный" (Мотор сердца), "Трехстепенный обогреватель" или "Меридиан-гувернер", и при этом всегда указывают три вида точек:

"Гармонизирующие точки" - лежащие в начале и в конце линии (меридиана). При воздействии на них методом акупрессуры наблюдаются гармоничные отзвуки этого воздействия во всех органах, относящихся к этому меридиану.

"Возбуждающая точка" - на каждой линии (меридиане) существует лишь одна точка. Ее акупрессура активизирует реакцию и работоспособность относящихся к данному меридиану органов.

"Успокаивающая точка" - также существует лишь одна на каждой линии (меридиане). Подавляет, успокаивает, снимает нервозное состояние. Ощущения при ее акупрессуре наиболее благоприятны.

Облегчение приносит успешная акупрессура системы так называемых "Сигнальных точек" (тревожных). Каждый основной орган имеет свою сигнальную точку. Правильная, по всем правилам проведенная акупрессура этой точки способствует немедленному улучшению состояния человека (снижению недомогания) и в особенности уменьшению боли (болевого синдрома).

Наконец в последние годы был открыт целый ряд точек, так называемых "специальных точек", относящихся к строго определенным недугам (заболеваниям).

ЛЕЧЕБНЫЕ ПОКАЗАНИЯ АКУПРЕССУРЫ

Кто хочет (или может) сам себе помочь, не должен знать и использовать всю систему меридианов и точек акупрессуры.

В настоящем разделе совершенно сознательно не приводятся для использования пациентами все производные точки. Для достижения эффективности лечения достаточно знать, какая точка где расположена и продолжительность воздействия на нее. Акупрессура помогает против основных заболеваний современности. К ним не относятся больным с такими заболеваниями, как оспа, чума, холера, инфекция которых почти побеждена.

В настоящее время человек страдает от перевозбуждения, перенапряжения и стрессов. Следствием этого является истощение организма, подавленное состояние, сердечная недостаточность и недостаточность кровообращения, гипотония и холодность. Ошибочное возмущение бессознательных (вегетативных) нервов может, однако, привести к полнейшему изменению функционирования органов, т.е. к инфаркту, артериосклерозу или язве желудка и т.д. Кроме того, сюда же относятся и более простые, но часто мучительные расстройства сна, головные боли и зубная боль. Все это следует предотвратить. Акупрессура является оружием, с помощью которого человечество защищается от всякого рода стрессов. Она восстанавливает равновесие нервной системы.

КАКАЯ ТОЧКА ОТНОСИТСЯ К КАКОМУ ЗАБОЛЕВАНИЮ

Каждая система органов человеческого организма имеет прочную связь с определенными точками акупрессуры. Такими же прочными являются и связи точек акупрессуры с нежелательными функциональными расстройствами организма (например, с высоким кровяным давлением, одышкой или гриппозным состоянием).

Ниже приведены изображения важнейших точек акупрессуры, влияние на которые в зависимости от обстоятельств является излечивающим при наиболее часто встречающихся заболеваниях фактором.

Это могут быть и "Успокаивающая точка" (при расстройствах сна), и "Возбуждающая точка" (при низком кровяном давлении), и "Гармонирующая точки" (при тревожном состоянии общего невроза), и "Сигнальная точка" (при коликах и суставах) или "Специальная точка" (при импотенции). Однако лечение не применяется вне зависимости от различного происхождения точки.

КАК ПРАВИЛЬНО НАЙТИ ТОЧКУ АКУПРЕССУРЫ

Приведенные графические изображения (рисунки) показывают точные места расположения точек только в том случае, когда анатомические сведения содержат лишь основные общие данные.

Почти всегда бывает так, что искомая точка акупрессуры реагирует на сильное нажатие резким (четким) болевым сигналом (импульсом), что выделяет ее на искомом участке тела.

Ввиду индивидуальности сложения тела, различия его, на практике точки акупрессуры не у каждого пациента расположены в точно указанном на схеме месте. Отклонения расположения могут быть в различных вариантах, поэтому на рисунках (схемах) пунктиром обозначена величина этого отклонения, отражающая индивидуальные особенности.

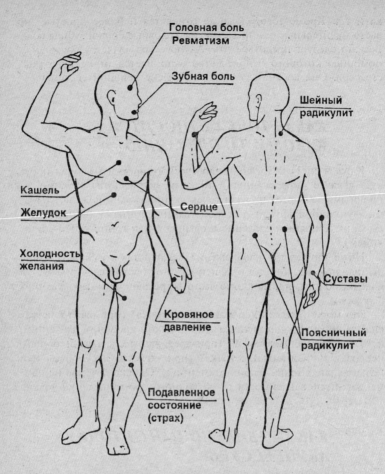

Рис. 13, Места расположения точек акупрессуры

КАК ВОЗДЕЙСТВОВАТЬ НА ТОЧКУ АКУПРЕССУРЫ

Китайцы разделяют степени воздействия на лечебные точки трояким образом:

при острых болях и при первичном лечении показано применение легкого кругового массажа точки, которые проводится кончиком указательного пальца руки.

Продолжительность массажа - от одной до пяти минут;

при хронических заболеваниях в зависимости, однако, от общего состояния пациента лучше всего и надежнее применять точечный массаж средней силы. Рекомендуется многократный массаж в течение дня.

Продолжительность акупрессуры - до тридцати (в зависимости от обстоятельств) секунд.

Сильная прессура производится главным образом с помощью большого пальца. Однако в частных случаях возможны и другие варианты.

Когда искомая точка найдена на теле, кончиком указательного или большого пальца слегка прикасаются к кожному покрову, затем начинают производить круговые движения пальцем, сдвигающие кожу относительно кожной и мышечной ткани в ритме два оборота в секунду.

При этом следует обращать внимание на то, чтобы палец постоянно оставался на одной (необходимой) точке тела.

При симметричном воздействии на точки акупрессуры следует быть особо внимательным.

ПРОТИВОПОКАЗАНИЯ

Это может быть лишь редкий случай. Акупрессура в своей элементарно упрощенной форме не может заменить необходимого медицинского лечения (например, операция аппендицита и гнойного аппендицита), однако она может применяться как болеутоляющее дополнительное лечение, а также при оказании первой медицинской помощи.

Противопоказана акупрессура при:

тяжелых органических заболеваниях сердца и системы кровообращения;

в период беременности;

при сильном переутомлении.

Поскольку при акупрессуре противопоказаны какие-либо локальные (местные) изменения кожного покрова, то в таких случаях следует выждать полного излечения кожного заболевания.

При внезапном изменении состояния здоровья пациента, его самочувствия во время проведения акупрессуры, следует немедленно прекратить сеансы, хотя это бывает крайне редко.

Таким образом вы делаете все правильно!

Сядьте или ложитесь на спину, расслабьтесь.

Следите за тем, чтобы отсутствовали какие-либо раздражители (разговоры родных, телефонные и другие звонки и т.п.) и на время отвлекитесь от всего.

Кончик указательного пальца положите на необходимую точку тела (искомую точку акупрессуры).

Легко надавив на кожу, начинайте одновременно производить круговые движения пальцем, следя при этом, чтобы палец при движении не сходил с данной точки. Продолжительность акупрессуры от полминуты до пяти минут.

Действие всегда наступает быстро и ощущается всегда долгое время. Акупрессуру можно многократно повторять в течение дня.

АСТМА (ОДЫШКА, КАШЕЛЬ, ОТВЫКАНИЕ ОТ КУРЕНИЯ)

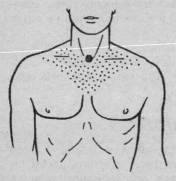

Рис. 14. Астма (одышка, кашель)

Свойства - специальная точка.

Воздействие - прессура проводится указательным пальцем в легкой форме продолжительностью до одной минуты. Прессуру можно повторить в любое время.

В случае отвыкания от курения акупрессура проводится при возникновении желания курить. В данном случае проводится кратквременная, но интенсивная (до боли) акупрессура. Желательно проведение такой терапии при гипотонии (пониженном кровяном давлении).

БОЛЕЗНИ ГЛАЗ (РЯБЬ В ГЛАЗАХ, ДРОЖАНИЕ ВЕК, БОЛЬ ГЛАЗ)

Свойства - успокаивающая точка.

Воздействие - легкая акупрессура глазных впадин в последовательности, обозначенной цифрами.

Во время акупрессуры глаза закрыты.

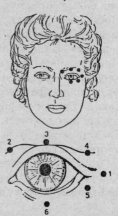

Рис. 15. Болезни глаз

ВОЗБУЖДЕНИЕ АППЕТИТА

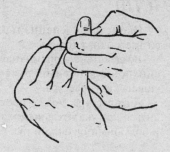

Рис. 16. Возбуждение аппетита

Свойства - возбуждающая точка.

Воздействие на точку стимулирует аппетит и обмен веществ.

Воздействие - акупрессура, в зависимости от обстоятельств, применяется неоднократно в течение дня перед едой, проводится ритмично по 20 секунд средней силы нажатием ногтя большого пальца попеременно на обеих руках (мизинцах).

ПРИТУПЛЕНИЕ АППЕТИТА

Свойства - успокаивающая точка.

Воздействие - акупрессура применяется в виде легкого массажа при возникновении аппетита.

Продолжительность - 30 секунд.

Акупрессура проводится попеременно на обеих руках.

Воздействие на точку притупляет аппетит и регулирует (стабилизирует) обмен веществ.

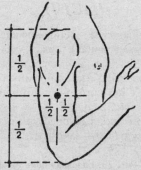

Рис. 17. Притупление аппетита

БОЛИ ЖЕЛЧНОГО ПУЗЫРЯ (КОЛИКИ)

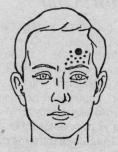

Рис.18 Болезни желчного пузыря

Свойства - успокаивающая точка.

Воздействие - легкая акупрессура указательными пальцами обеих рук одновременно.

Продолжительность акупрессуры - до наступления улучшения состояния.

Эффективно применение в качестве предупредительного средства.

ГОЛОВНАЯ БОЛЬ (БОЛИ В ЗАТЫЛОЧНОЙ ЧАСТИ)

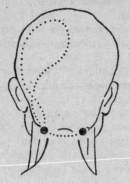

Свойства - специальная симметричная точка.

Воздействие - ритмичная и синхронная обеими руками сильная акупрессура.

Акупрессура может проводиться как указательными, так и большими пальцами рук.

Рис. 19. Головная боль (боли в затылочной части)

ГОЛОВНАЯ БОЛЬ (БОЛИ В ЛОБНОЙ ЧАСТИ)

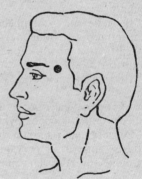

Свойства - успокаивающая (симметричная) точка.

Воздействие - легкая акупрессура, обязательно синхронная с двух сторон, с помощью больших пальцев.

Во время акупрессуры глаза должны быть закрыты.

Рис. 20. Головная боль (боли в лобной части

ГОЛОВНАЯ БОЛЬ (МИГРЕНЬ)

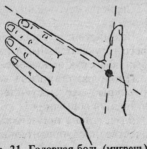

Свойства - успокаивающая точка.

Воздействие - зажав точку между указательным и большим пальцами массирующей руки, проводить легкую ритмичную акупрессуру (с помощью указательного пальца).

Продолжительность акупрессуры - до пяти минут.

Рис. 21. Головная боль (мигрень)

472

ГИПЕРТОНИЯ (ПОВЫШЕННОЕ КРОВЯНОЕ ДАВЛЕНИЕ)

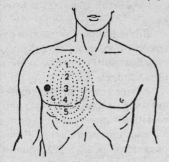

Рис. 22. Гипертония

Свойства - гармонирующая точка.

Воздействие - легкая акупрессура с помощью указательного пальца.

Продолжительность акупрессуры - до пяти минут.

Обязательный покой.

При длительном применении следует делать недельный перерыв.

ГОЛОВОКРУЖЕНИЕ

Свойства - гармонирующая точка.

Воздействие - сильная, интенсивная, но кратковременная акупрессура с помощью указательного пальца.

При необходимости следует комбинировать с акупрессурой точки (при гипертонии), проводимой с помощью ногтя большого пальца интенсивным нажатием области ногтевого ложа мизинца противоположной руки.

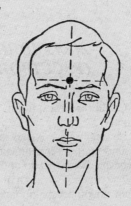

Рис. 23. Головокружение

ГРИПП

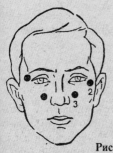

Рис. 24. Грипп

Свойства:

2 - возбуждающая точка.

3 - успокаивающая точка.

Воздействие - акупрессура проводится в легкой форме кончиками указательных пальцев рук синхронно с двух сторон.

Попеременно каждую точку массируют в течение одной минуты.

ДИСТОНИЯ

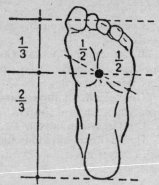

Рис. 25. Дистония

Свойства - специальная точка.

Воздействие - обхватив рукою ступню, проводят акупрессуру большим пальцем со средним усилием.

Акупрессуру следует проводить утром или вечером с длительными интервалами.

Благоприятное воздействие оказывает проведение дополнительной акупрессуры - легкое покусывание зубами (резцами) кончика языка: 1 за 20 секунд.

ЖЕЛУДОЧНО-КИШЕЧНЫЕ БОЛИ (РАССТРОЙСТВА ЖЕЛУДКА)

Свойства - гармонирующие точки.

Воздействие - только легкая, но длительная терпеливая акупрессура. Желательно проведение акупрессуры лежа на постели. Акупрессура проводится с помощью указательных пальцев. В случае акупрессуры при поносе обязательна синхронность с обеих сторон.

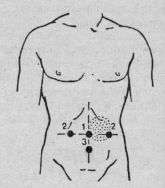

Рис. 26. Желудочно-кишечные боли

ЖАЖДА

Свойства - успокаивающая точка (единственная точки слизистой оболочки человеческого организма).

Воздействие - акупрессура точки слизистой оболочки, которая расположена на расстоянии примерно одного сантиметра от кончика языка, проводится в форме легкого покусывания язка в данной точке) передними зубами (резцами) с ритмом 20х1 сек.

474

Особенность точки состоит в том, что до сих пор в человеческом организме не удалось определить (локализовать) других точек слизистой оболочки. Поэтому данная точка, расположенная на центральной линии (меридиане) тела, является единственной.

Ни в области носа, полостей рта и гортани (глотки), ни на половых органах или кишечнике не существует зон акупунктуры и акупрессуры, как не пороявляют точек акупрессуры и богатые нервами зоны повышенных болевых ощущений. Так, сильное возбуждение (стимулирование) данного региона осуществляется посредством воздействия на нервную систему (управление).

ЗУБНАЯ БОЛЬ

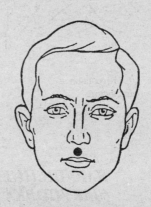

Свойство - специальная точка.

Воздействие - сильная интенсивная акупрессура в ритме 10 секунд с помощью указательного пальца (ногтем указательного пальца).

Рис. 27. Зубная боль

КАТАР ВЕРХНИХ ДЫХАТЕЛЬНЫХ ПУТЕЙ

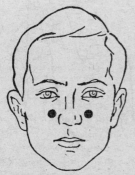

Рис. 28. Катар верхних дыхательных путей

Свойства - специальная (симметричная) точка.

Воздействие - сесть спокойно. Глаза закрыты. Акупрессура проводится с умеренным усилием указательными пальцами обеих рук (большие пальцы подпирают подбородок).

Продолжительность акупрессуры - 64 круговых движения (8 раз по 8 круговых движений).

475

ИНТЕНСИВНОЕ КРОВООБРАЩЕНИЕ (КОЛЛАПС)

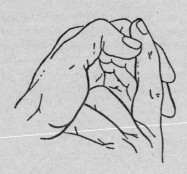

Рис. 29. Интенсивное кровообращение

Применяется также при пониженном кровяном давлении (гипотония).

Свойства - возбуждающая точка.

Воздействие - интенсивная (до боли), но кратковременная акупрессура (ногтем большого пальца) мизинца противоположной руки.

При пониженном давлении рекомендуется проводить акупрессуру по утрам в постели.

Состояние покоя обязательно.

НАРУШЕНИЕ КРОВООБРАЩЕНИЯ (ЗАКУПОРКА СОСУДОВ, СЛАБЫЙ КРОВЕТОК И Т.П.)

Свойства - возбуждающая точка.

Воздействие - захватить средний палец одной руки между указательными и большим пальцами другой. Акупрессура проводится нажатием со средним усилием ногтем большого пальца в ритме биения сердца.

Акупрессура проводится одновременно на обеих руках, через минуту меняя средние пальцы рук.

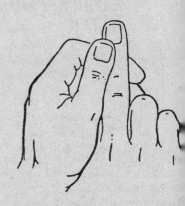

Рис. 30. Нарушение кровообращения

ЛЕГОЧНАЯ НЕДОСТАТОЧНОСТЬ

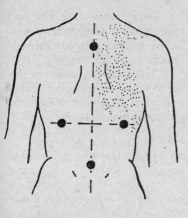

Рис. 31. Легочная недостаточность

Используется только при женских расстройствах (вагинизм, спазмы влагалища).

Свойства - возбуждающая (симметричная) точка.

Воздействие - легкая акупрессура большими пальцами обеих рук. Акупрессура кратковременная. При женских расстройствах акупрессура произвольная. Обязательно состояние покоя.

НАСМОРК

Все точки симметричные.
Воздействие - акупрессура проводится в легкой форме кончиками указательных пальцев синхронно с двух сторон.
Акупрессура каждой пары точек длится одну минуту.
Последовательность проведения - 1 - 2 - 3 - 4.
Акупрессура помогает также как предупреждающее, профилактическое средство.

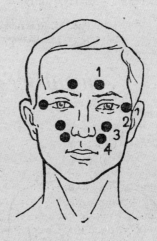

Рис. 32. Насморк

ПОТЛИВОСТЬ

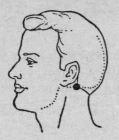

Свойства - специальная точка.

Воздействие - легкая акупрессура с помощью указательного пальца. Продолжительность - до трех минут.

Действие оказывается быстро при акупрессуре с правой стороны. Действие с левой стороны значительно дольше.

Рис. 33. Потливость

КРЕСТЦОВЫЙ РАДИКУЛИТ

Свойства - специальная точка.

Воздействие - проводится сильная акупрессура с помощью больших пальцев одновременно с двух сторон.

Продолжительность акупрессуры - до двух минут.

Рис. 34. Крестцовый радикулит

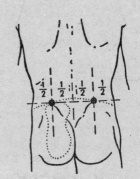

ШЕЙНЫЙ РАДИКУЛИТ (ПРОСТРЕЛ)

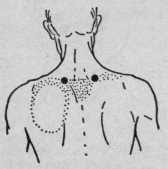

Свойство - гармонирующая точка.

Воздействие - положите указательные пальцы на точки, а большими пальцами зажать тело в этом месте.

Акупрессура проводится указательными пальцами синхронно с обеих сторон. Вначале легкая прессура, затем, усиливая. При необходимости акупрессуру повторить.

Рис. 35. Шейный радикулит

478

ВОЗРАСТНЫЕ РАССТРОЙСТВА (ПЕРЕХОДНЫЙ ВОЗРАСТ)

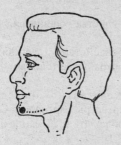

Свойства - гармонирующая точка.

Воздействие - проводится легкая акупрессура кончиком указательного пальца, по возможности, утром, с соблюдением режима полного покоя.

Рис. 36. Возрастные расстройства (переходный возраст)

РАССТРОЙСТВА В ПЕРИОД МЕНСТРУАЦИИ

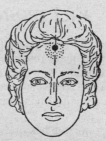

Свойства - гармонирующая точка.

Воздействие - легкая акупрессура, многократно повторяемая, в течение "критических дней".

Продолжительность акупрессуры - до наступления улучшения состояния.

Рис. 37. Рассторойства в период менструации

ПОЛОВЫЕ РАССТРОЙСТВА (ИМПОТЕНЦИЯ У МУЖЧИН, ХОЛОДНОСТЬ ЖЕЛАНИЙ У ЖЕНЩИН)

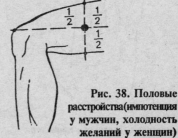

Свойства - специальная точка.

Воздействие - проводится чередованием легкой и сильной (интенсивной) акупрессуры указательным пальцем.

Желательно проведение акупрессуры партнером. Состояние покоя необходимо.

Рис. 38. Половые расстройства(импотенция у мужчин, холодность желаний у женщин)

ПОЛОВЫЕ РАССТРОЙСТВА (СЛАБАЯ ЭРЕКЦИЯ У МУЖЧИН)

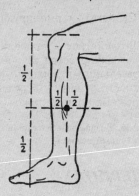

Свойства - специальная точка.

Воздействие - легкая акупрессура указательным пальцем.

Желательно проведение акупрессуры партнером. Следует соблюдать требование покоя.

Рис. 39. Половые расстройства

РАССТРОЙСТВО СНА

Свойства - специальная (гармонирующая) точка.

Воздействие - легкая акупрессура указательными пальцами в состоянии полного покоя.

Действие эффективнее с правой стороны, чем с левой.

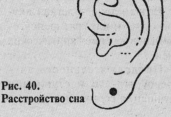

Рис. 40. Расстройство сна

БОЛИ РЕВМАТИЧЕСКОГО ХАРАКТЕРА

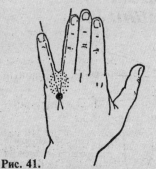

Рис. 41. Боли ревматического характера

Свойства - успокаивающая точка.

Воздействие - легкая, но продолжительная акупрессура (до семи минут) с помощью указательного пальца. Акупрессура проводится непрерывно на обеих руках.

При хронических болях точка акупрессуры выбирается с больной стороны тела. Следить за состоянием покоя.

БОЛИ СЕРДЦА

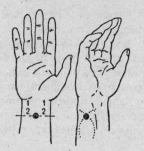

Свойства - успокаивающая точка.

Воздействие - акупрессура проводится большими пальцами, зажав слегка кисть указательным и большим пальцами массирующей руки.

Акупрессура легкая, лучше всего в лежачем положении. Полный покой.

Рис. 42. Боли в сердце

СТРАХ (ПОДАВЛЕННОЕ СОСТОЯНИЕ) ОБЩИЙ НЕВРОЗ

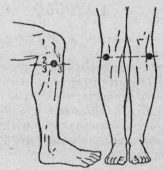

Свойства - гармонирующая точка.

Воздействие - прессура проводится в сидячем положении указательными пальцами обеих рук синхронно.

Акупрессура легкая до пяти минут.

Рис. 43. Страх

БОЛИ В СУСТАВАХ

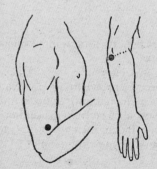

Свойства - гармонирующая точка.

Воздействие - акупрессура проводится указательным пальцем.

При острых болях - только легкая акупрессура. При хронических заболеваниях сильная (интенсивная) акупрессура.

Продолжительность - до наступления улучшения состояния.

Рис. 44. Боли в суставах

УСТАЛОСТЬ

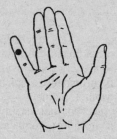

Свойства - возбуждающая (специальная) точка.

Воздействие - зажать мизинец правой руки между большим и указательным пальцами левой руки. Кончиком большого пальца проводится по возможности сильная (допустимо сильная) акупрессура.

Рис. 45. Усталость

УСТАЛОСТЬ, ПОТ (ПЕРЕУТОМЛЕНИЕ ПОСЛЕ БЕГА ИЛИ ДЛИТЕЛЬНОЙ ХОДЬБЫ)

Свойства - возбуждающая точка.

Воздействие - акупрессура проводится со средним усилием с помощью указательного пальца, не обхватывая при этом голень массируемой ноги. При необходимости акупрессура повторяется.

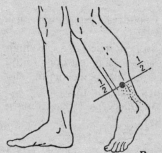

Рис. 46.
Усталость, пот (переутомление после бега или длительной ходьбы)

УШНАЯ БОЛЬ

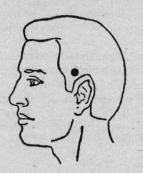

Свойства - гармонирующая точка.

Воздействие - легкая акупрессура проводится указательными пальцами. Действенна лишь в области пораженного уха. Продолжительность - до наступления улучшения.

Рис. 47. Ушная боль

ТОЧЕЧНЫЙ МАССАЖ

ПРИНЦИПИАЛЬНЫЕ ОСНОВЫ ТОЧЕЧНОГО МАССАЖА*

В основу точечного массажа положен тот же принцип, что и в основу иглоукалывания и прижигания. с той лишь разницей, что при массаже "жизненные точки" подвергаются воздействию кончиком пальца без повреждения кожи. Всего таких точек описано около 700, но наиболее часто применяемы около 150.

Пальцевым надавливанием на строго определенные точки можно дозированно, избирательно и направленно воздействовать на функции различных органов и систем, регулировать обменные и восстановительные процессы.

Технике точечного массажа нельзя обучиться за несколько дней, от вас потребуется внимание, усидчивость, тренировка. Следует избегать воздействия на соседние участки, где могут располагаться другие точки, которые нельзя затрагивать.

Перед массажем потрите руки. Это оживит циркуляцию крови в ваших руках и согреет их. Осторожно нащупайте точку кончиком пальца. Обратите внимание, что при надавливании на нее возникает ощущение боли или ломоты. Это очень важно для нахождения "жизненной точки". Надавливание не должно быть грубым и резким, не должно оставлять синяков. Воздействовать пальцем следует аккуратно, перпендикулярно к поверхности кожи и строго в указанной точке.

Это может быть:

касание - легкое, безостановочное поглаживание;

легкое надавливание, при котором используется тяжесть пальца или кисти;

глубокое надавливание, при котором на коже в области точки под пальцем образуется заметная ямка.

Движение пальца может быть горизонтально-вращательным по часовой стрелке или вибрирующим, но всегда должно быть безостановочным. Давление производится подушечками большого и среднего пальца.

Используются два метода:

1) успокаивающий - непрерывное воздействие, плавные, медленные вращательные движения с постепенным нарастанием силы давления и задержкой пальца на глубине. Прием повторяют 3-4 раза с возвращением каждый раз к исходному положению, не отрывая пальца от точки. Длительность 3-5 минут;

2) тонизирующий - короткое сильное надавливание и быстрое резкое удаление пальца от точки. Длительность 1/2-1 минута.

*С.В.Голицын. Самомассаж, траволечение, гороскоп. - Москва, 1989 г.

Перед проведением точечного массажа рекомендуется занять удобное положение, расслабиться, отвлечься от всего постороннего, беспокоящего, неприятного и сосредоточиться на массаже.

Положительное влияние процедуры проявляется по-разному: у одних сразу, у других через несколько сеансов.

Точечный массаж показан как взрослым, так и детям старше одного года. Но существуют и противопоказания: злокачественные и доброкачественные новообразования; острые лихорадочные заболевания; активные формы туберкулеза; язвенная болезнь желудка и двенадцатиперстной кишки; резкое истощение; заболевание крови; беременность; тяжелые заболевания сердца, почек и легких.

ОПРЕДЕЛЕНИЕ ТОЧЕК

1 - Ниже 5-го шейного позвонка, самого выступающего при наклоне головы вперёд.
2 - На 3 пальца в сторону от средней линии спины на уровне не промежутка между 2-м и 3-м грудными позвонками.
3 - Ниже 2-й точки на один позвонок.
4 - Кнаружи от ногтевого ложа 1-го пальца на 3 мм.
5 - На тыле предплечья выше головки локтевой кости.
6 - В промежутке между 1-м и 2-м пальцами ближе ко 2-му.
7 - Вершина темени на линии, соединяющей верхушки ушных раковин.
8 - На 1,5 см кнаружи от лобового угла в волосистой части головы.
9 - Кнаружи и кверху от затылочного бугра.
10 - Кнаружи и кверху от затылочного бугра.
11 - Верхняя точка иссогубной борозды.
12 - На три пальца ниже наружной точки локтевого сгиба.
13 - Кпереди и кверху от угла нижней челюсти.
14 - В ямке над верхней губой.
15 - Над серединой брови.
16 - В центре вырезки грудины.
17 - На тыльном сгибе стопы в углублении.
18 - В промежутке между 2-м и 3-м пальцами стопы.
19 - В промежутке между 1-м и 2-м пальцами стопы.
20 - Кпереди и кверху от козелка уха.
21 - В углублении сзади от мочки уха.
22 - Над серединой лопаточной кости.
23 - На середине расстояния между мечевидным отростком грудины и пупком.
24 - На один палец от пупка.
25 - На два поперечных пальца ниже коленной чашечки на наружной поверхности голени.
26 - Во впадине между 1-м и 2-м пальцами стопы выше 19-й точки.
27 - На уровне талии на два пальца в сторону от средней линии спины.
28 - В области крестца.
29 - Внутренний край подколенной ямки.
30 - На три пальца выше складки лучезапястного сустава.
31 - На локтевом сгибе.
32 - В центре подколенной ямки.
33 - В месте перехода икроножной мышцы в ахиллово сухожилие.

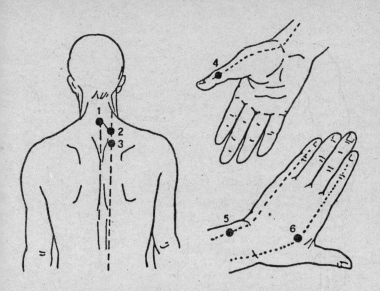

Рис. 48. При гриппе.

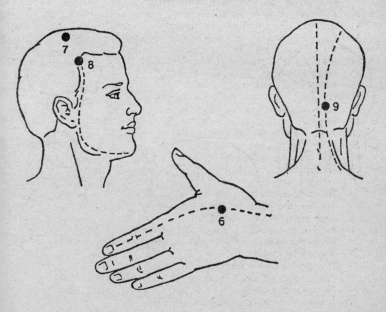

Рис. 49. При головной боли.

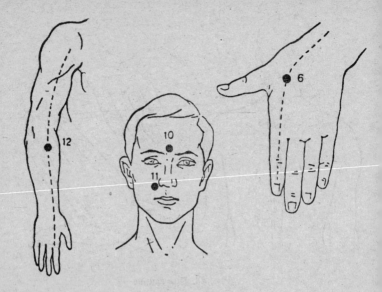

Рис. 50. При ринитах.

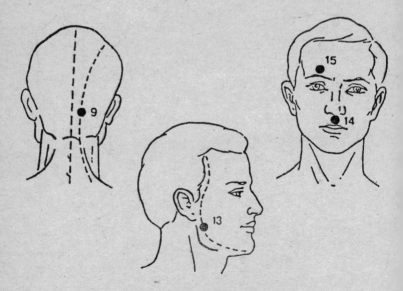

Рис. 51. При боли в области головного нерва.

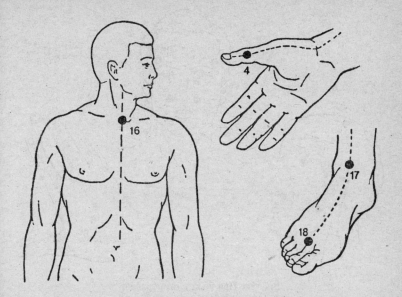

Рис. 52. При ангине.

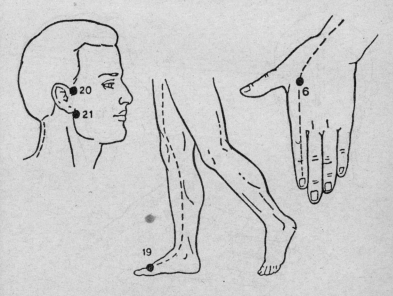

Рис. 53. При боли в области уха.

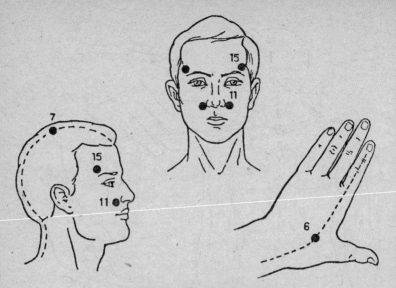

Рис. 54. При боли в гайморовой,
лобной, придаточных пазухах носа.

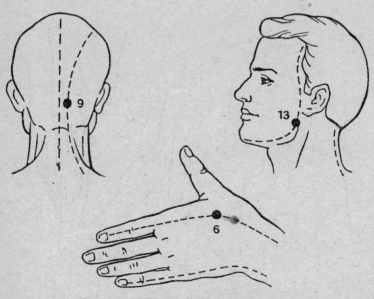

Рис. 55. При зубной боли.

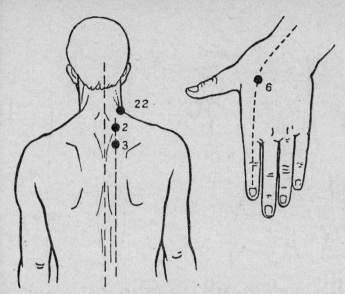

Рис. 56. При боли в области плечевого сустава.

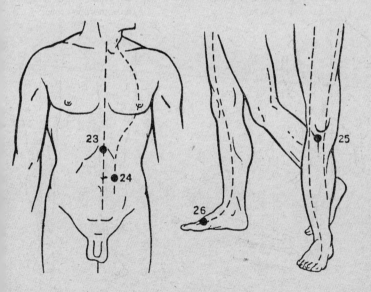

**Рис. 57. При боли спастического характера
в области живота.**

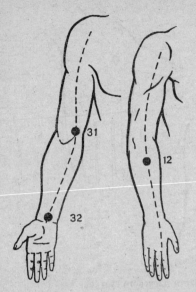

Рис. 59. При боли в области
локтевого сустава.

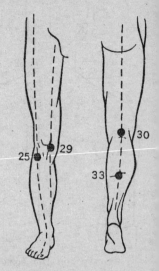

Рис. 60. При боли в области
коленного сустава.

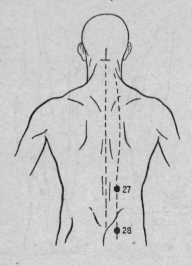

Рис. 58. При радикулите, люмбаго.

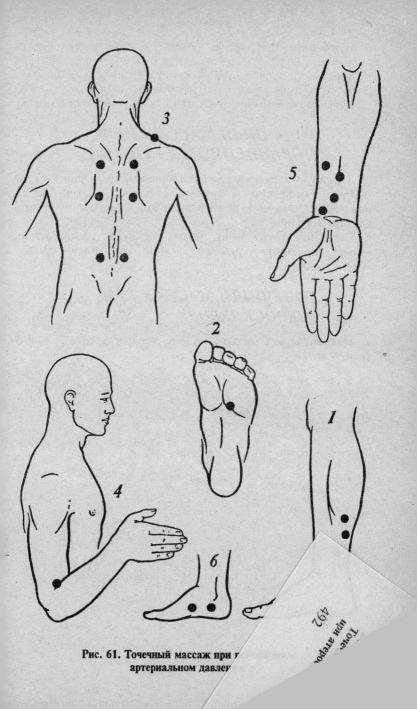

Рис. 61. Точечный массаж при п... артериальном давлен...

Применение. При гриппе, ангине, головных болях (если она охватывает всю голову), ринитах, при боли спастического характера в области живота, при радикулите (если боль беспокоит с обеих сторон) надо массировать симметричные точки.

Рисунки показывают точки массажа для каждой болезни.

ТОЧЕЧНЫЙ МАССАЖ ПРИ ПОВЫШЕННОМ ДАВЛЕНИИ

Точки 1 и 2 массируют возбуждающим методом, приемом глубокого надавливания с вибрацией в течение 1/2-1 минуты. Это приведет к улучшению общего состояния и понижению артериального давления.

Остальные точки этой группы массируют успокаивающим методом, приемом легкого надавливания с вращением в замедляющемся темпе.

ТОЧЕЧНЫЙ МАССАЖ ПРИ АТЕРОСКЛЕРОЗЕ

Надавливание с медленным вращением в течение 3-5 минут каждой точки.

с. 62.
ий массаж
..лерозе.

ТОЧЕЧНЫЙ МАССАЖ ПРИ ЗАПОРАХ

В период проведения точечного массажа нельзя принимать слабительные средства. Следует проводить по 2-3 сеанса в день в течение 2 недель:

а) атонические запоры - в результате понижения тонуса кишечника. Массируют тонизирующим методом, приемом глубокого надавливания с вибрацией в течение 1/2 - 1 минуты.

б) спастические запоры - запоры вследствие спазма гладкой мускулатуры кишечника.

Метод успокивающий, прием легкого надавливания с вращением в замедляющемся темпе в течение 3-5 минут.

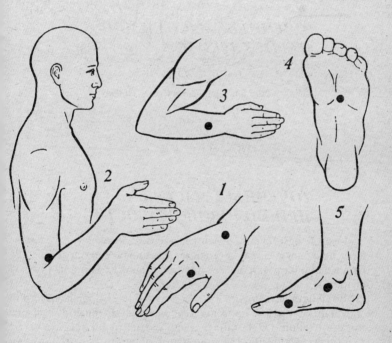

Рис. 63. Точечный массаж при запорах

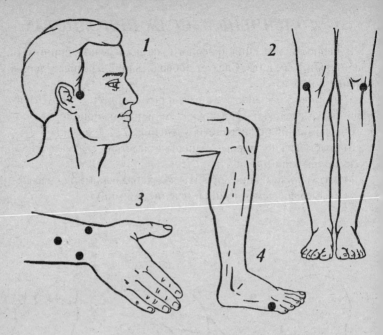

Рис. 64. При спастических запорах

ТОЧЕЧНЫЙ МАССАЖ
ПРИ ПОЛОВОЙ СЛАБОСТИ

Прежде чем начать точечный массаж, необходимо уравновесить психологическое состояние. Ежедневное воздействие (2-3 раза в день) на точки окажет положительное влияние на половую функцию.

Воздействие на точки 1-7, 13-15, 18-21, 23 производят тонизирующим методом приемом глубокого надавливания с вращением в течение 1/2-1 мин. Воздействие на точки 8-12, 16, 17, 22 производят успокаивающим методом, приемом легкого поглаживания.

494

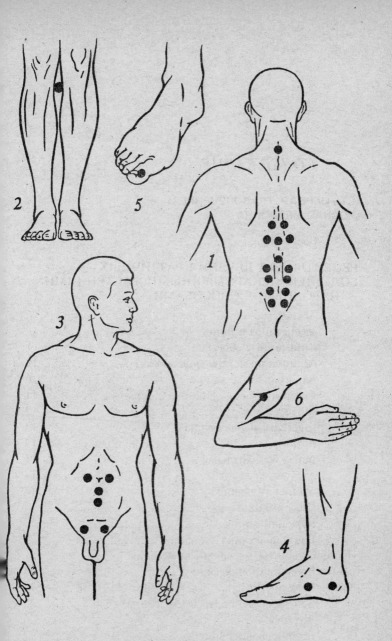

Рис. 65. Точечный массаж при половой слабости

СОДЕРЖАНИЕ

ЧАСТЬ ПЕРВАЯ. ТРАВОЛЕЧЕНИЕ И НАРОДНАЯ МЕДИЦИНА

497

ЧАСТЬ ВТОРАЯ. НЕМЕДИКАМЕНТОЗНЫЕ СПОСОБЫ ЛЕЧЕНИЯ И ФИЗИОТЕРАПИЯ

НЕМЕДИКАМЕНТОЗНЫЕ СПОСОБЫ ЛЕЧЕНИЯ

Минеджян Геворк Зареевич

СБОРНИК
ПО НАРОДНОЙ МЕДИЦИНЕ
И НЕТРАДИЦИОННЫМ
СПОСОБАМ ЛЕЧЕНИЯ

Редактор Минеджян З. Г.
Художник Захаров Б. Е.
Техн. ред. Мальцева М. В.

Лицензия ЛР № 064575 от 14.05.96.

Подписано в печать 13.07.2000. Формат 84 × 108/32.
Усл. печ. л. 26,88. Тираж 30 000 экз. Издат. № 1. Заказ № 3507.

ООО «Серда-Пресс»
г. Москва, Мерзляковский пер., д. 7/2, стр. 1, комн. правл.

Отпечатано с готовых диапозитивов
в Государственном ордена Октябрьской Революции,
ордена Трудового Красного Знамени Московском
предприятии «Первая Образцовая типография»
Министерства Российской Федерации по делам печати,
телерадиовещания и средств массовых коммуникаций.
113054, Москва, Валовая, 28

ДЛЯ ЗАМЕТОК

ДЛЯ ЗАМЕТОК

ДЛЯ ЗАМЕТОК